ORTHOPEDIC JOINT MOBILIZATION AND MANIPULATION

An Evidence-Based Approach

임상 관절가동술과 정형도수치료

근거기반의 접근법

대한정형도수물리치료학회 옮김

ORTHOPEDIC JOINT MOBILIZATION AND MANIPULATION

AN EVIDENCE-BASED APPROACH

Robert C. Manske, PT, DPT, MEd, SCS, ATC, CSCS
Wichita State University

B.J. Lehecka, DPT
Wichita State University

Michael P. Reiman, PT, DPT, MEd, OCS, SCS, ATC, FAAOMPT, CSCS
Duke University Medical Center

Janice K. Loudon, PT, PhD, SCS, ATC, CSCS
Rockhurst University

영 문 출 판 사

■ 옮긴이 (가나다 순)

김명준 경동대학교 물리치료학과
김윤환 군장대학교 물리치료과
박재명 서울의료원 재활의학센터 운동치료실
박종항 광양보건대학교 물리치료과
박현식 서울바른병원 물리치료실
신영일 한국복지대학교 의료보장구과
양성화 경인의료재활센터 물리치료실
이승병 다빈치병원 재활센터
이호종 조형준 정형외과 물리치료실
전재국 우리들병원 척추건강치료실
정민근 바로서기정한의원

Orthopedic Joint Mobilization and Manipulation

AN EVIDENCE-BASED APPROACH

by Robert C. Manske, PT, DPT, MEd, SCS, ATC, CSCS & B.J. Lehecka, DPT & Michael P. Reiman, PT, DPT, MEd, OCS, SCS, ATC, FAAOMPT, CSCS & Janice K. Loudon, PT, PhD, SCS, ATC, CSCS

임상 관절가동술과 정형도수치료

2021년 1월 22일 초판인쇄
2021년 1월 29일 초판발행

지은이 : Robert C. Manske, B.J. Lehecka,
Michael P. Reiman, Janice K. Loudon
옮긴이 : 대한정형도수물리치료학회
발행인 : 박 병 조
발행처 : 도서출판 영문출판사
등 록 : 1987년 12월 21일 제2-419호
주 소 : 서울시 강남구 삼성동 69-1
전 화 : (02) 514-5590, 776-5590
팩 스 : (02) 756-8943
E-mail : yeongmunsa@empas.com
홈페이지 : www.ymsbook.net
정 가 : 35,000 원

ISBN 978-89-7224-491-2 93510

※ 파본은 교환해 드립니다.

목차 / CONTENTS

PART IV 하지의 가동술과 도수교정

치료기법 모음 / TREATMENT FINDER

측두하악 관절

경추

흉추

요추와 골반

어깨관절

주관절

손목과 손

고관절

무릎관절

발목관절

발

자가-가동술

서문 / PREFACE

이 책의 목적은 예비 전문 물리치료 및 정골 의학 프로그램에 대한 교육자, 임상가와 학생들에게 관절 추력 및 비추력 절차의 임상 적용에 관한 포괄적인 근거 기반 텍스트를 제공하는 것이다. 이 책은 물리치료사, 정골 의학 의사, 교육자, 근골격계 관절 통증과 기능부전이 있는 환자의 치료를 담당하는 전문 치료 및 정골 요법 프로그램 학생들을 대상으로 한다. 본문의 언어와 내용은 교실, 실험실, 임상 또는 전문 워크샵 환경에서 사용하기 쉽게 되어 있다. 본문은 통증, 제한된 관절의 가동성 및 기능 장애와 관련된 광범위한 근골격계 질환의 전반적인 증상을 경험하는 환자들을 위한 관절 추력/비추력의 임상 적용을 뒷받침하는 현재의 근거 및 이론에 대한 독자들에게 이해를 제공한다. 관절 도수교정과 가동술은 40년 이상 실시되어 왔다. 이러한 형태의 관절 도수교정과 가동술은 미국의 많은 물리치료 프로그램에서 사용되는 인기있는 도수교정 방식이다. 임상 실무에서 이해하고 적용하기 가장 쉬운 기술 중 하나이다. 이 책은 현재의 근거뿐만 아니라 전통적인 해부학적 구조와 기능에 기초한 독자적인 접근법을 독자에게 제공한다.

이 본문은 어떻게 추력과 비추력 기법이 통증을 완화하고 정상적인 관절 운동과 기능이 다시 회복하는데 작용하는지에 대한 독자의 이해를 돕기 위해 문헌, 개념 및 이론에 대한 보완 설명뿐만 아니라 관절 가동술 및 도수교정과 도수치료의 사용을 지원하는 문헌에 대한 포괄적인 개요를 제공한다. 독자들은 관절 가동술/도수교정으로 치료할 관절운동형상학 관절 기능부전을 결정하는 방법에 대해 소개되었다. 또한, 이 본문은 일반적인 근골격계 질환 치료에 적용하기 쉬운 방법을 갈망하는 도수 물리치료사에게 제공하고 있다.

이 책의 독창적인 특징은 임상 기법 사진에 해부학적인 기법이 얇게 뒤덮여 있다는 것이다. 이것은 독자가 기법의 의도를 시각적으로 개선하고 손의 배치와 절차를 안내하도록 고안되었다. 각 장에는 기법에 대하여 독자의 이해를 돕기 위한 관련 임상 팁이 있다.

1부는 적응증, 일반적인 관절 운동학(kinesiology)과 기타 정보를 포함한 관절 가동술과 도수교정의 기본 과학을 소개한다. 2부는 척추와 측두하악 관절(턱관절)에 대한 특정 추력과 비추력 기법을 설명한다. 3부는 상지에 대한 기법을 자세히 설명한다. 4부는 하지의 기법을 설명한다. 마지막으로, 부록에는 26가지 자가-가동술이 있다. 이러한 기법에 대한 명확하고 체계적이며 잘 묘사된 설명이 모든 독자와 그들이 치료하는 환자에게 도움이 되기를 바란다.

감사의 글 / ACKNOWLEDGMENTS

이 책은 여러 물리치료 프로그램에서 여러 저자가 사용한 유인물로 시작되었다. Human Kinetics에서 Josh Stone과 Amanda Ewing의 전문가 도움과 안내 덕분에 훨씬 더 가치 있고 정교한 자료가 되었다. 편집 지원과 시간에 맞게 지속적인 추진이 없었다면, 현재의 책이 될 수 없었다. 또한 우리 책의 사진에 대한 의학적 표시(medical overlays)로 탁월한 업무에 도움을 준 Heidi Richter에게 감사를 표한다. 의학적 표시는 독자가 가동술과 도수교정을 위한 손 위치를 더 잘 이해할 수 있기 때문에 이 책에서 중요한 부분이다.

우리는 이러한 종류의 책을 만드는 데 필요한 기술들을 개발하기 위해 도움을 준 각 대학의 모든 멘토, 이전 학생 및 행정 기관에 감사를 표한다.

마지막으로, 우리는 이 책을 쓰기 위한 시간을 우리에게 허락해 주신 가족과 친구들에게 감사한 마음을 전한다.

역자서문

최근 20년 동안 각 나라에서는 도수치료 관련 서적 출간이 매우 급증하였다. 더구나 임상적 증거와 사례가 계속 쌓이고 연구 논문들이 쏟아지면서 도수치료의 이론과 실기가 더욱 단단해졌다.

이 책이 바로 그 중에 하나가 되는데 모든 책이 비슷한 구성으로 되어 있다. 하지만, 특히 Orthoredic Joint Mobilization And Manipulation, AN EVIDENCE-BASED APPROACH 원서는, 이름만 들어도 알 수 있는, 현재 미국와 유렵에서 임상활동을 활발하게 하고 있는 DPT들로 집필 구성하여 교육자이면서 임상가들에 의해 완성한 책으로, 도수치료 가동술과 도수교정법을 배우는 학생이나 임상인들이 내용을 신체 구성별 학습에 매우 적합하고 심플하게 편집이 되어 있다. 그동안 도수치료 교육방식 및 책을 통한 공부에서 애매한 표한 방법과 이해할 수 없는 설명과 사진의 비일치성 그리고 실제로 전문워크숍의 강사를 통하여 직접 배우지 않으면 이해할 수 없는 책의 표현들을, 시각적 겹침 그림으로 극복한 테크닉 설명이 현실적이고 독창적인 특징이라고 할 수 있어 도수치료 실기용 교과서로 추천할 수준의 책이라고 판단된다.

치료의 과정을 책으로 표현할 때 항상 문제가 되는 것은 어디를 정확하게 고정하는가? 움직임을 만들어 내는 위치는 어디인가? 하는 해부학적 위치와 신체관계 사진에 편집상 한계를 갖고 있기 마련인데 이 책의 실습 본문의 사진은 해부학적 구조와 도수치료 기능을 동시에 표현을 하고 있다.

그리고 설명 또한 지식전달이 아닌 테크닉적인 표현 방법은 경험 많은 임상가가 아니면 쉽게 표현하기 어렵다. 그래서 관절운동학적인 정보를 방탕으로 관절가동술과 도수교정의 기본을 배우기에 충분하다. 또한 부록을 통하여, 26가지 자가 관절가동술을 소개하고 있어 환자의 참여를 유도하고 통증과 기능부전의 향상된 효과의 완성도까지 높일 수 있는 포괄적이고 임상실전용 책이라서 치료를 해야 하는 많은 물리치료사들에게 이 책이 든든한 조력자가 되길 바란다.

끝으로 이 책이 번역출간되는데 도움을 주신 영문출판사 박병조 사장님과 직원분들께 감사드린다.

대한정형도수물리치료학회장 박현식

대한근골격물리치료종별학회장 김명준

PART
I

개요
Introduction

제1부의 본문은 관절 가동술/도수교정의 기본 과학을 다루는 1장과 일반적인 적용 지침을 제시하는 2장을 포함한다. 1장은 환자들에게 관절 가동술과 도수교정을 적용하는 임상가를 포함하여 현장에서 일반적으로 행하는 관절 가동술과 도수교정 기법의 원리에 대해 설명한다. 이러한 기본 원칙은 독자가 다음 장에서 설명하는 기법을 구현할 때 이해해야 할 핵심 요소이다. 1장은 관절 가동술과 도수교정을 위해 다양하게 제안된 기전으로 결론을 맺고 있다.

2장은 관절 가동술/도수교정의 적용에 관한 일반적인 지침을 제공한다. 이러한 지침은 주로 관절 놀이(관절형상학적) 사정, 관절의 끝느낌 사정, 관절낭과 비관절낭 패턴에 대한 설명을 포함한다. 이 장에서는 관절 가동술 매개 변수(parameters), 가변수(variables), 적용 기간에 대해서도 다룬다. 마지막으로, 이 장에서는 독자에게 주의 사항, 적응증, 금기증에 대해 설명한다.

1

관절 가동술과 도수교정에 숨겨져 있는 기초 과학

BASIC SCIENCE BEHIND JOINT MOBILIZATION AND MANIPULATION

학습 목표(Learning Objectives)

이 장을 마치면 다음을 수행할 수 있다:

- 관절 가동술(joint mobilization)과 도수교정을 둘러싼 기본 개념 정의
- 관절 가동술과 도수교정 원칙을 설명
- 볼록(convex) 규칙과 오목(concave) 규칙 설명
- 골운동형상학(osteokinematic)과 관절운동형상학(arthrokinematic) 움직임 설명
- 근골격계 증상을 치료할 때 가동술과 도수교정을 사용하여 얻게 되는 효과를 이해

임상가는 환자에게 적절한 치료를 제공하기 위해 관절 가동술(mobilization)과 도수교정(manipulation)의 기초가 되는 기본 개념과 원칙을 이해해야 한다. 이 장에서는 제약을 받은 관절낭 구조로 인해 제한된 관절 가동성을 가진 환자에게 적절한 치료법을 결정하고 적용할 수 있도록 모든 임상가가 필요로 하는 기본 정보를 제시한다. 따라서 이 장은 관절의 수동 부가적 동작(passive accessory motion)을 회복하는 데 사용되는 가동술 기법을 제시하고 설명하기 위해 본문의 주된 목적을 소개한다.

건강한 관절은 내재적인 부동성 없이 움직이는 관절이다. 활액 관절 표면의 움직임은 활액을 생성하고 추간판, 반월상 연골(meniscus), 연골(cartilage)과 같은 관절 구조에 영양을 공급하는 자극을 제공한다. 관절의 정상적인 움직임은 그 형태와 구조를 유지하는 데 도움이 되는 관절낭 구조의 활주를 허용한다. 수많은 부정적인 생리학적 결과는 고정하거나 움직임이 감소하여 발생한다. 여기에는 지방 침윤(fatty infiltration), 관절 유착(articular adhesions)과 관절낭, 인대, 힘줄과 같은 조직의 생리학적 변화가 포함된다.

역사와 제도

도수치료의 기원은 기록된 역사 이전일 가능성이 크다. 인간은 견인, 관절 가동술, 관절 도수교정, 또는 이들의 조합을 포함하는 근골격계 치료법을 찾았다. 전통적으로, 물리치료사들은 일상적인 임상 실무의 일환으로 견인과 가동술 절차를 포함시켰다. 기본적인 의과학(medical sciences)과 근골격계에 대한 지식이 발전함에 따라 이러한 질병을 치료하는 방법에 대한 지식을 갖게 되었다.

가동술, 특히 도수교정의 사용을 위한 제도적 지원은 변화되고 있다. 제도는 현재 각 지역마다 다르므로 물리치료사는 규제와의 일관성을 유지하기 위해 주정부의 지시에 따라 가동술과 도수교정에 관한 최신 정보를 제공해야 한다. 여러 지역에서는 제도가 요구되고 있다.

가동술과 도수교정

비추력 도수교정(nonthrust manipulation)이라고도 하는 관절 가동술은 부가적 관절 놀이(accessory joint play)의 동작 제한에 대한 치료이다. 이것은 관절 면에서의 수동 움직임의 치료이다. **물리치료사 실무 지침**에 따르면 도수교정과 가동술은 서로 바꿔서 사용할 수 있으며 "작은 진폭/빠른 속도 치료적 움직임을 포함하여 다양한 속도와 진폭으로 적용되는 관절 또는 관련 연부조직에 숙련된 수동 움직임의 연속체로 정의한다"(APTA, 2017). 물리치료사는 부가적 관절 동작 제한, 기능부전 움직임 패턴 교정, 관절 동작이나 가동성 복원 또는 관절 구조와 관련된 통증 감소를 위해 도수치료, 수동 도수교정과 가동술을 일상적으로 사용한다(Barak, Rosen and Sofer, 1990). 이러한 수동 치료는 일반적으로 잘 받아들이고 환자에게는 불편하지 않다. 본문에 제시된 대부분의 치료 기법은 하나 이상의 영역, 분절이나 구성 요소에 적용되는 **부분**(regional) 관절 가동술과 달리 관절의 특정 분절이나 부위에 국한된 **국소**(local) 관절 가동술이다(Maher and Latimer, 1993).

국제정형도수물리치료사 연맹(IFOMPT)은 다음과 같은 정의를 제공하고 있다:

- **도수교정**(**Manipulation**): 최적의 동작(motion), 기능을 회복 또는 통증을 감소시키기 위한 목적으로 해부학적 한계 내에서 관절 복합체에 적용되는 수동적이고 고속의 작은 진폭 추력.

- **가동술**(**Mobilization**): 관절 복합체에 숙련된 수동적 움직임을 연속적으로 이루어지는 도수치료 기법으로 다양한 속도와 진폭으로 적용된다; 이들에는 최적의 동작, 기능을 회복 또는 통증을 감소시키기 위한 의도로 작은 진폭/고속의 치료적 움직임(도수교정)이 포함될 수 있다.

약간 복잡한 문제로, 현장의 다른 사람들은 IFOMPT의 도수교정 개념과 관련하여 **추력 도수교정**(thrust manipulation)이라는 용어를 사용하고 IFOMPT의 가동술 개념과 동의어로 사용되는 **비추력 도수교정**(nonthrust manipulation)을 사용하고 있다(Rushton et al., 2016).

계속 진행하기 전에, 몇 가지 기본 사항을 완전히 이해해야 한다. 가동술은 가동 범위를 증가시키기 위해 자주 수행되는 것이다. 가동 범위는 동작 하나의 기본 평면을 통해 정상적으로 수행되는 생리적인 능동 또는 수동 움직임을 포함한다. 동작의 기본 평면은 굴곡과 신전, 외전과 내전, 내회전과 외회전이다. 관절의 **골운동형상학적 움직임**(osteokinematic movement)은 누구나 볼 수 있다. 예를 들어, 누군가가 어깨를 들어 올리면, 훈련되지 않은 사람조차도 높이를 볼 수 있다. 골운동형상학적 동작(motion)은 때로 고전적 동작, 생리적 동작 또는 전통적인 움직임이라고도 한다. 훈련을 통해 이러한 동작은 각도계로 정확하게 측정할 수 있다. 골운동형상학적 동작은 능동으로, 자발적인 조절을 통해, 또는 다른 누군가에 의해 수동으로 발생시킬 수 있다. 훨씬 더 복잡한 움직임은 **관절운동형상학적 동작**(arthrokinematic motion)이며 뼈의 끝에 관절 수준에서 분리되는 실제적 움직임이다. 이러한 동작은 관절의 더 큰 골운동형상학적 동작에 관계없이 발생한다. 관절운동형상학적 움직임은 부가적 움직임(accessory movements)으로 알려져 있으며, 의지로 조절할 수 없다. 이러한 움직임은 관절면에서 짝지어진 것이 특징이다(Barak, Rosen, Sofer, 1990, Wooden, 1989). 골운동형상학과 관절운동형상학적 움직임은 관절 움직임 부분에서 더 자세하게 논의된다.

관절 일치와 위치

관절 일치(Joint congruency)는 2개의 마주 보는 관절면 사이에 접촉하는 표면의 양과 관련되어 있다. 조화로운 관절은 관절의 2개의 끝 사이에 상대적으로 많은 양의 접촉으로 양쪽 표면이 가깝게 근접해 있다(MacConaill과 Basmajian, 1969). 활액 관절에서 2개의 뼈 표면 끝은 일반적으로 유리질(hyaline) 관절 연골로 덮여 있다. 관절 표면이 자연적으로 더 볼록 해지면 중심에 관절 연골이 더 많이 나타나는 반면, 오목한 관절면에서는 연골 주변에 더 많은 연골이 발견된다. 두 표면이 평평하게 보일 때 더 큰 표면은 볼록한 것으로 간주되어야 한다(Barak, Rosen, and Sofer, 1990). 관절은 잠김 위치(closed packed position)에서 느슨한 위치(loose packed) 또는 휴식(resting) 위치보다 더 큰 일치성을 갖는다. 관절면이 정렬될 때 관절은 잠김 위치에 있고, 관절낭 구조와 주변 인대는 팽팽해지고 최소 관절 부피가 된다. 이것은 관절이 가장 안정적이며 인대와 관절낭의 무결성을 검사하는 데 주로 사용된다. 그러나, 이 위치에 최소한의 관절 놀이가 없기 때문에, 관절의 가동술에는 사용되지 않는다. 잠김 위치는 안정성(stability) 중의 하나이기 때문에 관절의 가동술은 여기서 수행될 필요가 없다. 잠김 위치의 예는 무릎이나 팔꿈치에서 완전히 신전된 것이다. 이 위치에서 이 관절은 매우 안정적이며 관절 표면에서 사용할 수 있는 수동 움직임은 거의 없다.

손가락의 지골은 손가락이 완전히 펴졌을 때가 잠김 위치이다. 이 위치에서, 관절낭과 측부 인대는 긴장되어 있어 수동적 움직임이 적거나 거의 없다. 잠긴 위치에 도달한 후에는 더 이상의 동작이 일어나지 않으므로 이 위치에서의 관절 가동술의 수행은 쓸모가 없다.

잠김 위치 이외의 위치는 느슨한 위치이다. 휴식 위치는 느슨한 위치 내에서의 관절낭과 인대가 가장 느슨하고 늘어난 것이다. 이 위치는 최대량의 관절 놀이를 허용하며 따라서 수동 가동성 검사에 가장 적합하다. 지골을 다시 참고하면, 느슨한 위치는 관절이 약간 구부러져 있을 때이다. 고통스럽고 뻣뻣하며 기능 장애가 있는 관절이 가장 쉽게 움직일 수 있는 위치이기도 하다. 그러나 관절은 휴식 위치에서만 움직일 수 있도록 거의 철저하게 제한되어야 한다.

관절 움직임

제한되어 있지 않아 움직임이 가능한 관절은 운동 범위 내에서 자유롭게 움직일 수 있다. 앞서 설명했듯이, 골운동형상학적 움직임은 사람의 의지에 따라 육안으로 쉽게 발견되는 것들이다. 대조적으로, 관절운동형상학적 움직임은 관절 수준에서 발생하며 육안으로 쉽게 볼 수 없다. 관절운동형상학적 움직임은 2개의 관절 표면의 움직임을 수반하며 수의적 통제하에 있지 않다. 굴림(rolls), 활주(glides), 돌림(spins)이라고 하는 이러한 "부가적(accessory)" 동작은 완전한 제한이 없는 동작을 위한 전제 조건이다. 굴림은 포장 도로의 타이어와 유사하다. 관절을 굴리는 동안 관절의 새로운 부분이 관절의 이동 범위를 따라 움직이면서 반대편 관절 표면과 접촉한다. 활주는 브레이크가 부딪칠 때, 얼음 위에서 미끄러지는 타이어와 유사하다. 여기서 움직이는 관절의 한 부분은 대칭 표면의 여러 점과 접촉한다. 돌림은 어린이가 팽이를 돌리는 것처럼, 관절 표면이 돌려질 때나 관절 표면을 따라 회전하는 경우이다.

볼록과 오목 법칙

대부분의 인체 활액 관절 표면은 볼록형이거나 오목형이지만, 경우에 따라 관절 표면이 정확한 모양은 아니다(Wooden, 1989). 볼록한 구조의 예는 큰 상완골두(humeral head)이고 오목한 구조는 하악와(glenoid fossa)이다. 어떤 경우에는 볼록한 부분과 오목한 부분을 결정하는 것이 항상 쉬운 것은 아니다. 이 경우 관절 표면의 모양이 볼록하거나 오목하지 않은 경우, 일반적으로 주어진 관절 내에서의 추간판이나 구조와 더 많은 결합을 만드는 윤곽을 수정하여 사용한다.

볼록하고 오목한 규칙은 제한이 없이 정상적으로 움직이는 관절에서 발생하는 관절운동형상학적 움직임을 묘사하는 데 사용된다(**그림 1.1**). 하나의 규칙은 다음과 같이 말한다: "오목면이 고정되고 볼록면이 움직일 때, 관절의 활주 움직임은 뼈의 움직임과 반대 방향으로 발생한다"(Barak, Rosen and Sofer, 1990, p.202). 반대로 두 번째 규칙은 "볼록면이 고정되어 있고 오목면이 움직이는 동안의 활주 동작은 뼈의 움직임과 같은 방향으로 발생한다"(Ibid.). 그러나 일부 소견은 이 두 번째 규칙의 임상적 유용성에 한계가 있음을 제시한다. 수많은 연구에 의하면 상완와 관절(glenohumeral joint)은 항상 볼과 소켓(ball-and-socket) 관절로 움직이는 것은 아니지만 때때로 병리학적으로 병진 움직임(translatory movements)만 보여(Baeyens, Van Roy, De Schepper, Declercq, Clarijs, 2001; McClure & Flowers, 1992), 이 규칙에 따라 가동술은 정밀한 조사에 대한 가치가 있을 수 있다(Johnson, Godges, Zimmerman, and Ounanian, 2007). 이 방법은 무릎과 발목에서도 예측할 수 있는 것으로 합리적인 자료이다(Frankel, Burstein, Brooks, 1971; Sammarco, Burstein & Frankel, 1973).

가동술과 도수교정의 효과

임상가들은 두 가지 주요 징후인 관절 통증과 관절 저가동성에 대한 관절가동술과 도수교정을 사용한다. 가동술이나 도수교정 효과의 3가지 주요 범주는 역학적(mechanical), 신경생리학적(neurophysiological), 심리학적(psychological) 효과로 설명된다.

역학적 효과

관절 가동술의 역학적 효과는 정상적인 관절 가동성이나 운동범위의 회복과 관련되어 있다. 이것은 인대 및 힘줄과 같은 다른 연부조직 구조와 관절낭의 유연성과

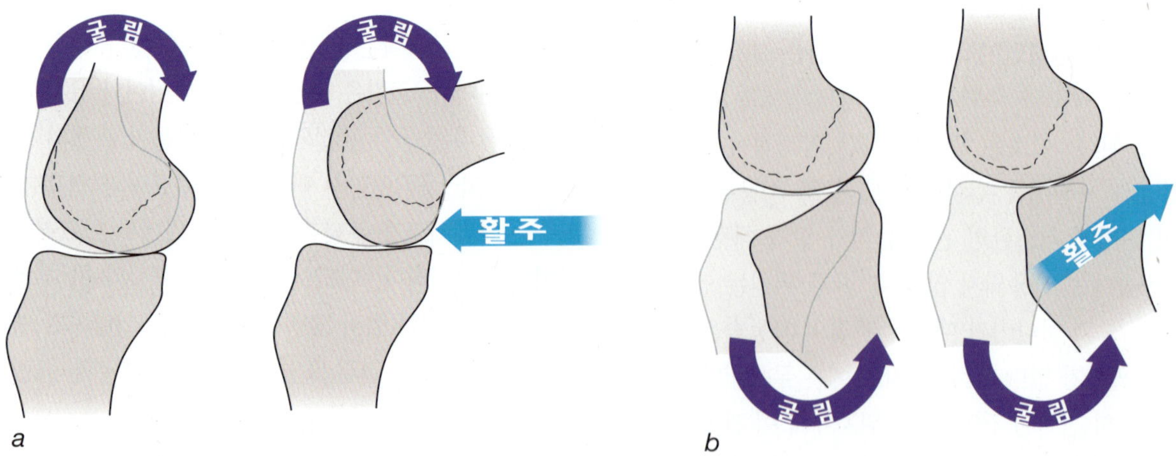

그림 1.1 (a) 오목면 위에서의 볼록면 관절운동형상학. (b) 볼록면 위에서의 오목면 관절운동형상학.

가동성을 포함한다. 손상과 고정 후, 연부조직이 짧아져 전체적인 관절 가동성을 제한할 수 있다. 역학적 효과를 내기 위해서는 적절한 힘을 조직에 가해야 한다. 높은 등급 가동술은 이전에 제한된 관절 동작에서 상대적인 놀이 양을 복원하여 관절의 가동성을 정상으로 되돌릴 수 있다. 역학적 효과에 대한 또 다른 이론은 척추 후관절(facet) 연골의 포착(meniscoid entrapment)을 풀어주거나 해체시키는 것이다. 연골 포착은 관절 연골에 형성된 구(groove)에 척추 후관절 연골의 포착이거나 움직이지 않고 유리체를 형성한 연골 조각이 포착에 의해 생기는 잠김이 포함될 수 있다(Lewitt, 1985). 이 연골은 극도로 고통스러운 기능부전의 원인이 될 수 있다. 다행스럽게도 틈을 벌리거나 등척성 움직임은 척추 후관절을 측면으로 잡아 당겨 이론적으로 충돌을 제거할 수 있다; 결과는 즉각적인 통증 완화와 관절 동작의 향상이 일어날 수 있다. 현재의 증거는 동작을 정량화하는 연구에 대한 일시적인 생체역학적 효과(biomechanical effects)만을 뒷받침하고 있으나(Colloca, Keller, Harrison, Moore, Gunzburg, Harrison, 2006; Coppieters & Alshami, 2007; Coppieters & Butler, 2007, Gal, Herzog, Kawchuk, Conway, 1997) 지속적인 위치 변화는 없다(Hsieh, Vicenzino, Yang, Hu, and Yang, 2002; Tullberg, Blomberg, Branth, and Johnsson, 1998). 그러므로 신경생리학과 심리학적 효과가 강력하게 고려되어야 한다.

신경생리학적 효과

관절 가동술과 도수교정의 적용은 국소 및 원위 신경생리학적 효과를 야기하는 것으로 보고되었다(Bialosky, Bishop & Bialosky, 2009, Bishop, Beneciuk & George, 2011, Coranoda, Gay and Bialosky, 2012, George, Bishop and Bialosky, 2006). 이러한 효과는 가동술이나 도수교정 적용을 척추에 사용할 때 특히 높일 수 있다. 척추의 연부조직은 높은 신경지배로 되어 있으며 중추신경계에 많은 구심성 입력을 제공할 수 있다(Groen, Baljet, Drukker, 1990). 이 입력은 경추 후관절과 경추의 근방추에서 발견되는 I 형과 II 형 기계적수용기와 자유 신경 종말과 같은 여러 근원(sources)에서 발생할 수 있다. 유사한 기전이 척추의 나머지 부분에서 볼 수 있지만, 신경 종말의 수는 척추의 아래에서 일관성 있게 적고 낮을 수 있다(McLain & Pickar, 1998). 가동술이나 도수교정과 같은 움직임은 이러한 수용기를 흥분시켜 중추신경계에 입력을 제공한다. 이 신경 수용기는 고유수용기와 유해수용성 신호를 보내기 위해 전각과 후각에 있는 척수 신경 접합에서 끝난다(Bolton, 1998).

동물 및 인체 모델은 중뇌의 수도관주위회색 영역(periaqueductal gray area)이 내인성 진통의 매개를 제어하는 열쇠임을 보여 주었다(Cannon, Prieto, Lee, 1982; Hosobuchi, Adams, Linchitz 1977; Reynolds, 1969). 수도관주위회색 영역은 통각 수용계, 자율신경계 및 운동계를 포함하여 복잡한 네트워크와 조화를 이룬다. 관절, 근육, 힘줄의 I 형과 II 형 기계적수용기가 수도관주위회색 영역으로 투영된 것으로 나타났다(Yezierski, 1991). 증상이 있는 대상자와 무증상 대상자에서 진통과 결합된 도수교정 후 교감 반응을 통한 근거는 기계적수용기를 통한 척추 도수교정에 대한 신경생리학적 반응을 시사한다(Wright, 1995). 이 효과는 중뇌에서 척수까지 중추신경계의 하강 통증 억제 시스템의 자극일 수 있다.

치료 후 가동술과 도수교정에 의한 진통 효과가 발생하는지에 관한 논란은 계속되고 있다. 일부 보고서는 가동술이나 도수교정이 신경계 수용기 부위에 결합하여 진통을 유발하는 내인성 오피오이드 펩티드의 방출을 자극할 수 있다고 제안한다. Vernon과 동료들은 도수교정 후 혈장 베타-엔돌핀의 수준이 증가하는 것을 발견했지만, 이 수준은 15분만에 정상 수준으로 감소했다(Vernon, Dhami, Howley, et al., 1986). 다른 사람들이 대조군과 비교하여 증가된 수준의 엔돌핀을 문서화하는 데 성공하지 못했으므로 논쟁이 계속되고 있다(Christian, Stanton, Sissons, 1998; Sanders, Reinnert, and Tepe, 1990).

신경생리학적 효과는 또한 운동계가 억제될 수 있는 근육 활성화 패턴의 변화를 포함할 수 있다. 근육을 억제하기 위한 가동술과 도수교정의 기능은 기법, 위치, 통증의 본질과 도수교정 대상 근육에 따라 달라질 수 있다. 가동술이나 도수교정이 근육에 영향을 미치는 경우, 신경생리학적 효과는 표적화된 관절이나 영역에서 국소적으로 발생하고, 공유된 신경 분포와 원위적으로 연관된 해당 신경 분포에 발생할 수 있다. 가동술이나 도수교정을 수행하는 데 필요한 효과는 해당 부위의 신경 근육 조절을 지원하는 더 깊고 더 많은 국소 근육의 촉진을 증가시키고, 이상적으로는 관절이나 분절의 보호 증가로 인해 통증을 유발할 수 있는 더 표층, 전체 근육을 억제하는 것이다.

심리학적 효과

적어도 척추 모델에서는 도수교정 후의 심리적 결과의 개선 근거가 제한적이다. 메타 분석에서 Williams, Hendry, Lewis 및 동료들(2007)은 척추 도수교정에 대한 129건의 무작위 실험을 검토하고 심리학적 결과를 보고하는 12건의 연구를 확인했다. 이 연구는 척추 도수교정이 언어 중재에 비해 심리학적 결과를 향상시킬 수 있다고 제안하였다. 또한 임상가와 환자의 기대와 같은 다른 변수도 증상이 개선되는 정도에 영향을 줄 수 있다(Cross, Leach, Fawkes & Moore, 2015; Riley, Bialosky, Cote, Swanson, Tafuto, Sizer & Brismée 2015). 긍정적인 태도와 중재가 도움이 될 것으로 기대하는 사람들에게 가장 큰 영향을 미치는 것으로 보였다.

관절 가동술을 위한 근거

3장부터 13장까지는 그 장에서 논의된 부위에 대한 가동술이나 도수교정 기법의 사용에 대한 유용한 근거를 열거한 표로 결론을 내린다. 따라서 독자는 연구 수준, 대상자의 수를 포함한 질이나 연구 재검토, 결과 측정, 간략한 결과 요약을 명확하게 추론할 수 있다. 이러한 표는 임상 실무와 이득이나 유효성의 가장 유용한 근거 사이의 격차를 해소하기 위해 제공되었다. 일부의 경우, 높은 질의 연구에서 도수치료의 유용성이 입증되었다. 다른 부위의 경우, 도수치료 사용을 뒷받침하는 근거가 거의 없거나 존재하지 않는다.

요약

이러한 기법의 중요성을 이해하려면 관절 가동술과 도수교정의 기본 개념을 이해해야 한다. 임상가는 다양한 가동술과 도수교정 방법을 통해 근골격계 상태의 치료에 최적이라고 생각되는 것을 사용할 수 있다. 수의적(골운동형상학) 및 불수의적(관절운동형상학) 부가적 움직임의 다양한 유형의 관절 움직임을 이해하는 것은 다음 장에서 설명하는 많은 기법을 올바르게 적용하는 데 중요하다. 관절 가동술과 도수교정은 이러한 기법이 적용되는 사람들에게 여러 가지 유형의 효과를 만들 것이다. 이러한 효과에 대한 우리의 이해는 가동술과 도수교정에 대한 연구가 계속됨에 따라 발전할 것이다.

2

일반적인 적용 안내지침

GENERAL APPLICATION GUIDELINES

이 장의 목적(Chaper Objectives)

이 장을 완료하면 다음을 수행할 수 있다:

- 일반적인 검진 절차와 관절 끝느낌(end-feels)과 관절낭 패턴(capsular patterns)이 도수치료와 어떤 관련이 있는지 설명한다.
- 허용량(dosage)과 기타 변수를 포함하여 관절 추력과 비추력의 임상 적용을 위한 매개 변수 설명한다.
- 추력과 비추력 기법에 대한 적응증, 금기증, 기타 안전 고려사항 식별한다.

관절 동작, 관절낭, 추력 및 비추력 매개 변수, 추력 및 비추력에 대한 적응증/금기증에 대한 몇 가지 기본 사항은 3장에서 13장의 기법을 적용하기 전에 이해해야 한다. 임상가는 정상 및 비정상 끝느낌을 포함하여 끝느낌을 잘 이해해야 한다. 임상가는 추력 및 비추력 기법의 선택을 돕기 위해 대상 관절의 관절낭 패턴을 알고 있어야 한다. 또한 고객의 안전을 위해 임상가는 이 책에 설명된 기법에 대한 주의 사항 및 금기증을 선별(screen)해야 한다.

일반적인 검진(Examination)

관절 추력 및 비추력은 철저한 주관적(subjective) 검진과 객관적(objective) 검진 후에 수행해야 한다. 이러한 예비 검진은 임상가에게 가장 적합한 추력 및 비추력 기법을 안내하는 역할을 한다. 주관적 검진은 객관적 검진에 앞서 임상가에게 잠재적인 환자 진단에 대한 간단한 목록을 제공해 준다. 주관적 검진 중에 임상가는 환자가 이전의 손상에 대한 추력 또는 비추력 기법을 받았는지 확인해야 한다. 그렇다면, 어떤 기법을 사용했는지, 누가, 어떤 결과가 치료 후에 도움이 될 수 있는지 자세히 설명해야 한다. 최적의 결과를 얻으려면 환자는 임상가와 처방된 치료에 대해 편안하게 느껴야 한다. 주관적 검진은 환자와의 관계를 구축하고 가장 적합한 기법을 알아내기에 이상적인 지점이다.

객관적 검진은 주관적 검진 결과를 확인하고 잠재적인 환자 진단 목록을 더욱 좁히는 역할을 한다. 그것은 종종 각도계 측정, 수동 근육 검사 또는 다른 근육 검사 절차, 특수 검사 및 촉진을 포함한다. 능동적이고 수동적인 운동 범위 동안 각도 측정을 통해 임상가는 근육 제한과 관절낭의 당김 또는 기타 해부학적 제한으로 인한 제한을 구별할 수 있다. 근육 검사는 추력 또는 비추력 기법과 직접 관련이 없지만, 임상가에게 고통스럽거나 자극적인 또는 손상된 근육 조직을 알려준다. 촉진 중에 수집된 정보와 유사하게, 근육 검사 중에 알게 된 정보는 이 본문에 설명된 기법 중 임상가의 손 위치와 환자 자세를 알려 줄 수 있다. 관절운동형상학적 동작이 제한적이며 추력 또는 비추력 기법의 적응증이 되는지 여부를 구체적으로 결정하기 위해 특수 검사를 선택한다. 마지막으로, 특수 검사 또는 각도 측정을 하는 동안 관절의 관절운동형상학이 평가되지 않는 경우, 객관적 검진의 촉진을 사용하여 환자의 손상에 대한 주변 영역과 관절 부위의 관절운동형상학을 알 수 있어야 한다. 임상가는 앞서 말한 절차가 수행된 후에만 추력 기법 또는 비추력 기법이 적응증이 되는지 여부를 결정할 수 있다.

끝느낌(End-Feels)

James Cyriax 박사는 원래 임상가가 관절의 운동범위의 한계에서 느끼는 저항을 설명하기 위해 **끝느낌**(end-feels)의 개념을 만들어 냈다(Cyriax, 1975). 정상적인 끝느낌(뼈, 연부조직 근접 및 조직 신장)과 비정상적인 끝느낌(근육 경련, 관절낭, 탄력 차단[springy block] 및 빈[empty])을 포함하여 여러 유형의 끝느낌이 설명되었다(Reiman, 2016). 정상 팔꿈치 신전 및 팔꿈치 굴곡과 같은 뼈 및 연부조직 근접 끝느낌은 각각 추력 및 비추력 기법의 대상이 아니다.

조직 신장 끝느낌은 비정상적인 관절낭 끝느낌과 유사하지만, 관절낭 끝느낌은 예상치 못한 위치에서 단단하게 멈춘다. 관절낭 끝느낌은 전형적으로 조직 신장 끝느낌보다 두껍고, 통상적인 관절 운동 범위의 감소를 수반한다. 관절낭 끝느낌은 추력 기법과 비추력 기법의 목표이다. 관절낭의 팽팽함으로 인해 제한이 발생하는 경우 추력과 비추력이 관절의 끝느낌과 가동 범위의 정상화를 촉진한다고 생각한다.

근육 경련 끝느낌(예: 경직[spasticity]) 또는 빈 끝느낌(통증으로 인한 운동 제한)은 임상가의 추력 및 비추력 기법을 금지하거나 적어도 그 효과를 제한한다. 전기치료 및 기타 이완이나 통증 완화 방법은 임상가가 관절 끝느낌의 추가 평가와 추력 또는 비추력 기법의 가능한 처방을 위해 근육 경련 또는 빈 끝느낌을 줄이는 데 도움이 될 수 있다.

관절낭 패턴(Capsular Patterns)

Cyriax 박사는 또한 관절낭 패턴의 개념을 개발했다(Cyriax, 1975). 섬유질 결합조직으로 구성된 관절낭은 활액 관절의 완전한 상태를 유지하는 데 도움이 된다. 관절낭에 직접 영향을 미치는 손상은 관절낭 패턴으로 지칭되는 인식 가능한 패턴에서 수동 가동 범위(PROM)의 소실과 통증을 초래할 수 있다. 각 관절 관절은 Cyriax 박사가 정의한 특징적이고 재현 가능한 관절낭 패턴을 가지고 있다. 상완와관절에 대한 관절낭 패턴의 예는 외회전 소실이 더 큰 정도이며 외전 소실 및 약간의 내회전 소실이 뒤 따른다.

관절낭 패턴에 대한 지식은 동작을 제한하는 조직을 식별함으로써 진단 능력을 향상시킬 수 있다. 패턴은 관절증 또는 관절낭과 활막에 영향을 미치는 임의 유형의 관절염에서 발생할 수 있는 단축된 관절낭의 결과일 수 있다. 활막에만 영향을 미치는 급성 상태는 관절낭을 보호하는 근육 경련으로 인해 동작의 관절낭 제한을 유발한다. 장기적으로 고정된 기간은 관절낭의 단축과 관절낭 동작 제한을 초래할 수 있다.

관절낭 패턴은 이론을 기반으로 하며 특정 관절에서 관절낭 패턴이 다르거나 일치하지 않을 수 있다(Dutton, 2004). 무릎 관절염을 앓고 있는 70명의 피험자 집단에서 Hayes와 동료들은 대부분의 피험자가 무릎의 전형적인 관절낭 패턴을 나타내지 않았다는 것을 발견했다(Hayes, Petersen, Falconer, 1994).

비관절낭 패턴은 전형적인 관절낭 패턴을 따르지 않는 관절 움직임의 제한이다. 임상적으로, 이러한 동작 소실은 점액낭이나 찢어진 반월상 연골과 같은 관절낭 이외의 다른 구조에 의해 발생한다.

관절 추력과 비추력의 임상 적용

관절에 추력(thrust)과 비추력(nonthrust)을 적용하는 조건은 매우 다양하다. 기법의 힘, 빈도, 진폭은 환자, 임상가, 관절 요소에 따라 다르다. 예를 들어, 일부 환자는 짧은 기간 동안 작은 힘과 비추력의 진폭만 허용할 수 있다. 상당한 통증이 있는 경우, 비교적 작은 진폭과 작은 힘을 사용하여 비추력을 적용해야 한다. Maitland는 4가지 등급의 비추력 기법을 설명했다(**그림 2.1**)(Maitland, 2005). I 등급과 II 등급은 각각 작고 큰 진폭의 비추력으로 관절의 관절운동형상학적 동작이 끝날 때까지 도달하지 않는다. 이 등급은 일반적으로 고통스러운 관절이나 불안한 고객을 위한 것이다. III 등급과 IV 등급은 각각 관절의 가능한 동작의 끝에 도달하는 크고 작은 진폭의 비추력이다. 이 등급은 일반적으로 관절운동형상학적 동작을 증가시키는 데 사용된다.

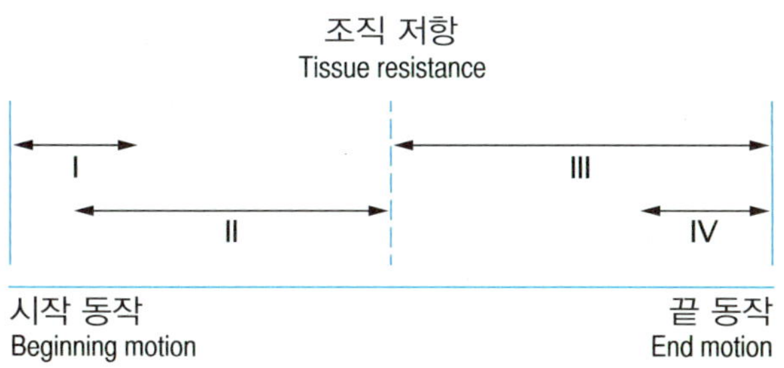

그림 2.1 움직임의 Maitland 등급.

비추력 기법의 힘, 빈도, 진폭에 대한 권장사항은 치료할 관절에 따라 다르다. 예를 들어, 요추에서 근거는 IV 등급 비추력의 평균 힘이 90N에서 240N 범위임을 보여준다(Snodgrass, 2006). 무릎에서 IV 등급 비추력은 30N에서 78N 사이인 것으로 보인다(Pentelka, Hebron, Shapleski 및 Goldshtein, 2012). 무릎과 고관절과 같은 더 큰 관절에서 임상가는 손으로 관절 병진을 느끼는 것 외에도 관절운동형상학적 동작을 시각적으로 이해할 수 있어야 한다. 이 관찰은 경추와 같은 더 작은 관절에서 더 어려워진다.

비추력의 빈도와 관련하여 한 가지 추정치는 임상가가 초당 1~1.5의 비율로 진동을 가하는 것이다(Snodgrass, 2006). 요추에서 진통(analgesia)을 유도하기 위해 60초 진동을 적어도 4회를 실시하는 것에 대한 권장 사항이 하나 있다(Pentelka et al., 2012). 그러나 임상가는 환자의 요구에 맞게 도수치료 기법의 빈도와 기간을 수정해야 한다.

안전과 부상의 위험

기법이 올바르게 수행되지 않거나 기법이 환자에게 적합하지 않은 경우, 관절 기능 장애가 있는 환자를 돕기 위한 치료를 제공하려는 임상가의 의도는 상해의 위험으로 인해 가려질 수 있다. 임상 커리큘럼은 기법을 완벽하게 하고 부상을 최소화하기 위해 관절가동술 기법에 많은 시간을 들인다. 오른손으로, 관절가동술은 매우 안전하다(Stevinson와 Ernst, 2002).

문제가 되는 부위 중 하나는 상부 경추에 대한 척추도수교정이다. 발생률은 낮지만 이 해부학적 영역에 대한 도수교정은 반복적으로 심각한 부작용과 관련이 있다(Ernst, 2007). 이러한 도수교정은 척추 동맥을 절개하여 뇌졸중과 사망을 초래할 수 있는 고속 회전 기법이다.

금기증과 주의 사항을 위해 환자를 검진하면 부상을 최소화할 수 있다. 또한 관절가동술/도수교정을 수행하기 전에 환자에게 사전 동의를 받아야 한다.

추력과 비추력 기법에 대한 금기증과 주의 사항

금기증

골종양(Bone tumor)
골감염(Bone infection)
골절(Bone fracture)
탈구(Bone dislocation)
골연화증(Osteomalacia), 골다공증(osteoporosis)
골이형성증(Bone dysplasia)이나 융합(fusion)
최근 수술이나 수술적 유합술
(Recent surgery or surgical fusion)
장기간 코티코스테로이느 복용
(Long-term corticosteroid medication)
류마티스 관절염(Rheumatoid arthritis)
인대 파열, 불안정증
(Ligamentous rupture, instability)
급성 척수증(Acute myelopathy)
척수 압박(Spinal cord compression)
마미증후군(Cauda equine syndrome)
갑작스런 구토, 메스꺼움, 현기증
(Sudden vomiting, nausea, or vertigo)
추골기저동맥 기능부전(Vertebral basilar insufficiency)
경동맥질환(Carotid artery disease)
대동맥류(Aortic aneurysm)
출혈 체질(Bleeding diatheses)
협심증(Angina pectoris)
치료되지 않은 심장 기능부전
(Untreated cardiac insufficiency dysthymia)
급성 복부 통증(Acute abdominal pain)
임상 검진이나 진단 부족
(Lack of clinical examination or diagnosis)
임상 기술 부족(Lack of clinical skill)
환자 동의 부족(Lack of client consent)

주의 사항

염증성 관절 과정(Inflammatory joint process)
경미한 골다공증(Minor osteoporosis)
추간판 탈출이나 돌출(Disc herniation or protrusion)
척추전방전위증(Spondylolisthesis)
과대가동성이나 인대 이완
(Hypermobility or ligamentous laxity)
고혈압(Hypertension)
심한 퇴행성 관절 질환
(Severe degenerative joint disease)
심한 후만증이나 측만증
(Severe kyphosis or scoliosis)
전신 감염(Systemic infections)
기법에 대한 심리적 의존
(Psychological dependence on techniques)
심리적인 통증(Pain with a psychological overlay)

추력과 비추력 기법에 대한 금기증과 주의 사항

임상가는 추력 또는 비추력 방법에 적합하도록 환자 평가 시 주의를 기울여야 한다. 여기에 설명된 금기증과 주의 사항은 임상가가 도수치료 전에 환자를 선별해야하는 모든 금기증과 주의 사항을 종합한 것은 아니다.

척추에 추력 또는 비추력을 수행하기 전에, 임상가는 암의 병력, 심각한 외상, 골절, 발열, 스테로이드 사용, 약화되지 않는 통증과 같은 의학적 진료가 필요할 수 있는 다음과 같은 적기(위험 신호)를 선별해야 한다. 경동맥 질환 또는 척추 동맥 기능 부전으로 인한 다른 적기에는 현기증(dizziness), 낙상 발작(drop attacks), 연하 곤란증(dysphagia), 눌어증(dysarthria), 복시(diploplia), 운동 실조증(ataxia), 안면 마비, 메스꺼움(nausea), 안구진탕증(nystagmus)이 포함된다.

불안정한 골절, 뼈 종양, 감염병 또는 골수염 부위에서는 추력을 피해야 한다. 골다공증, 류마티스 관절염, 추간판 병리(disc pathology), 척추 불안정 또는 임신 중에 있는 환자의 경우 추력과 비추력에 대한 주의를 취해야 한다. 또한, 환자가 건강 상태가 좋지 않거나 도수치료 기법을 두려워하는 경우, 임상가는 안전한 치료를 위해 치료를 적절히 조정해야 한다. 추력과 비추력 기법에 대한 많은 금기증과 주의 사항은 첨부된 사이드 바에 나와 있다(Puentedura and O'Grady, 2015).

요약

추력 및 비추력 기법에 대한 일반적인 적용 지침은 환자 치료 전에 이해해야 한다. 주관적 검진과 객관적 검진은 임상가의 기법 선택을 돕는다. 검사 후 임상가는 환자의 병리에 대한 지식과 영향을 받는 관절의 관절운동형상학에 대한 특정 지식을 가져야 한다. 추력 또는 비추력의 후속 적용은 다양한 매개 변수를 사용하여 적용할 수 있다. 임상가는 이 본문의 기법을 수행하는 동안 주의 사항, 금기증 및 기타 안전 문제를 염두에 두어야 한다.

PART
II

두개하악 복합체와 척추의 가동술과 도수교정

Mobilization and Manipulation of The Craniomandibular Complex and Spine

제2부는 측두하악관절(TMJ)과 척추의 각 영역(경추, 흉추, 요추, 골반 부위)에 대한 추력과 비추력 기법을 다루는 4개의 장으로 구성되어 있다. 임상가는 축성 골격에 대한 기법의 사용을 고려할 때 추력과 비추력 기법에 대한 일반적인 개념과 적응증 및 금기증과 같은 개요에 포함된 정보에 익숙해야 한다. 3장에서는 자주 사용되는 TMJ에 대한 여러 비추력 기법에 대해 설명한다. 경추에 대한 추력과 비추력 기법은 4장에 제시되어 있다. 경추의 해부학적 차이를 고려할 때, 상부 및 하부 경추에 특정한 기법이 설명된다.

5장은 척주(vertebrae)에 대한 일반적인 추력 기법과 늑골에 대한 기법을 포함하여 흉추를 다룬다. 마지막 장인 6장에서는 요추와 골반 내용을 다룬다. 요추와 천골에 대한 많은 추력 및 비추력 기법이 치골(pubis)과 관골(innominate) 기법과 함께 설명된다.

모든 기법에 대한 명확한 설명은 상세한 사진과 함께 제공되어 임상가가 정확한 기법을 습득할 수 있도록 하였다. 기술된 기법은 다양한 자세와 하나의 자세 또는 다른 자세에서 수행하기 어려운 환자에게 적용하기 위해 잠재적인 수정을 포함하고 있다. 기법에 대한 최신 근거는 각 장 끝에 있는 표에 포함되어 있다.

3

측두하악 관절

TEMPOROMANDIBULAR JOINT

학습 목표(Learning Objectives)

이 장을 완료하면 다음을 수행할 수 있다:

- 측두하악 관절의 관절운동형상학을 식별
- 측두하악 관절 가동술 기법의 적절한 위치, 움직임, 의미를 설명
- 측두하악 관절 가동술 기법을 지지하는 근거 인용

측두하악 관절(temporomandibular joint, TMJ) 또는 두개하악 관절(craniomandibular joint)은 하악골과 측두골 사이의 활액 관절이라고 불리기도 한다. TMJ는 인체에서 가장 자주 사용되는 관절일 것이다. 따라서 TMJ 기능장애는 상당히 문제가 되어, 일상 생활의 가장 단순한 활동을 좌절시킨다. 또한 TMJ의 기능은 경추의 기능과 밀접한 관련이 있으며 그 반대도 마찬가지이다.

해부학(Anatomy)

하악골은 인대에 의해 두개골 양쪽 측두골에 매달려 있다(**그림 3.1**). 각 TMJ는 관절 디스크에 의해 상부 관절 공간과 하부 관절 공간으로 분리되어 있다. 관절

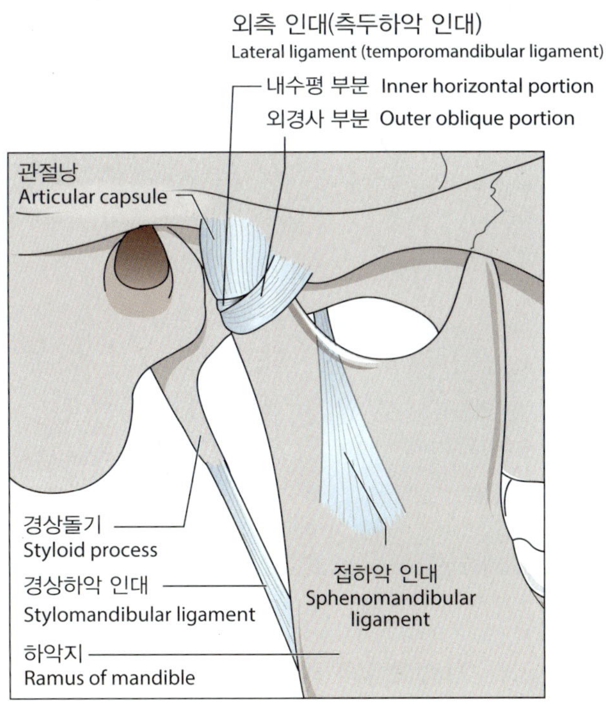

그림 3.1 TMJ의 인대

디스크는 하악골과 하악 관절 사이의 공간을 차지하는 양각의 섬유연골질(fibrocartilaginous) 구조이다. 각 관절 공간에는 자체 활액막이 있는 별도의 관절막이 있다. 아래 관절은 하악골과 관절 디스크의 하부 표면에 의해 형성되어 있다. 측두골과의 실제 관절은 디스크를 통해 간접적이며, 관절 디스크 및 측두골과 함께 TMJ를 형성하고 있다. 하부 관절 공간은 경첩관절(hingelymus [hinge] joint) 및 상부 관절은 반관절(amphiarthrodial [plane] joint)로 분류된다.

외측 익상근(**그림 3.2**)은 턱 벌리기(하악골 전인)를 담당하는 주요 근육인 반면, 교근과 측두근(**그림 3.3**)은 턱 닫기(하악골 후방 전위)를 위한 주요 근육이다. 교근과 측두근은 또한 저작의 주요 근육이다.

관절 운동학(Joint Kinematics)

TMJ 복합체의 기능은 각 관절의 움직임이 상호 의존적이며 동시적이며 각 관절과 치아, 두개골, 경추의 교합면(occlusal)에 의해 크게 영향을 받는다는 점에서 독특하다. TMJ의 관절운동형상학은 3 자유도 및 두융기 관절(bicondylar joint) 구조의 상호 의존적 특성으로 인해 복잡하다. 하부 관절 공간에서의 동작(관절 디스크의 볼록한 하악 관절돌기와 오목한 하부 표면 사이의 관절)은 주로 회전이다. 상부 관절 공간에서의 동작(관절 디스크의 오목한 상부 표면과 관절의 오목한 하부 표면 사이의 관절)은 주로 디스크와 관절 융기(articular eminence) 사이의 병진이다. 하악골의 가능한 움직임은 하강(입 벌리기), 거상(입 닫기), 전인, 후방 전위, 양쪽 방향으로 외측 편위이다.

- **하악골 하강**(입 벌리기)은 회전 시기와 병진 시기(translation phase), 2시기에서 발생하는 것으로 생각된다(**그림 3.4a**). 입을 처음 벌리면, 관절돌기의 머리(condylar head)가 관절 디스크의 아래쪽 표면 아래에서 회전한다(하부 관절 동작). 이것은 일반적으로 유용한 벌리기의 처음 35–50%에서 발생한다. 관절낭 인대는 디스크에서 하악골두의 추가 회전을 제한하며, 관절돌기와 디스크(관절돌기–디스크 복합체)는 함께 움직이며, 관절 융기(상부 관절 동작)에 대해 전방과 하방으로 병진하여 벌리기의 마지

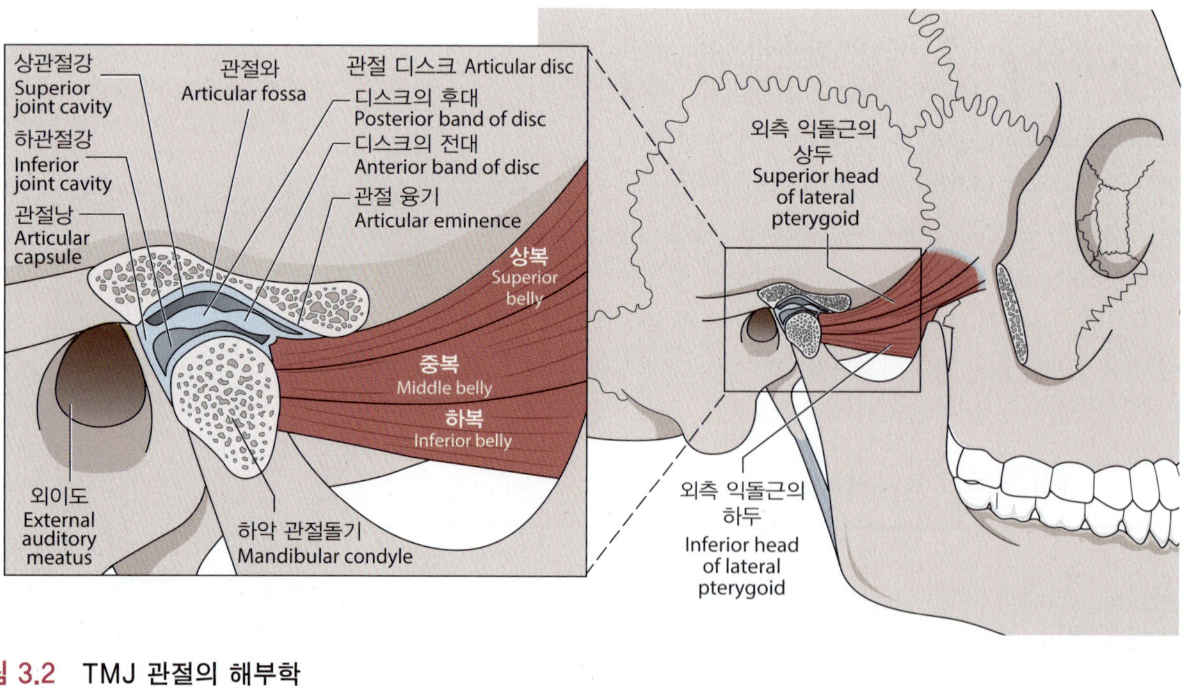

그림 3.2 TMJ 관절의 해부학

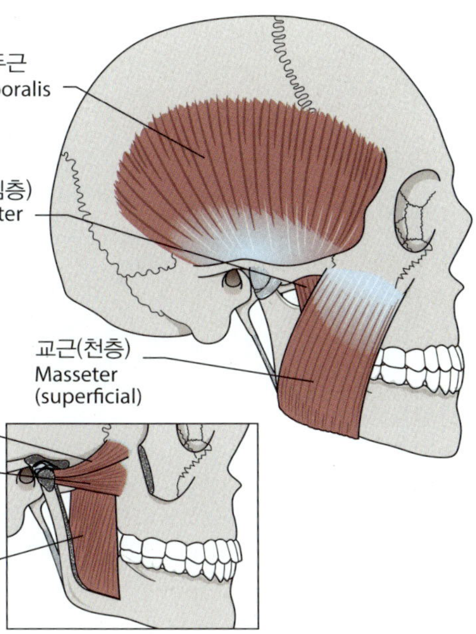

그림 3.3 저작에 관여하는 TMJ 근육들

막 50–65%에 발생한다. 따라서, 입을 벌리면, 하부 관절에서의 초기 회전 운동이, 뒤이어 상부 관절에서의 병진 운동이 뒤 따른다.

- **하악골 거상**(입 닫기) 관절운동형상학은 하악골 하강과 역으로 발생한다. 상부 관절의 초기 병진 운동과 하부 관절의 회전 운동이 뒤따른다.
- **하악골 전인**(protrusion)은 상악과 윗니에 대해 하악골과 앞니를 앞쪽으로 미끄러지는 움직임이다(**그림 3.4b**). 전인하는 동안, 관절 융기가 위에 접할 때까지 관절돌기와 디스크는 전방과 약간 하방으로 이동한다. 따라서 이 동작은 TMJ의 상부 관절에만 있다.
- **하악 후방 전위**(retrusion)는 하악 전인의 반대이다. 그것은 상악과 윗니에 대해 후방으로 미끄러지는 하악골의 움직임이다(**그림 3.4c**). 움직이는 동안, 하악 관절돌기와 관절 디스크는 후방으로 병진하여 전방 관절돌기–디스크 복합체와 관절 융기 사이의 공간을 확장시킨다. 복합체의 후면은 후방 관절와 척추(glenoid spine)와 근접하고 후방 관절의 뼈 구성 요소 사이의 연부조직을 압박한다. 이 동작은 TMJ의 상부 관절에만 있다.
- **외측 편위/전이**(lateral deviation/excursion)는 하악이 좌우로 움직여서 하부 치아를 상부 치아에 대해 측면으로 미끄러지게 한다(**그림**

임상 조언

이 팁은 모든 구강 내 TMJ 기법에 적용된다.

- 환자 이완의 중요한 부분은 기법과 관련된 사항을 안내하는 것이다.
- 환자가 자주 삼키도록 휴식을 취한다.
- 기법을 시작하기 전에 임상가와 환자는 기법 중에 사용할 신호에 동의해야 한다. 예를 들어, 엄지 손가락 올리기 표시는 환자가 제대로 작동하고 있음을 나타낸다. 엄지 손가락 내리기는 기법이 고통스럽거나 환자에게 휴식이 필요함을 나타낸다.
- 달리 명시되지 않는 한 환자의 머리는 중립 위치에 있어야 한다.
- 임상가의 장갑은 기법 전반에 걸쳐 깨끗하게 유지되어야 한다.
- 환자에게 라텍스 알레르기, 의치, 느슨한 이빨이나 보철(fillings)에 대해 문의한다.
- (모든 관절에 대해)모든 추력과 비추력 기법을 적용하는 동안, 기법에 대한 환자의 반응을 시각적으로 관찰한다.

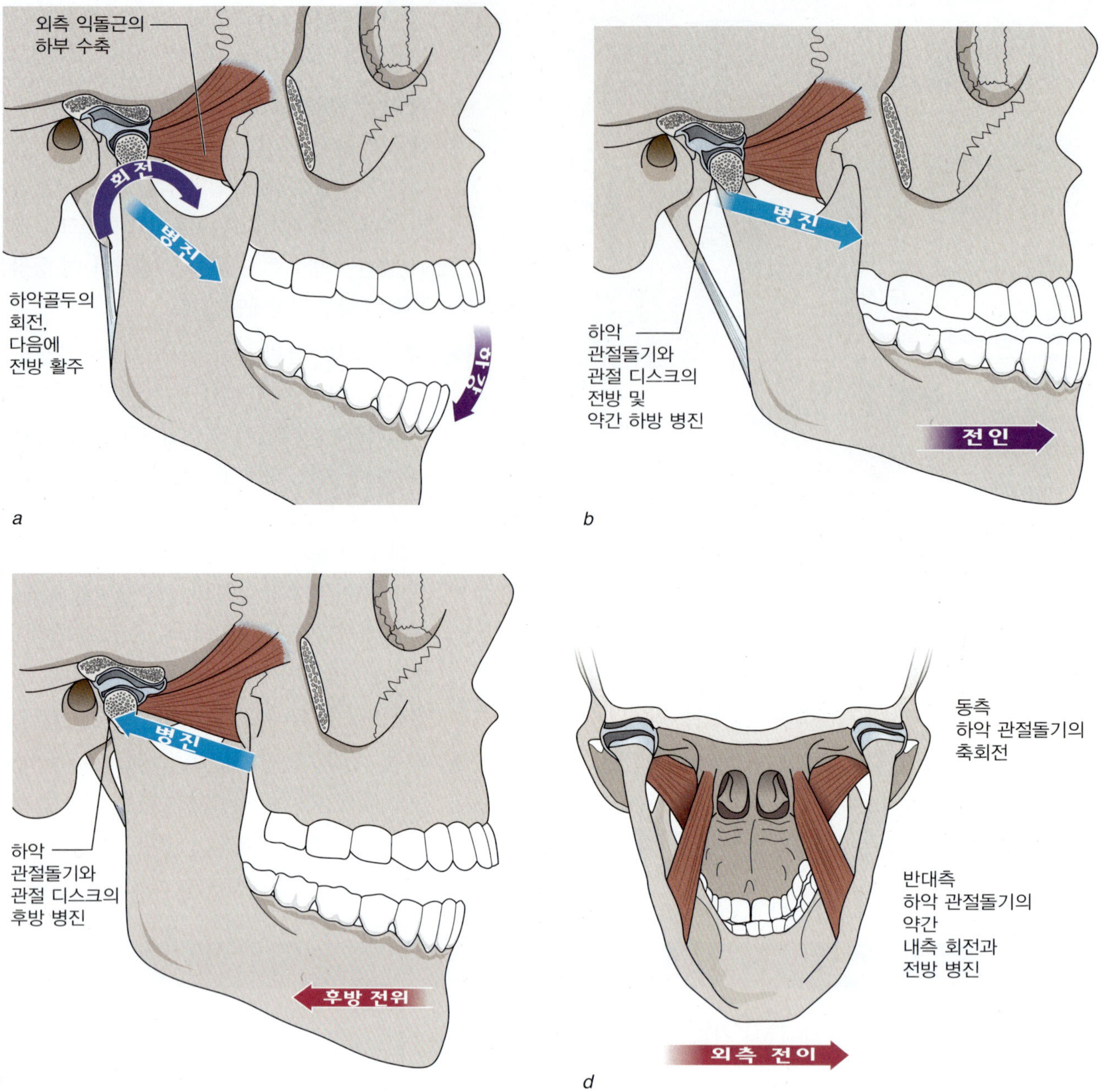

그림 3.4 TMJ 움직임: (a) 하강(depression), (b) 전인(protrusion), (c) 후방 전위(retrusion), (d) 외측 전이(lateral excursion)

3.4d). 외측 편위의 방향은 하악이 활주하는 쪽의 이름이다. 외측 편위/전이는 관절 융기의 경사 때문에 작은 다면 움직임으로 발생하며 주로 양쪽 병진으로 발생한다. 하악골의 외측 편위/전이는 일반적으로 약간의 회전과 결합된다. 이 회전은 관절낭의 이완 때문에 관절의 상부에서 발생할 가능성이 높다. 따라서 오른쪽 외측 편위는 하악(및 아랫니)이 상악(및 윗니)의 오른쪽으로 이동하는 것이다.

측두하악 관절 관절학

관절면	잠김 위치	안정 위치	관절낭 패턴	정상 ROM	끝느낌
TMJ					
하부관절 관절 디스크의 오목한 하방 표면을 가진 볼록한 하악 돌기 **상부관절** 관절와의 오목 표면과 관절하는 관절 디스크의 오목한 상방 표면	완전 교합	**2–3 mm**로 분리된 치아	하방 활주 제한	**40–55 mm** 입 벌리기 **3–6 mm** 전인 **3–4 mm** 후방 전위 **10–12 mm** 외측 전이	벌릴 때(하악 하강) 연부조직 신장 치아가 완전 교합할 때 (입 닫기, 하악 거상) 뼈느낌 전인과 후방 전위는 뻣뻣함 외측 전이는 관절막

TMJ = temporomandibular joint; mm = millimeters

하방(미측) 활주 / Inferior (Caudal) Glide

환자 자세: 팔과 다리를 편안히 하여 치료 테이블에서 바로 눕는다.

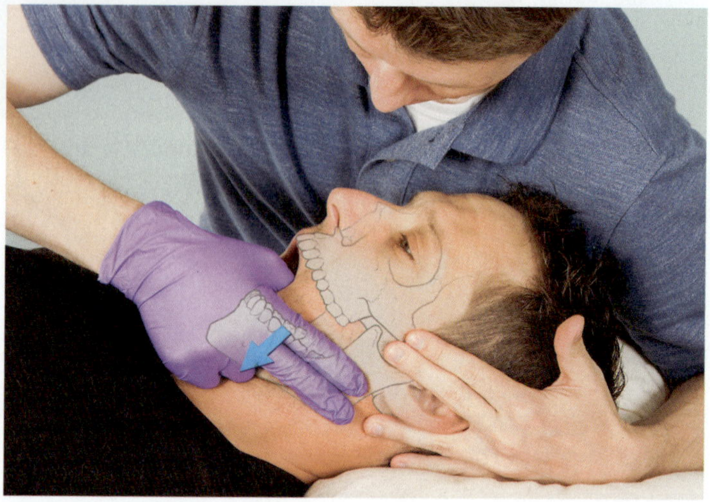

치료사 자세: 환자를 향해 환자 머리 측에 선다.

고정: 치료 테이블에서 신체 자세가 고정하는 힘으로 작용한다. 치료사의 머리측 손과 삼각흉근구로 머리를 고정시킨다.

가동술: 치료사의 원위 엄지 손가락은 후방 치아의 상방에 두고, 손가락은 하악골 외측에 둔다. 신연 힘은 주로 엄지를 통해 꼬리측 방향으로 적용한다. 힘은 저속 진동 또는 지속적인 신장이다.

치료 목표: 다면으로 관절 가동성 제한, 관절 압박 통증, 씹는 통증, 일반적인 뻣뻣함 또는 관절낭 제한에 도움이 된다. 이 가동술은 일반적인 TMJ 동작을 높이는 데 효과적이다.

참고: 가동술은 환자가 이완했을 때 가장 효과적이다. TMJ 관절의 촉진은 치료사에게 기법에 대한 피드백을 제공할 수 있다.

전방(복측) 활주 / Anterior (Ventral) Glide

환자 자세: 팔과 다리를 편안하게 하여 치료 테이블에서 바로 눕는다.

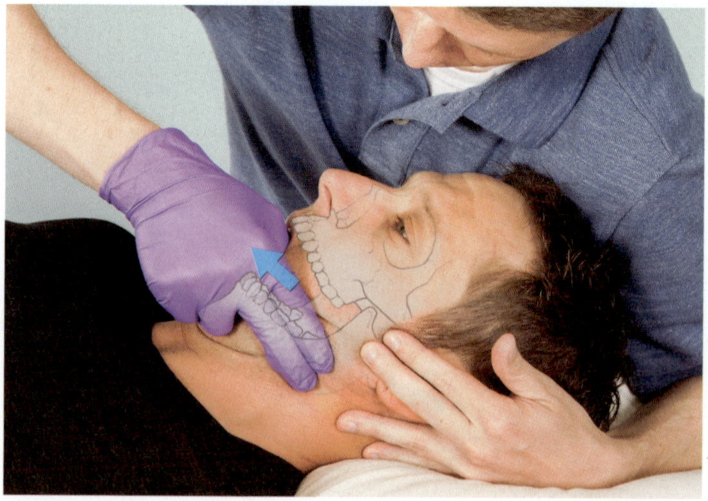

치료사 자세: 환자를 향해 환자 머리 측에 선다.

고정: 치료 테이블에서 신체 자세가 고정하는 힘으로 작용한다; 치료사의 머리측 손과 삼각흉근구로 머리를 고정시킨다.

가동술: 치료사의 원위 엄지 손가락은 후방 치아의 상방에 두고, 손가락은 하악골 외측에 둔다. 신연 힘은 주로 엄지를 통해 꼬리측-전방 방향으로 적용한다. 약간의 초기 꼬리측 힘은 전방으로 힘을 주기 전에 실시한다. 힘은 저속 진동 또는 지속적인 신장이다.

치료 목표: 상부 관절에서 병진 운동을 증가시키기 위해; 끝 범위의 입을 벌리면(하악 하강), 전인, 후방 변위 동작에 유리하다.

참고: 가동술은 환자가 이완했을 때 가장 효과적이다. TMJ 관절의 촉진은 치료사에게 기법에 대한 피드백을 제공할 수 있다.

내측 활주 / Medial Glide

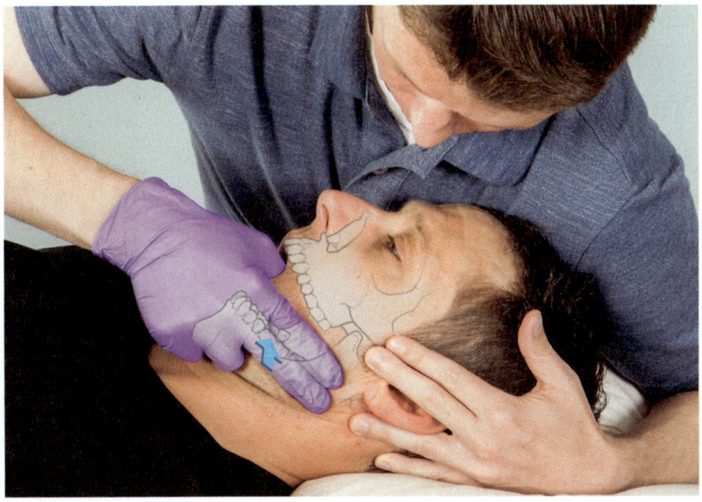

환자 자세: 팔과 다리를 편안하게 하여 치료 테이블에서 바로 눕는다.

치료사 자세: 환자를 향해 환자 머리 측에 선다.

고정: 치료사의 머리측 손과 삼각흉근구로 머리를 고정시킨다.

가동술: 치료사의 원위 엄지 손가락은 후방 치아의 상방에 두고, 두 번째와 세 번째 손가락은 머리를 고정하며 외측 하악골에 둔다. 하방으로 신연한 다음 내측 방향으로 주로 두 번째와 세 번째 손가락을 통해 구강 내로 전달된다(필요한 경우 손가락을 겹쳐서 댄다). 힘은 하방 신연한 다음 관절돌기의 내측 활주가 이루어진다. 힘은 저속 진동 또는 지속적인 신장이다.

치료 목표: 내측/외측 관절 가동성과 외측 전이 움직임을 증가하기 위해

참고: 주된 힘은 두 번째와 세 번째 손가락을 통하므로 넓게(그리고 편안하게) 손가락을 대는 것이 필요하다.

외측 활주 / Lateral Glide

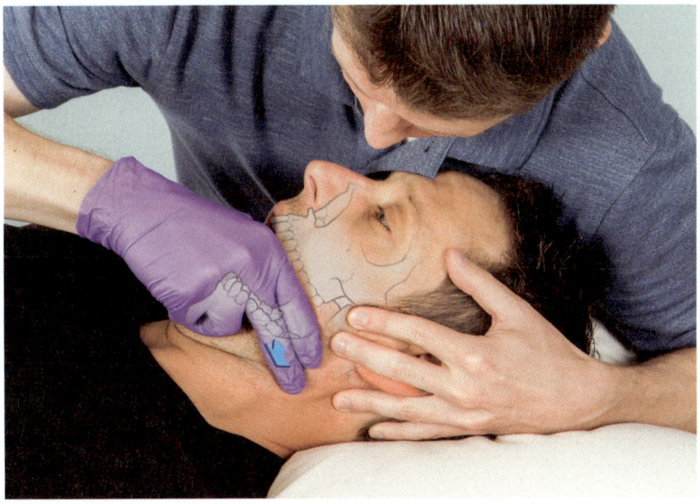

환자 자세: 팔과 다리를 편안하게 하여 치료 테이블에서 바로 눕는다.

치료사 자세: 환자를 향해 환자 머리 측에 선다.

고정: 치료사의 머리측 손과 삼각흉근구로 머리를 고정시킨다.

가동술: 치료사의 원위 엄지 손가락은 후방 치아의 내측에 두고, 같은 손의 두 번째와 세 번째 손가락은 머리를 고정하며 외측 하악골에 둔다. 하방 신연한 다음 외측 방향은 주로 머리측 손에서 고정된 엄지(돌기의 내측면)를 통해 전달된다. 힘은 하방 신연한 다음 돌기의 외측 활주가 이루어진다. 힘은 저속 진동 또는 지속적인 신장이다.

치료 목표: 내측/외측 관절 가동성을 증가하기 위해; 특히 반대측 외측 전이 동작을 증가시키는데 유리하다.

참고: 주된 힘은 엄지 손가락을 통하므로 넓게(그리고 편안하게) 엄지 손가락을 대는 것이 필요하다. 손으로 대는 곳이 불필요하게 불편하지 않도록 한다.

내측/외측 활주(외-구강) / Medial / Lateral Glide (Extra-Oral)

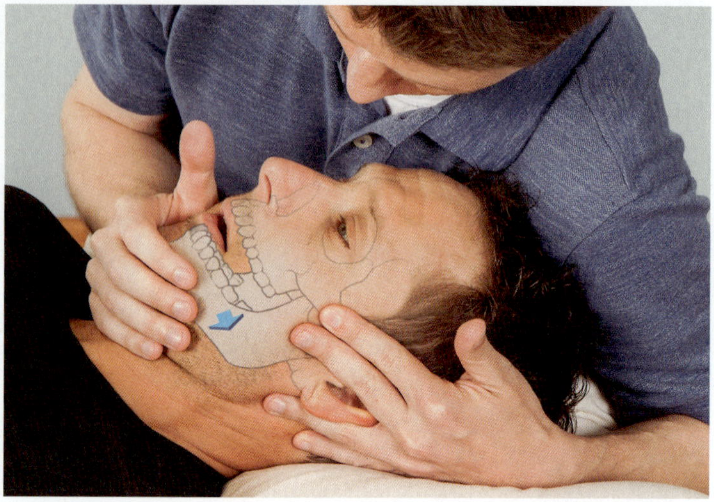

환자 자세: 팔과 다리를 편안하게 하여 치료 테이블에서 바로 눕는다.

치료사 자세: 환자의 머리 측에 선다(하방과 전방 활주보다 더 머리측으로).

고정: 치료 테이블에서 신체의 자세가 고정하는 힘으로 작용한다; 치료사의 머리측 손과 삼각흉근구로 머리를 고정시킨다.

가동술: 치료사의 무지구는 머리를 고정시키고 반대쪽 하악 외측에 댄다. 무지구는 머리가 고정되는 동안 내측 방향의 힘을 전달한다. 힘은 내측 방향(또는 반대쪽 TMJ에 대한 상대적인 외측 힘)이다. 힘은 저속 진동 또는 지속적인 신장이다.

치료 목표: 내측/외측 관절 가동성을 증가하기 위해; 특히 반대측 외측 전이 동작을 증가시키는데 유리하다.

참고: 주된 힘은 설명된 바와 같이 구강 외의 손 뒤꿈치(heel of the hand)이므로, 손 뒤꿈치를 넓게 (그리고 편안하게) 대는 것이 필요하다. 일차 고정은 치료사의 삼각흉근구와 머리측 손으로 이루어진다. 언제나 그렇듯이 넓은 손으로 대는 것이 편안함을 위해 권장된다.

임상 조언: 치료사는 이 기법이 보증되지 않는다면 하방 신연 힘을 주지 않도록 주의해야 한다. 손의 뒤꿈치를 사용하면 이 하방 신연을 유발할 수 있다. 모든 가동술/도수교정 기법과 마찬가지로 치료사는 치료에 대한 즉각적이고 잠재적인 반응을 모니터링하여 치료를 적절히 수정해야 한다.

측두하악 관절 병리의 도수치료에 대한 근거

연구	환자	중재와 비교 (해당되는 경우에 한함)	결과
다양한 측두하악 병리에 위한 추력과 비추력 가동술의 사용: B 등급			
Martins 등, 2016 (**Level 1a**)	8개 연구 (375 환자)	근골격계 및 정형의학적 도수교정 기법과 다양한 조절군	**TMD**에 대한 다른 보존적 치료와 비교할 때 근골격계 도수기법을 선호한 경우, 능동 입 벌리기에서 큰 효과와 능동 입 벌리기 동안에 통증에 대한 현저한 차이 ($p < 0.0001$).
Calixtre 등, 2015 (**Level 1a**)	8개 연구	근막이완술, 연부조직기법, **TMJ** 가동술, 경추 및 흉추 가동술과 다양한 조절군	**MT** 기법이 통증과 통증 압력 역치에 효과적이라는 중간에서 높은 근거
Armijo-Olivo 등, 2016 (**Level 1a**)	**48**개 연구	다양한 **MT** 치료 접근과 다양한 조절군	● 근육성 **TMD**에서 구강 안면 부위를 목표로 하는 **MT: 3**개 그룹 모두 기준선으로부터 입 벌리기 개선 및 턱 통증 감소; 조절군보다 중재군이 우월하지 않다. ● 경추의 **MT** 가동술과 근육성 **TMD:** 경추 가동술은 치료 직후 통증 강도와 통증 민감성을 크게 감소시켰다. ● 관절성 **TMD**에서의 **MT**를 더한 턱 운동: **MT**를 더한 운동은 능동 입 벌리기를 현저하게 증가시켰다; 증상과 **ROM**은 다양한 조절군과 비교. ● **MT**와 혼합 **TMD:** 연구와 치료 유형에 따른 통증, 입 벌리기, **ROM**에 대한 혼합 결과. ● 혼합된 **TMD**에 대한 **MT**에 더한 운동: 구강안면 영역을 목표로 했거나 경추 치료와 함께 사용된 **MT**는 입 벌리기를 위한 턱과 목에 대한 단독 자가 운동이나 경추 단독 치료보다 낫다. 전반적인 결론: **MT** 단독 또는 턱 또는 경추에서의 운동과 조합하여 가능성이 높은 효과를 나타냈다. **TMD** 치료를 위한 운동과 **MT**의 효과에 대한 큰 불확실성이 있음을 나타내는 높은 질의 근거가 발견되지 않았다.
Crane 등, 2015 (**Level 4**)	머리와 목 림프 부종 및 측두하악 기능장애의 과거 병력이 있는 **1**명의 피험자	완전한 충혈 치료, **MT**, 치료적 운동, 가정 프로그램을 포함한 다양한 치료 계획	하악 하강 개선, 머리와 목의 림프부종 감소, 심부 목 굴곡근 지구력 개선, 통증 감소, 자가-평가 기능 개선

MT = manual therapy; ROM = range of motion; TMD = temporomandibular disorder

4

경추

CERVICAL SPINE

이 장의 목적(Chapter Objectives)

이 장을 완료하면 다음을 수행할 수 있다:

- 여러 경추 부위(levels)의 관절 운동 역학을 설명할 수 있다.
- 여러 경추 관절 가동술의 적절한 치료 자세, 교정 움직임, 목적을 설명할 수 있다.
- 경추 관절 가동술의 효과를 뒷받침하는 증거를 파악할 수 있다.

경추는 다양한 해부학적 구조들과 생역학적 운동들 간에 복잡한 상호작용이 이뤄지는 곳이다. 척추 중에서 경추가 위치한 부분에서 운동이 가장 많이 일어나기 때문에 넓은 시야를 확보할 수 있게 해주고, 공간 내에서 지남력(orientation)을 갖게 하며, 일상 업무 수행을 가능케 한다. 3장에서 언급했듯이 경추와 TMJ(측두하악관절) 간에는 긴밀한 기능적, 역학적 관계가 있다. 또한 경추는 어깨 및 흉추와도 긴밀한 기능적, 역학적 관계를 가진다. 따라서 경추 관련 질병은 매우 심각한 합병증을 유발할 수 있다.

경추의 구조(Anatomy)

경추는 7개 추골(verterbrae)로 이뤄져 있고 다음과 같이 4개의 해부학적 단위로 나뉜다: 환추, 축추, C2–3 접합부(junction), 그 외 나머지 경추(**그림 4.1**).

기능면에서 척추는 다음 세 개 단위로 이뤄져 있다고 할 수 있다: 후두환추(C0–1) 관절, 환축추(C1–2) 관절, 그리고 전형적인(typical) 경추(C2에서 C7까지의 아래 관절면). 아래 설명을 읽어보면 알 수 있겠지만 이들 각 관절 부위는 그 해부학적 구조와 기능이 각각

고유하며 이들에 대해 언제 어떤 치료 기법을 적용해야 할지를 필히 파악하고 있어야 한다. 상부 경추(예: C0-1, C1-2, C2-3)에 대한 평가와 그에 따른 치료는 각 부위 별로 모두 고유한데 그 이유는 각 부위 별로 해부학적 기능적 특징이 고유하기 때문이다. 한편 경추(C2-7)에 대한 평가와 치료는 각 부위 별(예: C3-4, C4-5)로 유사한데 그 이유는 구조와 관절 운동학적 특징이 비슷하기 때문이다.

다음은 경추를 이루는 이들 세 가지 기능 단위 각각을 구체적으로 기술한 것이다:

- **후두환추**(Occipitoatlantal)(C0-1) **관절:** 이 관절은 환추후두 관절이라고도 한다. C0-1 관절주머니와 이에 해당하는 인대가 있고 이들이 비교적 느슨한 상태를 유지하고 있기 때문에 운동이 가능하다. 이 관절에서 이뤄지는 주된 운동은 머리를 끄덕이(head-nodding)는 운동이다. 이 관절에서 이뤄지는 운동의 총량은 다른 어떤 곳보다 시상면에서 더 크게 이뤄지긴 하지만 다른 경추 관절들에 비해선 비교적 적은 편이다.
- **환축추**(Atlantoaxial)(C1-2) **관절:** C1-2 관절의 주된 동작은 머리를 회전하는 것이다. 이 관절에서 요구되는 운동량 때문에 관절 주머니의 확장성이 크고, 그렇기 때문에 비교적 관절 주머니가 느슨하다. 통상 경추 회전 운동의 절반 이상이 이 관절의 운동에서 기인한다고 한다.
- **전형적인 경추**(C2-7): 이 부위들도 고유한 특징을 갖고 있긴 하지만 다른 척추 부위들과 공통점[예: 참가시돌기(true spinous processes), 윤활주머니와 관절 반원판이 있는 돌기사이(후) 관절(zygoapophyseal [facet] joints), 각 부분들 사이에 있는 추간판 디스크]을 갖고 있다. 돌기사이관절의 관절 주머니는 상대적으로 느슨하기 때문에 관절가동범위(ROM)가 크다.

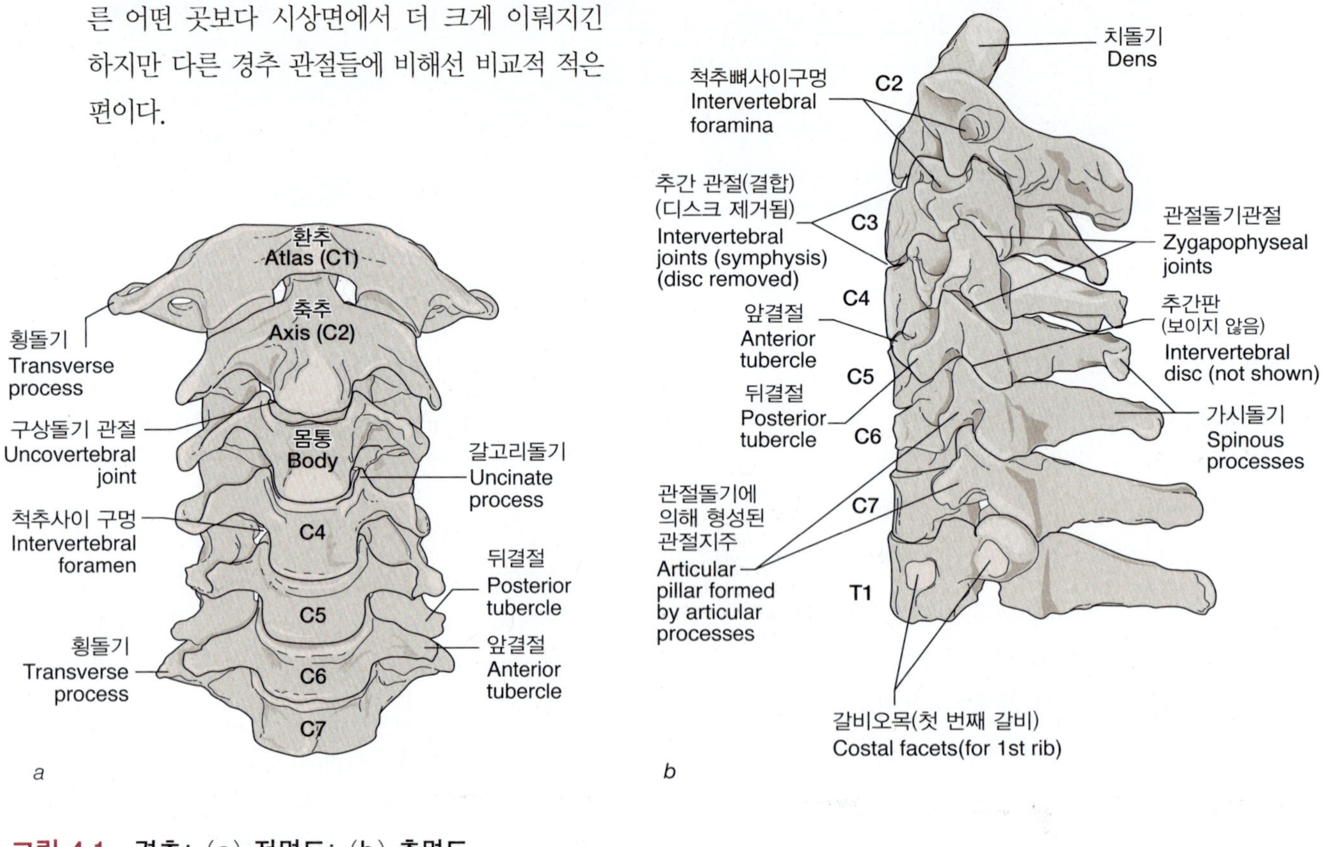

그림 4.1 경추: (a) 전면도; (b) 측면도

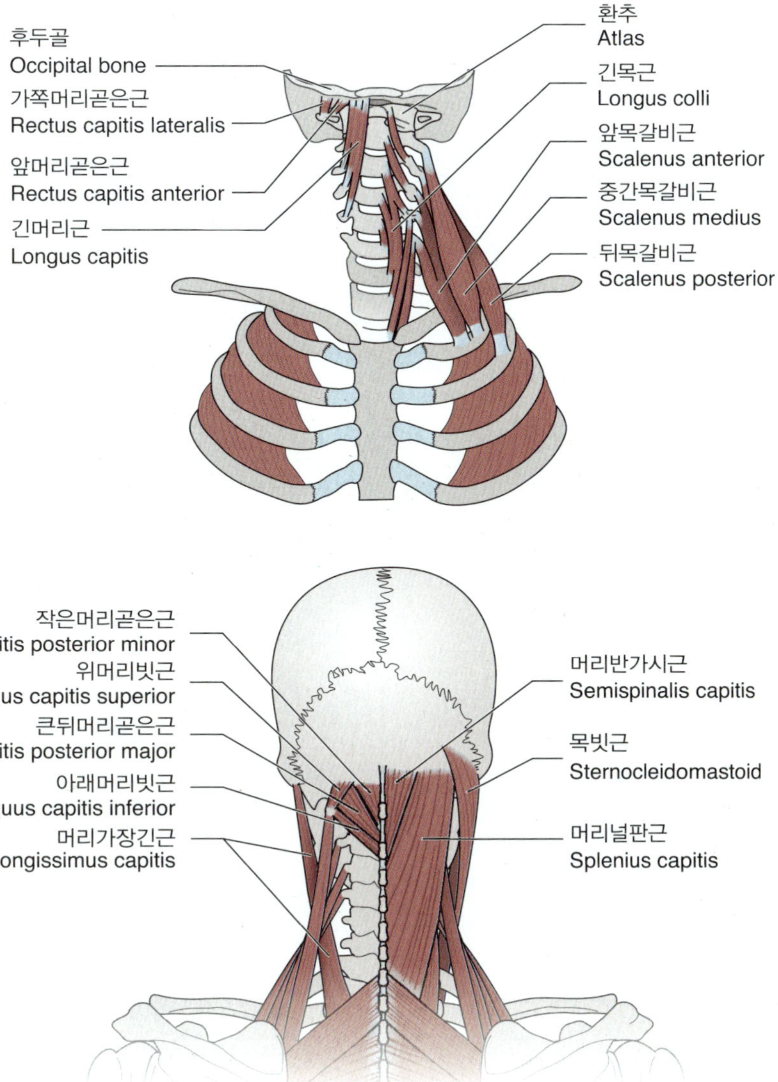

그림 4.2 경추 전방과 후방 근육

상부 경추의 인대는 인체에서 가장 중요한 부분으로 손꼽히는데 그 이유는 이들 인대가 C2 상에서 C1이 신연(distraction)되는 것을 방지하고 기타 억제 기능을 수행하는 등 필요한 안정성을 제공하기 때문이다.

주된 경추 근육은 경추를 운동시키는 기능을 할 뿐만 아니라 두개골의 무게를 지탱하고 감각 기관(sensory organ)들의 자극에 대해 최적으로 두개골의 위치를 잡을 수 있도록 한다.

주된 경추 굴근에는 커다란 흉쇄유돌근과 사각근이 포함되어 있다(**그림 4.2**). 물론 깊은 곳에 자리잡고 있는 목굽힘근(긴목근과 긴머리근) 또한 여러 다양한 운동을 결합하여 상부 경추를 움직이게 하는 데 있어 중요하다.

관절 운동학(Joint Kinematics)

짝 운동(coupled motion) 또는 결합운동(coupling)이란 "하나의 축에 대한 한 가지 운동(병진(translation) 또는 회전)이 두 번째 축에 대한 또 한 가지 운동과 지속적으로 연합되는 현상"이라고 정의되고 있다(Blauvelt와 Nelson, 1994). 즉, 하나의 운동이 다른 운동 없이는 이뤄질 수 없는 것이다.

이것이 관절 운동에 대해 전통적으로 받아들여져 온 개념이다. 하지만 최근 문헌에 대한 검토를 통해 면밀히 실시한 조사(Cook, 2003; Legaspi와 Edmond, 2007)에 따르면 이 결합 운동이란 개념을 척추에 통증이 있는 환자를 평가하고 치료하는데 적용하는 데 있어 주의할 것을 권고하고 있다. 여기에서는 전통적으로 인정되고 있는 결합 운동과 이 개념에 대한 해석 시 주의 사항을 설명하고자 한다.

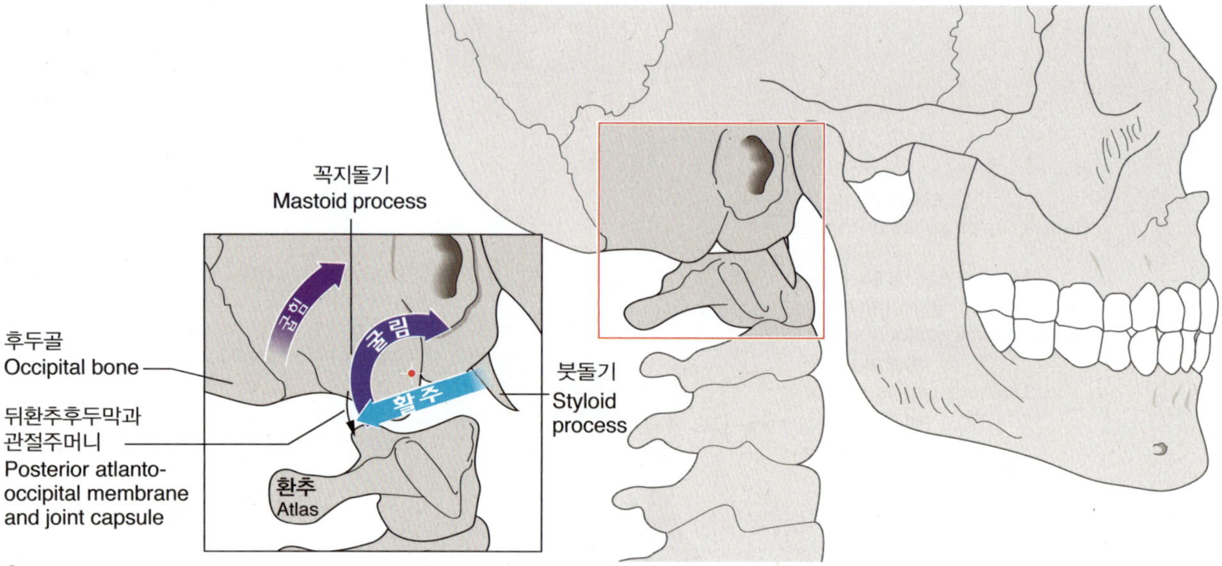

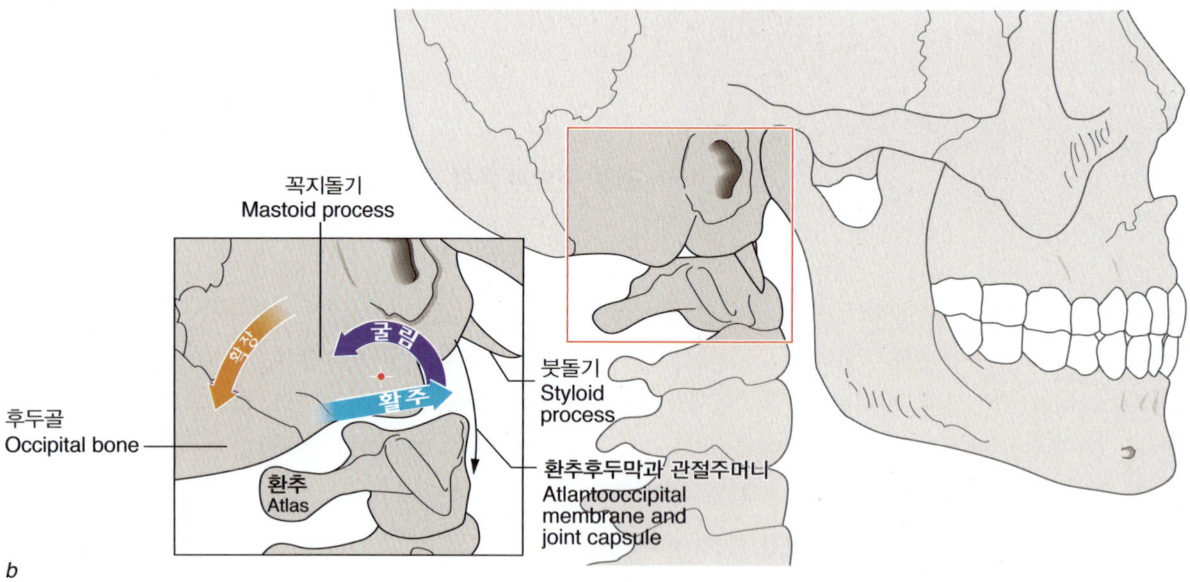

그림 4.3 환추후두관절에서의 두경부 (a)굽힘과 (b)신전운동

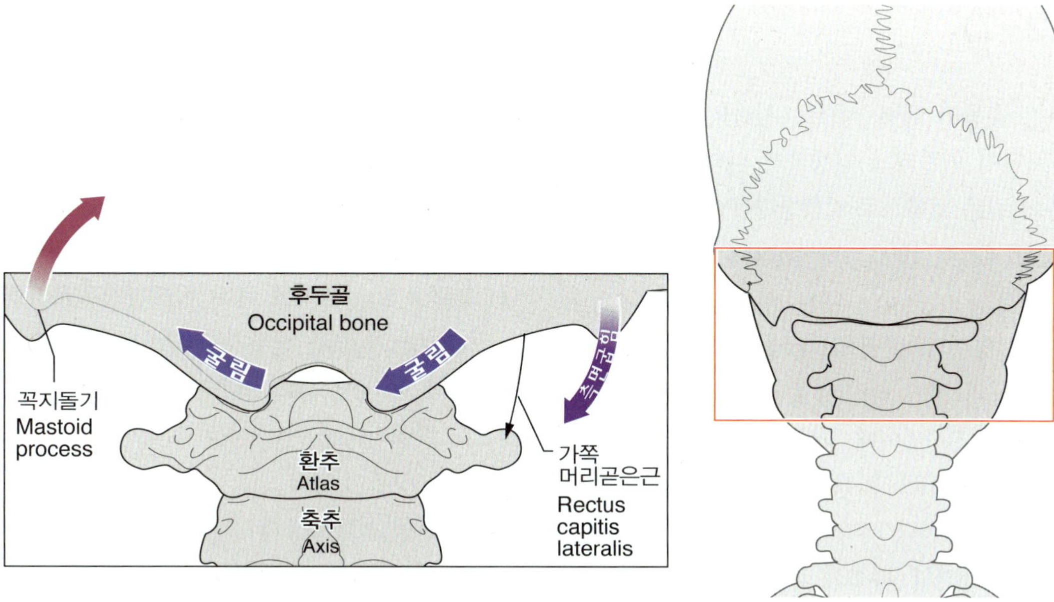

그림 4.4 환추후두관절에서의 두경부 옆구부림 운동

후두환추 (C0-1) 관절

환추에 있는 깊은 오목면(atlantal sockets)은 굴곡/신전(또는 고개 끄덕임[nodding]) 움직임을 쉽게 하지만 다른 운동들에는 방해가 된다(Bogduk와 Mercer, 2000). 머리를 굴곡한 상태에서 고개를 끄덕이는 운동은 이들 환추 오목면(**그림 4.3**) 위의 후두 관절이 굴림(rolling)과 활주(gliding)함으로써 이뤄진다. 머리를 앞으로 끄덕이면 후두 관절이 앞쪽으로 굴림되면서 환추골의 앞쪽벽을 타고 위쪽으로 활주된다. 굴곡 근육계에 의해 관절주머니가 긴장되며 이에 수반되어 환추골이 아래쪽과 뒤쪽으로 병진한다(Bogduk와 Mercer, 2000). 따라서 머리를 앞으로 구부리는 운동(또는 후두 관절의 전면 회전 운동에는 아래쪽과 뒤쪽으로 활주하는 운동이 결합되어 발생한다. 환추 상에서 머리를 신전할 때는 이와 정반대로 운동이 이뤄진다. 가쪽굴곡(lateral flexion) 또는 측굴(sidebending), 즉 C0-1 관절을 수평으로 굽히는 운동에는 동측 후두관절이 안쪽, 아래쪽, 앞쪽 방향으로 굴림하고 이에 대응하여 반대쪽 후두관절이 바깥쪽, 뒤쪽, 위쪽으로 굴림하는 운동이 수반된다(**그림 4.4**).

환축추 (C1-2) 관절

가로면 상에서의(수직축 둘레로 이뤄지는) 회전 운동은 환축추 관절(C1-2)에 발생하는 주된 동작이다. 휴식 시 C2 위관절면(superior articular cartilage) 위에서 C1의 볼록한 하관절면이 균형을 잡고 있다. C1 관절이 축을 따라 회전하기 위해서는 가쪽덩이(lateral mass) 한 개가 앞쪽으로 이동해야 하고 이에 대응하여 반대쪽 가쪽덩이 한 개가 뒤쪽으로 이동해야 한다. C1의 아래관절면은 C2의 볼록한 위쪽관절면의 경사를 따라 굴림해야만 한다. 따라서 본질적으로 봤을 때 회전은 C2 위에서 C1이 굴림하면서 아래로 내려가는 것이다(Koebke와 Brade, 1982). 연골관절이 비대칭일 경우에는 C1이 회전하면서 측굴현상이 약간 발생할 수 있다. 이 결합운동은 비대칭의 성격에 따라 동측이나 반대쪽이 될 수 있다(White 등, 1975). 날개인대(alar ligaments)가 C1 관절 상의 축 회전을 억제하는 데 주된 역할을 수행하며 측면 C1-2 관절주머니가 이에 대해 부수적 역할을 한다(Dvorak과 Panjabi, 1987). 머리의 최초 45% 회전이 C1-C2 부위에서 먼저 발생하고 이후 하부 경추 부분들의 운동이 시작된다(Mercer과 Bogduk, 2001).

경추 (C2-7)

하부 경추는 운동이 어떤 식으로 시작되든 상관 없이 결합운동패턴이 일관되고 일정하게 나타난다; 측굴과 회전 운동이 같은 방향으로 발생한다(Panjabi, Oda, Crisco, Dvorak, Grob, 1993; Panjabi와 Crisco, 2001; Penning, 1978).

따라서 하부 경추의 **굴곡**(flexion)은 항상 시상면(sagittal plane) 상의 전방 병진 운동과 전방 회전 운동 간의 결합으로 이뤄진다.(이때 상부 척추골의 아래관절돌기[inferior articular process]가 하부 척추골의 위관절돌기 위쪽으로 굴림한다.) 따라서 하부 경추의 **신전**(extension)은 시상면의 회전과 후방 병진(posterior translation)의 결합 운동을 수반한다.

축**회전**(axial rotation)이 진행되는 동안에는 반대측 아래관절돌기가 아래 척추의 위관절돌기에 영향을 준다. 아래관절돌기가 상부 관절면을 따라 위쪽으로 굴림해야만이 축회전이 계속되고 그에 따라 움직이는 상부 척추의 동측 측굴이 이뤄진다. 즉 하부 경추의 회전과 측굴은 항상 동측으로 연결된다.

측굴 동작이 진행되는 동안에는 동측 아래관절돌기가 하부 척추의 위관절돌기의 경사면을 따라 아래로 이동한다(**그림 4.5**). 그리고 나서 아래관절돌기가 뒤쪽으로 이동해야만 그 결과 척추가 측굴하는 같은 쪽 방향으로 회전한다. 따라서 하부 경추의 측굴과 회전은 항상 동측으로 결합되는데 이때 이들 중 어떤 운동이 먼저 시작되는지는 상관이 없다.

이들 운동을 과도하게 단순화하여 표현하자면 굴곡 운동은 상부 척추가 하부 척추 위에서 "위쪽과 앞쪽"으로 움직이는 것이라 할 수 있다. 따라서 신전은 하부 척추 위에서 상부 경추가 "아래와 뒤쪽"으로 움직이는 운동이 된다. 경추의 측굴과 회전은 동측 신전(아래와 뒤쪽 운동)과 반대측 굴곡(위쪽과 앞쪽 운동)이 된다.

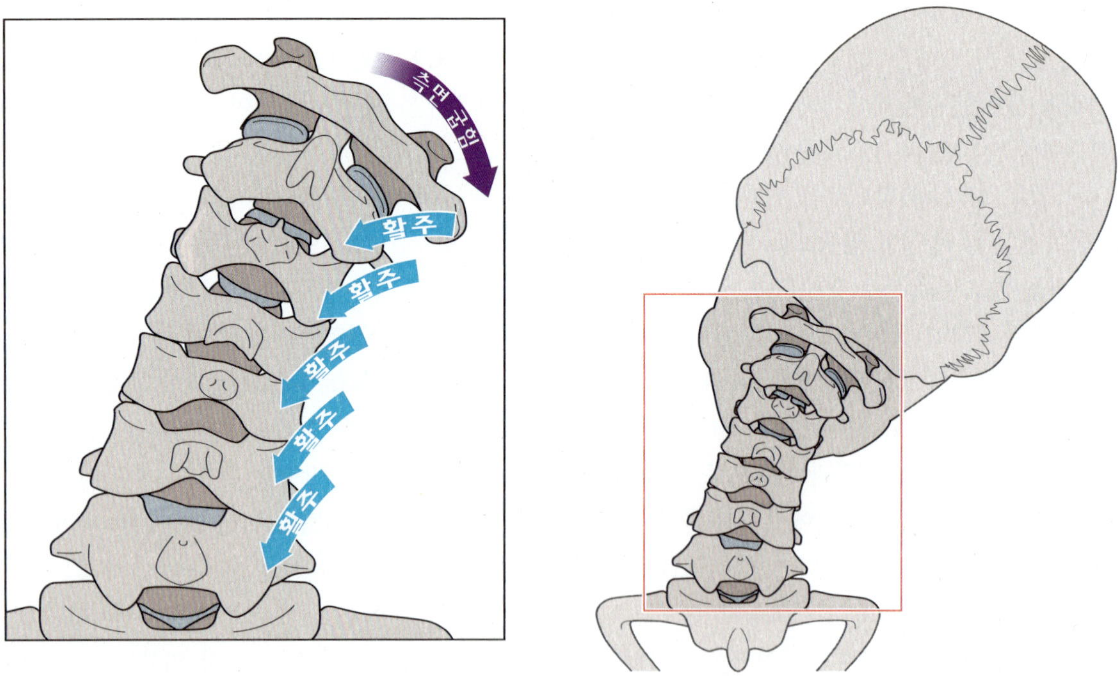

그림 4.5 경추의 운동 (C2-7)

경추 관절 관절학

관절면	잠김 위치	안정 위치	관절낭 패턴	정상 ROM	끝느낌
후두환추 관절 (C0–1)					
C0은 볼록 **C1**은 오목	기술되지 않음	기술되지 않음	신전과 측굴이 동일하게 제한됨 회전과 굴곡은 영향 받지 않음	굴곡과 신전이 결합된 동작의 정도는 **14~35°**인 것으로 알려져 있음 측굴 동작의 정도는 **2~11°**인 것으로 알려져 있음 축회전의 정도는 약 **0~7°**인 것으로 알려져 있음	모든 운동에 대해 단단한 느낌(**Firm**)
환축추 관절 (C1–C2)					
C1의 하부 관절면은 볼록 **C2**의 상부 관절면은 오목	기술되지 않음	기술되지 않음	회전 운동 제한	굴곡/신전의 정도가 약 **10°**임 회전의 정도는 약 **40°**임	모든 운동에 대해 단단한 느낌
전형적인 경추 (C2–7 후관절)					
두개골 면(**cranial facet**)은 볼록하고 미추 관절면(**caudal facet**)은 오목함	완전한 신전	굴곡과 신전의 중간	측굴과 회전이 동일하게 제한됨 신전이 굴곡보다 더 제한됨	굴곡 정도: **50°** 신전 정도: **60°** 우측 측굴 정도: **45°** 좌측 측굴 정도: **45°** 우측 회전 정도: **80°** 좌측 회전 정도: **80°**	모든 운동에 대해 단단한 느낌

앉은 자세에서의 신연 / Seated Distraction

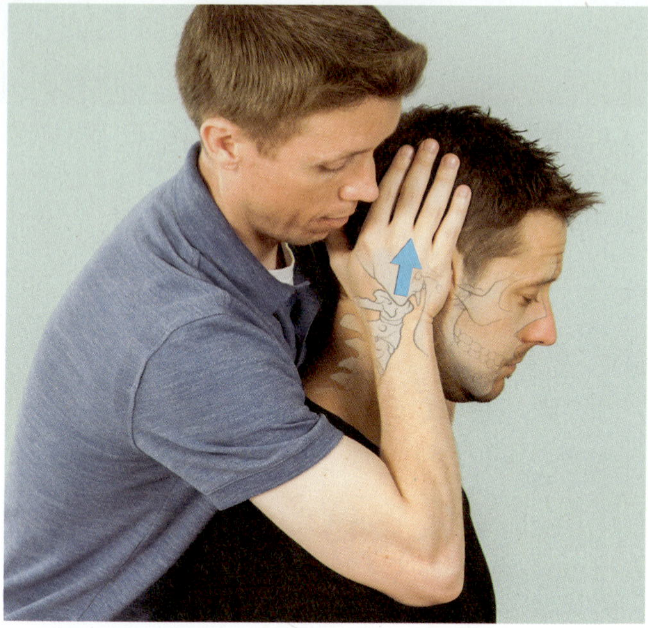

환자 자세: 팔을 편하게 둔 상태에서 앉는다. 좀 더 편하기 위해서는 환자와 치료사 사이에 베개를 두고 환자를 베개 쪽으로 기대도록 하면 된다.

치료사 자세: 환자 뒤에 선 자세로 손으로 환자의 양쪽 후두면 아래를 감싸 쥐고, 엄지두덩을 유양돌기(꼭지돌기)에 밀착시키고, 환자의 등에 치료사 가슴을 밀착시킨다. (치료사가 여성일 경우, 치료사 가슴과 환자의 등 사이에 베개를 둔다.) 그리고 환자의 양쪽 어깨 앞에 팔꿈치를 위치시킴으로써 알맞은 각도로 신연이 이뤄지도록 한다.

고정: 환자의 몸이 안정화시키는 역할을 한다.

가동술: 환자가 숨을 들이마실 때 두개골을 위쪽으로 살짝 들어올리거나 그냥 두개골을 안정화시킨다. 환자가 숨을 내쉬면서 환자 몸이 아래로 내려갈 때 위쪽을 향하고 있는 힘을 그대로 유지한다.

치료 목표: 경추에 대한 일반적인 신연

참고: 일반적으로는 하부경추를 대상으로 하며 경추의 굴곡 양을 증가시킨다. 기계적 이점을 증가시키려면 팔꿈치를 최대한 가까이 붙이도록 한다. 여기에 덩치가 더 크거나 신연이 더 많이 필요한 환자의 경우, 몸을 써서(예: 무릎을 구부린 채로 시작) 들어올리는 것이 좋다.

누운 자세에서의 신연 / Supine Distraction

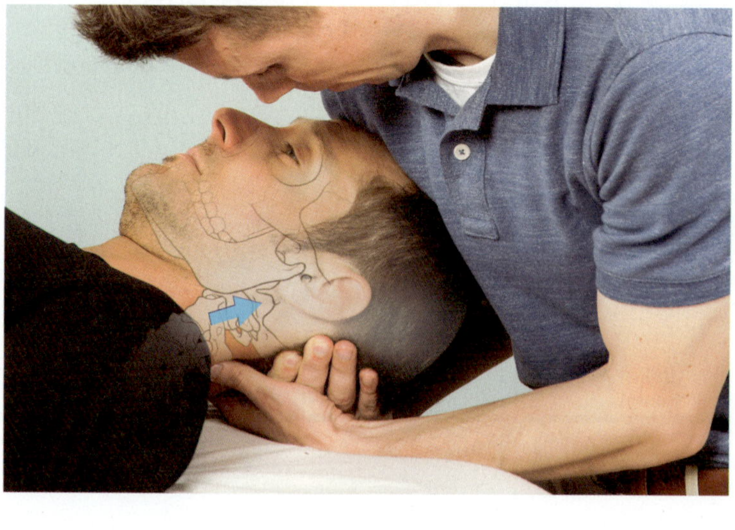

환자 자세: 팔을 편하게 둔 상태에서 눕는다.

치료사 자세: 치료 테이블 끝에 환자를 마주 보고 서거나 앉는다.

고정: 치료 테이블에 누워 있는 환자의 몸이 안정화 역할을 하고 이에 더해 치료사 삼각흉근의 고랑 부분을 환자의 이마 위에 두는데 이는 목의 굴곡을 제한하는 역할을 한다. 하부경추의 특정 부분을 손을 사용하여 안정화시킴으로써 치료 기법의 국소화를 보조하는 역할을 할 수 있다.

가동술: 한 손으로 후두를 잡고 후두환추 관절이 약간 신전되도록 하면 두부의 힘이 경추에 실리게 된다.

치료 목표: 경추에 대한 일반적 신연

참고: 증상이 얼마나 완화되느냐에 따라 굴곡 정도를 달리한다. 관절 가동 시 손에 수건을 올려두고 할 수 있다. 수건 사용 시 수건을 환자 얼굴 옆쪽에 가깝게 하여 미끄러지지 않도록 해야 한다.

상부 경추 신연 / Upper Cervical Distraction

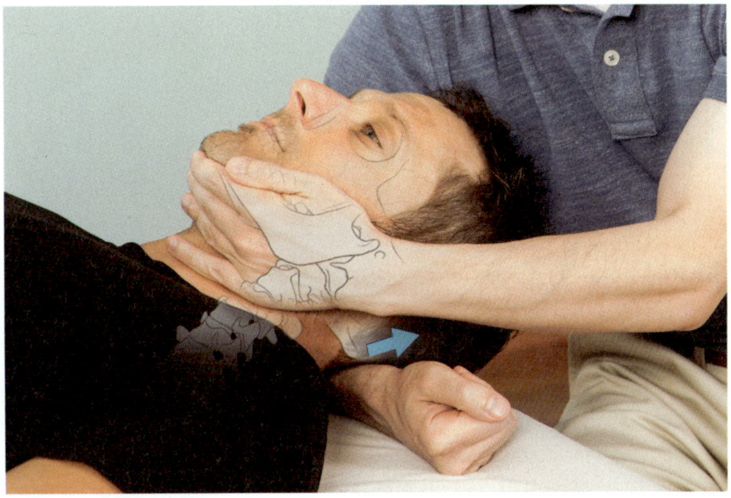

환자 자세: 머리를 편안한 상태에서 눕는다.

치료사 자세: 환자의 머리 옆에 앉은 상태에서 가동에 사용하는 팔의 전완은 손바닥이 하늘을 향하게 하여 환자 후두 아래에 두고 안정시키는 역할을 하는 손은 턱 아래에 위치시킨다.

고정: 하악골(아래턱뼈) 아래를 손가락 두 개로 잡음으로써 신연 시 후두환추 관절이 굴곡되는 것을 방지한다.

가동술: 요골을 뒤통수융기에 접촉하고 전완을 회내(pronating)시킴으로써 가동술을 시행하고 두부를 통해 상부 경추에 견인력이 전달되도록 한다. (이렇게 해야 환자와 치료사 둘 모두가 편안하게 잡을 수 있는 상태가 된다.)

치료 목표: 경추에 대한 일반 신연

참고: 이 기법은 두통을 경감시키는 데 도움이 될 수 있다. 전완 아래 수건을 두어 경추가 신전하는 정도를 제한할 수 있다. 대부분의 힘은 뒤통수융기를 잡음(purchase)으로써 발생하는 것이지 하악골(아래턱뼈)를 잡음으로서 나오는 것이 아니다. (이는 악관절[턱관절]의 기능장애[dysfunction]가 있는 환자의 경우, 특히 그러하다.)

편측 후두환추(C0−1) 신연 / Unilateral Occipitoatlantal Distraction

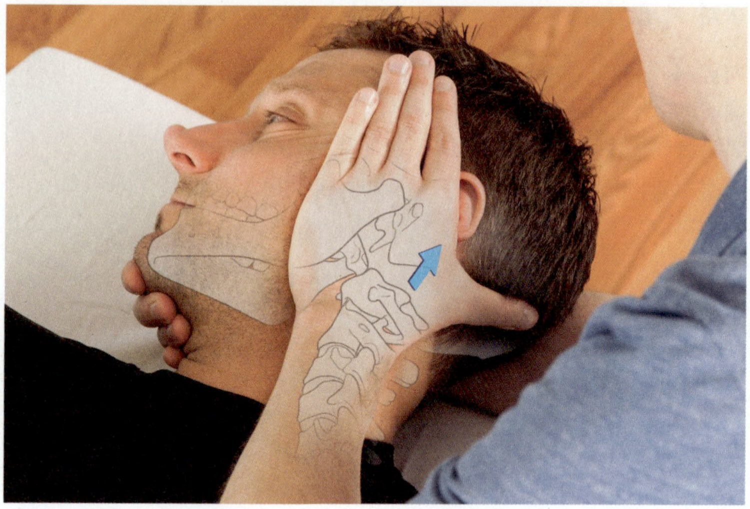

환자 자세: 누운 자세에서 머리를 옆쪽으로 돌려서 움직일 수 있도록 한다.

치료사 자세: 치료 테이블 끝에 선 채로 가동에 사용하지 않는 손은 환자의 턱 밑에 넣고 그 전완으로는 환자의 머리를 살짝 받친다(턱 감싸기 파지법[grip]).

고정: 가동에 사용되지 않는 손이 환자의 하악골 밑에 있기 때문에 이것이 환자의 몸을 안정시키는 역할을 한다.

가동술: 손바닥 아래 불룩한(heel) 부분으로 유양돌기(mastoid process/꼭지돌기) 아래 부분을 위로 끌어올림으로써 후두를 위쪽으로 가동(mobilizes)시킨다.

치료 목표: 모든 형태의 후두환추 관절 제한에 대한 치료가 이 기법이다. 다른 모든 신연 기법들과 마찬가지로 본 기법은 관절 운동이 제한을 받을 때 적용하는 일반적인 기법이다. 이 기법을 통해 후두환추 관절의 굴곡을 원활하게 하려 할 경우라면, 환자의 턱 위에 얹은 손을 이용하여 턱이 몸의 꼬리측으로 움직이도록 해야 한다(후두환추 굴곡).

참고: 관절 가동이 정확한 방향으로 이뤄지도록 하기 위해서는 치료사가 자신의 전완을 환자의 삼각흉근(세모가슴근/deltopectoral) 고랑을 따라 위치시키는 것이 가장 이상적이다. 이는 악관절의 기능장애 환자에게는 적절한 기법이 아닌데 그 이유는 하악골에 접촉이 이뤄지면서 악관절에 압력이 가해지기 때문이다.

임상 조언

일부 환자의 경우, 악관절 기능장애가 경추와 관련된 기능장애와 상관관계가 있는 것으로 밝혀졌다. 하악골을 끌어올리는 동작을 동반하는 경추 가동술을 사용할 경우, 치료사는 항상 악관절 기능장애가 있을 가능성이 있는 환자의 경우 이를 인지하고 있어야만 한다. 이 같은 환자들의 경우 하악골에 과도한 힘을 가하는 것은 부적절한데 이는 악관절에 있을 수도 있는 증상이 악화되는 것을 예방해야 하기 때문이다.

후두환추(C0-1) 굴곡 / Occipitoatlantal Flexion

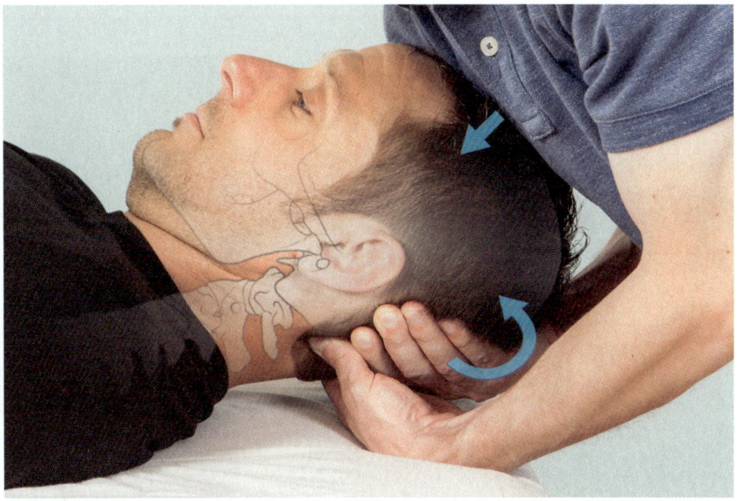

환자 자세: 치료 테이블 끝 부분에 머리를 둔 상태로 눕는다.

치료사 자세: 환자를 향해 치료 테이블 끝에 서서 환자 머리가 살짝 굴곡하도록 한 손으로 환자의 후두를 감싸 쥔다. 이때 다른 손의 엄지와(thumb) 검지는 환추(C1)의 추궁판(Lamina) 위에 둔다.

고정: 환추(C1)에 올려져 있는 손이 안정화시키는 역할을 하고, 환자의 이마 위에 위치한 치료사의 삼각흉근 고랑도 안정화시키는 역할을 한다.

가동술: 환자의 후두를 감싸 쥐고 있는 손으로 환자의 후두가 환추 위에서 굴곡하며 굴림하는 한편 치료사 삼각흉근 고랑은 환자 머리를 전방에서 후방으로 이동시키는 역할을 한다. 이 두 가지 동작이 결합되면서 후두환추 관절이 굴곡한다.

치료 목표: 후두환추 관절 굴곡(고개 끄덕임) 제한 증상에 대한 치료; 일반적으로 편측 후두환추 관절 굴곡 제한을 치료 대상으로 한다.

참고: 머리가 한쪽으로 회전하면서 후두환추 관절이 한쪽으로 치우치게 될 수 있다. 이 기법은 일부 환자의 경우 목에 압력이 느껴지게 할 수 있다. 다른 모든 기법과 마찬가지로 이 기법 적용 시에도 환자의 반응을 지속적으로 관찰하도록 한다.

엎드린 자세에서 후두환추(C0-1)를 후방에서 전방으로 활주
/ Prone Occipitoatlantal Posterior to Anterior Glide

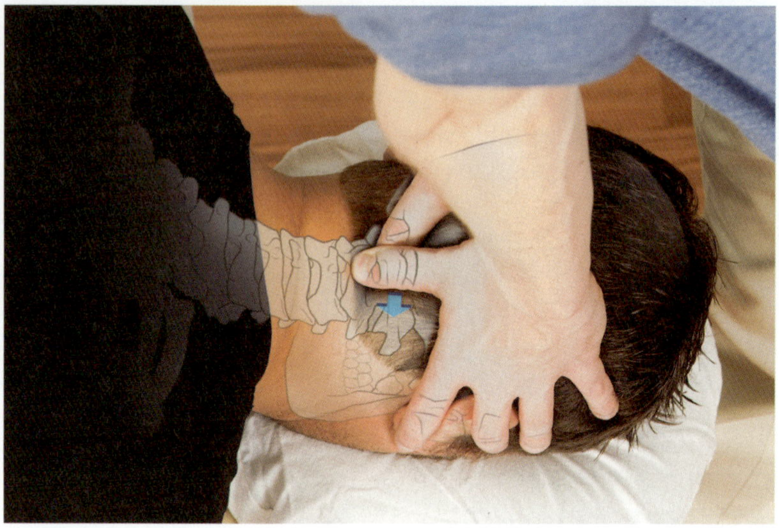

환자 자세: 두 팔을 몸 옆에 편하게 두고 머리는 중립 자세를 취한다.

치료사 자세: 치료 테이블 끝에 서서 환자를 향해 선다.

고정: 치료 테이블에 있는 환자의 체중이 안정화 역할을 한다.

가동술: 치료사가 후두 아랫부분을 촉진하고 후두환추 관절 위에 양손의 엄지를 포개어 접촉시킨다. 이 방식으로 평가를 할 경우, 조직을 통해 압력이 가해지는 것을 피하기 위해 척추 옆 근육 안쪽을 누른다. 이때 처음에는 환자의 안와(눈: eye) 쪽으로 약간의 압력만 준다. 잘 참으면 이 동작을 반복하고 다시 평가한다.

치료 목표: 반복된 관절 가동에 양호하게 반응하는 기법을 이용하여 편측 후두환추 관절 제한이나 통증을 치료한다.

참고: 이 가동술 기법은 치료사는 각(angle)을 알맞게 맞출 수 있을 때(환자의 동측 눈 방향으로) 가장 효과적이다. 따라서 환자는 상체를 발 쪽으로 살짝 기울어야 하고 양쪽 팔꿈치를 계속 쭉 펴고 있어야 한다. 치료사의 무게중심이 앞쪽으로 기울어지기 때문에 치료사는 접촉 부분에 많은 양의 압력을 증가시키면 안 된다.

임상 조언

엎드린 자세에서의 수행하는 모든 형태의 가동술(경추, 흉추, 요추)에 있어서 치료사는 다음의 조치를 취해야 한다:

- 연부조직(soft tissue) 중 느슨한 부분이나 치료대상 관절을 알맞게 손으로 잡아야 한다.
- 환자와 치료사 둘 모두가 편하게 느낄 수 있도록 동작을 수행한다.
- 평가 대상 부분에서 발생하는 관절 놀이(joint play)의 정도를 알맞게 평가한다.
- 끝느낌과(end-feel) 환자의 반응을 알맞게 평가한다.
- 환자 치료에 가장 알맞은 가동술/도수교정(manipulation)의 등급을 선택한다.
- 치료 이후와 치료 중간 도중 등의 치료 과정 전체에 걸쳐 재평가를 수행한다.

누운 자세에서의 환축추(C1–2) 회전
/ Supine Atlantoaxial Rotation

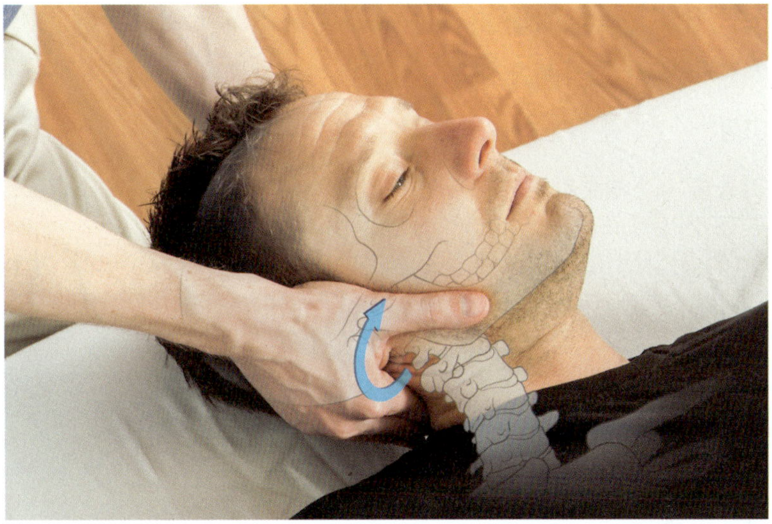

환자 자세: 머리를 테이블 끝에 두고 눕는다.

치료사 자세: 치료 테이블 끝에서 환자를 향해 선다.

고정: 테이블에 있는 환자의 체중이 적절한 안정화 역할을 한다. 치료사는 가동술에 사용할 손 검지의 원위지절간관절(먼쪽가락뼈사이관절)을 C2(축추)의 후방 측면에 위치시키고 손바닥은 후두부에 위치시킨다.

가동술: 치료사는 가동에 사용할 손의 검지를 C1(환추)을 따라 위치시킨다. 그 다음 치료사는 환자 머리를 회전 반대 방향으로 최대한 측굴시킨다. 옆으로 계속 측굴시킨 상태에서 치료사는 C2(축추) 위에서 C1(환추)을 제한이 있는 방향으로 가동시킨다.

치료 목표: 반복된 관절 가동에 양호하게 반응하는 기법을 이용하여 C1-2 관절 제한이나 통증을 치료한다.

참고: C1-C2 관절의 방향으로 인해 치료면은 기본적으로 수평이 된다. 회전 시 측굴을 필히 유지하도록 하고 가동에 사용되는 엄지 손가락이 환자의 목(throat) 위에 위치하지 않도록 해야 한다.

앉은 자세에서의 환축추(C1-2) 회전 / Seated Atlantoaxial Rotation

환자 자세: 똑바로 앉는다.

치료사 자세: 환자 뒤에 선다.

고정: 안정화를 위한 힘은 필요하지 않다.

가동술: C1 횡돌기 측면의 후면에 엄지와 엄지를 포갠 상태로 또는 엄지 한 개 만을 위치시킨 상태에서 치료사는 해당 횡돌기를 전방으로 가동시키고 이와 동시에 환자는 희망하는(desired) 쪽의 반대 방향으로 회전한다. 환자가 반대 방향으로 적극적으로 머리를 회전했다가 다시 중립 위치로 돌아오는 동작을 하는 동안 내내 치료사는 엄지(들)과와 C1 횡돌기 간의 접촉을 유지해야 한다. (좌측부위를 손으로 잡았으면 우측으로 경추를 회전 또는 그 역)

치료 목표: 반복된 가동술에 양호하게 반응하는 기법을 이용하여 C1-2 관절 제한이나 통증을 치료한다.

참고: C1-C2 관절의 방향으로 인해 치료면은 기본적으로 수평이 된다. 환자의 머리와 경추가 굴곡될 정도로 누르지 않도록 한다. 환자가 경추 자세를 곧게 유지한다. 환자의 목을 잡지 않도록 주의한다.

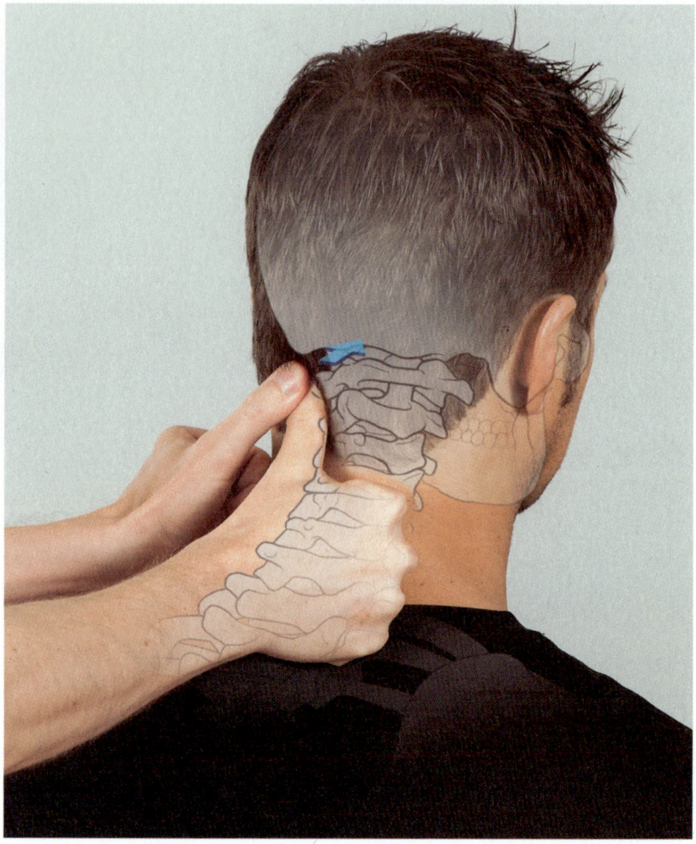

엎드린 자세에서 환축추(C1–2)를 후방에서 전방으로 활주
/ Prone Atlantoaxial Posterior to Anterior Glide

환자 자세: 두 손을 몸 옆에 편하게 두고 머리는 중립 자세를 취한다; 머리를 가동 시작 위치에 둔다.

치료사 자세: 치료 테이블 끝에 환자를 향해 선다.

고정: 치료 테이블에서 환자 몸의 체중이 안정화 역할을 한다.

가동술: 치료사는 두 엄지를 서로 포개어 관절 위에 올려놓고 C2–3의 후관절을 촉진한다. 치료사는 환자의 머리를 동측으로 (약 30°) 조심스럽게 회전시킨다. 최초 입 쪽으로 약간의 압력을 준다. 잘 참으면 동작을 반복하고 재평가한다.

치료 목표: 반복된 관절 가동에 양호하게 반응하는 기법을 이용하여 동측 C1–2 관절 제한이나 통증을 치료한다.

참고: 이 기법은 치료사가 각을 적절히 유지할 때(환자의 입 쪽으로) 가장 효과적이다. 따라서 환자는 자신의 맞은편 어깨 쪽으로 발을 위치시키고 상체를 발 쪽을 향해 약간 숙이도록 하고 양 팔꿈치는 쭉 펴진 상태를 유지하도록 해야 한다. 다시 강조하지만, 치료사는 환자를 잡는 손 부위에 압력을 증가시키지 않도록 주의해야 한다.

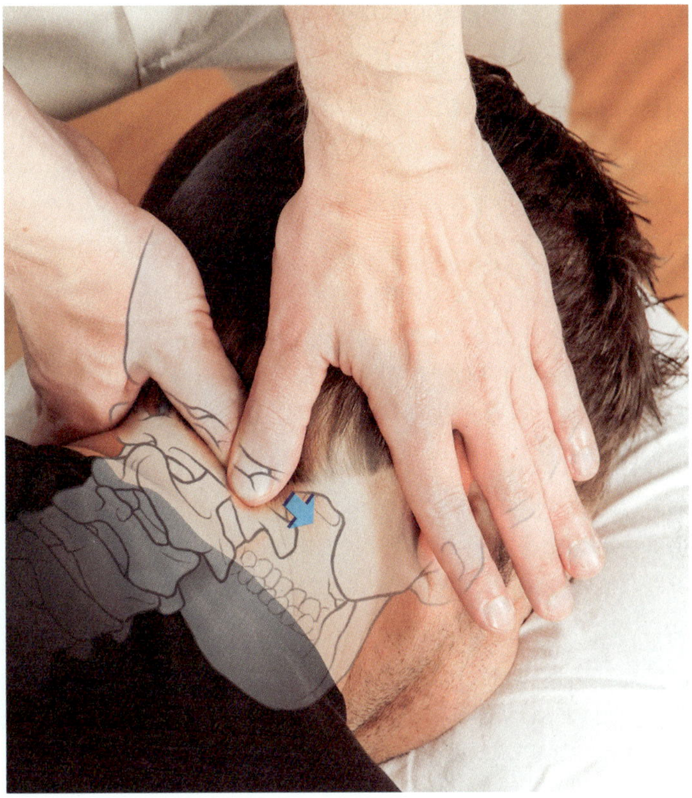

엎드린 자세에서 C2-3를 후방에서 전방으로 활주 / Prone C2-3 Posterior to Anterior Glide

환자 자세: 두 팔을 몸 옆에 편하게 두고 머리는 중립 자세를 취한다.

치료사 자세: 치료 테이블 끝에서 환자를 향해 선다.

고정: 치료 테이블에 환자 몸의 체중이 안정화 역할을 한다.

가동술: 치료사는 두 엄지를 서로 포개어 관절 위에 올려놓고 C2-3 후관절을 촉진한다. 처음에는 탁자 방향으로 약간의 압력을 준다. 잘 참으면 동작을 반복하고 재평가한다.

치료 목표: 반복된 관절 가동에 양호하게 반응하는 기법을 이용하여 동측 C2-3 관절 제한이나 통증을 치료한다.

참고: 이 기법은 치료사가 각을 적절히 유지할 때(환자의 입 쪽으로) 가장 효과적이다. 따라서 환자는 몸을 약간 기울여야 한다. (하지만 앞서 기술한 C0-1 후방에서 전방으로 활주 시 필요한 정도는 아니다.)

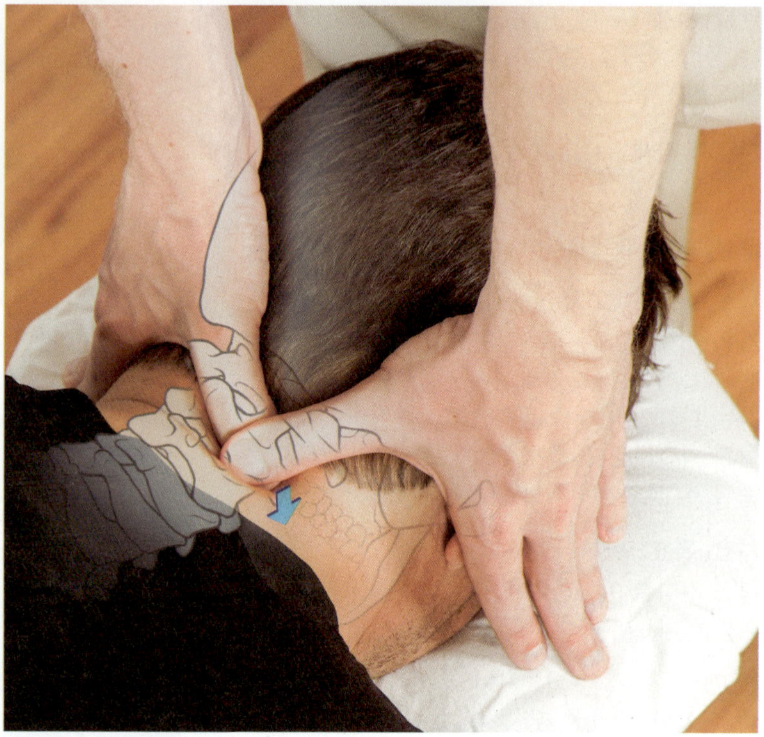

경추 굴곡 / Cervical Flexion

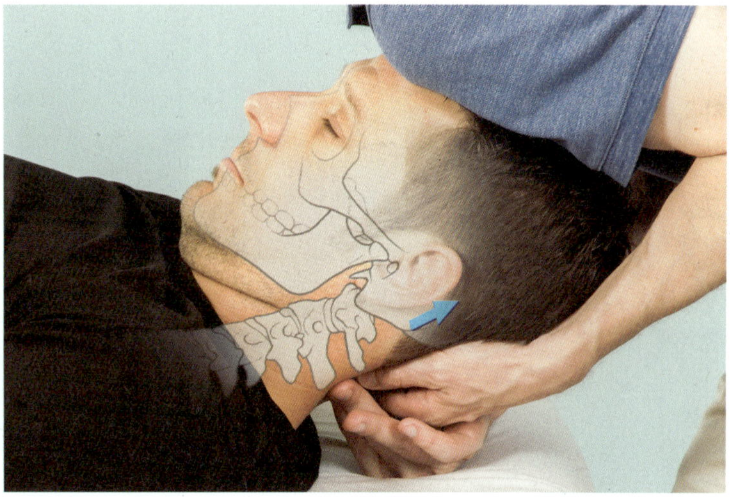

환자 자세: 누운 채로 머리는 치료 테이블의 끝 부분에 둔다.

치료사 자세: 치료 테이블 끝에 환자를 향해 서거나 앉은 상태에서 한 손으로 후두와 가동시킬 분절을 감싼다; 다른 손의 엄지와 검지로는 가동시킬 부분의 아래쪽 극돌기(가시돌기)를 감싼다.

고정: 아래 분절의 극돌기를 잡고 있는 손이 고정역할을 하고 환자 이마 위에 위치해 있는 치료사 삼각흉근구도 안정화 기능을 한다.

가동술: 가동에 사용되는 손이 가동할 분절의 극돌기를 감싸 쥐고 관절운동역학에 맞게 굴곡할수 있도록 위쪽과 앞쪽 방향으로 부드럽게 끌어당긴다.

치료 목표: 반복된 관절 가동에 양호하게 반응하는 기법을 이용하여 굴곡(위쪽과 앞쪽) 제한과 통증을 치료한다.

참고: 이 가동술은 가동시킬 목의 분절을 구부릴때 가장 효과적이다.

삼각흉근을 이용한 경추 신전 / Cervical Extension With Deltopectoral Purchase

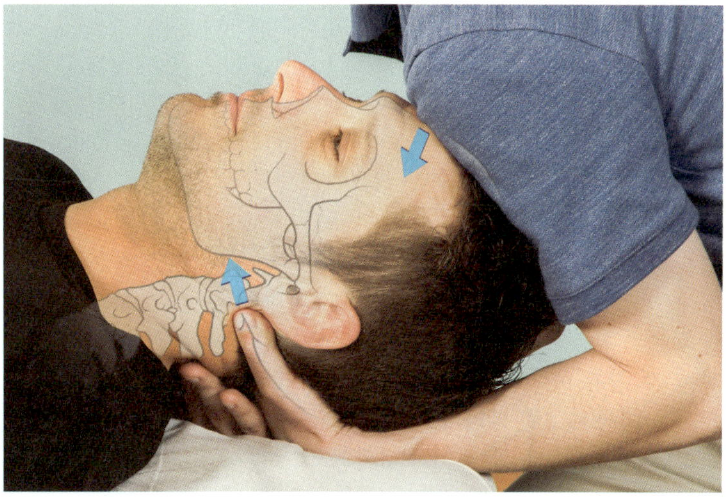

환자 자세: 누운 채로 머리는 치료 테이블의 끝 부분에 둔다.

치료사 자세: 치료 테이블 끝에 환자를 향해 서거나 앉은 상태에서 한 손으로 후두와 가동시킬 분절을 감싸 쥔다; 다른 손의 엄지와 검지는 가동시킬 분절의 아래쪽 극돌기를 감싼다.

고정: 가동시킬 부분의 아래쪽 극돌기를 감싸고 있는 손이 안정화 역할을 하고, 환자의 이마 위에 위치한 치료사의 삼각흉근구도 안정화 역할을 한다.

가동술: 이 기법은 주로 치료사의 삼각흉근 고랑으로부터 환자 이마를 관통하여 압력을 가하면서 이와 동시에 가동시킬 분절의 아래쪽 극돌기는 안정화시키는 방식으로 수행된다. 아래와 뒤쪽으로 가동시킬 때, 가동손으로 극돌기를 보조한다.

치료 목표: 반복된 관절 가동에 양호하게 반응하는 기법을 이용하여 신전(아래와 뒤쪽) 관절 제한과 통증을 치료한다.

참고: 이 기법은 가동하고자 하는 분절의 목의 분절을 아래방향으로 신전하면 가장 효과적이다.

경추 신전 / Cervical Extension

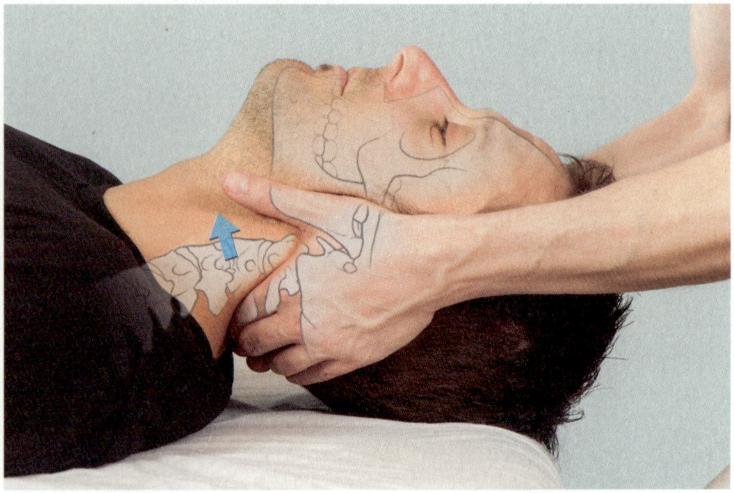

환자 자세: 누운 채로 머리는 치료 테이블의 끝부분에 둔다.

치료사 자세: 치료 테이블 끝에서 환자를 향해 선다.

고정: 치료 테이블에 환자의 체중이 안정화 역할을 한다.

가동술: 치료사는 먼저 환자의 목이 중립 위치에 있도록 한다. 환자가 누운 상태에서 신전을 실시할 경우에는 수건이나 표면이 견고한 물건을 후두 아래 받쳐서 척추가 중립 위치를 잘 유지할 수 있도록 할 필요가 있다. 검지의 가장자리를 가동시키고자 하는 척추의 추궁판을 따라 위치시킨다. 원하는 부분이 신전될 때까지 두 손가락을 수직으로 들어올린다.

치료 목표: 반복된 관절 가동에 양호하게 반응하는 기법을 이용하여 관절의 신전 제한이나 통증을 치료한다.

참고: 관절의 신전(아래와 뒤쪽) 제한이나 통증을 치료하는 데 있어서는 가동술이 가장 효과적이다.

편측 아래쪽과 뒤쪽 / Unilateral Down and Back

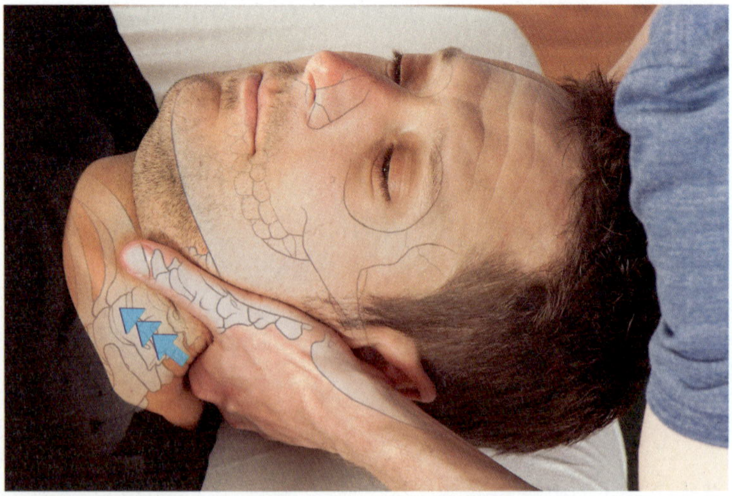

환자 자세: 누운 채로 머리는 치료 테이블의 끝 부분에 둔다.

치료사 자세: 치료 테이블 끝에서 환자를 향해 선다.

고정: 안정화 역할을 하는 손이 환자의 두개골을 감싸 쥔다.

가동술: 환자의 머리를 관절 가동 대상 분절까지(관절을 가동시키는 손의 반대쪽으로) 옆쪽으로 활주시킨다. 치료사가 가동에 사용하는 손 검지 중수지관절(손허리손가락관절) 부분을 가동시킬 분절의 후외측면 위에 위치시킨다. 가동술은 아래와 뒤쪽 방향으로 이뤄져야 하는데, 이때 관절 가동에 사용하는 손을 마치 원통 둘레를 따라 아래로 미끌어 내리듯이 환자의 반대쪽 어깨 쪽을 향해 굴림한다.

치료 목표: 동측에서 아래와 뒤쪽 방향으로의(닫힘/신전) 동작을 원활하게 한다.

참고: 치료 대상 분절을 격리(isolate)시키기 위해 경추를 가동 대상 부위까지 신전, 측굴, 회전을 시켜야 한다. 필요시 이 기법을 반대측에서 위쪽과 앞쪽 방향으로의 움직임을 원활하게 하여 간접적 가동술 방식으로 사용할 수도 있다.

편측 아래쪽 및 뒤쪽 5등급(경사 아래쪽으로 추력, Downslope Thrust)

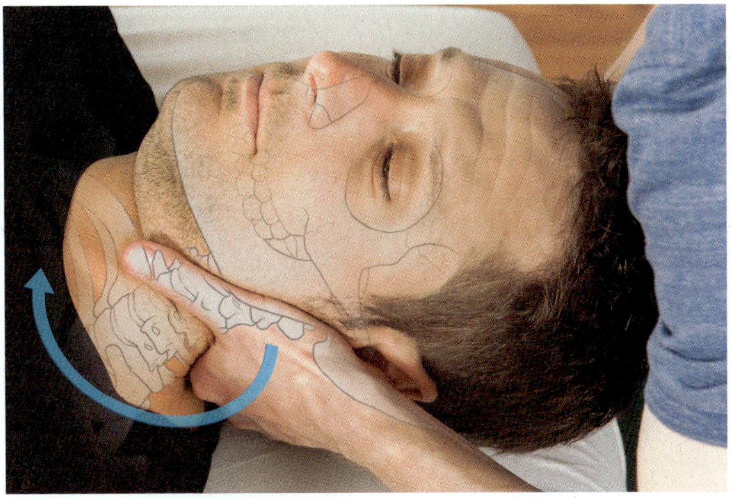

환자 자세: 누운 채로 머리는 치료 테이블의 끝부분에 둔다.

치료사 자세: 테이블 끝에서 환자를 향해 선다.

고정: 치료 테이블에 뉘어진 환자의 머리가 안정화 역할을 한다.

가동술: 양쪽 손 검지 중수지관절(손허리손가락관절)의 요골쪽 면 부분을 가동 대상 분절의 후외측면 위에 위치시킨다. 양쪽으로 신전하여 치료할 목표 부위를 정하고(사진 상 좌측 경추), 좌측에 있는 목표 부위에서 위쪽과 앞쪽으로(사진 상 우측 측굴), 제한이 발생한 방향으로(사진 상 왼쪽) 회전시킨다. 즉, 가동 동작은 다음과 같다: 양쪽 신전, 반대측 측굴, 동측 회전. 마치 원통의 둘레를 따라 손을 아래로 이동시키듯이 반대쪽 어깨를 향해 아래와 뒤쪽 방향으로 움직인다.

치료 목표: 동측 아래쪽 및 뒤쪽 방향으로의(닫힘/신전) 움직임을 원활하게 한다.

참고: 이 기법은 반대측을 위쪽과 앞쪽 방향으로 움직임을 원활하게 하여 간접적 가동술로도 사용할 수 있다. 회전하며 추력하는 진폭(amplitude)은 작아야 한다.

편측 위쪽 및 앞쪽 방향 / Unilateral Up and Forward

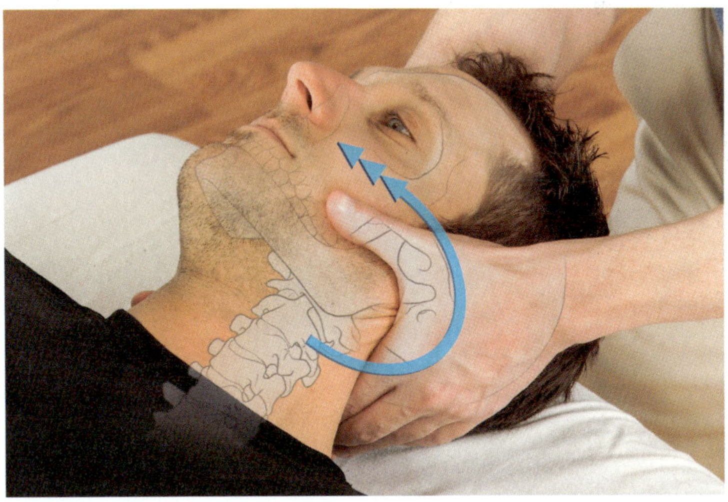

환자 자세: 누운 채로 머리는 치료 테이블의 끝 부분에 둔다.

치료사 자세: 테이블 끝에서 환자를 향해 선다.

고정: 안정화 역할을 하는 손 검지의 요골쪽 면(aspect) 부분을 치료 대상 아래분절 횡돌기의 뒤쪽에 위치시킨다. 관절 기둥과 극돌기가 이 검지 위에 놓이게 된다.

가동술: 가동손 검지 근위지관절의 요골쪽 면을 가동대상 분절의 후외측면 상에 위치시킨다. 반대측 눈 방향으로 위쪽과 앞쪽으로 가동을 하는데 원형 둘레를 따라 손을 위로 올리듯이 움직이도록 한다.

치료 목표: 동측 위쪽과 앞쪽 방향으로의(열림/굽힘) 움직임을 원활히 한다.

참고: 경추를 가동 대상 부위까지 굴곡, 측굴, 회전한다. 환자 머리를 치료사의 복부에 올려둠으로써 이완을 촉진할 수 있다. 이 기법은 반대측을 아래쪽과 뒤쪽 방향으로의 움직임을 원활히 하기 위한 간접적 가동술로 사용 가능하다.

편측 위쪽 및 아래쪽 5등급(경사 위쪽으로 추력) / Unilateral Up and Forward Grade V(Upslope Thrust)

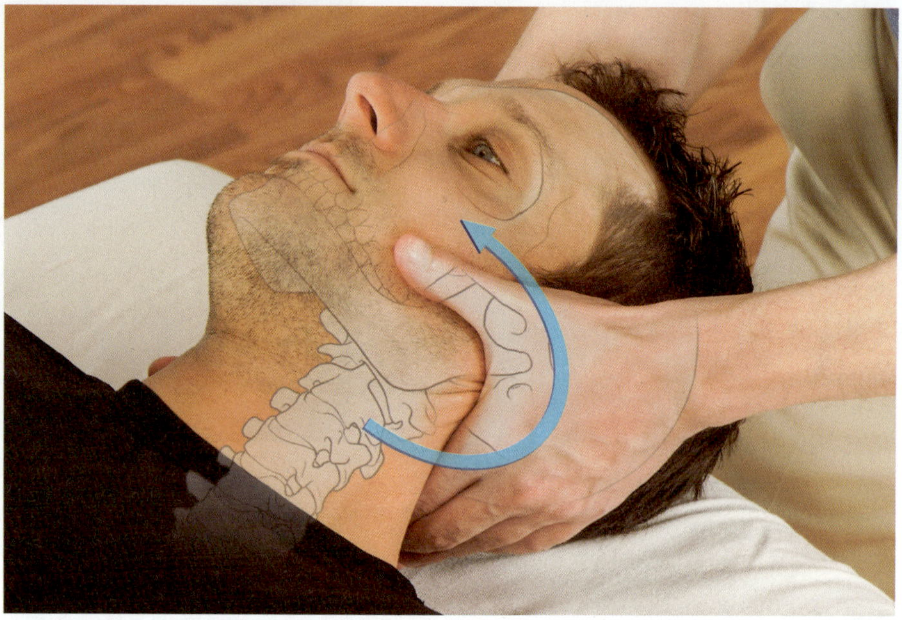

환자 자세: 누운 채로 머리는 치료 테이블의 끝부분에 둔다.

치료사 자세: 치료 테이블 끝에서 환자를 향해 선다.

고정: 치료 테이블에 뉘어진 환자의 머리가 안정화 역할을 한다.

가동술: 이 기법에는 양손이 사용된다. 양손 검지 근위지 관절의 요골쪽 면을 가동 대상 분절의 후외측면 위에 위치시킨다. 양쪽을 굴곡, 치료하고자 하는 부위를 목표로 잡은 다음(사진 상 좌측 경추) 해당 부위를 왼쪽 뒤쪽 아래쪽으로 한 다음(사진 상 좌측 측굴) 제한이 있는 방향으로 회전시킨다(사진 상 오른쪽으로 회전). 순서대로 정리하자면 다음과 같다: 양쪽을 구부린다. 동측으로 측굴, 그리고 반대편으로 회전한다. 이 기법 적용 시 반대측 눈 쪽을 향해서 위쪽 전방으로 움직이되 원형 둘레를 손으로 감싸고 위로 밀어 올리듯이 움직이도록 한다.

치료 목표: 동측 측면의 위쪽 전방(열림/굴곡) 움직임을 촉진한다.

참고: 숙련된 치료사는 복부 사용 관련하여 이전 기술로부터 주의 사항을 적용할 수 있다. 다른 모든 추력 기법과 마찬가지로 회전시키며 추력할 때는 그 진폭을 작게 해야 한다.

중앙 후방에서 전방으로 활주 / Central Posterior to Anterior Glides

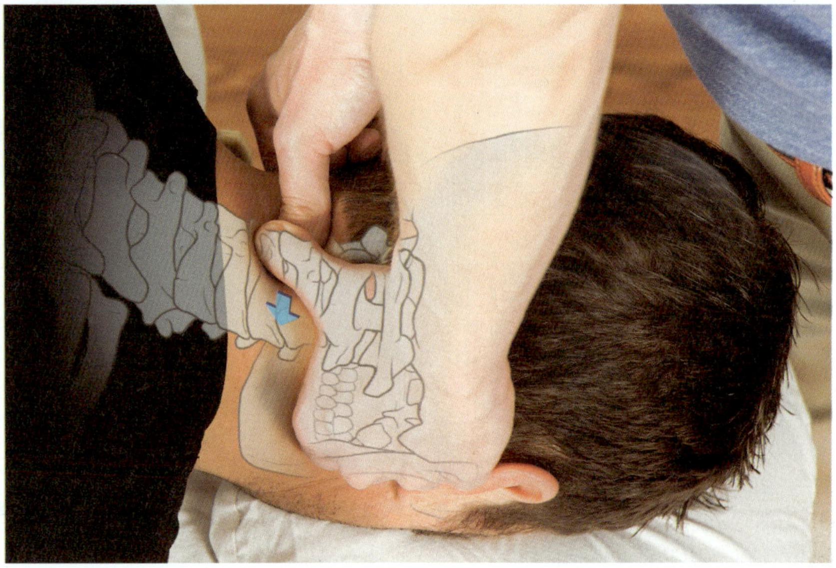

환자 자세: 머리를 중립위에 둔채 엎드린다.

치료사 자세: 치료 테이블 끝에서 환자를 향해 선다.

고정: 치료 테이블의 개방된 부분에 뉘어진 환자의 머리가 안정화 역할을 한다.

가동술: 검지를 그림에 보이는 것처럼 위치시킨 상태에서 양쪽 척추옆 근육을 정중선 쪽으로 밀어서 해당 부분의 연부조직의 긴장상태를 낮춘다. 치료사는 관절 위에 엄지 손가락 두 개를 포개어 올린 후 이걸로 치료 대상 부위의 극돌기를 촉진한다. 처음에는 치료 테이블 방향으로 약간의 압력을 준다. 만약 잘 참으면, 이 움직임을 반복하고 재평가한다. 치료 대상 분절의 극돌기를 전방으로 가동시키는데 손의 모양을 다양하게 할 수 있다. 예를 들어, 치료 대상 분절 위에 엄지와 엄지를 포개거나, 엄지 옆에 엄지를 나란히 두거나, 집게를 집듯이 손가락을 올려서 가동하는 방법 등을 사용할 수 있다.

치료 목표: 반복된 가동술에 양호하게 반응하는 기법을 이용하여 관절 제한이나 통증을 치료한다.

참고: 치료 테이블의 앞부분을 낮추면(경추의 굴곡 정도를 높임) 하부 경추 부분의 촉진에 도움이 될 수 있다. 환자는 상체를 평가 대상 부분 위쪽으로 기울이되 환자의 분절에 압력이 높아지지 않도록 해야 한다.

편측 후방에서 전방으로 / Unilateral Posterior to Anterior

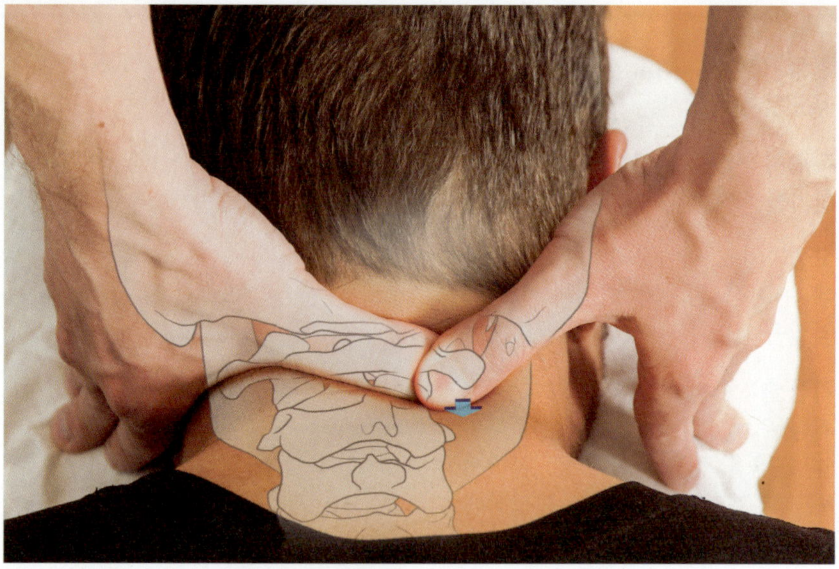

환자 자세: 머리를 중립위치에 둔 채 엎드린다.

치료사 자세: 치료 테이블 끝에서 환자를 향해 선다.

고정: 치료 테이블의 개방된 부분에 뉘어진 환자의 머리가 안정화 역할을 한다.

가동술: 치료사는 엄지를 포개어 관절 위에 올리고 그것으로 치료 대상 분절과 그 옆면의 후관절을 촉진한다. 처음에는 치료 테이블 방향으로 약간의 압력을 준다. 만약 잘 참으면, 이 움직임을 반복하고 재평가한다. 치료 대상 분절의 횡돌기를 전방으로 가동하는 데 손의 모양을 다양하게 사용할 수 있다. 예를 들어, 치료 대상 분절 위에 엄지를 포개거나 엄지를 나란히 해서 올리는 방법 등을 사용할 수 있다.

치료 목표: 반복된 가동술에 양호하게 반응하는 기법을 이용하여 편측 관절 제한이나 통증을 치료한다.

참고: 치료 테이블의 앞부분을 낮추면(경추의 굴곡 정도를 높임) 하부 경추의 촉진에 도움이 될 수 있다. 조직을 정중선 쪽으로 밀면 치료 대상 부위의 연부조직의 긴장을 이완시킬 수 있다.

다양한 경추 질환의 도수치료에 대한 근거

연구	환자	중재의 비교 (해당 되는 경우에 한함)	결과
가동성 결함을 동반한 목 통증에 추력 및 비추력 가동술의 활용			
가동성 결함을 동반한 급성 목 통증: B 등급(흉추 도수교정, 목 관절가동범위, 팔이음뼈, 강화) C 등급 (목 도수교정 또는 가동술)			
Blanpied 등, **2016**	레벨 **3** (**8** 가지 연구)	다양한 그룹을 대상으로 실시한 흉추 도수교정들을 비교	즉시 그리고 단기간 내에 통증을 감소시키는 데 효과가 있다. 이 결과는 중기에도 일관되게 유지되지만 급성과 만성 목 통증 환자의 경우, 통증, 기능, 삶의 질 효과의 정도는 작았음.
	레벨 **5** (**2** 가지 연구)	경추 도수교정	목 도수 교정을 단독으로 **1**~**4**회 실시했을 때 즉각적인 통증 감소. 그러나 급성과 만성 목 통증 환자의 경우 단기적이지 않다.
	레벨 **4** (**1** 가지 연구)	경추 도수교정 **1**회 실행	급성과 만성 목 통증 환자에게 목 도수 교정을 여러 차례 실시하는 것과 단 한 번 실시하는 방법 간에 효과를 보여주는 증거가 서로 충돌함.
	레벨 **2** (**5** 가지 연구)	경추 가동술과 도수교정 비교	급성과 만성 목 통증 환자에게 즉시, 단기, 중기에 걸쳐 통증을 줄이고, 기능과 삶의 질 효과와 환자 만족을 향상시키는 데 있어서 가동술과 비교했을 때 도수교정이 더 이점이 있지는 않음.
	레벨 **4** (**2** 가지 연구)	경추 가동술 및 동측 도수교정을 통제 그룹과 비교	급성 및 아급성 목 통증 환자에게 있어서 중기에 통증을 감소시키는 데 있어 경추 가동술과 동측 도수교정이 효과 있음.
	레벨 **3** (**2** 가지 연구)	경추 도수교정을 경구 약물치료와 비교	급성 및 아급성 목 통증 환자에게 있어서 장기적으로 통증을 감소시키고 기능을 향상시키는 데 있어 경추 도수교정을 여러 차례 실시하는 방법이 효과 있음.
	레벨 **3** (**1** 가지 연구)	목 도수교정 또는 가동술만 실시	급성 및 아급성 목 통증 환자에게 있어서 단기간에 진통 효과를 제공하는 데 있어 도수 치료를 혼합하는 방법이 효과 있음.

계속

다양한 경추 질환의 도수치료에 대한 근거 - 계속

연구	환자	중재의 비교 (해당 되는 경우에 한함)	결과
가동성 결함을 동반하는 아급성 목 통증: C 등급 (흉추 도수교정 그리고 경추 도수교정 또는 가동술)			
Blanpied 등, **2016**	레벨**4** (**3** 가지 연구)	흉추 도수교정을 한 차례 실시한 후 통제 그룹과 비교	흉부 도수교정 한 차례 실시로 통증 감소, 단기간 내 관절가동범위 향상, 중기간 내 장애 감소.
	레벨 **3** (**1** 가지 연구) 레벨 **4** (**1** 가지 연구)	경추 도수교정(레벨 **1**, **4**가지 연구)과 흉추 도수교정 (레벨 **1**, **3**가지 연구)을 한 차례 실시하고 통제 그룹과 비교	경추 또는 흉추 도수교정이 통증을 감소 시키는 즉각적인 효과는 없었음.
	레벨 **3** (**1** 가지 연구)	경추 가동술과 경추 도수교정의 비교	둘 모두 효과 있음; **2**주간 치료한 후 또는 회복 시까지의 기간 동안에 기능 향상, 통증 감소, 장애 감소에 있어 그룹 간 차이 없음.
	레벨 **3** (**1** 가지 연구)	경추 도수교정만 실시하거나 경추 도수교정과 더불어 조언과 가정에서 실시할 수 있는 프로그램을 함께 제공한 후 그 결과를 경추 가동술 및 강화 운동을 했을 때 결과와 비교	둘 모두 효과 있음; 단기 및 장기에 있어서 통증 및 장애 완화에 있어서 어느 한 그룹이 다른 그룹보다 효과가 크지 않음.
	레벨 **4** (**1** 가지 연구)	경추 가동술의 효과와 일상적 관리의 효과를 비교	중기에 통증 완화에 있어서 일상적 관리에 비해 경추 가동술이 더 효과 있는 것은 아님.
가동성 결함을 동반하는 만성 목 통증: B 등급 (흉추 도수교정와 경추 도수교정 또는 가동술, 심부 목 굴곡근 강화, 견흉곽 스트레칭/강화/신경근 운동)			
Blanpied 등, **2016**	레벨 3 (3 가지 연구)	흉추 도수교정을 1회 실시한 후 통제 그룹과 비교	흉추 도수교정 1회 실시가 통증 완화에 즉각적인 효과 있음.
	레벨 4 (8 가지 연구)	누운 자세에서 흉추 도수교정을 1회 실시 후 통제 그룹과 비교	흉추 도수교정 1회 실시가 통증 완화에 즉시 효과 있음.
	레벨 4 (1 가지 연구)	상부흉추 도수교정과 경추 도수교정 비교	상부흉추에 대한 도수교정이 통증 완화에 즉각적 효과 있음.
	레벨 4 (1 가지 연구)	4주 동안 전-후방 편측 부수적 절차를 12회 실시한 후 이를 회전 또는 횡 부수적 절차와 비교	전-후방 절차가 통증의 즉각적 완화에 효과 있음.
	레벨 3 (2 가지 연구)	경추 도수교정 효과와 약물 치료 효과 비교	통증을 즉시 경감시키는 데 있어서 목 도수 교정의 이점 없음.
	레벨 4 (1 가지 연구)	경추 가동술과 운동, 레이저, 초음파, 침술요법, 마사지와 비교	경추 가동술이 중기에 삶의 질에 대해 이득이 없음.

연구	환자	중재와 비교 (해당 되는 경우에 한함)	결과
WAD를 동반한 만성 목 통증 환자에 대해 추력 및 비추력을 적용하지 않은 가동술 활용: B 등급			
Blanpied 등, **2016** (레벨 **3**)	**1** 가지 연구	가동술 또는 도수교정	**WAD** 관련 증상 및 기능에 있어서 가동술이나 도수교정 그리고 이를 복합하는 방식이 효과적임.
목 통증 및 관련 장애 치료에 추력 및 비추력을 적용하지 않은 가동술 활용: C 등급			
Wong 등, **2015** (레벨 **1a**)	**15** 가지 연구	경추와 흉추 도수교정 효과와 감독하 고강도 가정운동 효과와 비교	경추와 흉추 도수교정이 감독하 고강도 가정운동에 비해 효과가 더 크지는 않음.
두통을 동반한 목 통증에 추력 및 비추력을 적용하지 않은 가동술 활용			
두통을 동반한 아급성 목 통증: B 등급			
Blanpied 등, **2016** (레벨 **3**)	**4** 가지 연구	목 도수교정 및 관절 가동술을 통제 그룹과 비교	즉각적이고 장기 간에 걸쳐 두통의 정도와 빈도를 줄이는 데 효과 있음.
두통을 동반한 만성 목 통증: B 등급			
Blanpied 등, **2016** (레벨 **3**)	**4** 가지 연구	목 도수교정 및 가동술과 운동만 실시했을 경우 및 운동과 도수교정을 병행했을 때 효과 비교	단기 간에 두통의 정도와 빈도를 줄이는 데 있어서 목 도수교정을 사용했을 때 효과가 작거나 없음.

ROM = range of motion(관절가동범위); WAD = whiplash associated disorder(편타성 손상 장애)

5

흉추

THORACIC SPINE

학습 목표(Learning Objectives)

이 장을 완료하면 다음을 수행할 수 있다:

- 흉추의 관절 운동을 확인할 수 있다.
- 흉추 관절 가동술을 적용할 수 있는 적절한 위치, 움직임, 목적에 대해서 설명할 수 있다.
- 흉추 관절 가동술을 뒷받침할 수 있는 이론적인 근거를 확인할 수 있다.

흉추는 늑골과 두꺼운 체간의 근육과의 관계를 고려할 때, 여타의 관절에 비교하여도 독특한 부분이라 할 수 있다. 흉추는 인접한 경추 또는 요추에 비해서 많은 관절을 형성하고 있으며, 대부분의 흉추 척추는 12개의 관절 가지고 있다. 이렇게 여러 개의 관절에도 불구하고, 다른 척추에 비해서 움직임이 적고 더 뻣뻣하다. 내장기를 보호하는 역활을 하는 늑골은 안정된 기저면을 요구한다. 또한, 하지에서 상지로 힘이 전달될 때, 그리고 상지에서 하지로 힘이 전달될 때는 큰 힘을 전달할 수 있는 흉부를 필요로 한다.

해부학(Anatomy)

흉추(thoracic spine)는 12개의 척추로 이루어져 있으며, 이 12개의 척추의 대부분은 12개의 관절을 갖고 있다: 4개의 추간관절(zygapophyseal, 돌기사이관절) 또는 후관절(facet articulations), 2개의 늑횡관절(costo-transverse, 갈비가로관절), 4개의 늑추관절(갈비척추관절, costo-vertebral), 그리고 2개의 위, 아래 추간판(**그림 5.1**). 흉추의 추체(vertebral bodies)는 전면부에 비해 후면부가 더 크고, 이로 인하여 흉추는 후면이 볼록하게 후만되었다. 이 후만된 척추 만곡의

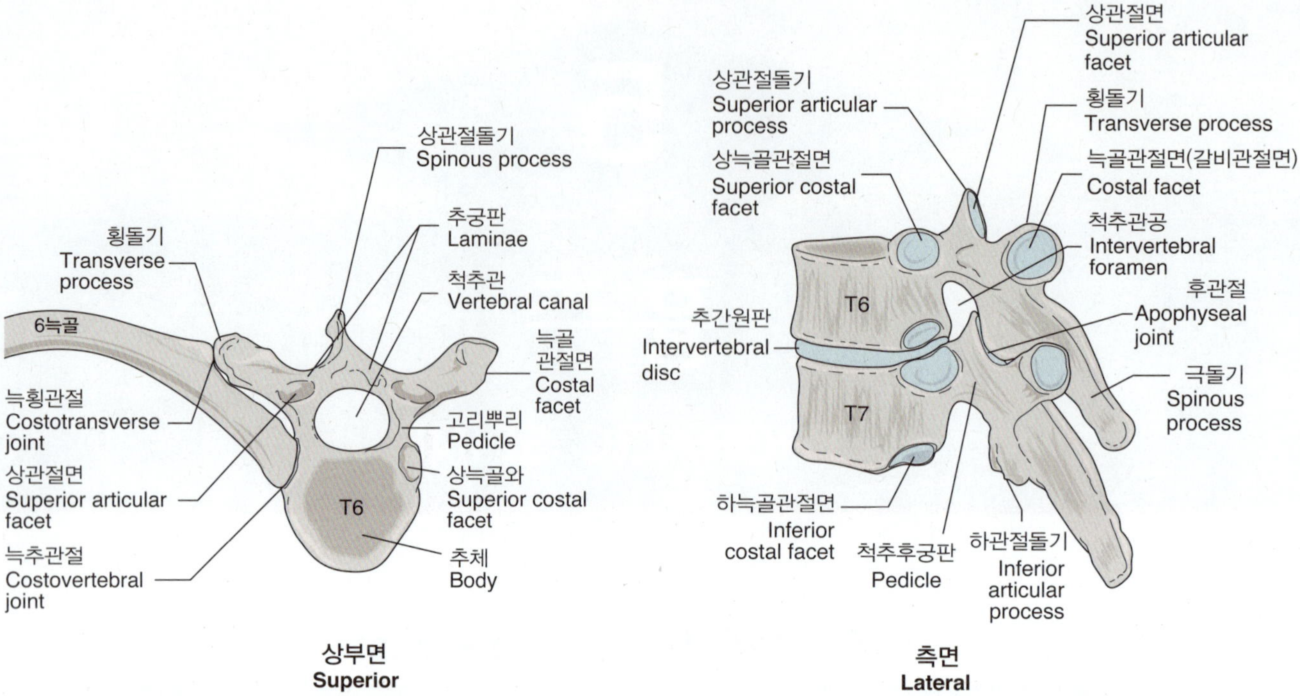

그림 5.1 흉추관절

정점은 7번째 또는 8번째 흉추에 있다. 추간판은 각각의 흉추 분절에 존재하며, 충격을 흡수하고 흉추의 움직임을 촉진하는데 도움을 준다. 흉추의 극돌기는 일반적으로 아래 분절의 횡돌기와 평행하게 위치한다.

흉추의 후관절은 연접되어 있는 척추의 상관절돌기와 하관절돌기를 둘러싼 긴장된 관절낭(taut capsule)에 의해 형성된다. 흉추의 후관절의 관절면은 상부 흉추부에서부터 하부 흉추부에 이르기까지 중요한 변동성(variability)을 나타낸다. 상부 흉추부위의 관절은 경추와 아주 유사한 특징을 보여주는 반면, 하부 흉주부위 관절은 요추와 유사한 특징을 보여 시상면 움직임에 적합하다. 상관절돌기는 일반적으로 후방(수평면에서 대략적으로 60–80°)과 약간 윗방향을 향해 있는 반면, 하관절돌기는 전방과 약간 아래방향을 향하고 있다.

흉추를 지지하는 연부조직은 다양하게 있다. 전종인대, 후종인대, 황색인대, 극간인대, 그리고 시상면에서 지지하는 극상인대(supraspinous ligament, 가시끝인대)가 있다(그림 5.2).

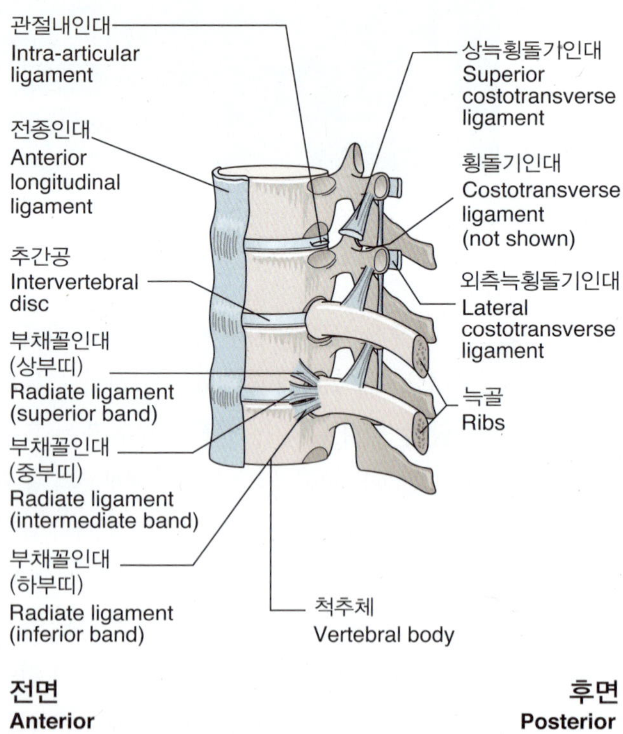

그림 5.2 늑추관절을 지지하고 있는 인대

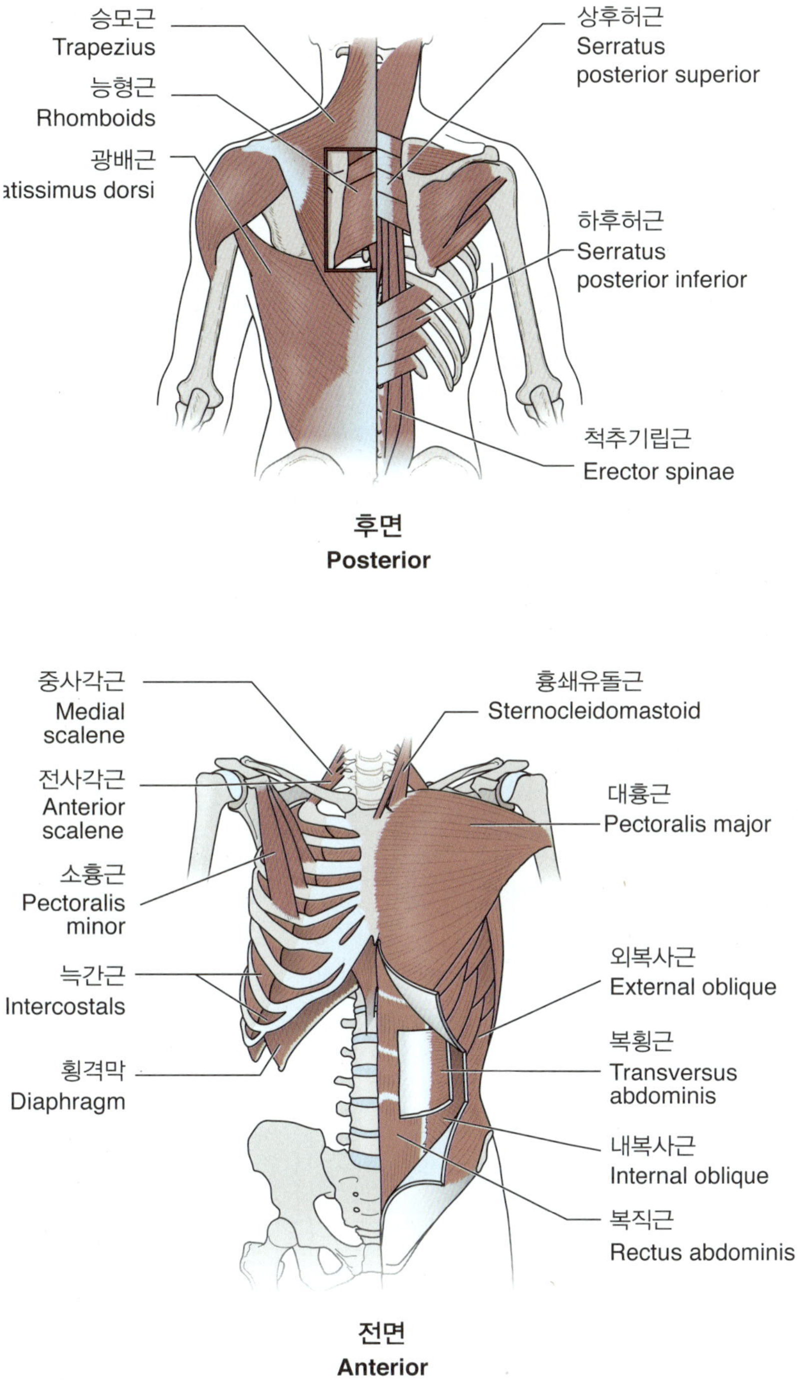

그림 5.3 몸통의 근육

늑골은 해당하는 관절낭과 인대뿐만이 아니라 횡돌간 인대 또한 전두면과 횡단면에서 흉추를 지지하고 있다. 흉추와 늑골을 둘러싸고 있는 주요 근육은 척추 기립근, 광배근, 승모근, 전거근, 그리고 후방에는 능형근이; 그리고 전방에는 복사근과 흉근이 있다. 늑간근과 다수의 호흡에 관련된 근육들은 흉추 주위에 추가적인 힘을 제공한다(**그림 5.3**).

관절 운동학(Joint Kinematics)

흉추의 관절 운동학을 설명하기 위해, 하부 척추분절의 관절돌기(inferior vertebrae's articular processes) 위에서 움직이는 상부 척추분절의 관절돌기(superior vertebrae's articular processes)의 움직임에 대해 상세하게 기술할 것이다(예: T4의 T5). 흉추가 굴곡되는 동안, 상부 척추분절의 하관절면(예: T4)은 아래 척추분절의 상관절면(예: T5) 위에서 상방으로 그리고 전방(위로, 앞쪽으로)으로 움직인다. 흉추의 신전은 반대 동작이 수반되는데, 가장 윗쪽 관절면은 가장 낮은 관절면 위에서 하방으로 그리고 후방(아래로, 뒤로)으로 활주하기 때문이다(**그림 5.4**).

측굴은 동측의 관절돌기가 하방으로 활주한 결과이며, 이때 반대측 관절돌기는 상방으로 활주한다. 이러한 움직임은 늑골에 인접한 동측의 접근과 반대측 연부조직의 신장에 의해 흉추에서 제한된다. 회전과 관련하여, 흉추의 짝관절운동학(coupling arthrokinematics)은 문헌상 일치하지 않는다.

흉추의 신전과 숨을 들어마시는 동안, 늑횡관절에서는 하방 활주가 일반적으로 일어난다. 동시에, 늑골은 일반적으로 후방으로 회전될 것이며, 이러한 움직임은 늑골의 전면이 상방으로 이동한다는 것을 의미하며, 후면은 늑횡관절에서 하방으로 이동한다는 것을 의미한다. 흉추의 굴곡과 숨을 내뱉을 동안, 늑골은 일반적으로 상방으로 활주하고 전방으로 회전한다(**그림 5.4**)

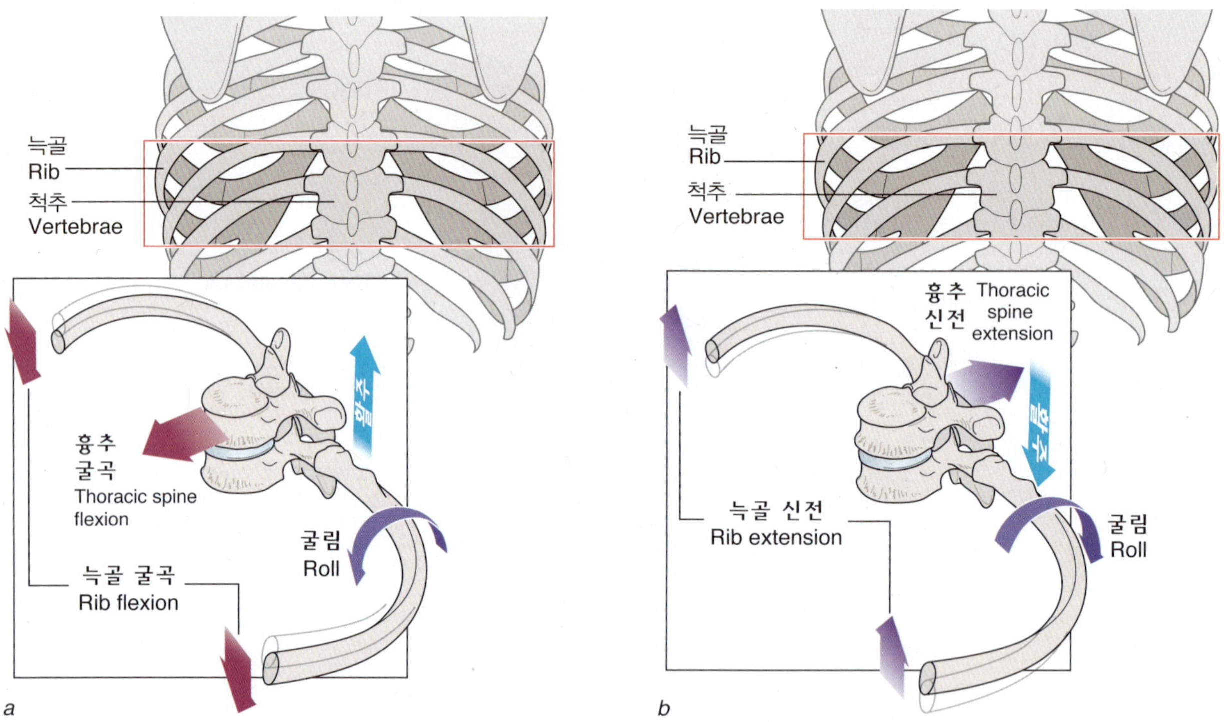

그림 5.4 a)굴곡과 b)흉추의 신전과 늑골 움직임의 상관관계

흉추관절의 관절학

관절면	잠김 위치	안정 위치	관절낭 형태	정상 ROM	끝느낌
머리측 관절: 오목 **꼬리측 관절:** 볼록 관절면은 대부분 평면	완전 신전	굴곡과 신전의 중간	측굴과 회전이 동일한 제한, 신전	굴곡: **20–45°** 신전: **25–45°** 측굴: **20–40°** 편측 회전: **35–50°** 편측	모든 방향에서 조직의 신장

중앙 후-전방 비추력기법 / Central Posterior-Anterior Nonthrust

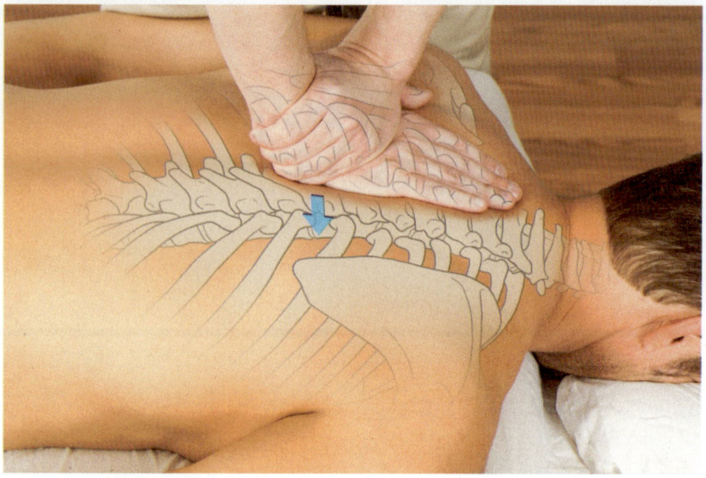

환자 자세: 머리와 척추가 중립인 자세로 엎드려 누운 자세.

치료사 자세: 하위 분절에 가동술을 적용하는 경우는 대상자의 머리측 또는 측면에 선 자세.

고정: 대상자 몸은 고정되어야 한다.

가동술: 극돌기에 엄지와 엄지 손가락을 겹치는 접촉법(thumb-over-thumb), 양측의 척골연(ulnar border)을 극돌기에 접촉하는 기법, 또는 극돌기에 한측의 척골연을 접촉 기법을 포함한 여러 가지의 손 위치를 이용한 기법을 이 치료법에 적용할 수 있다. 치료하고자 하는 분절을 테이블을 향해 전방으로 가동술을 적용한다.

치료 목표: 흉추의 전반적인 움직임 증가

참고: 주관절이 신전을 유지해야 치료사의 피로를 감소시킬 수 있고 기계적인 이점을 향상할 수 있다.

편측 후-전방 비추력기법 / Unilateral Posterior-Anterior Nonthrust

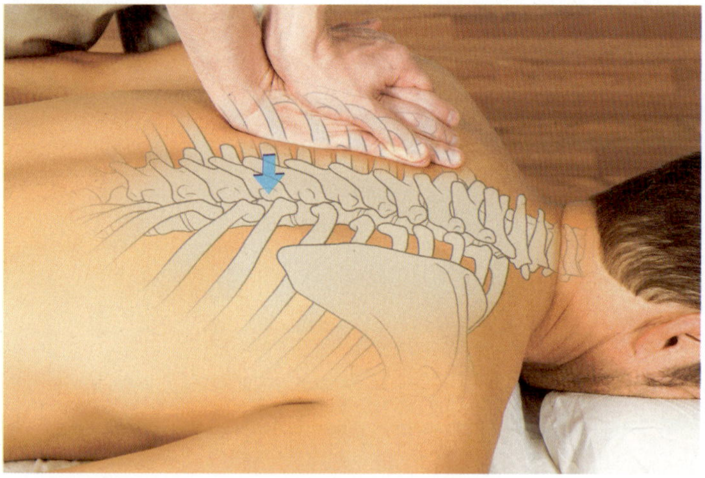

환자 자세: 머리와 척추가 중립 자세로 엎드려 누운 자세.

치료사 자세: 하위 분절에 가동술을 적용하는 경우는 대상자의 머리 또는 측면에 서 있는다.

고정: 대상자 몸은 고정되어야 한다.

가동술: 극돌기에 엄지 손가락과 엄지 손가락을 겹치는 접촉법, 양측 척골연을 횡돌기에 접촉하는 기법, 또는 극돌기에 한측의 척골연을 접촉하는 기법을 포함한 여러 가지의 손 위치를 이용한 기법을 이 치료법에 적용할 수 있다. 치료하고자 하는 분절을 치료 테이블을 향해 전방으로 가동술을 적용한다.

치료 목표: 흉추의 전반적인 움직임 증가

참고: 주관절이 신전을 유지해야 치료사의 피로를 감소시킬 수 있고 기계적인 이점을 향상할 수 있다. 이 기법을 적용하는 동안 상위 또는 하위 분절의 반대측에 유사한 가동술을 적용한다면, 관절의 틈(gapping)을 증가시킬 수 있다.

임상 조언: 흉추의 위치 결함을 결정하려면 표준 인체의 면 자세에서 대칭이 되도록 엎드린 자세 또는 앉은 자세에서 횡돌기를 촉진한다. 그런 다음 환자를 팔꿈치로 엎드린 자세를 하게 한 후, 잠재적인 결과를 확인한다. 이러한 움직임을 통해 치료사는 연접한 분절에 대해 위치 결함이 있는 분절의 위치가 아래로, 뒤로 또는 위로 그리고 전방에 위치하는지 판별할 수 있다.

상부흉추 추력기법 / Upper Thoracic Thrust

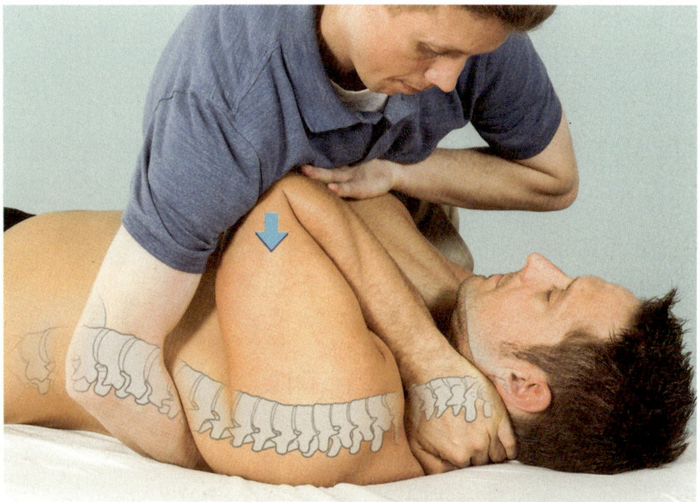

환자 자세: 목에 깍지를 끼고, 팔꿈치가 체간의 전방으로 향하게 한 바로 누운자세.

치료사 자세: 치료사의 가슴으로 팔꿈치를 고정하고 환자의 측면에 선다. 치료사의 아래쪽 전완은 대상자의 몸통 아래에 놓는다.

고정: 대상자의 팔꿈치는 치료사의 가슴에 함께 고정한다.

가동술: 치료사의 아래쪽 손은 원위지절간관절이 신전된 상태에서 주먹을 쥐고 치료하고자 하는 극돌기가 손가락의 끝과 손바닥 사이에 위치하게 놓는다. 치료사는 대상자를 돌려 아래쪽 손 위에 놓고 전방에서 후방의 방향으로 추력기법을 시행한다.

치료 목표: 상부 흉추의 신전, 전반적인 흉추의 움직임, 그리고 견관절의 움직임을 증가시킨다.

참고: "피스톨 그립" 을 포함하여 다양한 손 모양을 사용할 수 있다. 흉추분절을 꼬리방향으로 당기는 힘을 적용하면 추력기법을 적용하기 전에 후관절이 수평면에 더 가깝게 방향을 잡는데 도움이 될 수 있다.

임상 조언: 고속-추력기법을 시행하기 전에, "red fleg 질환"을 배제해야 하고, 필요에 따라 주의할 수 있도록 주관적, 객관적 검사를 반드시 시행하였는지 확인해야 한다. 또한 치료사가 주먹쥐기 또는 치료적 손 모양을 만들어 추력기법을 적용할 때 손가락에 압력이 가해짐으로 이를 보호하기 위해 주의를 기울여야 한다. 립밤 튜브(lip balm tube)나 원통형의 물건을 사용하여 치료사의 손에 손상이 가해지는 것을 방지할 수 있다.

중부 흉추 양측성 추력기법 / Mid-Thoracic Bilateral Thrust

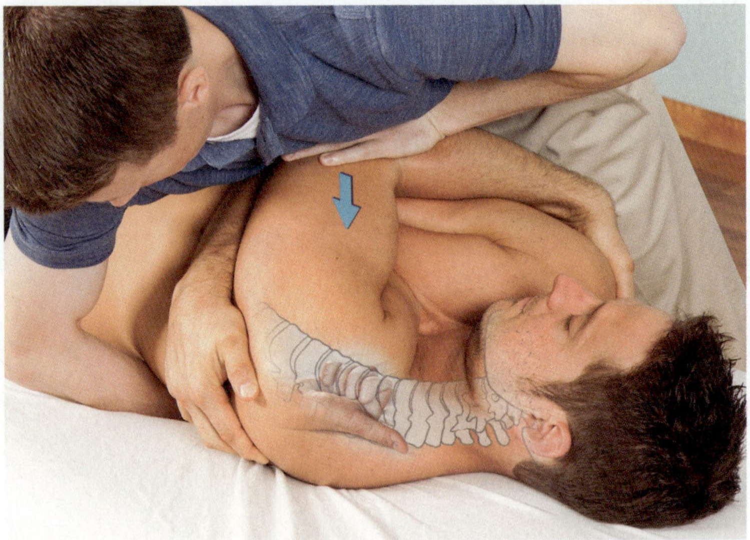

환자 자세: 흉추를 꼭 껴안을 수 있도록 가슴에 팔장을 낀다. 반대측 팔이 치료사에 가깝게 위치하게 한다.

치료사 자세: 대상자의 팔의 앞면에 기대는 자세로 대상자의 옆에 선다.

고정: 치료사는 위쪽 손을 사용하여 대상자의 팔을 단단히 감싼 상태에서 몸통 위쪽에 가깝게 위치한다.

가동술: 치료사의 아래쪽 손은 원위지절간관절이 신전된 상태에서 주먹을 쥐고 치료하고자 하는 극돌기가 손가락의 끝과 손바닥 사이에 위치하게 놓는다. 치료사는 대상자를 돌려 아래쪽 손 위에 놓고 전방에서 후방 방향으로 추력기법을 시행한다.

치료 목표: 중부 흉추의 신전, 전반적인 흉추의 움직임을 증가시킨다.

참고: "피스톨 그립" 을 포함하여 다양한 손 모양을 사용할 수 있다. 치료사는 치료하고자 하는 분절이 손위에 놓일 때까지 대상자의 체간을 굴곡해야 한다.

중부 흉추 편측성 추력기법 / Mid-Thoracic Unilateral Thrust

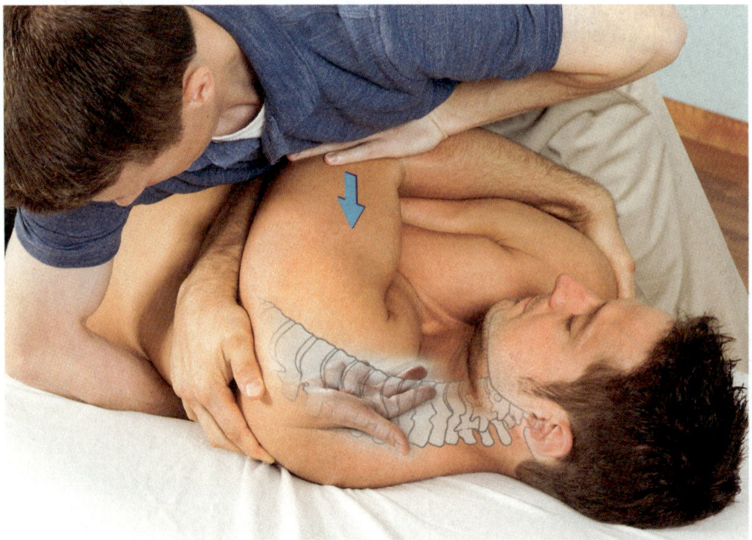

환자 자세: 흉추를 꽉 껴안을 수 있도록 가슴에 팔을 교차시킨다. 반대측 팔이 치료사에 가깝게 위치하게 한다.

치료사 자세: 대상자의 팔의 앞면에 기대는 자세로 대상자의 옆에 선다.

고정: 치료사는 위쪽 손을 사용하여 대상자의 팔을 단단히 감싼 상태에서 몸통 위쪽에 가깝게 위치한다.

가동술: 치료사의 아래쪽 손은 관련된 척추의 횡돌기에 중지를 놓고, "pistol grip"을 한다. 엄지 두덩을 아래 분절의 반대측 횡돌기에 위치시킨다. 치료사는 대상자를 돌려 아래쪽 손 위에 놓고 전방에서 후방 방향으로 추력기법을 시행한다.

치료 목표: 중부 흉추의 신전, 전반적인 흉추의 움직임을 증가시킨다.

참고: 치료사는 대상자의 체간 무게가 치료하고자 하는 분절이 위치한 치료사의 손 위에 실릴 때까지 교차한 팔을 이용하여 대상자의 체간을 굴곡시킨다.

중부 흉추 회전 추력기법(엎드린 자세에서) / Mid-Thoracic Prone Rotator Thrust

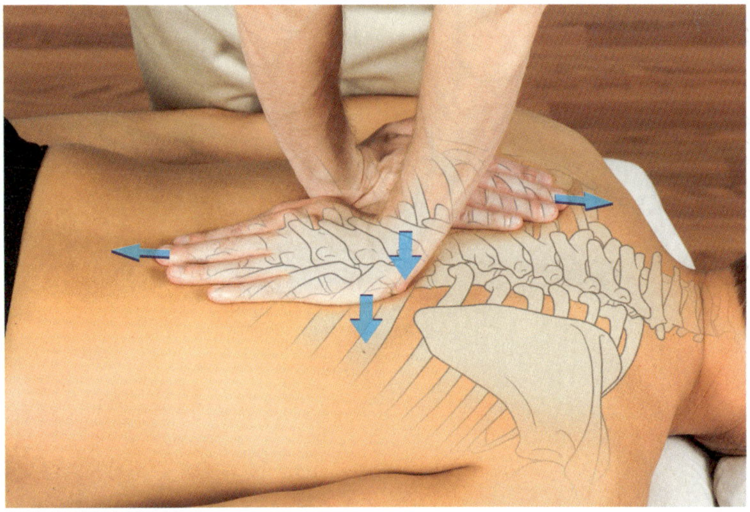

환자 자세: 흉추의 근육과 기타 다른 연부조직의 긴장을 줄이기 위해 팔을 옆에 둔 자세에서 엎드린다.

치료사 자세: 환자 옆에 선다.

고정: 치료사의 머리측 손은 손가락이 아래쪽을 향하게 하여 치료사로부터 먼쪽의 치료하고자 하는 분절의 횡돌기 위에 놓는다. 치료사의 꼬리측 손은 머리측을 향하게 하여 치료사로부터 가까운 쪽의 치료하고자 하는 분절의 횡돌기 위에 놓는다. 추력을 가하기 전에 조직에 느슨함 죄기(taking up its slack)를 적용하면 몸통을 고정하는데 도움이 된다.

가동술: 치료사의 꼬리측 손은 머리측과 전방을 향해 추력을 적용하는 반면, 머리측 손은 꼬리측과 전방을 향해 추력을 적용한다.

치료 목표: 중부 흉추의 신전, 전반적인 흉추의 움직임, 그리고 잠재적으로 견관절의 움직임을 증가시킨다.

참고: 대상자를 치료사의 허리 아래에 위치시키면 기계적인 이점을 증진시킬 수 있고, 적절한 힘을 적용할 수 있다.

흉추 회전활주 기법 / Thoracic Rotation Glide

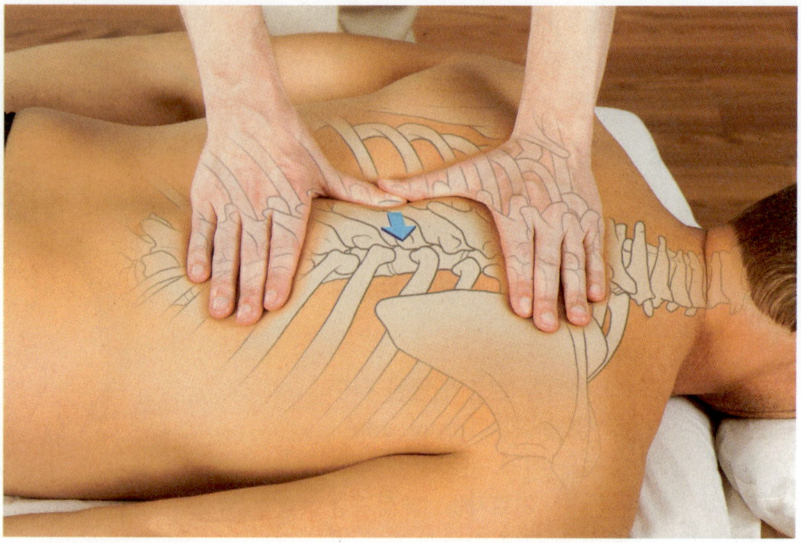

환자 자세: 척추가 중립된 자세로 엎드린다.

치료사 자세: 대상자 옆에 선다.

고정: 고정이 필요하지 않을 수도 있다. 다만 고정이 유지하는 손은 가동술을 적용하는 분절의 아래 또는 위 분절의 극돌기에 고정한다.

가동술: 가동술을 적용할 극돌기의 측면에 한 손의 엄지 또는 두 손의 엄지 손가락을 놓는다. 가동술은 외측방향으로 적용한다.

치료 목표: 흉추 회전을 증가시킨다.

참고: 양손이 손가락을 이용하여 가동술을 적용하는 분절의 위 분절과 아래분절을 안정화시킬 수 있고, 양손의 엄지를 사용하여 치료하고자 하는 분절에 가동술을 적용할 수 있다.

흉추 굴곡활주 기법 / Thoracic Flexion Glide

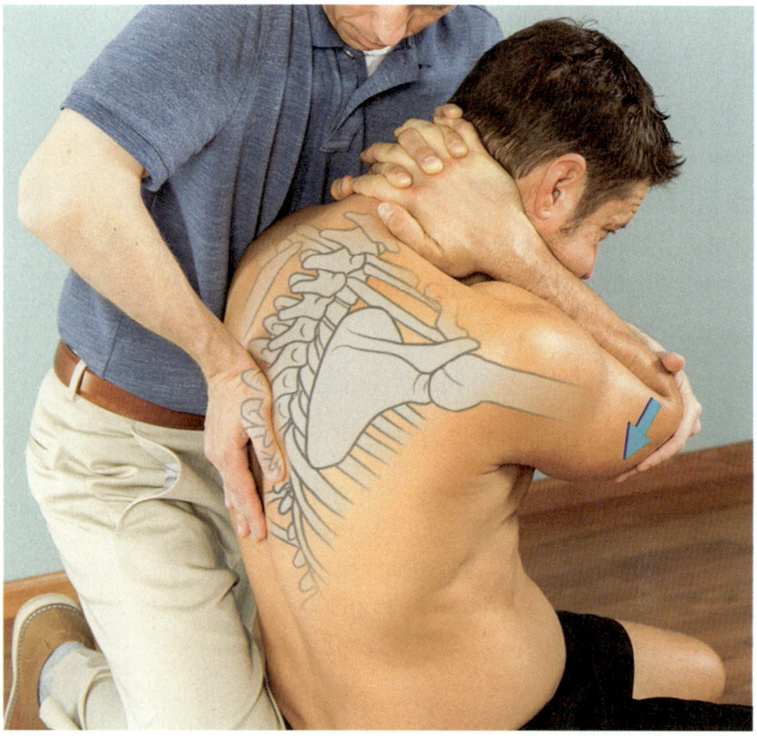

환자 자세: 목뒤로 깍지를 낀 자세를 취하고, 팔꿈치는 전방을 향하게 한다. (또는 견관절에 제한이 있는 경우에는 팔을 가슴 앞에서 교차한 자세를 한다.)

치료사 자세: 한쪽 무릎과 대퇴골을 이용하여 대상자의 요추를 지지한 자세로 환자 옆에 선다.

고정: 고정을 하는 손은 가동술을 적용하는 분절보다 아래 분절의 극돌기 위에 엄지 두덩을 위치시킨다.

가동술: 가동손은 대상자의 팔꿈치를 이용하여 대상자를 굴곡 자세로 유도한다.

치료 목표: 흉추의 굴곡을 증가시킨다.

참고: 고정을 하는 손은 가동술을 적용하는 동안 가장 많은 힘을 느끼게 될 것이다. 이 기법은 간접적인 가동술이기 때문에 하위 분절을 확실한 고정이 유지되어야 한다. 대상자가 치료하고자 하는 분절에서 움직임을 만들어 내기에 충분한 굴곡 범위까지 접근해야 한다.

흉추 신전활주 기법 / Thoracic Extension Glide

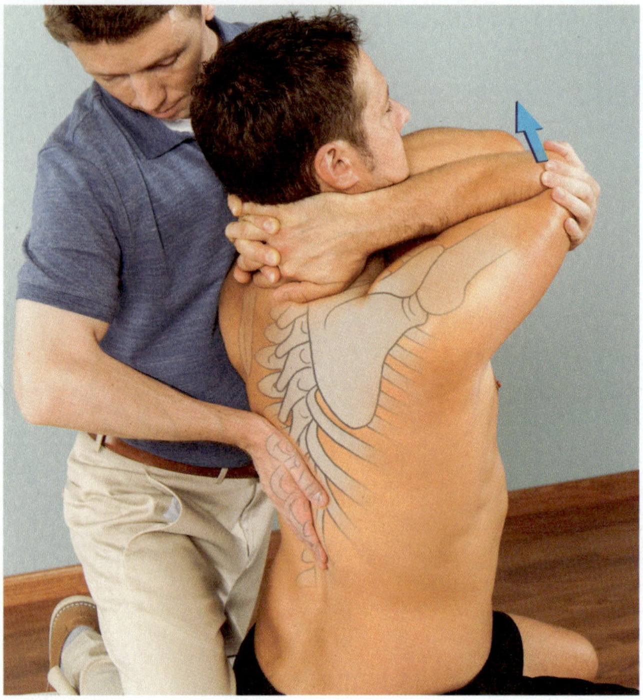

환자 자세: 목뒤로 깍지를 낀 자세를 취하고, 팔꿈치는 전방을 향하게 한다. (또는 견관절에 제한이 있는 경우에는 팔을 가슴 앞에서 교차한 자세를 한다.)

치료사 자세: 한쪽 무릎과 대퇴골을 이용하여 대상자의 요추를 지지한 자세로 환자 옆에 선다.

고정: 고정을 하는 손은 가동술을 적용하는 분절보다 아래 분절의 극돌기 위에 엄지 두덩을 위치시킨다.

가동술: 가동술을 적용하는 손은 대상자의 팔꿈치를 이용하여 대상자를 신전 자세로 유도한다.

치료 목표: 흉추의 신전을 증가시킨다.

참고: 고정을 하는 손은 가동술을 적용 동안 가장 많은 힘을 느끼게 될 것이다. 이 기법은 간접적인 가동술이기 때문에 하위 분절을 확실한 고정이 유지되어야 한다. 대상자가 치료하고자 하는 분절에서 움직임을 만들어 내기에 충분한 신전 범위까지 접근해야 한다.

늑횡관절 비추력기법 / Costotransverse Nonthrust

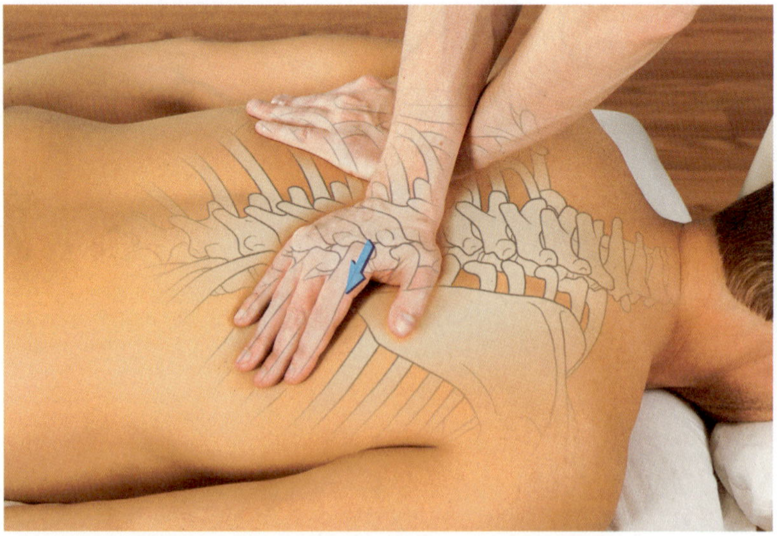

환자 자세: 팔을 이완된 상태로 엎드린 자세.

치료사 자세: 침대 머리측에서 환자를 바라보고 선다. (또는 더 아래의 분절에 가동술을 적용하는 경우는 측면에 선다.)

고정: 고정을 하는 손은 가동술을 적용할 분절의 반대측 추궁판과 횡돌기에 접촉을 유지한다.

가동술: 손의 엄지 두덩 또는 새끼 두덩을 이용하여 늑골의 가장 근위 부위를 전방과 약간 아래 방향으로 가동술을 적용한다.

치료 목표: 늑횡관절의 저가동성 움직임을 촉진시킨다.

참고: 주관절 신전을 유지하면 피로도를 감소시킬 수 있고, 기계적인 이점이 증가된다.

앉은 자세에서의 제 1 늑골 비추력 활주 기법 / Seated First Rib Nonthrust Glide

환자 자세: 가동술을 적용할 늑골측으로 머리를 구부린다. 동측 사각근은 느슨하게 이완한다. 반대측의 팔은 치료사의 무릎 위에 놓아 조직은 느슨하게 하고 체간을 지지를 보조한다.

치료사 자세: 제 2 지 중수지절관절의 내측면이 제 1 늑골에 접촉한 상태에서 환자의 뒤에 선다. 반대측편의 무릎을 올려 대상자의 반대측 상지를 걸치게 하여 안정성을 제공한다.

고정: 치료사의 고정을 하는 손으로 대상자의 측굴 자세를 유지하는 것을 도와준다.

가동술: 가동술을 적용하는 손으로 제 1 늑골을 아래로 그리고 내측방향으로 활주시킨다. 권고하는 기법 중 하나는 대상자가 호흡을 들어 마실 때 늑골을 고정한 다음 호흡을 내뱉을 때 가동술을 적용하는 것이다.

치료 목표: 올라간 제 1 늑골을 내린다.

참고: 대상자의 동측 상지 부위는 지지대나 치료사의 무릎에 놓여 있을 수 있다면 연부조직의 이완을 더 많이 제공할 수 있다.

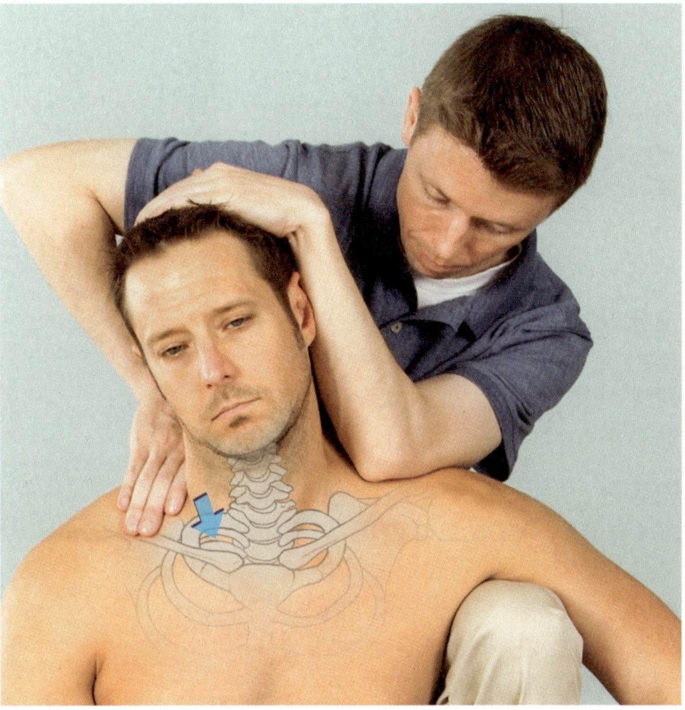

임상 조언: 경추의 외측굴곡검사(CRLF Test)를 통해 치료사는 제 1 늑골이 올라갔는지를 평가할 수 있다. 이 검사는 대상자가 어떤 방향으로든 수동적으로 완전 경추 회전을 한 후, 회전을 유지한 상태에서 반대측으로 완전 측굴을 시행한다. 정상측과 비교하여 제 1 늑골이 올라간 측의 측굴은 제한된다.

누운 자세에서의 제 1 늑골 비추력 활주 기법
/ Supine First Rib Nonthrust Glide

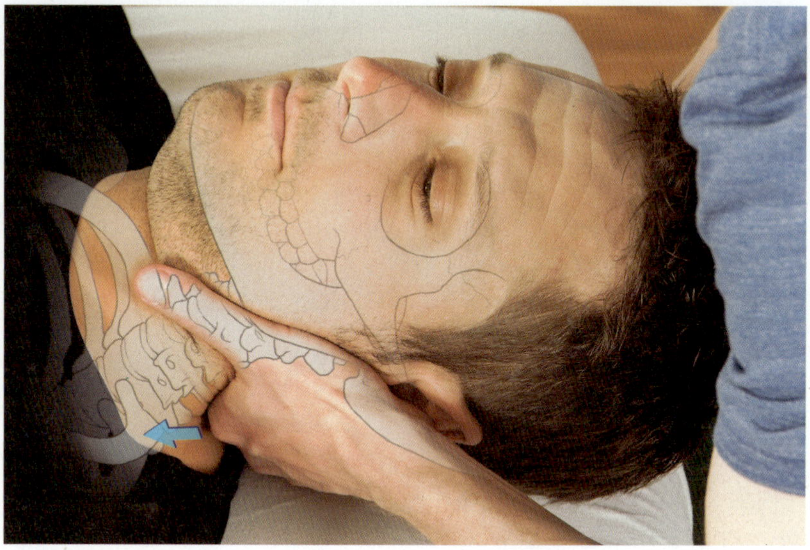

환자 자세: 팔을 침대에 놓고 누운 자세를 한다.

치료사 자세: 치료대 끝에서 대상자의 얼굴을 바라보면서 선다. 한 손으로는 후두골을 감싸쥐고 다른 손의 제 2 지의 중수지절관절의 내측면을 치료하고자 하는 제 1 늑골에 접촉한다.

고정: 후두골을 쥐고 있는 손으로 머리를 고정시키고 동측 사각근이 느슨하게 하기 위해 편안한 정도로 측굴을 유지한다.

가동술: 가동술을 적용하는 손으로 제 1 늑골을 아래로 그리고 내측방향으로 활주시킨다. 권고하는 기법 중 하나는 대상자가 호흡을 들어 마실 때 늑골을 고정한 다음 호흡을 내뱉을 때 가동술을 적용하는 것이다.

치료 목표: 올라간 제 1 늑골을 내린다.

참고: 누운 자세에서 적용이 어렵다면 대상자는 엎드린 자세에서도 유사한 기법을 적용할 수 있다.

상부 늑골 비추력기법 / Upper Rib Nonthrust

환자 자세: 병변측 상지가 올라간 바로 누운 자세.

치료사 자세: 대상자의 병변측 머리측에 선 자세로, 머리측 손을 이용해 대상자의 주관절 근위부를 잡는다.

고정: 치료사의 꼬리측 손의 엄지 두덩이나 갈퀴손을 이용하여 하부 늑골을 고정한다.

가동술: 치료사는 대상자의 머리측 방향으로 올라간 팔을 당긴다. 고정된 하부 늑골에 대하여 상부 늑골이 반갑적으로 가동술이 적용된다.

치료 목표: 호흡을 내뱉을 때 하부 늑골 제한 또는 호흡을 들어 마실 때 상부 늑골 제한을 교정한다.

참고: 견관절의 움직임 제한이나 병태학적 문제가 있는 대상자의 경우는 늑골에 직접적으로 가동술을 적용하는 것이 가장 적절한 방법이다.

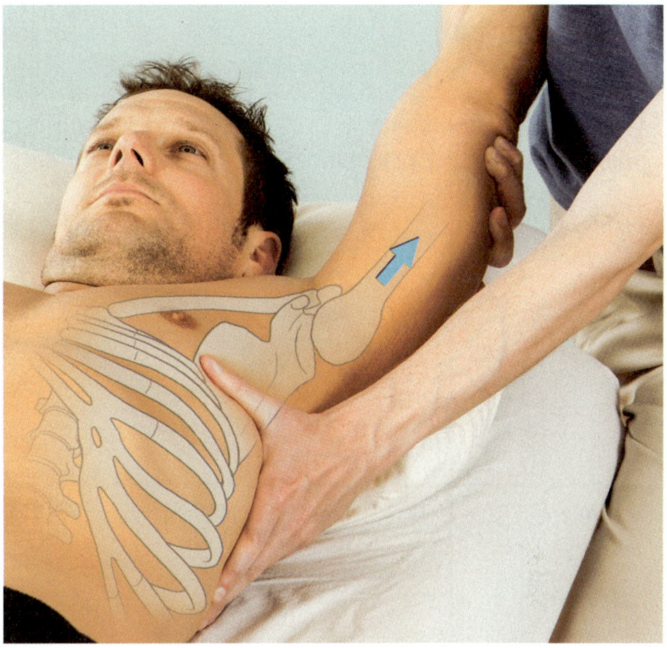

하부 늑골 비추력기법 / Lower Rib Nonthrust

환자 자세: 병변측이 올라온 상태에서 옆으로 누운 자세.

치료사 자세: 대상자의 병변측 머리측에 선 자세로, 머리측 손을 이용해서 대상자의 주관절 근위부를 잡는다.

고정: 치료사의 꼬리측 손은 엄지 두덩이나 갈퀴손을 이용하여 하부 늑골을 고정한다.

가동술: 치료사는 대상자의 머리측 방향으로 올라간 팔을 당긴다. 고정된 하부 늑골에 대하여 상부 늑골이 반갑적으로 가동술이 적용된다.

치료 목표: 호흡을 내뱉을 때 하부 늑골의 제한 또는 호흡을 들어 마실 때 상부 늑골의 제한을 교정한다.

참고: 견관절의 움직임 제한이나 병태학적 문제가 있는 대상자의 경우는 늑골에 직접적으로 가동술을 적용하는 것이 가장 적절한 방법이다.

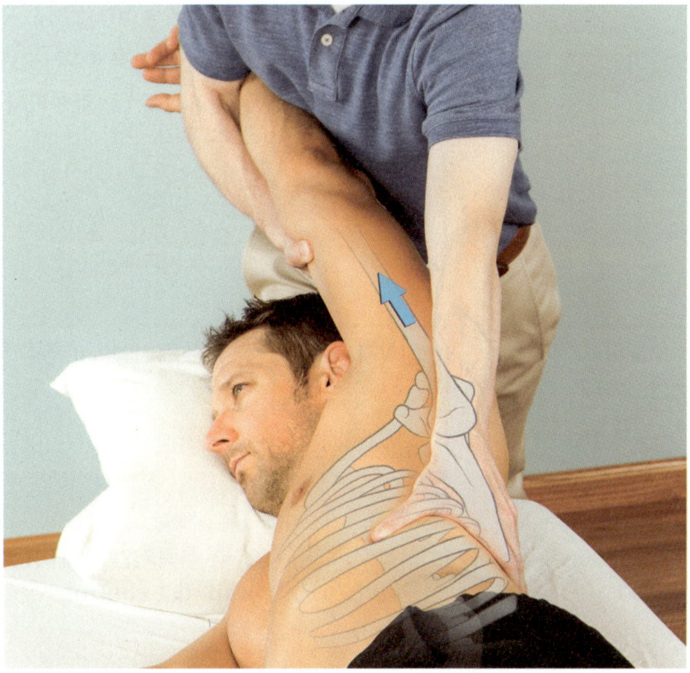

다양한 흉부 척추 및 국소관절병리학 매뉴얼 치료를 위한 근거

연구	대상자	중재와 비교 (있다면)	결과
어깨통증에 대한 추력기법 및 비추력기법 가동술의 활용: B 등급			
Walser 등, 2009 (단계 1a)	3 연구들 (423 참가자들)	일반시술자의 일반적인 의료관리 vs. 도수치료 + 일반적인 의료관리 도수치료 vs. 치료적 운동을 위한 지시 도수치료 vs. 다른 형태의 물리치료	견관절의 통증과 기능장애에 도수치료(MT)를 선호함 12개월에 거친 추적관찰에 대한 자가보고에서 도수치료를 선호함 견관절의 문제에 도수치료를 선호함 연구의 일반적인 권고사항: 견관절 질환에 적용한 도수치료는 적어도 단기적인 질환의 개선을 촉진할 수 있다.
Strunce 등, 2009 (단계 2b)	21 참가자들	흉추와 늑골의 추력기법	견관절 통증의 즉각적인 감소, 견관절 관절가동범위의 증가, 환자가 인식하는 전반적인 평가의 변화 증가.
목 통증에 대한 추력기법 및 비추력기법 가동술의 활용: B 등급			
Walser 등, 2009 (단계 1a)	4 연구들 (186 참가자들)	흉추 추력기법(비교 없음) 흉추 추력기법 vs. 비추력기법 도수치료 전기요법 + 마사지 vs. 흉추 추력기법 + 전기요법 마사지 열전기치료 vs. 열전기치료 + 흉추 추력기법	역학적 목통증환자의 즉각적인 진통효과 흉추 추력기법은 비추력기법보다 단기간에 더 큰 통증과 장애를 감소 흉추 추력기법이 포함되면 목통증 및 장애가 크게 감소하고 경추 운동범위가 증가한다. 흉추 추력기법은 통증과 장애를 감소 연구의 전반적인 권고사항: 단기적인 결과를 위해 흉추 추력을 사용할 충분한 근거가 있다.
Martinez-Segura 등, 2012 (단계 1b)	90 참가자들	경추 추력기법 vs. 흉추 추력기법	압박 통증에 대한 문턱값, 경추 통증의 강도, 그리고 경추 ROM의 유사한 교정
등 후만증에 대한 추력기법 및 비추력기법 가동술의 활용: D 등급			
Bautmans 등, 2012 (단계 1b)	48 여성 (평균나이 76)	흉추 추력기법 + 테이핑 + 운동 vs. wait-list control	중재기법은 심각한 부작용이 발생하지 않고 대조군에 비해 흉부의 후만증을 개선시켰다.

MT: manual therapy

6

요추와 골반

LUMBAR SPINE AND PELVIS

학습 목표(Learning Objectives)

이 장을 완료하면 다음을 수행할 수 있다:

- 요추의 관절 운동학을 설명할 수 있다.
- 요추 관절 가동술에 대한 도수치료의 의도에 따라 적절한 위치, 움직임을 시연할 수 있다.
- 요추의 관절 가동술에 대한 근거를 확인한다.

요추는 연부조직의 조밀한 구조물들이 관절을 둘러싼 복잡한 모음이다. 이들의 동적 또는 정적 기능은 거의 모든 기능 활동에 중요한 위치를 차지한다. 몇 가지 활동에서 척추의 후관절(facet joint)과 추간판에서 척추분절의 조정된 움직임은 요추의 부드러운 미끄러짐(sliding)을 요구한다. 다른 활동에서 요추는 주변 사지에 대한 안정적인 움직임을 돕고 충격을 흡수하며 근육의 적절한 수축이 이루어질 수 있도록 필요에 따라 할 수 있도록 활동한다.

골반 기능은 그다지 중요하지 않다. 그 모양은 약화된 힘을 보강하는 역할을 한다. 뼈는 두껍고 넓으며 커서 관절은 사이에 하지와 체간에 효과적인 힘의 전달될 수 있도록 강하다. 골반 관절의 구조 변화는 다양한 삶의 환경에 따라 변하는데 살아가는 동안과 이후를 포함하며, 임신 등도 요인이 될 수 있다. 치료사는 도수치료 기법은 이용하여 장애를 치료하는 방법을 이해하기 위해서 이러한 관절을 잘 이해하는 것이 중요하다.

해부학(Anatomy)

요추는 5개의 척추와 후관절(facet joints) 5쌍(추간관절(zygapophyseal, 돌기사이관절)이라고도 함)으로 구성되어 있다. 요추는 척추 중에서 가장 무게가 많이 나가며, 척추의 높이가 증가는 이러한 기능을 반영한 것이다. 척추 추간판은 각 요추 분절 사이에 존재하며, 충격 흡수와 움직임을 촉진에 도움을 준다. 요추의 횡돌기는 일반적으로 극돌기와 평행한다(**그림 6.1**).

요추를 둘러싼 연부조직은 독특하다. 요추를 지지하는 인대가 흉추나 경추 부위에 비해 더 두껍고 강한데 이는 다른 부위에 비해 비교 하중이 주어지면 잘 견뎌야 하는 특성 때문이다. 이 인대에는 전방에서부터 후방을 포함하고 있으며, 전종인대, 후종인대, 횡돌간인대, 황색인대, 극간인대와 극상인대가 있다. 주변 근육은 분절에 넓게 분포되어 있는 다열근, 크기가 넓은 광배근과 두꺼운 척추기립근이 있다(**그림 6.2**).

요추 구조물 아래에 천장관절이 있다. 천장관절의 후면에는 골반의 볼록한 장골 표면과 천골의 오목한 관절 표면, 윤활낭이 주위에 구성되어 있다(**그림 6.3**). 이러한 표면에 대한 뼈의 일치성은 환자의 연령에 따라 크게 다르게 나타난다. 이것들의 표면은 매끄럽고 평면이다. 그러나 나이가 들어감에 따라 표면은 관절에 제공되는 부하와 횡으로 전달되는 힘에 따라 달라질 수 있다. 노인 환자의 경우, 천장관절이 융합될 수 있다. 골반의 전면부의 치골결합은 치골간판에 의해 두 개의 치골로 분리되어 있으며, 섬유연골 관절(fibrocartilaginous joint)로 구성되어 있다. 이 관절은 움직임이 제한되어 있고, 표면은 대부분 평평한 형태를 유지하고 있다.

요추와 마찬가지로 천장관절은 밀도가 높은 연부조직으로 둘러싸여 있다. 인대 연결은 전면에 천장관절 인대, 골간천장인대, 천골결절인대와 배측천장인대를 포함하며, 큰 평면 관절을 안정화시키는 역할을 한다(**그림 6.4**). 흥미롭게도, 어느 근육도 천골의 움직임에 직접적인 영향을 미치지 않는다: 그러나 많은 근육이 관절의 움직임에 영향을 준다. 이러한 근육에는 둔근, 복근, 슬괵근, 내전근 및 고관절 굴근 포함된다.

관절 운동학(Joint Kinematics)

요추의 관절 운동학을 설명하기 위해, 하부 척추 관절 움직임 과정에 대한 상부 척추 관절 과정의 움직임이 자세하게 설명된다(예: L4의 L3). 굴곡을 하는 동안, 위쪽 척추(예: L3)의 아래쪽 후관절은 아래쪽 척추(예: L4)의 상부 후관절에 비해 위쪽과 전방(up and forward)으로 이동한다. 요추 신전은 정반대의 움직임을 포함하고 있으며, 위쪽의 후관절은 아래쪽 후관절(**그림 6.5**)에 비해 아래쪽과 뒤쪽(down and back)으로 활주를 하게 된다.

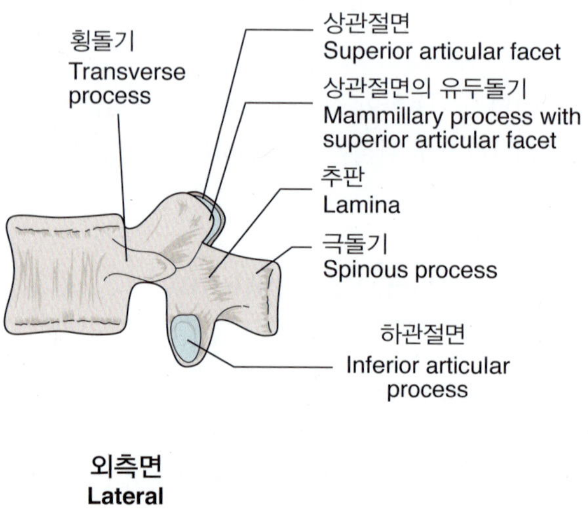

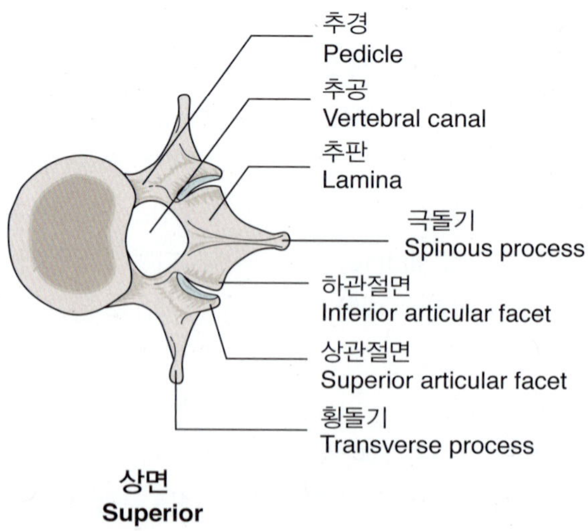

그림 6.1 요추 후관절

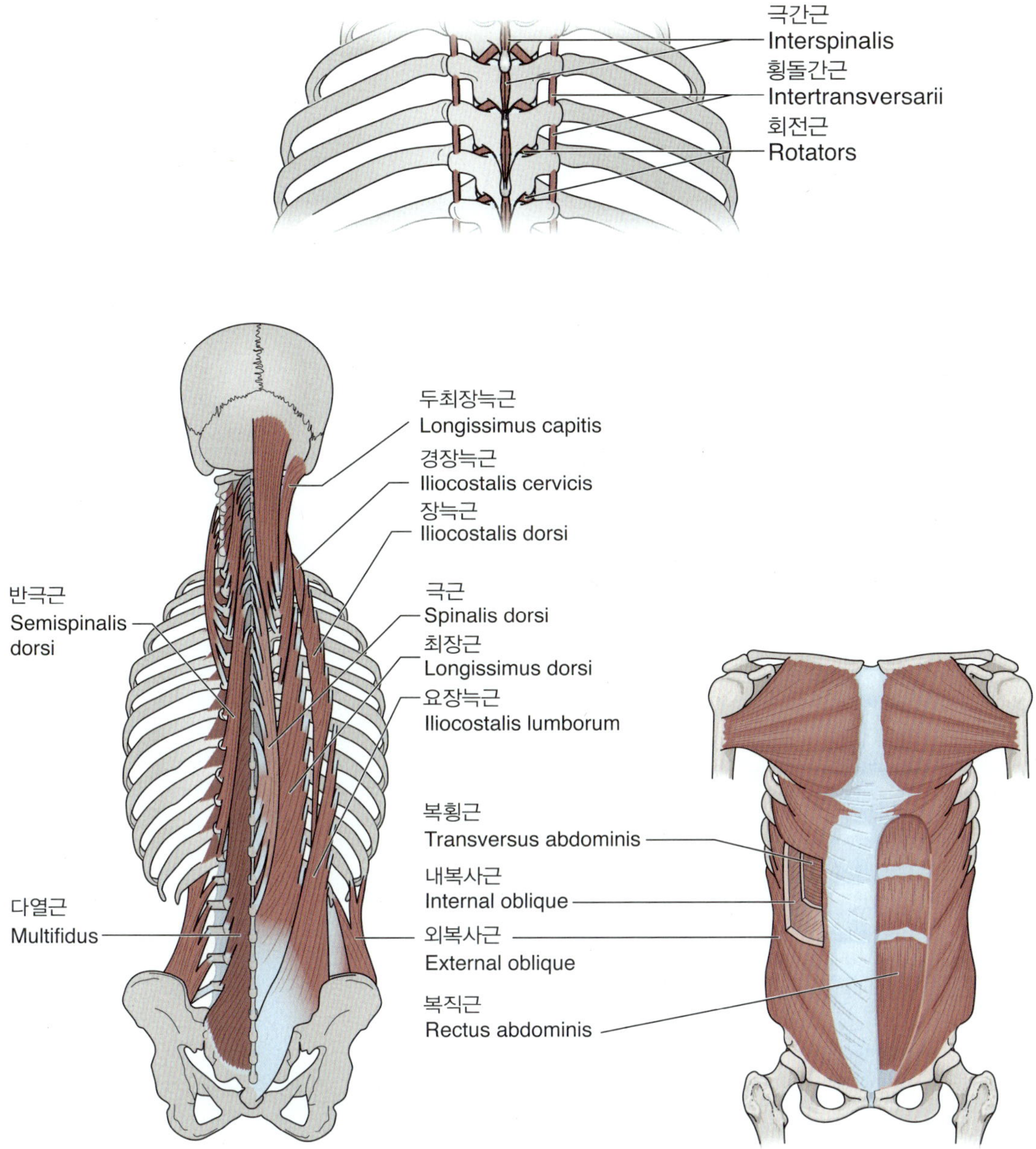

그림 6.2 요골반 복합 근육

위쪽 척추의 오른쪽 회전에서의 대응되는 아래쪽 척추는 오른쪽의 동측 후관절에 틈을 만들어 내고, 왼쪽의 반대쪽 후관절은 닫히게 된다. 오른쪽 요추 측방 굴곡은 동측(오른쪽) 관절 과정에서의 활주가 아래쪽으로 발생하는 반면, 반대쪽(왼쪽) 관절 과정은 위쪽으로 활주가 일어난다(**그림 6.6**).

관골과 천장관절 운동학은 여러 평면에서 발생한다(**그림 6.7**). 양측 골반 운동은 전방 또는 후방 골반 회전, 종종 요추 또는 고관절에서의 운동을 동반한다. 예를 들어, 고관절 굴곡의 끝 범위에서 종종 후방 골반 회전을 동반하며, 후방 골반 회전은 종종 요추 신전을 동반한다. 반대로, 고관절 신전의 끝 범위에서 종종 전방 골반 회전

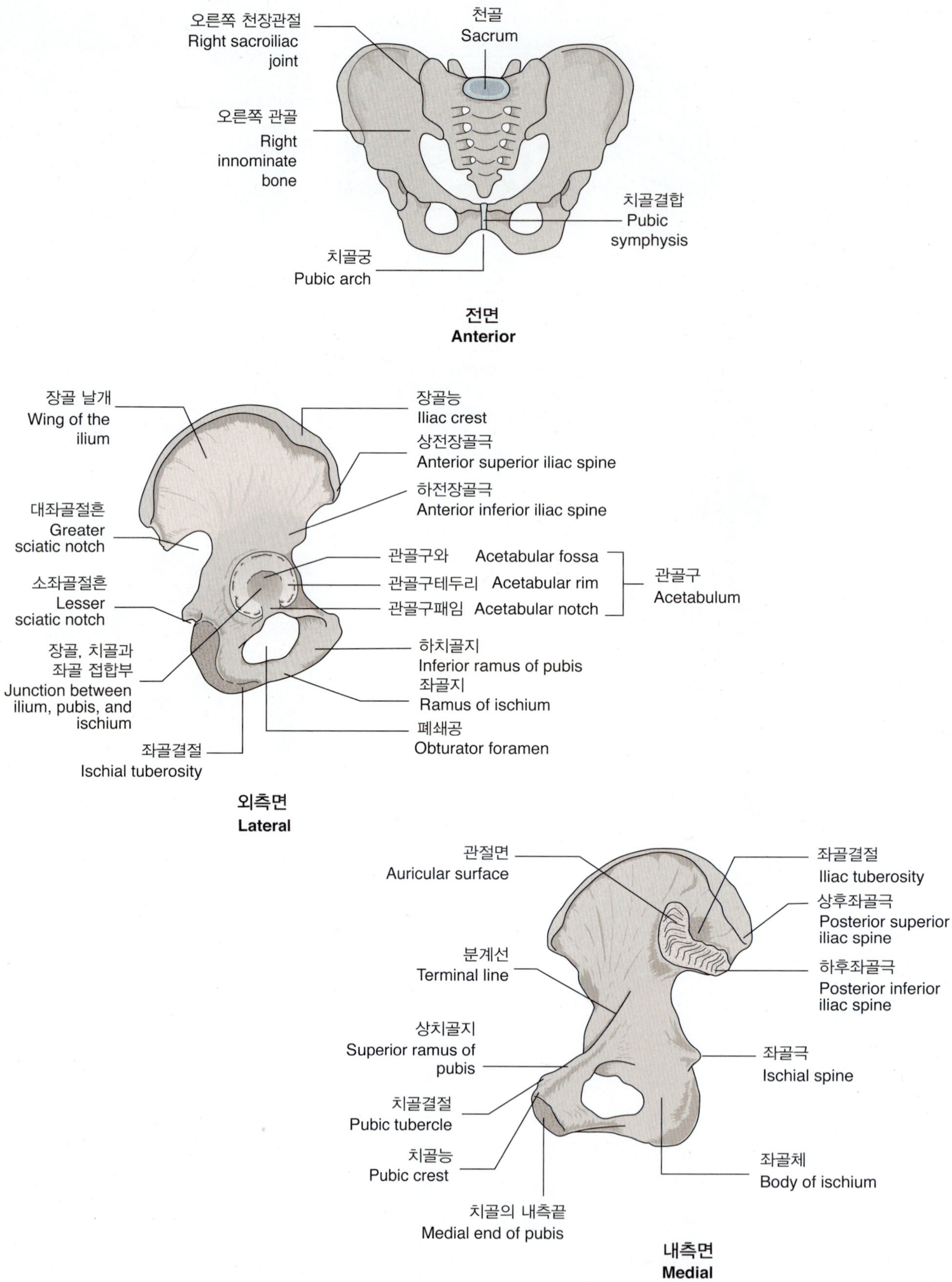
오른쪽 천장관절
Right sacroiliac joint
천골
Sacrum
오른쪽 관골
Right innominate bone
치골결합
Pubic symphysis
치골궁
Pubic arch
전면
Anterior
장골 날개
Wing of the ilium
장골능
Iliac crest
상전장골극
Anterior superior iliac spine
하전장골극
Anterior inferior iliac spine
대좌골절흔
Greater sciatic notch
관골구와 Acetabular fossa
관골구테두리 Acetabular rim
관골구패임 Acetabular notch
관골구
Acetabulum
소좌골절흔
Lesser sciatic notch
장골, 치골과 좌골 접합부
Junction between ilium, pubis, and ischium
하치골지
Inferior ramus of pubis
좌골지
Ramus of ischium
폐쇄공
Obturator foramen
좌골결절
Ischial tuberosity
외측면
Lateral
관절면
Auricular surface
좌골결절
Iliac tuberosity
상후좌골극
Posterior superior iliac spine
분계선
Terminal line
하후좌골극
Posterior inferior iliac spine
상치골지
Superior ramus of pubis
좌골극
Ischial spine
치골결절
Pubic tubercle
치골능
Pubic crest
좌골체
Body of ischium
치골의 내측끝
Medial end of pubis
내측면
Medial

그림 6.3 골반

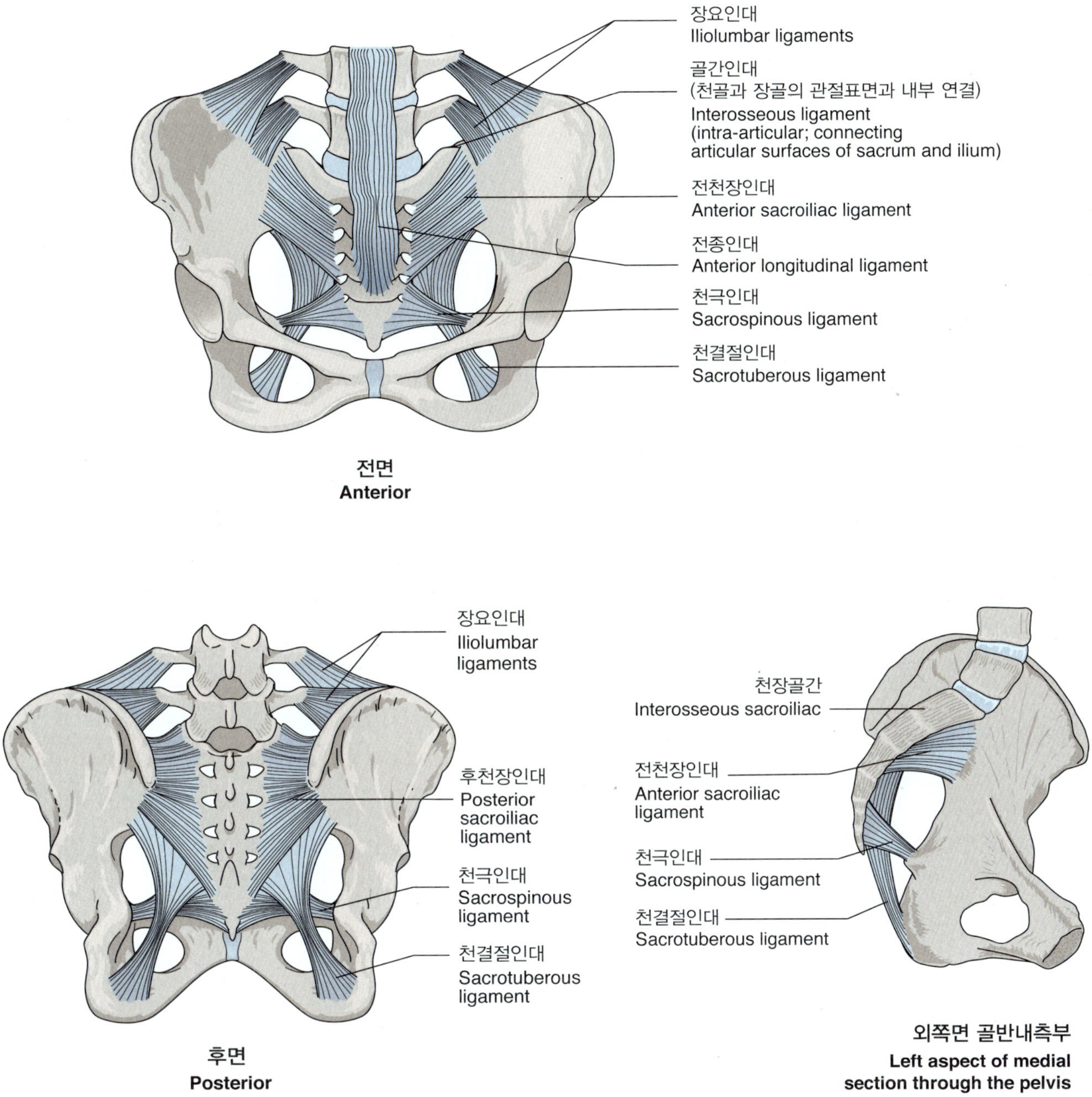

그림 6.4 천장관절을 지지하는 인대

을 동반하고, 전방 골반 회전은 종종 요추 굴곡을 동반한다. 고관절의 내전과 외전의 끝 범위에서 동측 동측 거상과 하강에 관련이 있다. 유사하게, 고관절 외회전 및 내회전은 각각 관골의 동측 아웃플레어(외측 회전)와 인플레어(내측 회전)과 관련이 있다.

관골은 다른 절반과 독립적으로 움직여 다음과 같은 기능장애 중 하나를 유발할 수 있다. (1)후방 회전 관골; (2)전방으로 회전된 관골; (3)인플레어 관골(ASIS가 안쪽으로 움직일 때); (4)무분별한 폭발(ASIS가 측면으로 움직일 때); (5)업슬립(관골이 위쪽으로 움직일

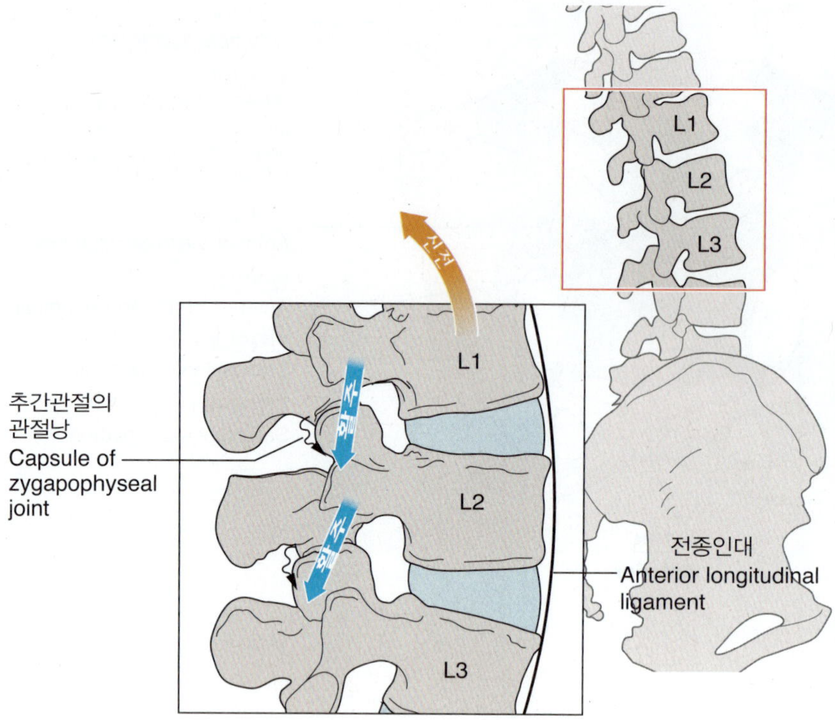

그림 6.5 신전하는 동안의 요추의 후관절 움직임

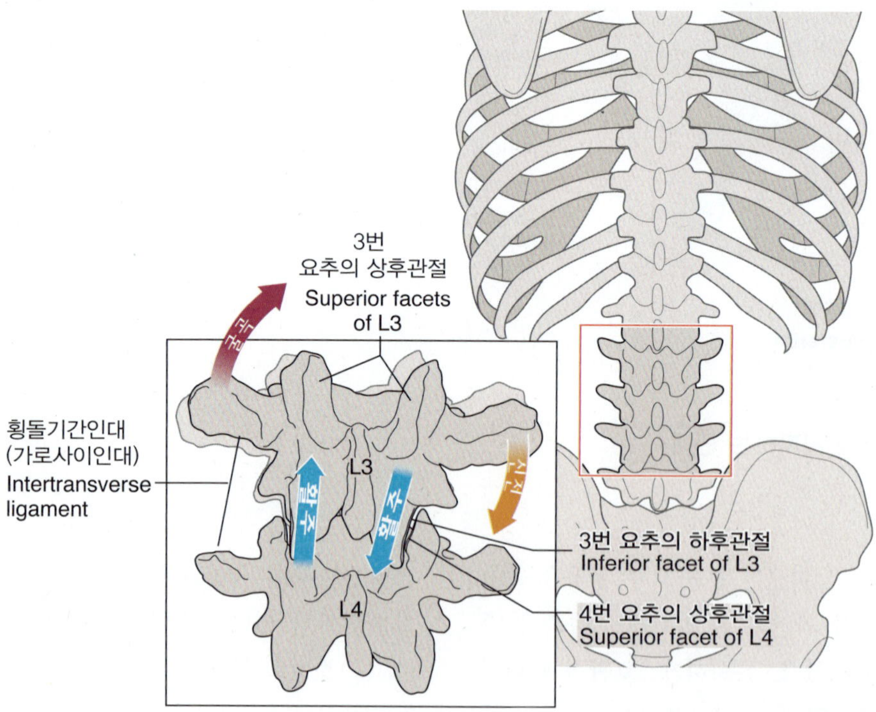

그림 6.6 오른쪽 측방굴곡 중 요추의 후관절 움직임

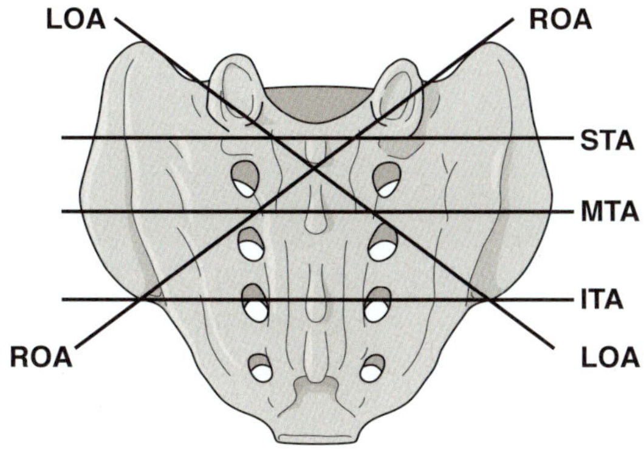

그림 6.7 천장관절의 일반적인 운동축 왼쪽 사선축 LOA = left oblique axis; 오른쪽 사선축 ROA = right oblique axis; 위쪽 가로축 STA = superior transverse axis; 중간 가로축 MTA = middle transverse axis; 아래쪽 가로축 ITA = inferior transverse axis.

때); 또는 (6)다운슬립(관골이 아래쪽으로 움직일 때).

천장관절(sacroiliac joint)의 관절운동학에는 5가지 주요 동작이 포함된다. 전굴(nutation)(천골 굴곡)과 후굴(counternutation)(천골 신전)이 가장 일반적으로 설명되는 동작이다(**그림 6.8**). 기술된 다른 움직임은 전방 염전(torsion, 비틀림)(한쪽 천골 기저부의 전방 움직임), 후방 염전(한쪽 천골 기저부의 후방 움직임), 및 측방굴곡(천골의 한쪽 측면의 아래쪽 움직임 또는 반대 측의 위쪽 움직임)을 포함한다. 치골결합에서 최소한의 움직임이 발생하지만, 한쪽 치골은 다른 치골보다 위쪽에 있거나 아래쪽으로 움직일 수 있다.

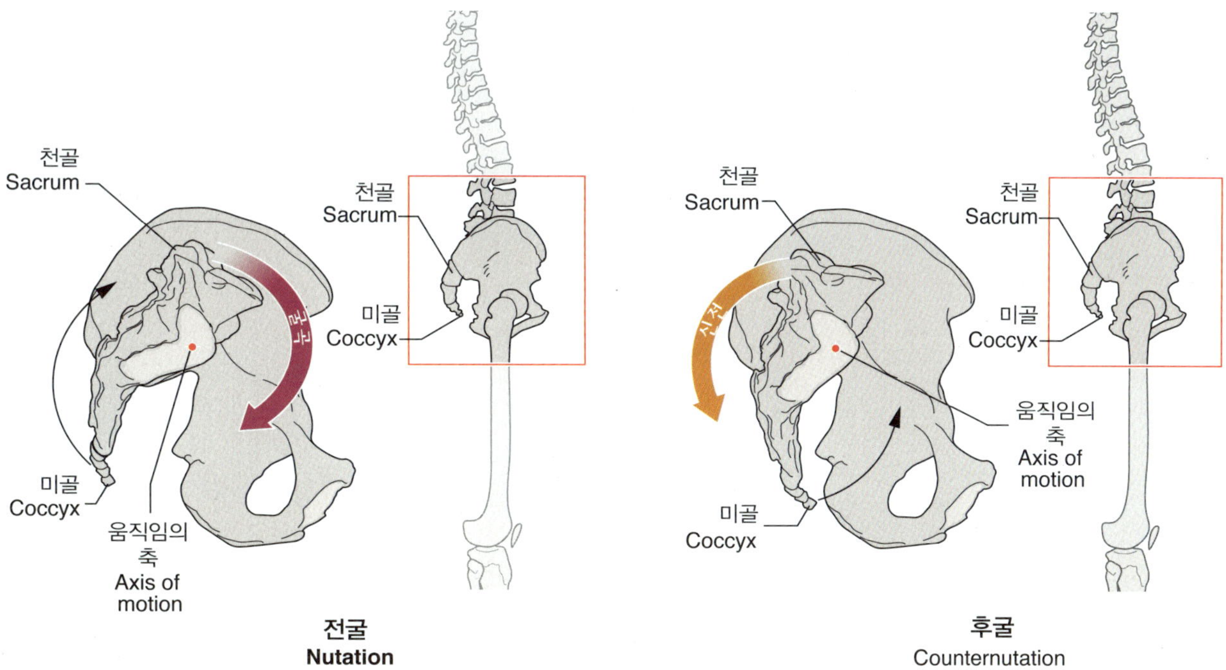

그림 6.8 천골의 관절 운동학적인 움직임

요추와 천장관절의 관절학

관절면	잠김 위치	안정 위치	관절낭 패턴	정상 ROM	끝느낌
			요추(Lumbar spine)		
머리측 후관절: 오목 **꼬리측 후관절:** 볼록 후관절은 대체로 평면적이다.	완전 신전	굴곡과 신전의 중간	측방굴곡과 회전에서 제한, 신전	굴곡: **40–60°** 신전: **20–35°** 측방굴곡: **15–20°** 편측 회전: **3–18°** 편측	모든 방향에서 조직의 신장
			천장관절(Sacroiliac)		
천골: 오목 **장골:** 볼록	전굴	전굴	관절에 스트레스가 가해질 때 통증	작은 움직임	모든 방향에서 조직의 신장

슬관절을 굴곡하고 바로 누운 자세에서 비추력 신연
/ Hook-Lying Nonthrust Distraction

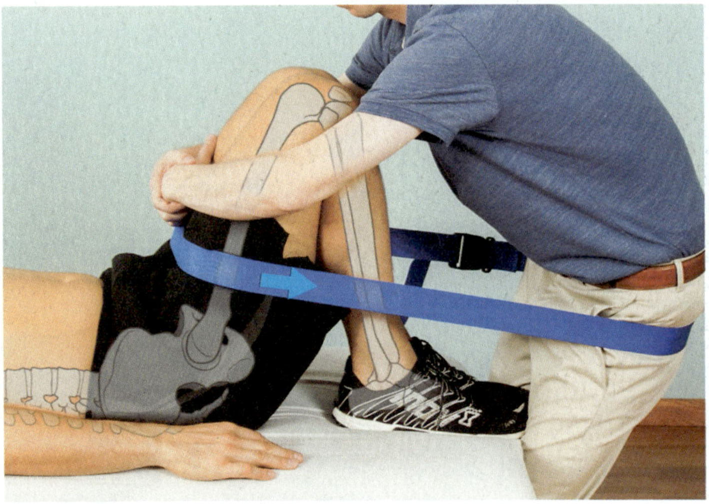

환자 자세: 바로 누운 자세에서 양쪽 고관절과 슬관절을 굴곡하고 발은 치료 테이블 위에 놓는다(hook-lying).

치료사 자세: 치료 테이블 아래쪽에 환자의 얼굴을 보면서 바로 선 자세를 취한다.

고정: 직접 안정화가 필요 없다.

가동술: 치료사는 환자의 종아리 또는 원위 허벅지의 근위 측면에 손을 대고 치료사는 요추에 신연을 하기 위해 점차 뒤쪽으로 기울어지게 하여 가동술을 적용한다.

치료 목표: 일반적으로 요추부의 움직임을 증진한다.

참고: 이 기술은 근위 허벅지 부위에 벨트를 감싸 적용이 가능하다. 기계적인 견인의 유익성 여부를 확인하는 방법으로 사용이 가능하다.

앉은 자세에서 비추력 신연 / Sitting Nonthrust Distraction

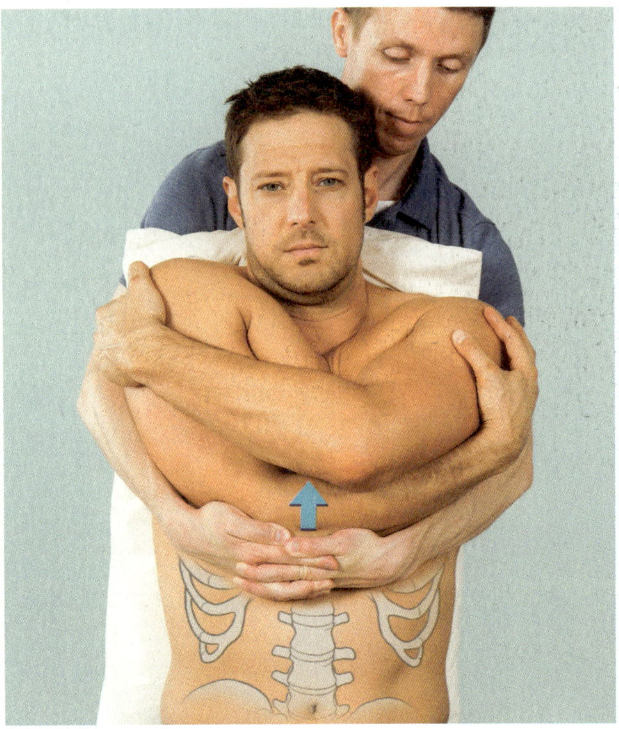

환자 자세: 가슴에 팔을 교차한 자세를 취하면서 환자는 치료 테이블의 끝 모서리 부분에 바른 자세로 앉는다.

치료사 자세: 환자의 등쪽에 선 자세를 취한다. 치료사와 환자 사이에 베개를 두고, 제일 아래쪽에 있는 환자의 주관절을 감싸 앉는다.

고정: 직접 안정화가 필요 없다.

가동술: 제일 아래쪽에 있는 주관절을 통해 환자의 머리 방향으로 신연 힘을 제공한다. 환자의 호흡 패턴과 함께 신연의 힘을 사용할 수 있다.

치료 목표: 일반적으로 요추부의 움직임을 증진한다.

참고: 신연을 적용 방향은 수직에서 환자의 약간 기울어진 각도에 따라 약간 뒤쪽에서 적용할 필요가 있을 수 있다.

옆으로 누운 자세에서 비추력 신연

/ Side-Lying Nonthrust Distraction

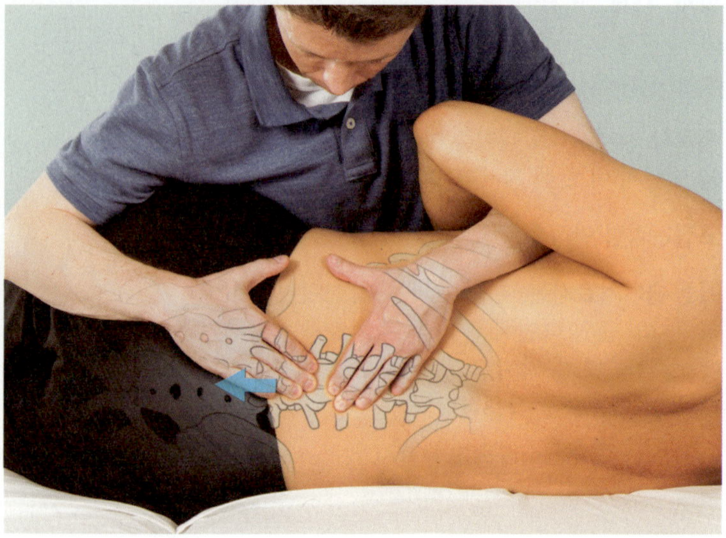

환자 자세: 고관절은 60°~90° 굴곡된 상태에서 옆으로 누운 자세를 취한다(편측 신연이 수행되는 경우 옆면은 위로 향해 누운 자세를 취함).

치료사 자세: 환자의 기능장애 부위 앞에 바로 선 자세를 취한다.

고정: 직접 안정화가 필요 없다.

가동술: 환자 머리측에 위치한 치료사의 전완과 손은 치료할 분절의 머리측 척추에 위치한다. 그리고 검지와 가운데 손가락은 치료할 분절의 척추를 고정한다. 치료사는 견인 힘을 적용하면서, 아래 방향으로 신연을 적용할 때 환자의 아래쪽에 위치한(환자의 위쪽 다리에 접촉하고 있는) 팔과 몸을 움직인다.

치료 목표: 일반적으로 요추부의 움직임을 증진한다.

참고: 신연은 특정 기능장애 분절을 식별할 때 유용하다.

네발기기 자세에서 굴곡 활주
/ Quadruped Flexion Glide

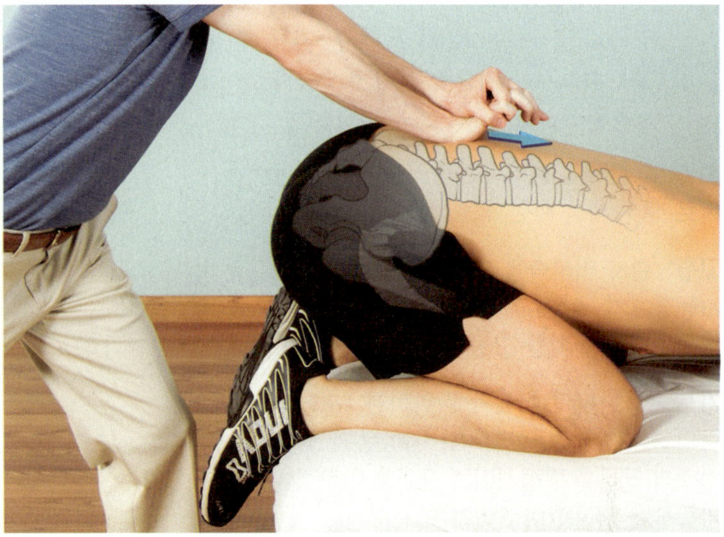

환자 자세: 환자는 네발기기 자세를 취하고 무릎은 엉덩이 너비만큼 벌린다.

치료사 자세: 환자 뒤에서 선 자세를 취한다. (또는 양쪽에서 치료 분절에 적절한 치료 적용이 가능한 위치를 잡는다.)

고정: 직접 안정화가 필요 없다.

가동술: 두상골이나 엄지로 요추 극돌기를 단단히 고정하고 가동술을 적용한다. 치료사는 가동술을 적용하는 손으로 환자의 머리 방향으로 힘을 유지하는 동안 환자는 엉덩이를 발뒤꿈치 방향에 위치하여 한다.

치료 목표: 일반적으로 요추부의 굴곡을 증진한다.

참고: 치료 테이블을 낮게 하여 치료에 적용하면 효율적으로 치료사의 신체역학적인 힘을 적용할 수 있도록 도울 수 있다.

임상 조언: 요추 위치 결함을 확인하려면 모든 기준점에서 대칭이 발생하기 쉬운 엎드려 누운 자세에서 환자의 횡돌기를 촉진한다. 그런 다음 환자의 잠재적인 문제점을 발견하고 확인하기 위해 다시 촉지하기 전에 네발기기 자세에서 팔꿈치로 눕기 자세를 하도록 한다. 만약 분절이 아래와 뒤에 위치해 있거나 위와 앞쪽에 위치해 있는지 인접 분절의 위치에 대하여 확인을 하는 활동을 통해 치료사는 분절의 문제점을 확인할 수 있도록 돕는다.

옆으로 누운 자세에서 굴곡 활주 / Side-Lying Flexion Glide

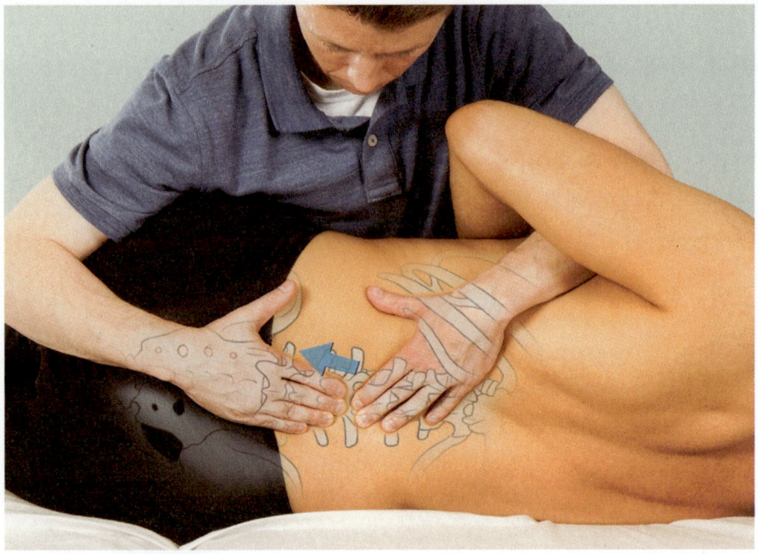

환자 자세: (만약 편측 기능장애가 있다면 위쪽으로 자세를 취하면서) 고관절과 슬관절을 60~90° 굴곡하면서 옆으로 눕는 자세를 취한다. 치료사는 치료할 위쪽 척추분절을 아래로 회전시킨다.

치료사 자세: 환자의 기능장애 부위 앞에 바로 선 자세를 취한다.

고정: 환자 머리측에 위치한 치료사의 손은 기능장애가 있는 분절의 머리측 척추의 횡돌기나 극돌기를 고정한다.

가동술: 환자의 아래쪽에 위치한 (꼬리방향의 척추에 위치한) 치료사의 손과 몸은 척추의 골곡을 발생시키는 단위로서 분절에 가동술을 적용한다.

치료 목표: 요추의 굴곡을 증가시킨다.

참고: 가동술을 요추 분절의 굴곡 또는 열림(opening)에 이용되며, 닫힘(closing) 제한의 교정을 돕는다. (후관절이 아래 방향으로 달라붙었거나 뒤로 빠져 있을 때)

옆으로 누운 자세에서 신전 활주 / Side-Lying Extension Glide

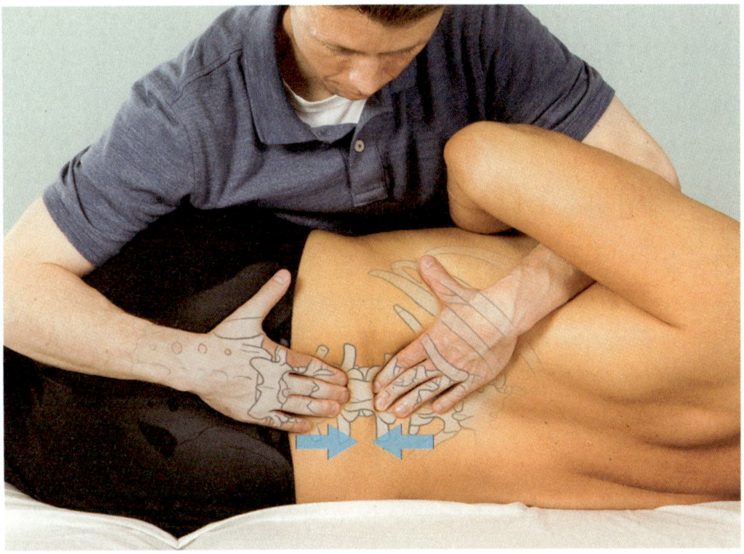

환자 자세: (만약 편측 기능장애가 있다면 위쪽으로 자세를 취하면서) 옆으로 눕는 자세를 취한다. 치료사는 치료할 위쪽 척추 분절을 아래로 회전시킨다.

치료사 자세: 치료사의 고관절 부위의 전면에 환자의 무릎을 위치하면서, 치료사는 환자의 기능장애가 있는 요추 부위에서 바로 선 자세를 취한다.

고정: 환자의 머리측에 위치한 치료사의 검지는 기능장애 분절의 위쪽 척추의 극돌기를 고정한다.

가동술: 환자의 꼬리측에 위치한 치료사의 손은 아래쪽 척추의 횡돌기에 위치한다. 신전 가동술은 환자의 하지와 골반을 등쪽 방향과 치료가 필요한 분절의 극돌기를 가까운 방향으로 시도하는 움직임을 이용하여 만들어 낸다.

치료 목표: 요추의 신전을 증가시킨다.

참고: 슬관절과 고관절의 각도는 가동술을 시행하는 동안 고정한 상태를 유지한다. 이러한 가동술은 요추 분절의 신전을 시도하거나 닫힘(close)을 시도하고, 열림(opening) 제한(후관절이 윗방향으로 달라붙었거나 앞쪽으로 빠졌을 때)을 교정한다.

후방에서 전방으로 비추력 / Posterior–Anterior Nonthrust

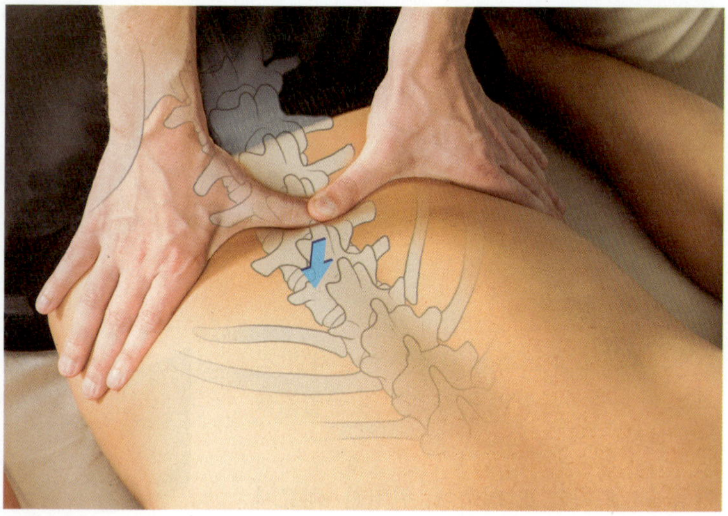

환자 자세: 환자는 팔을 편안하게 하고 다리를 편 상태로 바로 누운 자세를 취한다.

치료사 자세: 환자의 옆에 엎드려 누운 자세를 취한다.

고정: 직접 안정화가 필요 없다.

가동술: 두상골이나 엄지는 가동술을 적용할 극돌기에 위치한다. 가동술을 적용할 손은 척추의 극돌기에 수직방향으로 활주를 시행한다. 다른 손은 가동술을 시행하는 손을 안내(guide)하거나 추가적인 힘을 제공하는데 사용한다.

치료 목표: 일반적으로 요추부의 움직임을 증진한다.

참고: 가동술은 요추 추간판 주면의 유체 확산을 촉진하며 관절면에 영양을 공급하는데 사용한다.

머리측 활주 신연 / Cranial Glide Distraction

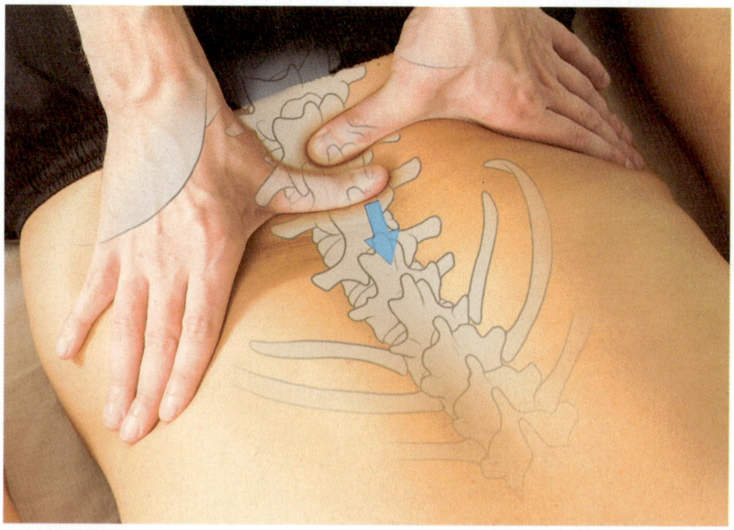

환자 자세: 환자는 팔을 편안하게 하고 다리를 편 상태로 바로 누운 자세를 취한다. 요추는 안정위치나 약간 엎드려 누운 자세를 취한다.

치료사 자세: 환자 옆에 선 자세를 취한다.

고정: 환자의 꼬리측에 위치한 치료사의 손의 엄지는 좀 더 아래쪽 척추의 극돌기에 위치한다.

가동술: 환자 머리측에 위치한 치료사의 손 엄지나 두상골은 머리측에 위치한 척추보다 좀 더 아래쪽 극돌기 표면에 위치한다. 도수교정을 시행하는 손은 극돌기를 환자의 머리측과 배쪽(위와 앞 방향)으로 활주한다.

치료 목표: 목표 분절의 요추부 굴곡을 증진한다.

참고: 이러한 가동술은 분절의 극돌기를 가깝게 함으로써 목표 분절의 위쪽에 신전을 촉진한다. 환자를 편안하게 하기 위해 복부에 베개를 깔아 주어도 좋다.

머리측 활주를 통한 접근 / Cranial Glide Approximation

환자 자세: 환자는 팔을 편안하게 하고 다리를 편 상태로 바로 누운 자세를 취한다. 요추는 안정위치나 약간 엎드려 누운 자세를 취한다.

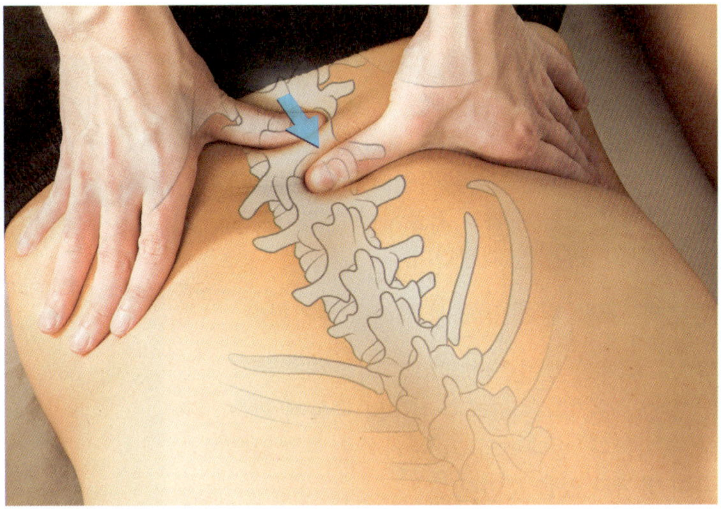

치료사 자세: 환자 옆에서 선 자세를 취한다.

고정: 환자 꼬리측에 위치한 치료사의 손 엄지는 좀 더 위쪽 척추의 극돌기에 위치한다.

가동술: 환자의 꼬리측에 위치한 치료사의 손 엄지나 두상골은 꼬리측에 위치한 척추보다 좀 더 위쪽 극돌기 표면에 위치한다. 도수교정을 시행하는 손은 극돌기를 환자의 머리측과 배쪽(위와 앞 방향)으로 활주한다.

치료 목표: 목표 분절의 요추부 신전을 증진한다.

참고: 이러한 가동술은 분절의 극돌기를 가깝게 함으로써 목표 분절의 아래쪽에 굴곡을 촉진한다. 환자를 편안하게 하기 위해 복부에 베개를 깔아 주어도 좋다.

엎드린 자세에서 요추부 간격에 대한 활주 / Prone Gapping Glide

환자 자세: 환자는 팔을 편안하게 하고 다리를 편 상태로 엎드려 누운 자세를 취한다. 요추는 안정위치를 유지하는 자세를 취한다.

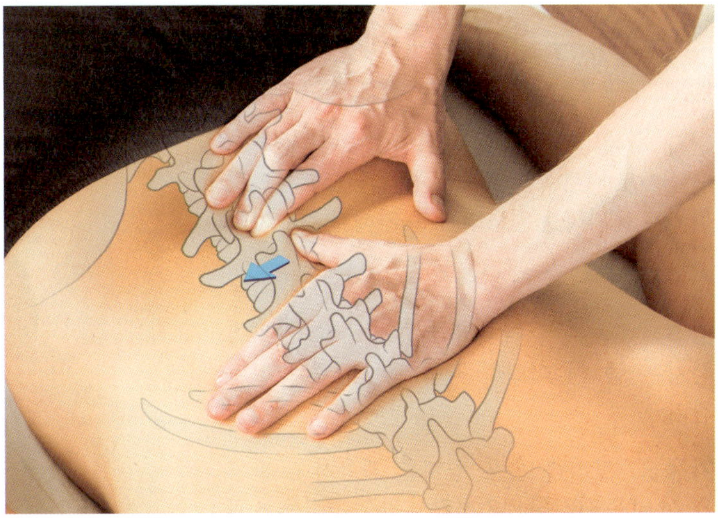

치료사 자세: 치료사는 환자의 기능장애가 있는 요추 부위에서 바로 선 자세를 취한다.

고정: 환자의 꼬리측에 위치한 치료사의 손은 좀 더 꼬리측에 위치한 척추 극돌기의 측면에 검지와 가운데 손가락을 위치한다. 반대편의 가장 가까운 후관절은 틈이 벌어져 있을 것이다.

가동술: 환자 머리측에 위치한 치료사의 엄지를 이용하여 머리측에 위치한 척추보다 좀 더 위쪽 극돌기 표면에 위치한다. 같은 쪽 가장 가까운 후관절은 틈이 벌어져 있을 것이다. 환자의 머리측에 위치한 척추의 극돌기는 바깥쪽으로, 치료사로부터 멀어지게 틈이 벌어진 가장 가까운 후관절을 움직여 준다.

치료 목표: 회전에 대한 위치 결함의 감소를 돕는다: 후관절의 연골 조직 충돌 증상을 완화하거나 추간판의 탈출을 감소시킨다.

참고: 환자를 편안하게 하기 위해 복부에 베개를 깔아 주어도 좋다.

옆으로 누운 자세에서 요추부 간격에 대한 활주 / Side-Lying Gapping glide

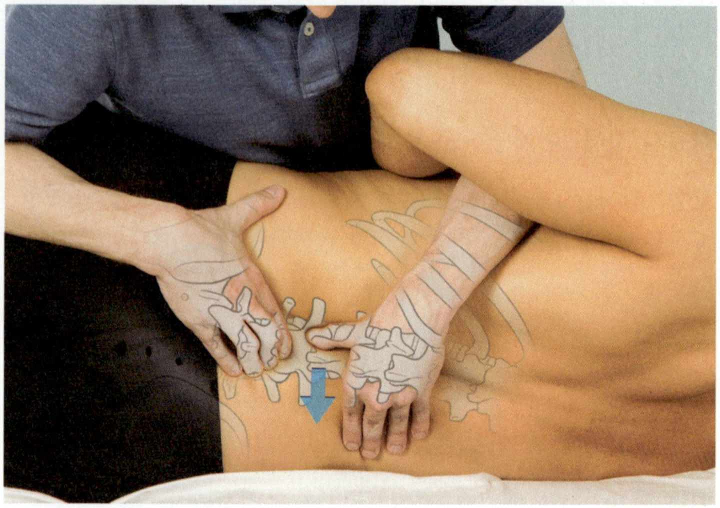

환자 자세: 치료사가 가동술을 시행하는 팔에 환자의 팔을 끼우고 환자는 옆으로 눕는다. 환자의 슬관절은 치료사가 목표분절의 움직임을 느낄 때까지 앞쪽을 움직인다. 목표 분절의 움직임이 감지될 때까지 치료사에서 멀어지도록 체간의 윗부분을 회전한다.

치료사 자세: 환자 앞에 선 자세를 유지한다.

고정: 환자의 꼬리측에 위치한 치료사의 손에서 2개의 손가락은 꼬리측 척추의 극돌기 외측에 위치한다. 반대편의 가장 가까운 후관절은 틈이 벌어져 있을 것이다.

가동술: 머리측에 위치한 치료사의 손 엄지는 가장 가까운 후관절 관절의 틈이 같은 쪽에 더 많은 머리측 척추의 극돌기 측면 측면에 위치한다. 환자의 머리측에 위치한 척추의 극돌기는 바깥쪽으로, 치료사로부터 멀어지게 틈이 벌어진 가장 가까운 후관절을 움직여 준다.

치료 목표: 회전에 대한 위치 결함의 감소를 돕는다: 후관절의 연골 조직 충돌 증상을 완화한다.

참고: 환자를 편안하게 하기 위해 복부의 측면에 베개를 깔아 주어도 좋다.

엎드려 누운 자세에서 측방굴곡 활주 / Prone Sidebending Glide

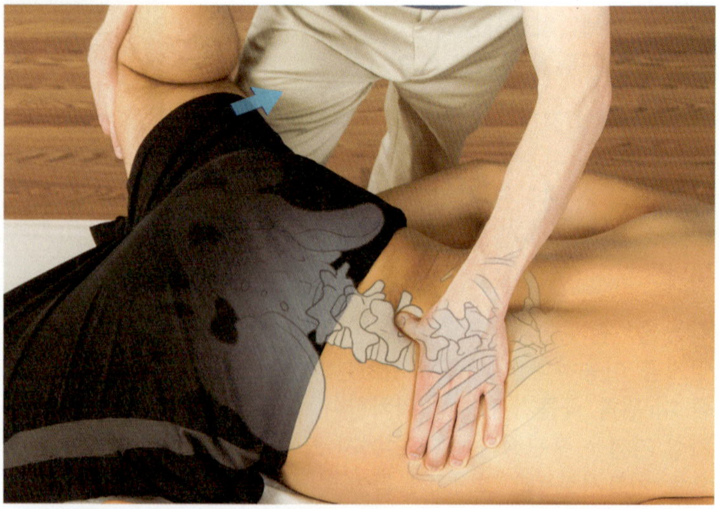

환자 자세: 환자는 팔을 편안히 하고 다리를 편 상태로 바로 누운 자세를 취한다. 요추는 안정 위치를 유지하는 엎드려 누운 자세를 취한다.

치료사 자세: 환자 옆에서 선 자세를 취한다.

고정: 머리측에 위치한 치료사의 손 엄지와 검지는 좀 더 머리측 극돌기의 먼쪽에 위치한다.

가동술: 꼬리측 손은 상지를 사용하여 환자의 더 낮은 다리를 지지하면서 가장 가까운 원위 대퇴부의 안쪽 표면을 잡는다. 그런 다음 치료사는 끝 범위를 통해 외전을 시키면서 더 꼬리측 척추의 외측굴곡시키면서 힘을 가한다.

치료 목표: 외측굴곡의 위치 결함을 줄이고 요추의 외측굴곡을 증가시킨다.

참고: 환자를 편안하게 하기 위해 복부에 베개를 깔아 주어도 좋다.

옆으로 누운 자세에서 측방굴곡 활주
/ Side-Lying Sidebending Glide ("Breaking the Bread")

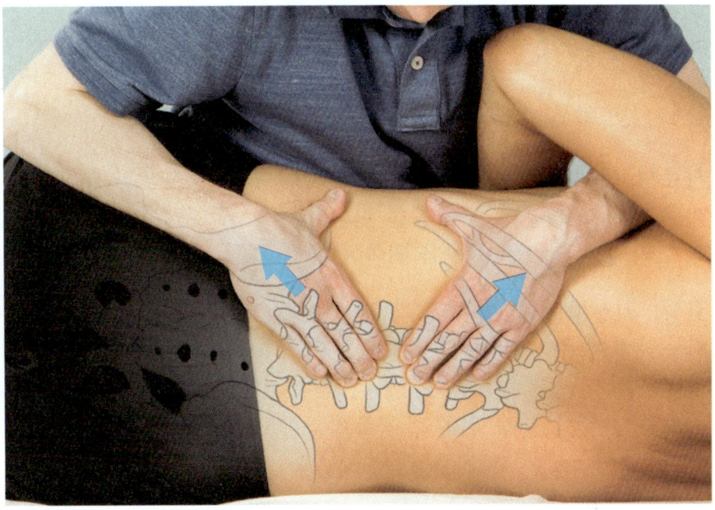

환자 자세: 치료사가 가동술을 시행하는 팔에 환자의 팔을 끼우고 환자는 옆으로 눕는다.

치료사 자세: 기능장애 수준에 맞추어 환자 앞에 선 자세를 취한다.

고정: 직접 안정화가 필요 없다.

가동술: 치료사는 가동술을 적용하고자 하는 극돌기 아래에 손가락을 걸고(hook), 전완은 흉곽과 골반을 서로 밀어 내면서 외측방향(천장 쪽으로)으로 당긴다. 치료사는 주로 자신의 체중을 이용하여 장골능을 꼬리측으로 활주한다.

치료 목표: 외측굴곡의 위치 결함을 줄이고 요추의 외측굴곡을 증가시킨다.

참고: 활주는 추력(thrust)/도수교정으로 수행된다. 치료사는 근육 연축을 줄이기 위해 척추 주위 조직에 가동술을 적용하면서 환자의 가장 가까운 척추 측방의 내측 면을 움켜잡는다.

요추의 간격에 대한 추력 / Lumbar Gapping Thrust

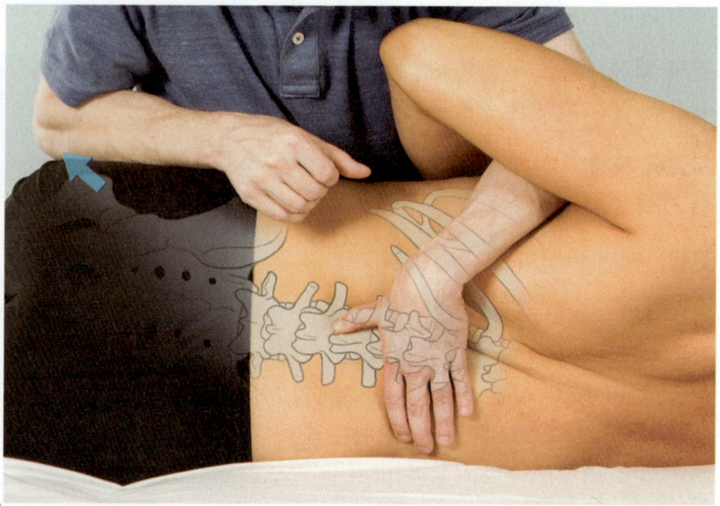

환자 자세: 손목을 잡고 기능장애가 있는 부위를 위쪽으로 하여 옆으로 눕는다. 아래쪽 다리는 신전을 하고, 목표 분절에서 움직임 느껴질 때까지 고관절을 굴곡하고, 발의 윗부분은 아래쪽 다리의 뒤쪽에 놓는다.

치료사 자세: 환자의 팔 밑에 치료사의 팔을 끼우고 환자의 앞에 선 자세를 취한다. 치료사의 꼬리측 전완은 둔부 근육 위쪽에 위치한다.

고정: 치료사는 흉추가 45°가 될 때까지 또는 기능장애 수준이 느껴질 때까지 회전을 한다. 치료사는 머리측 엄지손가락으로 도수교정을 실시하기 위해 분절 위쪽의 극돌기를 안정화시킨다.

가동술: 치료사는 둔부 위쪽에 꼬리측 전완을 고정하고 환자의 체간을 전방과 하방으로 가동술을 시행한다.

치료 목표: 닫힌 요추 후관절에 틈을 만든다.

참고: 도수교정 각도는 환자의 방향과 기능장애가 있는 요추 분절의 수준에 따라 달라질 수 있다.

임상 조언: 고속 추력(thrust) 기법을 시행하기 전에 주관적, 객관적인 검사는 먼저 레드 플래그 조건을 제외시키기 위해 시행되어져 왔으며 운동은 필요에 따라 주의가 필요하다. 레드 플래그 조건에는 골절, 수술 부위에 스트레스, 류머티스 관절염, 골 관절염, 임신과 디스크 탈출증이 포함되며 역시 주의를 필요로 한다.

요추 하후방 추력 / Lumbar Down-and-Back Thrust

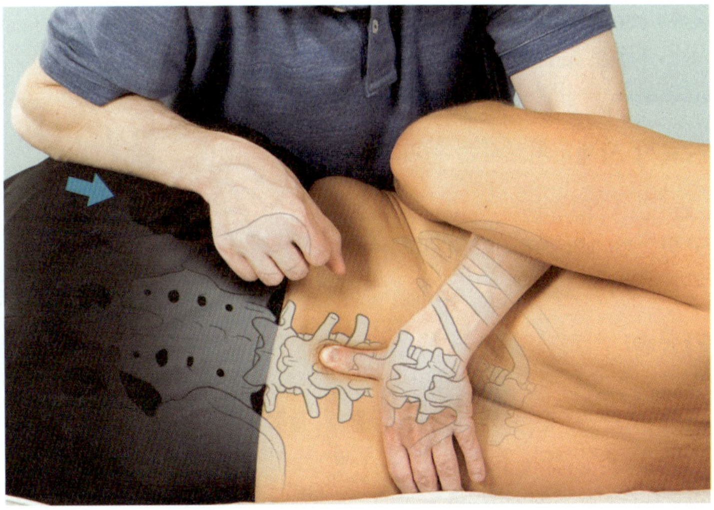

환자 자세: 기능장애 부위가 위로 향하도록 옆으로 누운 자세를 취하고 손은 반대편 손목을 잡는다. 아래쪽 다리를 편다. 위쪽 고관절의 움직임이 목표 부위에 이를 때까지 굴곡시킨다. 위쪽 발은 아래쪽 다리 뒤쪽으로 안정시킨다.

치료사 자세: 환자 앞에 서서 머리측 팔을 환자의 팔 아래로 통과시킨다. 치료사는 꼬리측 전완을 환자의 둔부 위쪽에 위치시킨다.

고정: 치료사는 목표 부위에서 움직임이 일어날 때까지 흉추를 회전시킨다. 치료사는 환자 머리측 엄지손가락을 이용하여 극돌기의 상부를 안정화시킨다.

가동술: 치료사는 환자의 몸통과 꼬리측 둔부 위에 전완을 이용하여 후상방으로 쓰러스트 한다.

치료 목표: 열린 자세로 고착된 요추 후관절을 닫기 위해 사용한다(예: 위쪽과 앞쪽방향).

참고: 환자를 치료사의 몸쪽으로 회전하는 것은 신체 역학적으로 도움이 될 수 있으며 더 많은 압박을 줄 수 있다. 쓰러스트 힘은 환자의 머리측에 있는 치료사의 엄지를 통해서 적용될 수도 있으나 이 같은 방법으로는 약 20% 정도의 추력 힘이 추천된다고 전해진다. 이것은 아주 적은 힘이어야 한다.

후방 관골 회전 / Posterior Innominate Rotation

환자 자세: 환측이 위쪽을 향하도록 옆으로 누운 자세로 고관절과 무릎을 90° 굴곡한다. 건측 고관절과 슬관절은 중립을 유지한다.

치료사 자세: 치료사는 환자의 고관절 앞쪽에 선다.

고정: 환자의 신전된 하지를 치료 테이블에 가깝게 하여 관골을 안정화 시킨다.

가동술: 치료사의 한쪽 손을 장골능 위쪽에 위치하여 손바닥으로 장골의 전면 상부를 고정한다. 다른 한 손은 좌골결절(궁둥뼈 결절) 아래쪽을 고정한다. 양손은 각각의 뼈 융기부위가 관골을 후방회전할 수 있도록 사용된다.

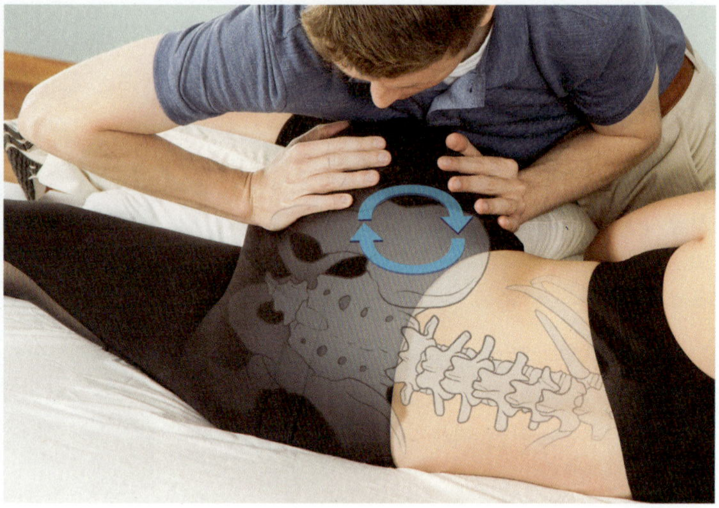

치료 목표: 전방 회전된 관골을 교정하기 위해 사용한다.

참고: 치료사가 환자 위로 체중을 기울이면 기계적인 이점을 얻을 수도 있다.

전방 관골 회전 / Anterior Innominate Rotation

환자 자세: 환측이 위쪽을 향하도록 옆으로 누운 자세로 고관절과 무릎은 0° 굴곡하고, 비환측의 고관절과 무릎은 90° 굴곡한다.

치료사 자세: 치료사는 환자의 고관절 앞쪽에 선다.

고정: 환자의 굴곡된 비환측 하지를 치료 테이블에 가깝게 하여 관골을 안정화시킨다.

가동술: 치료사의 한 손을 장골능 위쪽에 놓는다. 다른 한 손은 좌골결절 아래쪽에 위치시킨다. 양손은 각각의 뼈 융기부위가 관골을 전방회전할 수 있도록 사용된다.

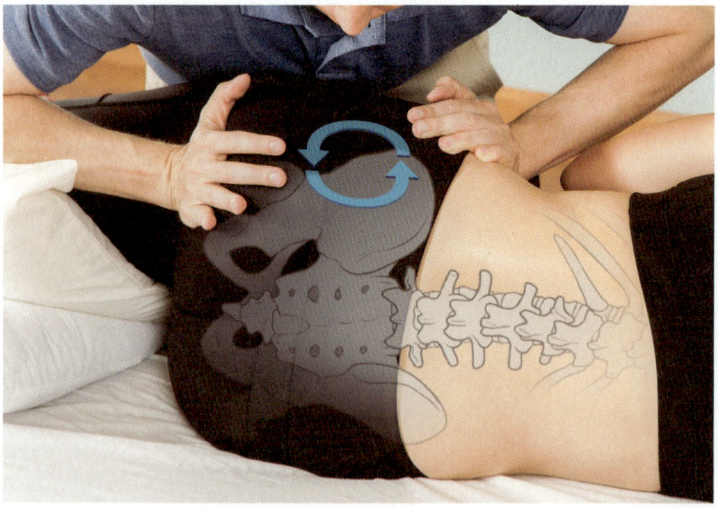

치료 목표: 후방 회전된 관골을 교정하기 위해 사용한다.

참고: 치료사가 환자 위로 체중을 기울이면 기계적인 이점을 얻을 수도 있다.

엎드린 자세에서 아웃플레어 활주 / Prone Outflare Glide

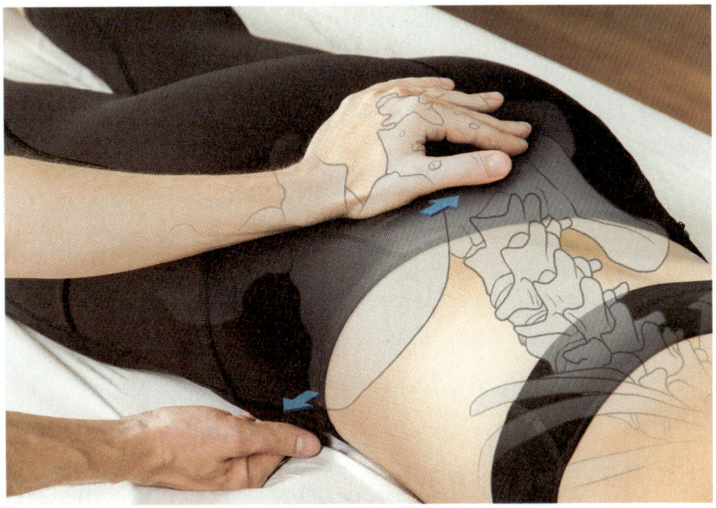

환자 자세: 엎드려 누운 자세로 팔이 골반을 방해하지 않도록 한다.

치료사 자세: 치료를 위해 관골 옆에 서거나 앉는다.

고정: 환자의 체중이 안정화 역할을 한다.

가동술: 치료사의 한 손을 환측의 장골극 후상방 바깥쪽에 놓는다. 이 손은 가동 운동 시 장골극 후상방의 내측 힘(medial force)을 제공한다. 다른 한 손은 동측 장골극의 전방 위쪽을 잡아 바깥쪽으로 당긴다.

치료 목표: 인플레어(내측 회전)된 관골을 교정하기 위해 사용한다.

참고: 환자의 관상면에서 치료사의 팔꿈치가 반듯하도록 웅크리거나 앉은 자세가 도움이 될 수 있다. 필요시 환자의 편안함을 위해 베개를 복부 아래에 받쳐 사용할 수 있다.

바로 누운 자세에서 아웃플레어 활주 / Supine Outflare Glide

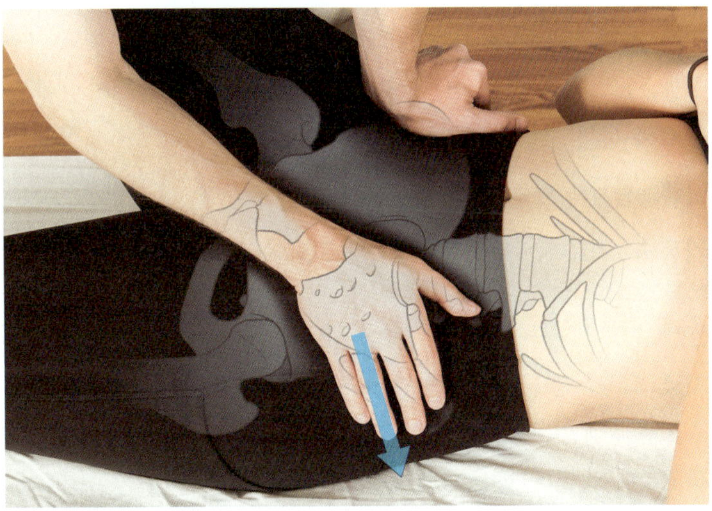

환자 자세: 고관절을 90° 구부리고, 바로 누운 자세를 취한다.

치료사 자세: 꼬리측 손과 체간 사이 치료 부위측 구부린 하지의 무릎과 고관절 옆에 선다.

고정: 환자의 체중이 무릎을 둘러싼 치료사의 손과 체간 무게와 더해져 안정력으로 제공된다.

가동술: 치료사는 머리측 손을 회외시켜서 장골극 전상방에 올리고 관골을 후외측 방향으로 움직인다.

치료 목표: 인플레어(내측 회전)된 관골을 교정하기 위해 사용한다.

참고: 가동손의 팔꿈치는 신전에 가깝게 펴고 내측에서 장골극 전상방을 체중을 이용하여 정확한 방향으로 움직인다.

인플레어 활주 / Inflare Glide

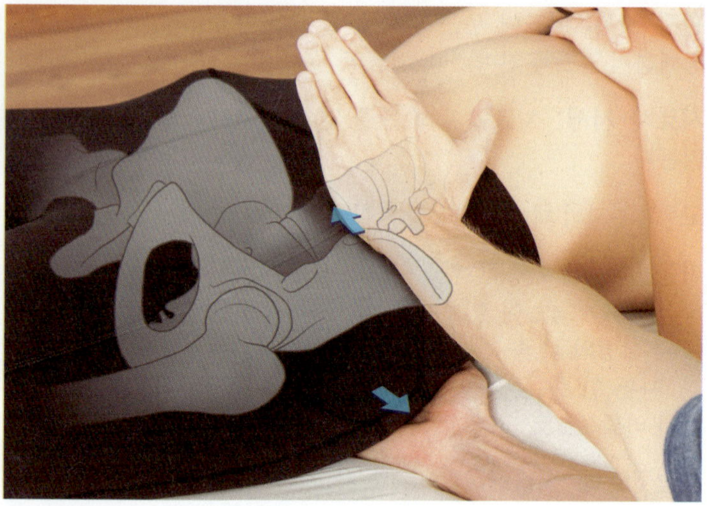

환자 자세: 바로 누운 자세로 팔이 골반을 방해하지 않도록 한다.

치료사 자세: 치료사는 관골 옆쪽으로 서거나 앉는다.

고정: 환자의 체중이 안정화 역할을 한다.

가동술: 치료사의 한 손을 환측 장골극 외측 전상방에 위치한다. 이 손은 가동술을 하는 동안 장골극의 전상방에 내측 힘을 제공한다. 다른 손은 동측 장골극의 후상방을 잡아 바깥쪽으로 당긴다.

치료 목표: 아웃플레어(외측 회전)된 관골을 교정하기 위해 사용한다.

참고: 환자의 관상면(frontal plane, 이마면)에서 치료사의 팔꿈치가 반듯하도록 웅크리거나 앉은 자세가 도움이 될 수 있다.

하방 관골 활주 / Inferior Innominate Glide

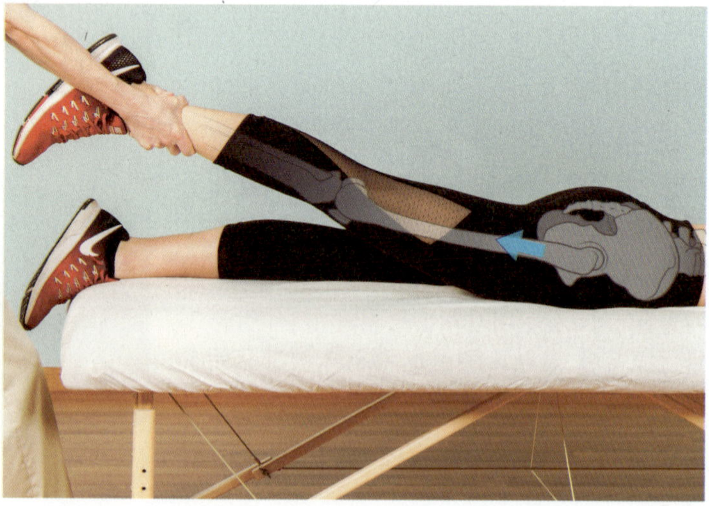

환자 자세: 양쪽 다리가 치료 테이블 끝에 가깝도록 엎드려 눕는다.

치료사 자세: 환자를 향한 발쪽에 선다.

고정: 환자의 체중이 안정화 역할을 한다.

가동술: 치료사는 환측 다리의 발목 주변을 두 손으로 잡고 고관절 신전이 가능한 범위까지 들어 올려 아래 방향으로 힘을 전달시킨다.

치료 목표: 관골의 업슬립(upslip) 기능장애 교정을 위해 사용한다.

참고: 더 많은 안정성이 필요할 경우, 환자는 치료 테이블을 잡을 수도 있다.

상방 관골 활주 / Superior Innominate Glide

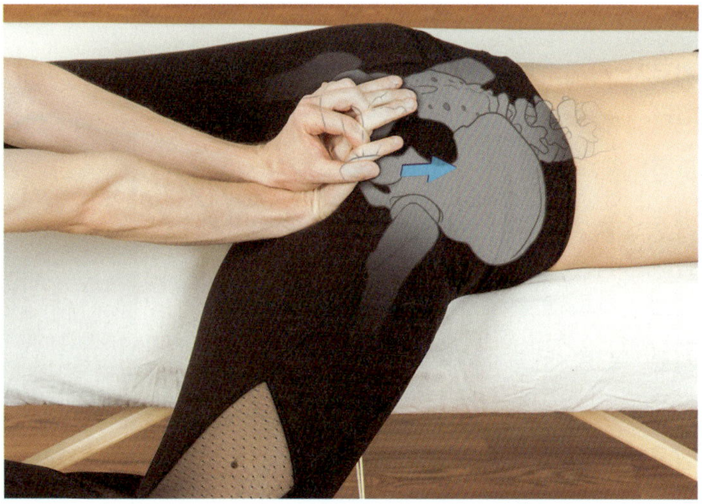

환자 자세: 엎드린 자세에서 하지와 관골이 테이블 가장자리에서 떨어지도록 한다. 환자의 발가락은 바닥을 받치고 있거나 발목을 치료사의 허벅지 사이에 버티게 할 수 있다. 또한 환자 다리를 의자 위에 올려둘 수 있다.

치료사 자세: 환자의 머리를 향하여 환자 옆에 선다.

고정: 환자의 체중이 안정화 역할을 한다.

가동술: 치료사는 한 손을 위로 손바닥 끝부분을 좌골결절(궁둥뼈결절) 아래에 대고 위쪽 머리 방향으로 움직인다.

치료 목표: 관골의 다운슬립(down slip) 기능장애 교정을 위해 사용한다.

참고: 필요시 환자는 치료 테이블 가장자리를 손으로 잡을 수 있다. 치료사는 관골의 위치를 조정하기 위해 필요한 만큼 고관절의 굴곡 정도를 조절할 수 있다. 가동술을 하는 팔의 팔꿈치는 기계적 이점을 위해 펴져 있어야 한다.

하방 치골 활주 / Inferior Pubic Glide

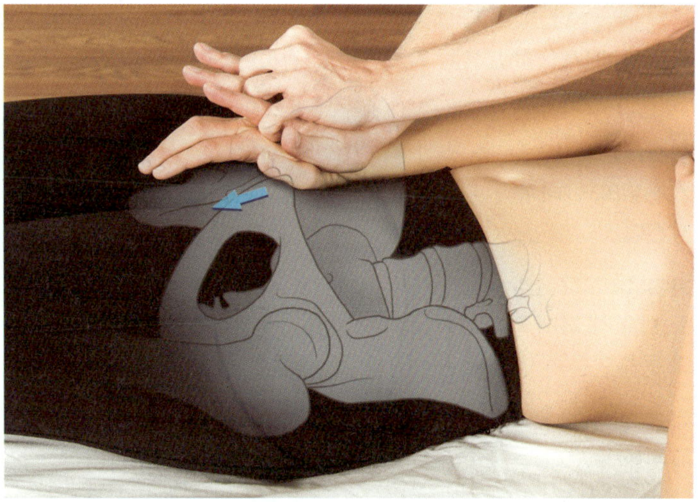

환자 자세: 바로 누운 자세

치료사 자세: 치료 테이블의 머리측으로 환자의 발을 향해 선다.

고정: 환자의 체중이 안정화 역할을 한다.

가동술: 치료사의 한 손을 손바닥 끝 치골지(두덩뼈가지) 위쪽면 치골결합(두덩결절) 바깥쪽에 위치한 다른 손 위에 얹는다. 치료사는 치골을 하방으로 가동술을 한다.

치료 목표: 치골 위쪽의 기능장애를 교정하기 위해 사용한다.

참고: 환자가 편안할 수 있도록 치료사의 손가락을 편 상태를 유지한다. 치료사는 환자의 치골 위치를 독립적으로 파악하도록 하고 손을 위로 이동시켜 편안한 상태에서 가동술을 한다.

상방 치골 활주 / Superior Pubic Glide

환자 자세: 바로 누운 자세

치료사 자세: 치료 테이블 끝에 환자 발을 향해 선다.

고정: 환자의 체중이 안정화 역할을 한다.

가동술: 치료사의 한 손을 손바닥 끝 치골지 아래면 치골결합 바깥쪽에 위치한 다른 손 위에 얹는다. 치료사는 치골을 하방으로 가동술을 한다.

치료 목표: 치골 아래쪽의 기능장애를 교정하기 위해 사용한다

참고: 치료사의 한 손을 손바닥 끝 치골지 아래면 치골결합 바깥쪽에 위치한 다른 손 위에 얹는다. 치료사는 치골을 하방으로 가동술한다.

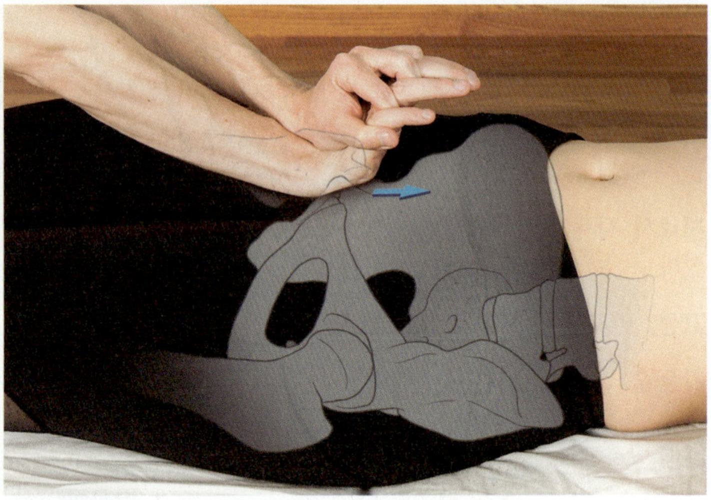

양측 천골의 측방굴곡 활주 / Bilateral Sacral Sidebending Glide

환자 자세: 요추전만을 제한하기 위해 복부 아래에 베개를 받치고 엎드린다.

치료사 자세: 치료사는 환자의 천장관절 옆쪽에 선다.

고정: 치료사 머리측 손의 전완 척골면을 천골 기저부의 반대쪽에 위치하고 하방으로 안정화 시킨다.

가동술: 꼬리측 손의 전완 요골면을 동측 하방 외측각 아래쪽면에 위치한다. 치료사는 천골의 동측면을 상방으로 움직인다.

치료 목표: 천골의 측방굴곡을 교정하기 위해 사용한다.

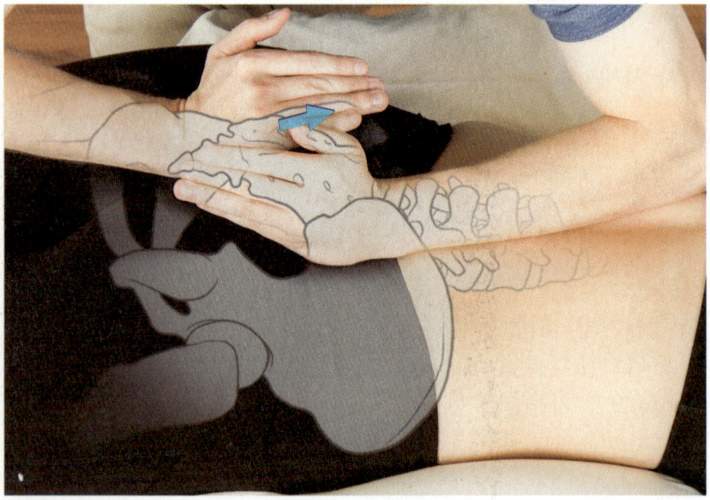

참고: 가동술 방향과 기계적 이점을 극대화하기 위해 치료사의 전완을 천골과 수평면에 가깝게 해야 한다.

편측 천골의 측방굴곡 활주 / Unilateral Sacral Sidebending Glide

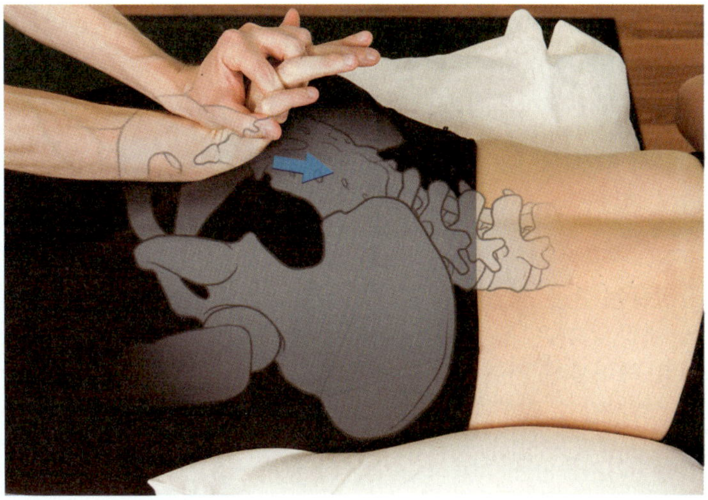

환자 자세: 요추전만을 제한하기 위해 복부 아래에 베개를 받치고 엎드린다.

치료사 자세: 치료사는 환자의 천장관절 아래쪽에 선다.

고정: 환자의 체중이 안정화 역할을 한다.

가동술: 치료사의 한 손을 손바닥 끝 동측 하방 외측각의 아래쪽 면에 위치하여 다른 손 위에 얹는다. 치료사는 천골의 동측면을 상방으로 움직인다.

치료 목표: 천골의 측방굴곡을 교정하기 위해 사용한다.

참고: 가동술 방향과 기계적 이점을 극대화하기 위하여 치료사의 전완을 천골과 수평면에 가깝게 해야 한다.

후방으로 기울어진 천골에 대한 천골 회전 / Sacral Rotation for a Posteriorly Sheared Sacrum

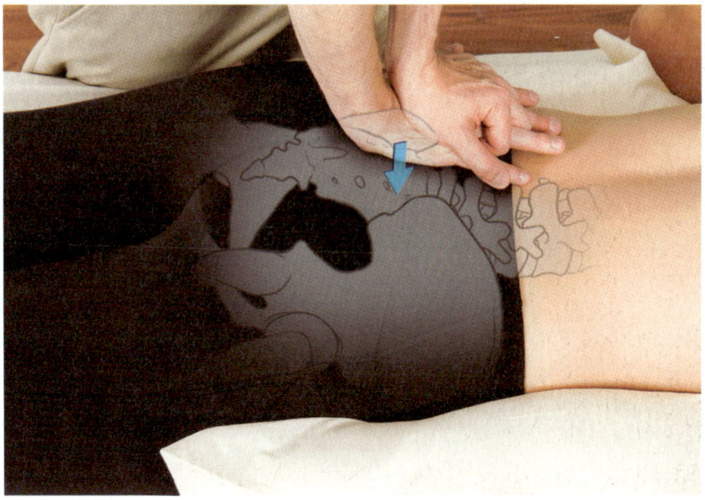

환자 자세: 요추전만을 제한하기 위해 복부 아래에 베개를 받치고 엎드린다.

치료사 자세: 치료사는 환자의 치료하려는 쪽의 반대편에 선다.

고정: 치료 테이블에 치료사의 몸을 가깝게 붙여서 안정력을 제공한다.

가동술: 치료사의 한 손을 치료하려는 쪽 천골 기저부에 위치한 다른 손 위에 손바닥 끝을 얹는다. 치료사는 천골 기저부를 전방으로 움직인다.

치료 목표: 후방으로 기울어진 골반 기저부를 교정하기 위해 사용한다.

참고: 환자가 테이블 가장자리에 위치할 때 치료사의 기계적 이점을 촉진할 수 있다.

전방으로 기울어진 천골에 대한 천골 회전 / Sacral Rotation for an Anteriorly Sheared Sacrum

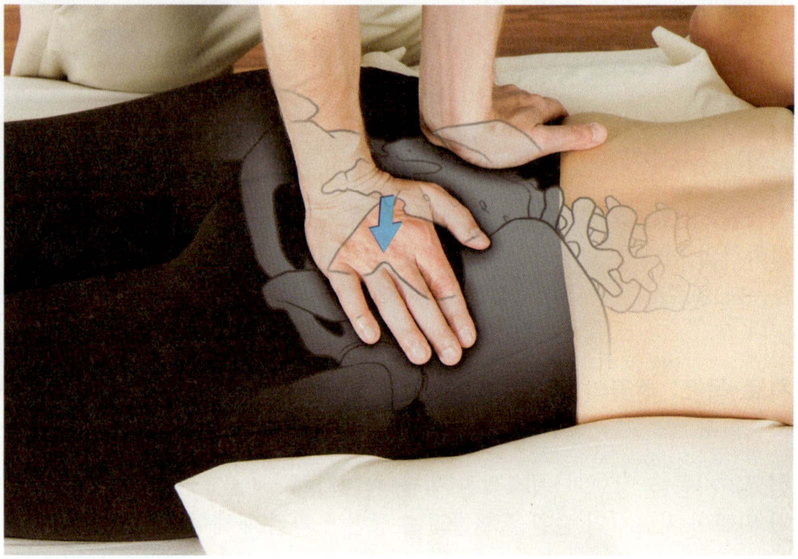

환자 자세: 요추전만을 제한하기 위해 복부 아래에 베개를 받치고 엎드린다.

치료사 자세: 치료사는 환자의 천장관절 옆에 선다.

고정: 관골의 전위를 예방하기 위해 고정하는 손은 장골극의 후상방 부위에 가장 가까운 곳에 위에 위치한다. 치료 테이블에 가까운 치료사의 몸도 안정화시킬 수 있다.

가동술: 가동손은 치료사로부터 가장 먼 후방 외측각 위에 위치하여 전방으로 향하는 힘을 제공한다.

치료 목표: 전방으로 기울여진 천골 기저부를 반대쪽 하방 외측각으로 움직여 교정하기 위해 사용한다.

참고: 환자가 치료 테이블 가장자리에 위치할 때 치료사의 기계적 이점을 촉진할 수 있다.

바로 누운 자세에서 천장관절 추력
/ Supine Sacroiliac Thrust

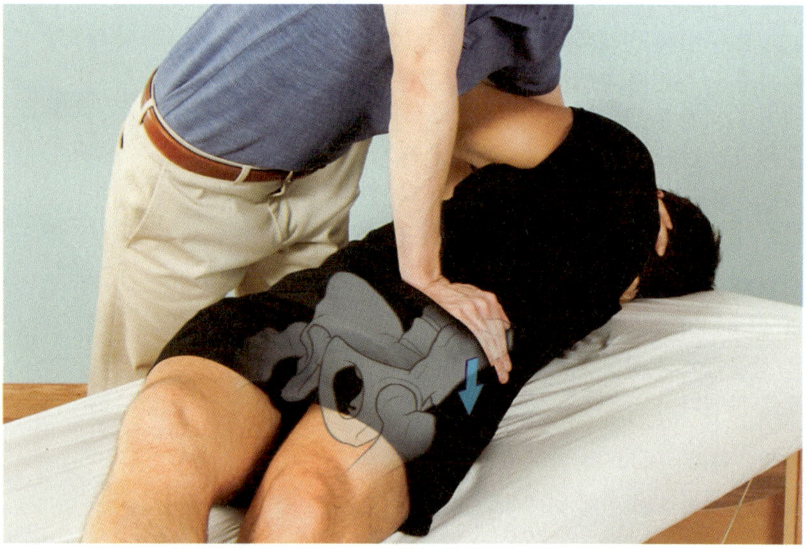

환자 자세: 환자는 바로 누워 손가락을 목 뒤로 감싸고 동시에 팔꿈치를 턱 아래로 위치한다. 골반은 치료사와 가깝게 치료 테이블 가장자리에 위치한다. 발과 머리는 서로 다른 방향을 향하도록 위치하고 발목은 서로 교차시킨다.

치료사 자세: 치료사의 팔 사이로 환자의 전완과 상완 사이로 통과시켜 환자의 몸이 치료사를 향하도록 회전시키고 손을 치료 테이블에 고정시킨다.

고정: 치료 테이블 위에 머리측 팔과 치료사의 체중을 이용하여 고정시킨다. 환자의 반대쪽 장골이 테이블에서 떨어지기 전까지 회전시킨다.

가동술: 치료사는 가동손을 반대편 장골극의 전상방 위에 위치하고 뒤쪽으로 추력(thrust)한다.

치료 목표: 이 추력(thrust)은 천장관절에 적용할 수 있는 일반적인 기법이다.

참고: 치료사는 환자의 몸통 회전 이후에 반대편 체간의 측굴 상태를 확실하게 유지해야 한다.

임상 조언: 치료사와 환자는 "팝" 소리가 꼭 필요하지 않다는 것을 이해해야 한다. 그리고 이것은 임상적 결과와 연관이 있는 것은 아니다. 추력 기법은 "팝" 소리나 공동화가 없어서 두 번 시도될 수도 있다.

옆으로 누운 자세에서 천장관절 추력 / Side-Lying Sacroiliac Thrust

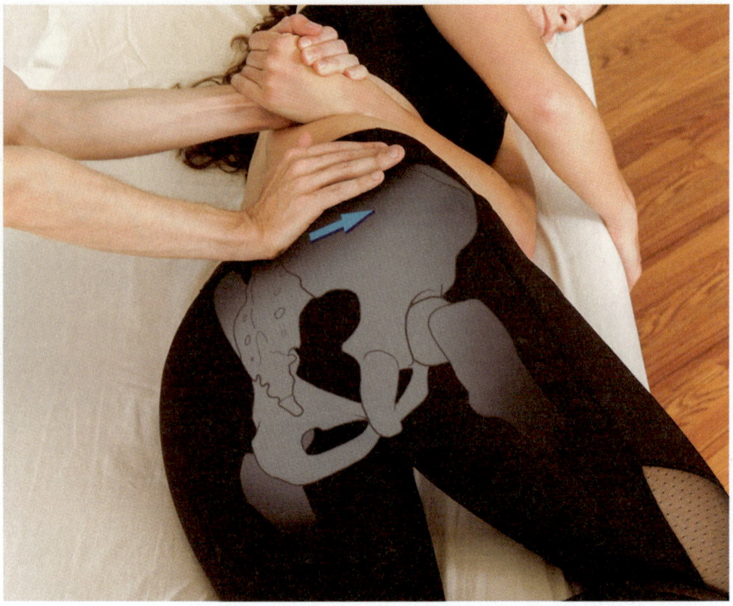

환자 자세: 기능장애 부위가 위로 오도록 옆으로 눕는다. 아래쪽 다리는 신전하고 위쪽 고관절은 발이 아래쪽 다리 뒤쪽으로 안정할 때까지 구부린다. 제일 위쪽의 무릎은 치료 테이블 바깥쪽으로 살짝 나오도록 한다. 위쪽 손은 테이블을 잡는다. 아래쪽 손은 허리 뒤쪽으로 뻗어 치료사의 손을 잡도록 한다. 팔꿈치는 치료 테이블에 닿도록 유지한다.

치료사 자세: 환자 뒤쪽에 서서 머리측 손으로 환자의 손을 잡는다. 치료사의 꼬리측 손은 장골극의 후상방 가장 위쪽 주변에 컵모양으로 붙인다.

고정: 환자는 아래쪽 팔꿈치를 테이블에 붙인 자세를 유지하여 안정화를 돕는다.

가동술: 치료사는 장골극의 후상방 부위의 꼬리측 손을 통해 전방 외측방향으로 추력(thrust) 한다.

치료 목표: 이 추력(thrust)은 천장관절에 적용할 수 있는 일반적인 기법이다.

참고: 효율적인 추력 기법을 위해서 치료사는 꼬리측 하지를 신전하고 머리측 하지를 굴곡하여 구부린 자세를 유지해야 한다.

다양한 요추와 골반 관절질환의 도수치료에 대한 근거

연구	환자	중재와 비교 (만약 있다면)	결과
요추 신경근병증에 대한 추력, 비추력 가동술의 이용: 등급 B			
Leininger 등, **2011** (**Level 1a**)	**11**개 연구 (**2,132**명 참가자)	**MT vs.** 견인, 운동, 또는 코르셋 사용 **MT vs.** 온열치료 **MT vs.** 화학소체용해술 (**chemonucleolysis**) **MT vs.** 거짓(**sham**) **MT** **MT vs.** 투약, 마사지와 열치료, 침상 안정, 요통학교, 또는 위약 연고(**placebo ointment**, 속임약) **MT vs.** 모달리티(**modalities**), 안정화 운동 또는 운동 없음 **MT +** 운동 **vs.** 운동 또는 대조군 **MT vs.** 운동 **MT +** 가정운동 **vs.** 운동이나 교육 **MT +** 운동 **+** 수치료 **vs.** 침상안정 또는 교육 **MT vs.** 견인	통증에 **MT**가 다른 상태보다 더 선호되었고 주관적인 호전을 보임. 통증에 대하여 **MT**를 선호. 통증과 장애에 **MT**를 선호. 통증에 대하여 **MT**를 선호. 통증과 장애, 지첨상거리(**finger–floor distance**), 하지 직거상(**SLR**)에 **MT**를 선호. 장애에 대하여 **MT**를 선호. 통증, 기능부전과 장애에 안정화 운동을 선호; 대조군에 비하여 **MT**와 안정화 운동을 동시에 선호. 통증에 대하여 **MT**를 선호. 통증에 운동을 선호; **MT +** 가정운동과 운동을 교육보다 선호. 통증과 장애에 **MT +** 운동 **+** 수치료를 선호 통증에 대하여 **MT**를 선호. 연구로부터 종합적인 권고: **MT**가 급성 증상에 중등도의 근거를 가짐; 만성 증상에 대하여 **MT**가 낮은 수준의 근거를 뒷받침 함.
허리 통증에 대한 추력과 비추력 가동술의 이용: 등급 B			
Bronfort 등, **2004** (**Level 1a**)	**31**개 연구 (**5,202**명 참가자)	**MT** 운동의 다양한 분류 **+/– vs. PT**, 일반진료, **NSAIDs**, 열치료, 운동, 교육, 연부조직 치료 또는 대조군	급성 요통에 **MT**가 열치료보다 단기 효능면에서 더 나은 중등도의 근거를 가짐. 급성 요통에 **MT**가 열치료 **+** 운동 **+** 교육보다 더 나은 단기 효능을 보이는 근거가 제한적임. **CLBP**에 **MT +** 운동이 단기, 장기적으로 비스테로이드 항염증제(**NSAIDs**) **+** 운동의 효과와 비슷한 중등도의 근거를 가짐. 장기 장애를 줄이기 위한 **CLBP**의 **PT**와 가정운동에서 **MT**가 더 우수한 중등도의 근거를 보임. **CLBP**에 대한 일차 진료 의료와 단기 플라시보, 장기적인 환자의 호전에 **MT**가 우수한 중등도의 근거를 보임. 혼합형 급만성 **LBP**의 단기 통증감소를 위한 교육에 **MT**가 우수한 중등도의 근거를 보임. 혼합형 급만성 **LBP**의 통증 또는 장애에 대한 **MT**의 장기, 단기 효과가 맥킨지 치료, 일차 진료 의료, 연부조직 치료, **PT** 그리고 교육 효과와 비슷한 중등도의 근거를 보임.

계속

다양한 요추와 골반 관절질환의 도수치료에 대한 근거 - 계속

연구	환자	중재와 비교 (만약 있다면)	결과
허리 통증에 대한 추력과 비추력 가동술의 이용: 등급 B (계속)			
Slaven 등, **2013** (**Level 1a**)	**2**개의 요통이 포함된 **8**개의 척추 통증 연구(**260**명 참가자)	특정한 분절 **vs.** 일반적인 위치의 척추 관절가동술	척추에 대한 관절가동술이 안정 시 통증과 가장 고통스러운 동작에 대한 즉시적인 효과로 이어진다. 요추 가동술 방향의 효과는 특정 분절 가동술에 비해 일반적 위치의 가동술을 지향한다.
Powers 등, **2008** (**Level 2b**)	성인 **30**명 (여성 **19** 명), **18-45**세	후전방 가동술 **vs.** 팔굽혀펴기 운동 (**press-up exercise**)	요추의 후전방 가동술 또는 팔굽혀 펴기를 실시한 두 그룹에서 모두 의미 있는 통증 점수의 감소와 요추 신전각도의 증가를 보였다.
천장관절 증후군에 대한 추력과 비추력 가동술의 이용: 등급 D			
Kamali & **Shokri**, **2012** (**Level 2b**)	여성 **32**명	**SIJ** 도수교정 **vs. SIJ** 도수교정 **+** 요추 도수교정	두 그룹 모두 통증과 장애에서 의미 있는 호전을 보였다. 그러나 **SIJ +** 요추 도수교정이 **SIJ** 단독 도수교정보다 더 효과적인 장애의 호전을 보였다.

CLBP = 만성 요통; LBP = 요통; PT = 물리치료; MT = 도수치료; SIJ = 천장관절; NSAIDs = 비 스테로이드성 항염증제

PART

III

상지의 가동술과 도수교정

Mobilization and Manipulation of the Upper Extremity

제3부는 어깨, 팔꿈치, 손과 손목으로 구성되어 있다. 제7장은 흉쇄관절(sternoclavicular: 복장빗장관절), 견봉쇄골관절(acromioclavicular joint: 봉우리빗장관절), 견관절(glenohumeral joint: 오목위팔관절), 견갑흉곽관절(scapulothoracic joint: 어깨가슴관절)을 포함한 어깨의 모든 관절에 대한 다양한 기술을 다룬다.

일반적으로, 어깨 대부분의 병리는 견관절이지만, 어깨 관절은 서로 연결되어 모든 관절에서 가동성을 증가시키는 방법을 아는 것이 모든 기능을 수행하는데 필수적이다. 제8장은 3개의 관절 즉, 상완척골관절(humeroulnar joint: 위팔자관절), 상완요골관절(humeroradial joint: 위팔노관절), 상완척골관절(humeroulnar joint: 위팔자관절)를 다룬다. 팔꿈치 관절은 주로 굴곡, 신전 및 전완 회전 시 움직인다. 제9장은 원위 전완, 손목, 손 및 손가락의 관절을 다룬다.

모든 기술에 대한 명백한 지침은 기술 정밀도를 치료사에 도움이 되도록 자세한 사진이 포함되어 있다. 이 기술에는 특별한 자세를 달성하는 데 어려움을 겪을 수 있는 고객을 수용할 수 있는 여러 위치 및 잠재적 수정이 포함되어 있다. 기술에 대한 명백한 증거는 각 장의 끝부분에 있는 표에 포함되어 있다.

7

어깨관절
SHOULDER JOINT

학습 목표(Learning Objectives)

이 장을 완료하면 다음을 수행할 수 있다:

- 어깨 복합체의 골격과 연부조직의 해부구조를 설명한다.
- 어깨 복합체의 관절 운동학을 설명한다.
- 어깨가동술 뒤에 자세, 움직임과 추론을 설명한다.
- 어깨에 대한 관절가동술 기법을 뒷받침하는 증거를 확인한다.

어깨관절은 실제로 4개의 다른 관절이 복잡한 배열로 이루어져 있어 신체의 관절에서 가장 큰 운동 범위를 허용한다. 이 복합체의 각 관절은 그 자체로 특별하다. 관절 사이의 복잡한 상호 작용으로 인해 하나의 관절에서 움직임의 제한은 관절의 근위 또는 원위에 한계를 만들어 어깨 기능부전을 초래한다. 따라서 어깨 기능부전이 있는 환자에게 최적의 치료를 제공하기 위해 각 관절에서 독특한 동작을 완전히 이해하는 것이 필수적이다.

어깨 복합체에서 움직임의 제한을 초래할 수 있는 원인이 되는 손상은 많다. 대부분의 손상은 견관절 주위에서 발생한다. 관절내 관절의 손상에는 관절순의 찢어짐, 회전근개 질병과 찢어짐 그리고 관절낭 염증이 포함될 수 있다. 흉쇄관절 또는 견봉쇄골 관절에 대한 다른 손상은 인대 염좌로 인한 것일 수 있지만 견갑흉곽 관절 손상은 일반적으로 과사용의 결과이다.

해부학(Anatomy)

어깨는 여러 개의 뼈와 활막 관절로 구성된 복잡한 관절이다. 인체에서 가장 복잡한 관절 중 하나일 수 있다. 5개의 뼈와 4개의 다른 관절은 상당한 범위의 움직임을 제공한다.

어깨관절은 견관절, 견봉쇄골관절, 흉쇄관절과 견갑흉곽관절로 이루어져 있다. 각 관절은 독특하며 어깨관절 기능부전이 있는 환자를 적절하게 치료하기 위해서는 각 관절의 해부학 및 운동학을 완전히 이해해야 한다.

견관절(Glenohumeral Joint)

견관절(오목위팔관절)(**그림 7.1**)은 3축 자유도를 통해 엄청난 양의 움직임을 허용하는 다축 절구(ball-and-socket) 윤활 관절이다. 실제 관절은 얕은 오목한 관절와 및 큰 볼록 상완골두 사이에서 발생한다. 정적 안정화는 견관절 인대, 관절낭 및 관절순을 통해 발생하지만 동적 안정화는 주로 회전근개 근육을 통해 발생한다.

견관절은 상완골두의 약 2배 표면적을 덮는 커다란 관절낭과 관련된 인대를 갖고 있다. 이 관절낭은 활액이 줄지어 있고 관절목 또는 관절순부터 근위 축 또는 해부학적 목까지 확장된다(**그림 7.2**). 견관절을 형성하는 인대는 상부관절와상완인대(superior glenohumeral ligament: SGHL), 중부관절와상완인대(middle glenohumeral ligament: MGHL), 및 하부관절와상완인대(inferior glenohumeral ligament: GHLC)이다.

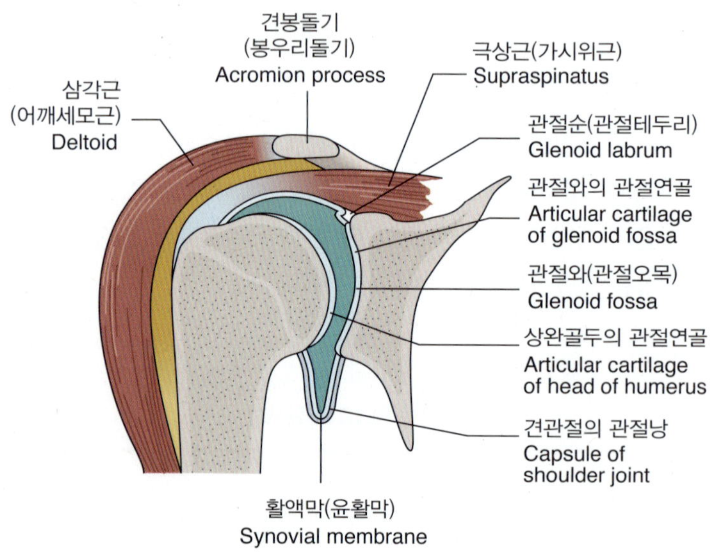

그림 7.1 견관절

상부관절와상완인대(SGHL)는 상완이두근의 장두의 접촉부 근처의 상부 관절순, 오훼돌기 기저부 및 상완골 목의 상부에 이어져 있다. 상부관절와상완인대는 완전한 측면 내전 또는 하방으로 병진되는 독립적인 자세에서 긴장한다. 중부관절와상완인대(MGHL)는 상부관절결절 하부와 관절순의 전상부에 기시하고 소결절 내측에 정지한다. 중부관절와상완인대는 약 45°까지 외전 위치에서 팔을 사용하여 전방 방향의 힘에 저항할 수 있으며 측면에서 팔의 심한 외회전을 제한한다. 하부관절와상완인대(IGHLC)는 관절와의 전방 하부테(rim)와 관절순을 따라 근위에 부착하는 인대 섬유의 더 큰 복합체이다. 그 원위의 부착점은 상완골의 해부학적 목 전방과 후하방 가장자리를 포함한다. 이 복합체는 인대의 전방과 후방띠가 있어 밴드 사이에 해먹(hammock)을 형성한다. 하부관절와상완인대는 상완골의 여러 운동에 저항할 수 있다. 어깨가 90°로 외전되었을 때 하방 병진에 대한 주요한 저항이 된다. 또한, 상완골이 90°로 외전되고 내회전 또는 외회전할 때 전방 및 후방의 병진에 저항을 줄 수 있다. 외회전이 외전 위치에 추가되면 하부관절와상완인대는 전방 병진에 저항하며, 내회전의 경우 후방 병진에 저항한다.

흉쇄관절(Sternoclavicular joint)

흉쇄관절(복장빗장관절)(**그림 7.3**)은 실제로 상지와 축 골격을 연결하는 유일한 관절이다. 이것은 안장 모양의 가동윤활관절이다. 이 안장 모양 때문에 쇄골과 흉골의 내측 끝은 선천적으로 불안정하다. 2개의 골격 사이에는 안정성을 제공하고 관절을 완충시키는 데 도움이되는 연골 관절 원판이 있다. 흉쇄관절은 안정성을 위한 인대의 지지에 크게 의존한다. 인대에는 전방 및 후방 흉쇄쇄골인대, 늑쇄골인대, 쇄골간인대 및 흉쇄관절 관절낭이 포함된다. 전방과 후방 쇄골의 제한은 전방과 후방 흉쇄인대와 흉쇄관절 관절낭이 제공한다. 쇄골의 상승은 늑쇄골 인대에 의해 제한된다.

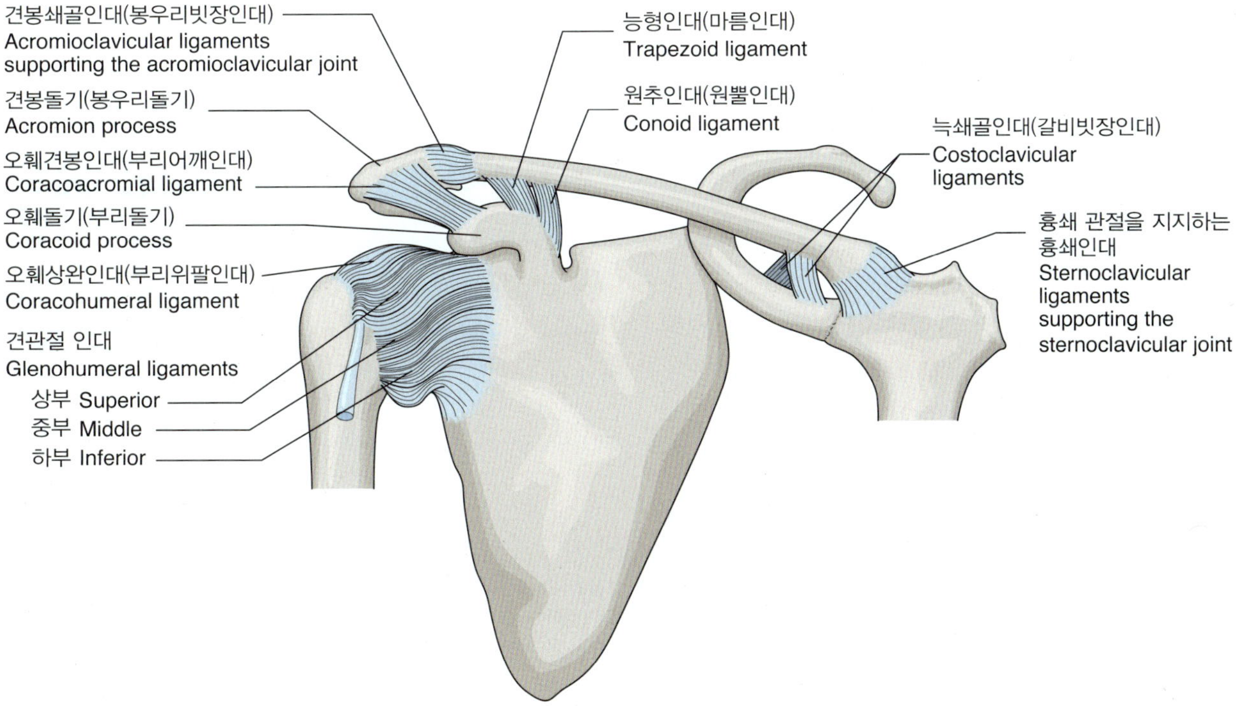

그림 7.2 견관절낭

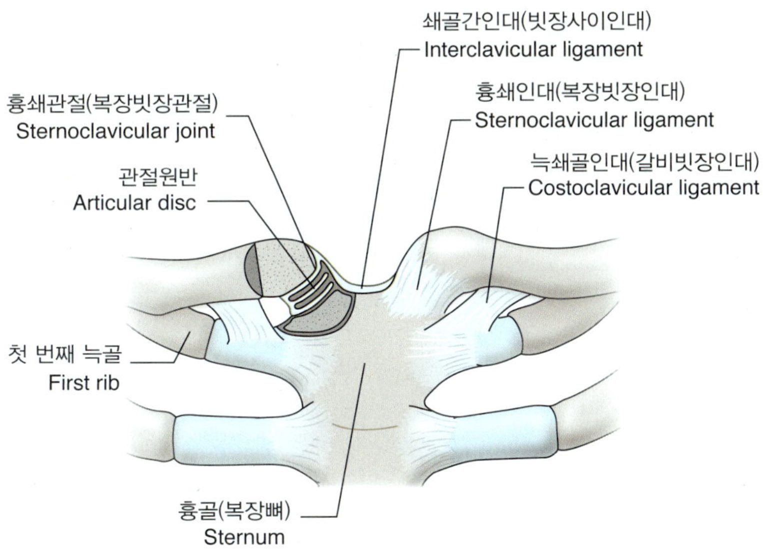

그림 7.3 흉쇄관절(복장빗장관절)

임상 조언

수술 후 어깨에 심해진 강직과 관련된 통증을 가진 고객을 위한 절차는 드문 일이 아니다. 회전근개에서부터 관절순에 이르는 손상은 관절낭과 관련 구조의 모든 중단이 필요하다. 손상으로 인해 관절은 자극과 염증을 일으킬 수 있다. 제한된 움직임은 회복된 구조물이 치유됨에 따라 항상 자체적으로 해결되는 것은 아니다. 임상가는 관절의 수동 움직임을 평가하여 관절이 정상적이고 적절한 수동 움직임을 허용하는지 확인하는 것이 중요하다.

견봉쇄골관절 (Acromioclavicular Joint)

견봉쇄골관절(봉우리빗장관절)(**그림 7.4**)은 쇄골과 견봉의 말단에 위치한 평면 윤활 관절이다. 견봉쇄골관절은 3자유도의 평면 가동활액관절이다. 2개의 구조 사이에는 크기가 다른 섬유성 연골 디스크가 존재한다. 이 관절에는 정적 안정성을 제공하는 데 도움이 되는 인대가 여러 개 있다. 견봉쇄골관절에는 관절을 둘러싸고 있는 관절낭이 있으며 관절과 관절면에 있는 능형인대로부터 추가적인 인대 안정화가 있다. 전방 및 후방 변위는 견봉쇄골 관절낭에 의해 저항된다.

견봉의 하방 또는 쇄골의 상방은 관절낭, 원추인대와 능형인대로부터 저항된다.

견갑흉곽관절(Scapulothoracic joint)

견갑흉곽관절(어깨가슴관절)은 정상적인 활막 관절의 모든 특징을 가지지 않기 때문에 유사한 관절로 간주된다. 이 관절은 넓고 평평한 삼각형 견갑골과 흉부와 늑골의 후 외측면 사이의 비 관절인 관절이다.

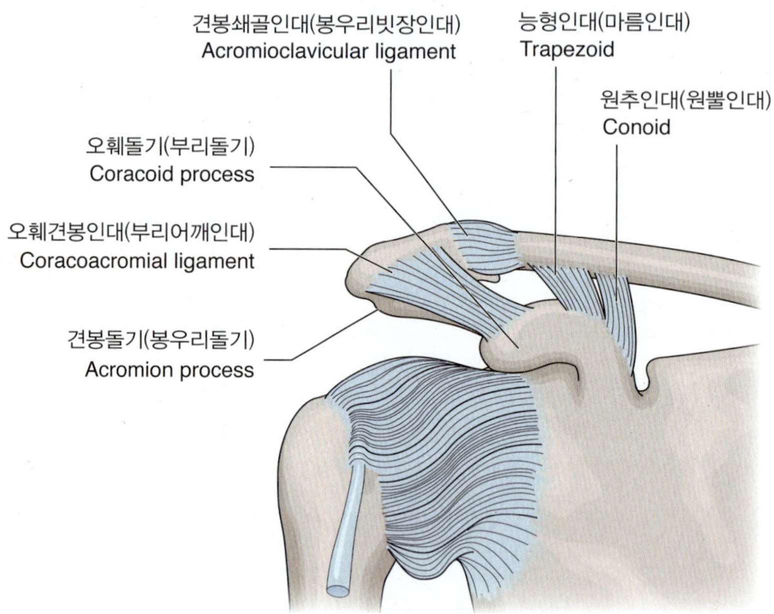

그림 7.4 **견봉쇄골관절(봉우리빗장관절)**

임상 조언

견갑골 운동이상증(Scapular dyskinesia)은 휴식 중이거나 적극적으로 어깨를 움직이는 동안 견갑골이 비정상적으로 움직인다. 이러한 비정상적인 움직임은 견갑골 동적 안정화 근육의 약화로 인해 발생할 수 있다. 그러나 이 운동 방식의 일부는 견관절에서의 제한된 운동을 포함할 수 있다. 제한된 하방 및 후방 이동은 정상적인 견관절 리듬을 변화시켜 상승하는 동안 견갑골을 조기에 더 빠르게 상방회전시킬 수 있다. 정상 이동이 존재하는지 확인하기 위해 하방 및 후방 이동을 항상 평가해야 한다.

관절 운동학(Joint Kinematics)

어깨관절은 특징적인 관절 운동학을 가진 독특한 관절 움직임을 필요로하는 복합적 움직임 방식의 배열을 가지고 있다. 다음 섹션에서 설명하는 관절 운동학은 관절의 뼈 표면, 연골 구조 사이 및 주변 연부조직으로 인한 것이다.

견관절(Glenohumeral Joint)

견관절의 움직임은 3개의 운동 평면을 통해 발생한다. 어깨 굴곡과 신전은 회전의 내측과외측의 축 주위에서 발생한다. 어깨 외전과 내전은 전후방 축 주위에서 발생한다. 내회전과 외회전은 상하 축 주위에서 발생한다.

어깨 굴곡은 관절면을 따라 관절이 회전하면서 시상면에서 발생한다(**그림 7.5**). 운동이 시상면에서 발생하는 한, 견관절은 다른 어깨 동작에서 발생하는 굴림(rolling)과 활주(gliding)를 필요로 하지 않는다. 다른 의견들은 어깨가 굴곡 동안에 회전을 보고한다. 90°를 초과하는 위치에서 오훼상완인대의 조임으로 인해 약간의 내회전이 있을 수 있다. 어깨 신전은 견관절 굴곡시 발생하는 것과 반대로 관절와(glenoid) 면에서 축돌림(spinning)이 시상면에서 발생한다.

어깨 외회전은 횡단면에서 상하방 축에서 발생한다. 상완골이 외회전할 때, 볼록한 상완골두가 후방으로 구른다(rolling)(**그림 7.6**). 관절와는 상완골두보다 작기 때문에 상완골두가 후방으로 구르면서 전방으로 미끄러져 관절와의 후방으로 구르지 않는다. 어깨 내회전은 횡단면에서 전후방 축을 통과하여 발생한다. 상완골이 내회전할 때, 관절와에서 볼록한 상완골두가 전방으로 구른다. 전방으로 구르는 동안 후방으로 미끄러진다.

어깨 외전과 내전은 전후방 축과 전두면에서 발생한다. 외전과 내전 중에 회전의 중심은 상완골두의 중심에서 발생한다. 외전시에 볼록한 상완골두가 상방으로 구르면서 동시에 하방 미끄러짐이 발생한다(**그림 7.7**). 어깨의 내전할 때, 상완골두는 하방으로 구르면서 상방으로 미끄러진다.

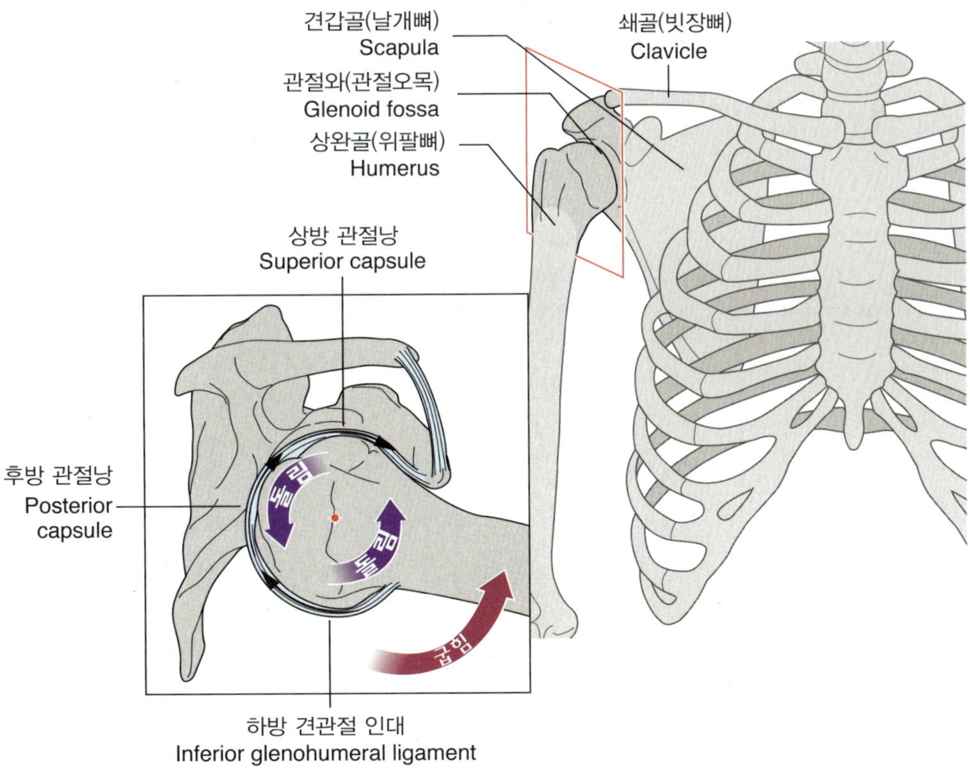

그림 7.5 어깨 굴곡

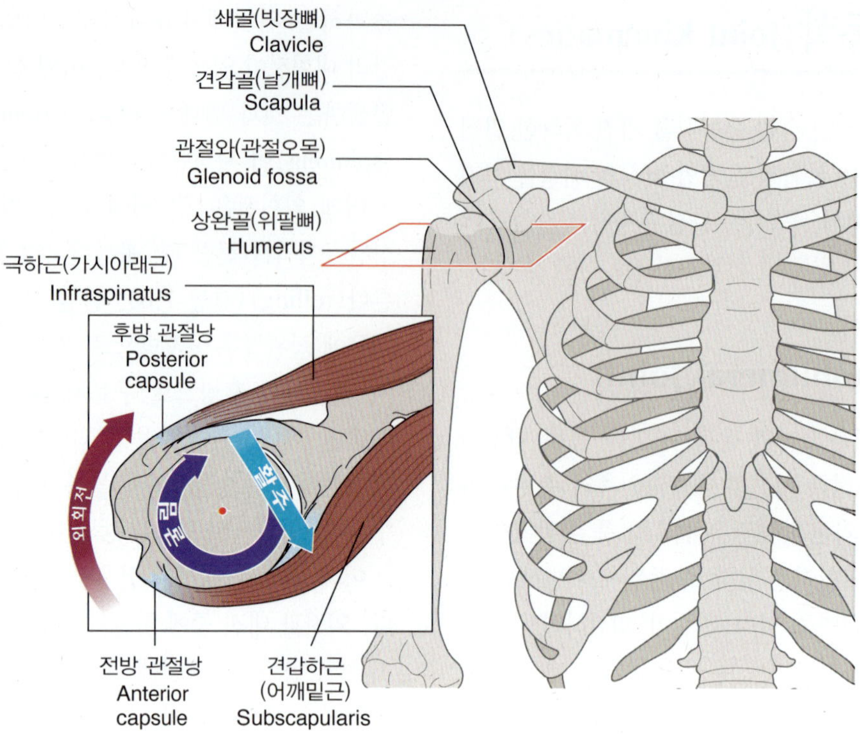

그림 7.6 어깨 외회전

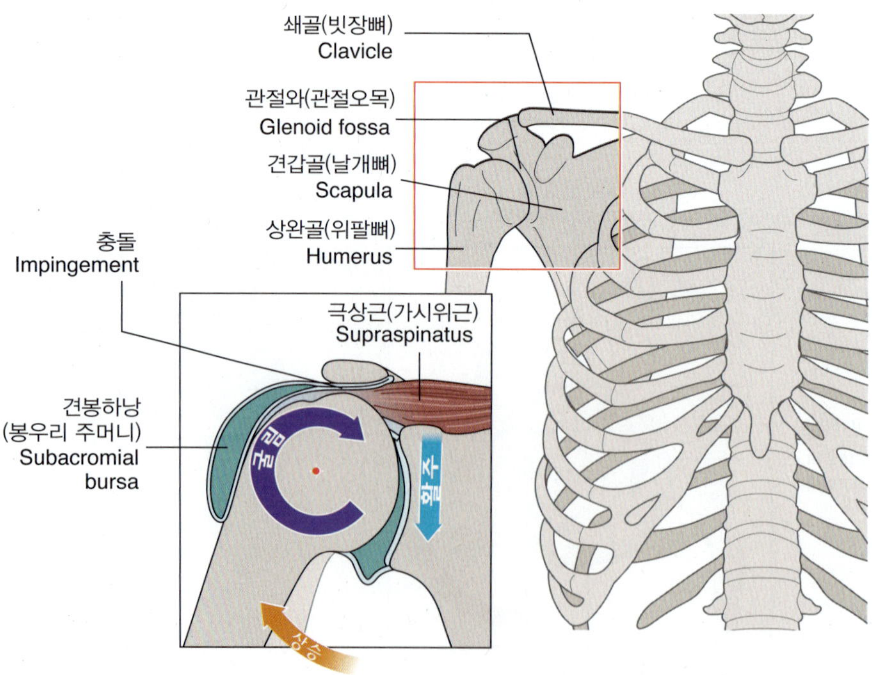

그림 7.7 어깨 외전

흉쇄관절
(Sternoclavicular joint)

흉쇄관절(복장빗장관절)은 3자유도를 허용하는 안장 관절이다. 일반적으로 안장관절은 오직 2 자유도만 허용하지만, 이 관절에서는 약간의 회전이 발생한다. 쇄골의 상승과 하강은 관상면과 전후방 축에서 발생한다. 전인과 후인은 횡단면과 수직 축에서 발생한다. 전방과 후방 회전은 시상면과 관상축에서 발생한다. 흉쇄 관절의 상승은 볼록한 내측 쇄골과 오목한 흉골 사이에서 발생한다. 상승할 때, 쇄골의 내측 말단은 상방으로 구르지만, 쇄골의 외측 말단은 상승할 때 하강하거나 하방으로 미끌어진다(**그림 7.8**). 하강할 때, 쇄골의 내측 말단은 아래로 구르고 관절에서 상방으로 미끄러진다(**그림 7.9**).

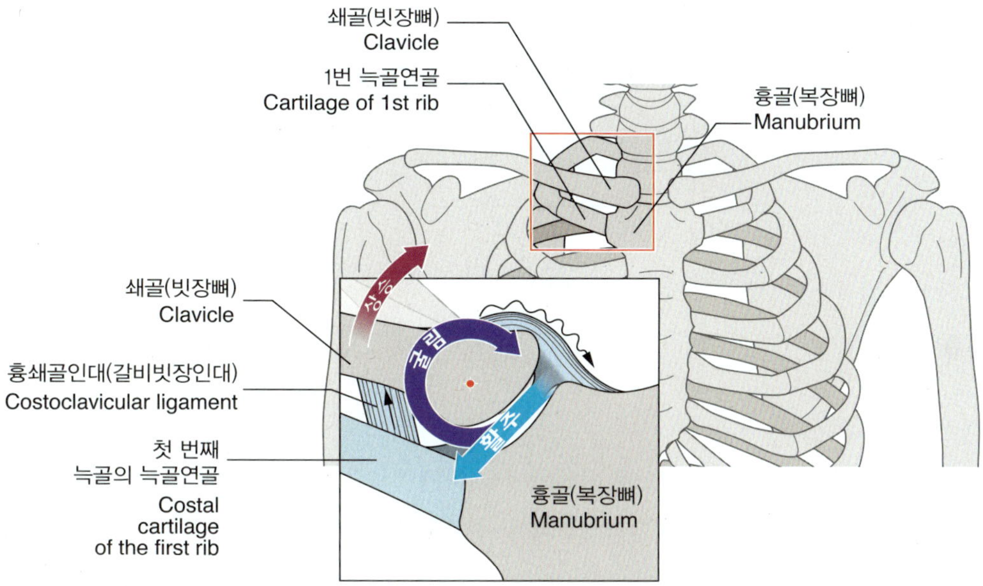

그림 7.8 쇄골 상승

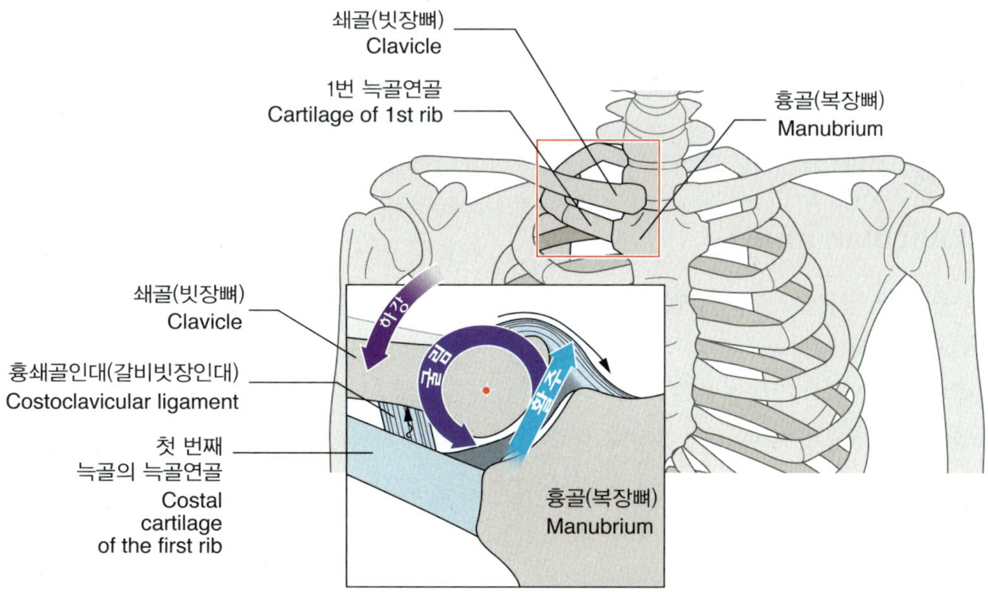

그림 7.9 쇄골 하강

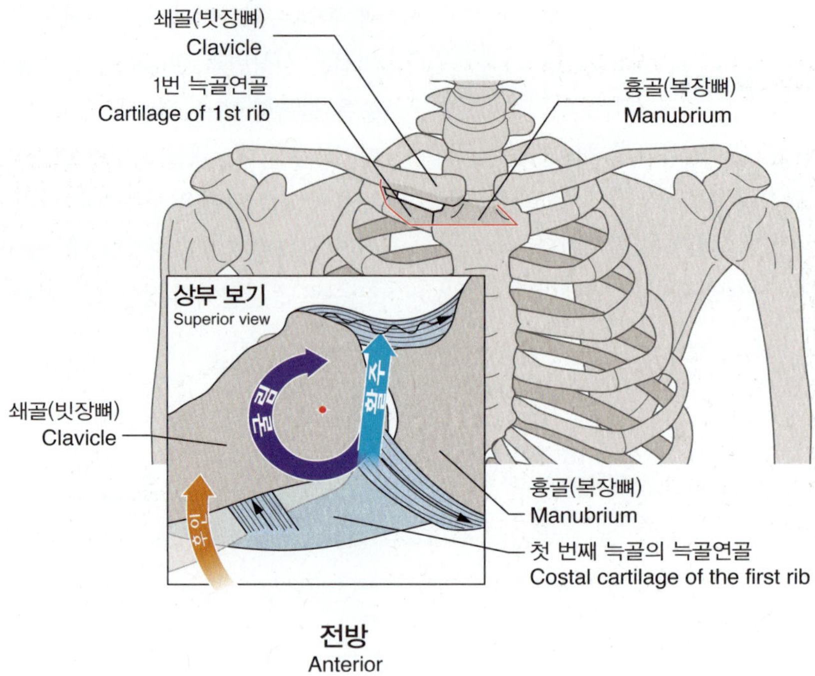

그림 7.10 쇄골 후인

전인할 때, 횡단면을 따라 수직 축을 중심으로 발생한다. 쇄골의 내측 말단은 오목 해져서 부분적으로 구르고 함께 전방으로 활주한다. 후인할 때, 오목한 내측 말단은 후방으로 구르고 미끄러진다(**그림 7.10**). 흉쇄관절에서 발생하는 약간의 회전은 시상면에서 관상 축 주위에서 발생한다. 전방 및 후방의 회전은 장축을 따라 내측 쇄골을 회전시키는 것으로 발생한다.

견봉쇄골관절 (Acromioclavicular joint)

견봉쇄골관절(봉우리빗장관절)은 견갑골의 상방회전 운동과 하방회전 운동과 약간의 전방과 후방 기울기를 허용하는 평면활막관절이다. 상방회전과 하방회전의 운동은 전두면 주위에서 전후방 축에 비스듬하게 발생하며 기울기 운동은 시상면 주위에서 사선 관상 축을 중심으로 발생한다. 내외회전 운동은 횡단면에서 수직 축을 중심으로 견봉쇄골관절에서 발생한다. 견봉쇄골관절의 진정한 관절 운동 검사는 제한된 연구로 인해 광범위하게 논의되지 않았으며, 모두 일치하지 않는 결과를 보였다. 우리는 다른 방면으로 한면에서 전방과 후방으로 미끄러지는 평면관절로 치료하는 것을 선호한다.

견갑흉곽관절 (Scapulothoracic joint)

견갑흉곽관절(어깨가슴관절)은 실제 관절이 아니므로 관절운동학적 움직임이 없다. 그러나 우리는 견갑골 수동적 움직임의 경직과 손실이 있는 사람들에게 보다 목적이 있는 움직임을 유발하는 데 도움이 되는 절차를 설명할 것이다. 견갑골의 수동적 움직임은 기본 동작 내에서 설명된 것과 같다(**그림 7.11**).

견갑흉곽관절 운동의 기본 동작은 상승와 하강, 상방회전과 하방회전, 외전 및 내전, 내회전과 외회전이다. 다른 관절에서는 전형적이지 않지만 견갑흉곽관절에서 발생하는 추가 동작은 들림(tipping)과 익상(winging)이다.

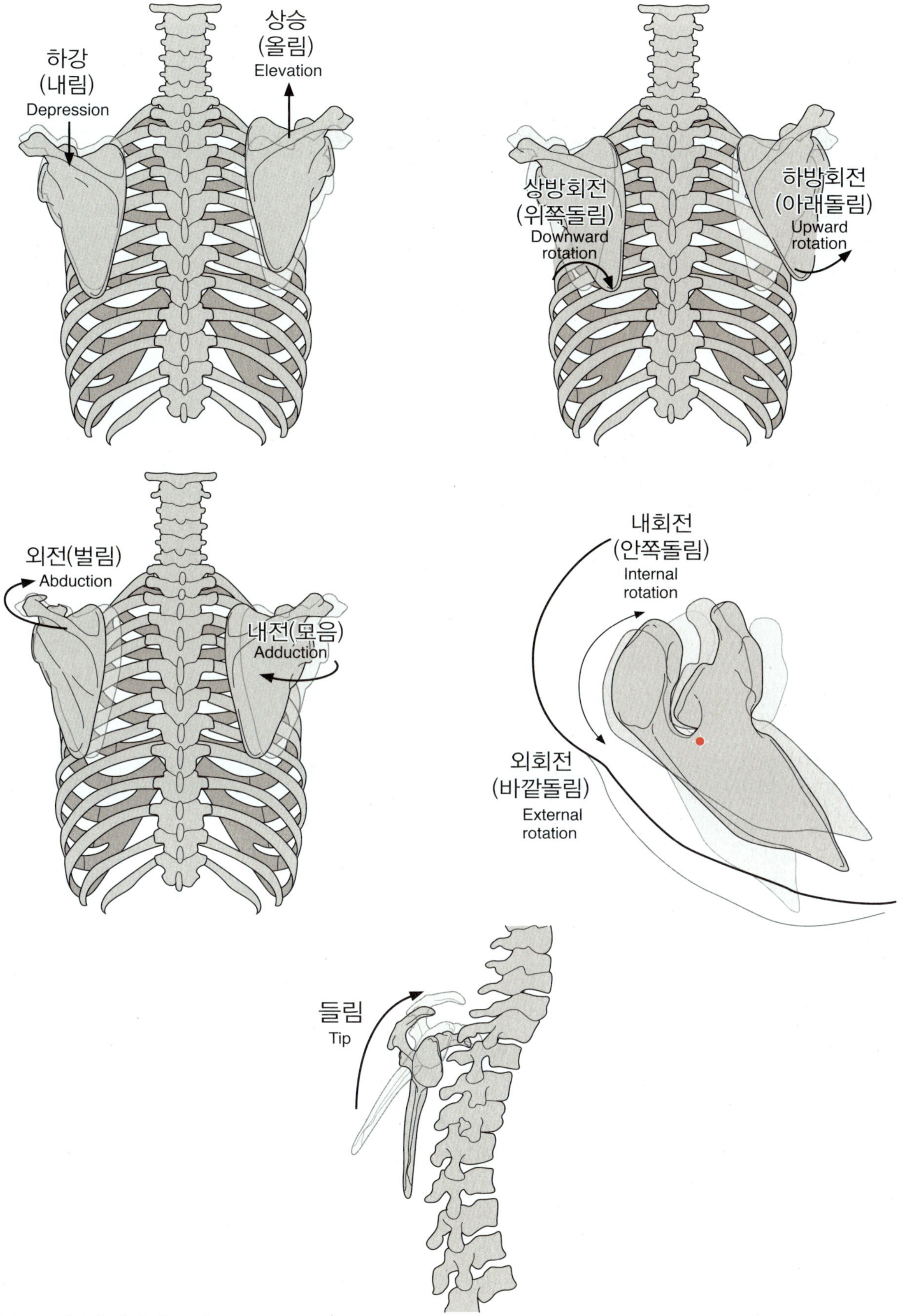

그림 7.11 견갑흉곽관절 동작

견관절 조영술

관절면	잠김 위치	안정 위치	관절낭 패턴	ROM 표준	끝느낌
견관절(Glenohumeral)					
관절와: 오목 상완골: 볼록	전체 외회전과 외전	55° – 70° 외전 30° 수평내전, 중립 회전	외회전 > 외전 > 내회전 순으로 제한됨	굴곡 = 180° 외전 = 180° 내회전 = 70° 외회전 = 90°	굴곡 = 조직 스트레칭; 외전 = 뼈 – 뼈 또는 조직 스트레칭; 외회전 = 조직 스트레칭; 내회전 = 조직 스트레칭; 신전 = 조직 스트레칭; 내전 = 조직 스트레칭; 수평 내전 = 조직 스트레칭 또는 연부조직 접근; 수평 외전 = 조직 스트레칭 또는 연부조직 접근
흉쇄관절(Sternoclavicular joint)					
흉골: 근위에서 원위(상승/하강)는 오목 중심에서 말단(전인/후인)은 볼록 쇄골: 근위에서 원위는 볼록	최대 팔 높이	쇄골 수평, 견갑골 외측과 극돌기의 거리는 5 ㎝, 견갑골 상각은 2번 늑골, 하각은 7번 늑골에 위치	전체 상승은 제한됨	상승 = 10° – 15° 전인과 후인 = 15° – 30° 후방회전 = 15° – 31°	설명 없음
견봉쇄골관절(Acromioclavicular joint)					
견봉: 오목 쇄골: 볼록	팔을 90° 외전	쇄골 수평, 견갑골 외측과 극돌기의 거리는 5㎝, 견갑골 상각은 2번 늑골, 하각은 7번 늑골에 위치	전체 상승은 제한됨	상방회전 = 30° 하방회전 = 17°	설명 없음
견갑흉곽관절(Scapulothoracic joint)					
흉곽: 볼록 견갑골: 오목	없음, 진정한 활액관절이 아님.	쇄골 수평, 견갑골 외측과 극돌기의 거리는 5㎝, 견갑골 상각은 2번 늑골, 하각은 7번 늑골에 위치	없음, 진정한 활액관절이 아님.	진정한 관절이 아니므로, 가동관절범위는 설명 없음	설명 없음

신연, 느슨한 위치 / Distraction, Loose Packed Position

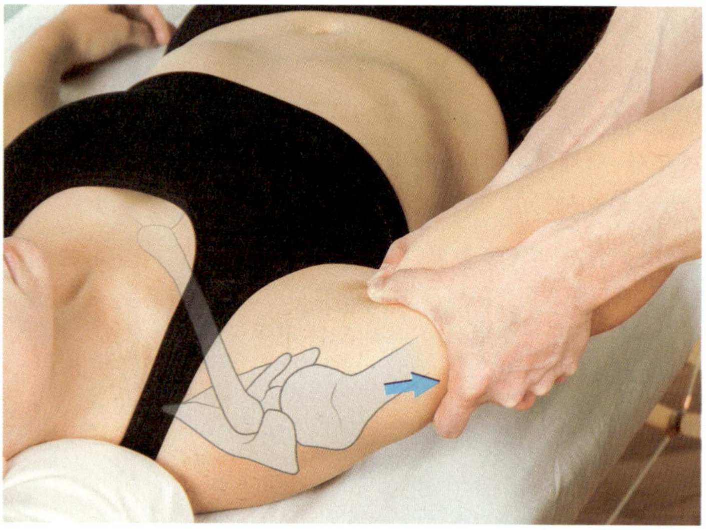

환자 자세: 바로 누운 자세, 견갑골면에서 팔을 55°~ 70° 외전과 30° 굴곡.

치료사 자세: 환자의 머리측으로 선다.

고정: 치료사는 내측 및 외측에서 상관골 근위부를 잡는다. 환자 손은 치료사의 팔꿈치와 흉곽 사이에 있다.

가동술: 양손은 90° 로 근위 상완골을 관절면에서 움직인다. 근위 상완골은 외측, 중심과 하방으로 움직인다.

치료 목표: 일반적인 관절낭 움직임을 증가시키기 위해.

참고: 이 기술은 다소 육체적인 힘을 요구한다.

외측 신연, 굴곡 / Lateral Distraction, in Flexion

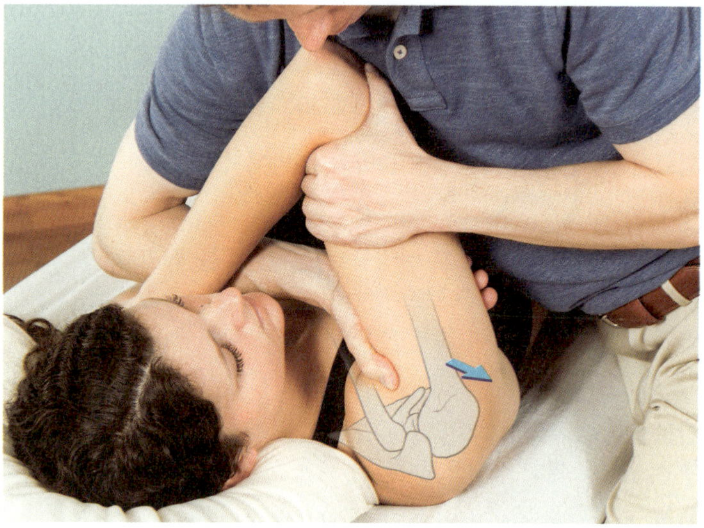

환자 자세: 바로 누운 자세, 어깨굴곡 90° 와 약간의 수평내전.

치료사 자세: 환자의 어깨쪽으로 서고, 한 손은 근위부 상완골에 다른 손은 상완골의 안정화를 위해 팔꿈치 근위부를 잡는다.

고정: 고객을 치료 테이블에서 본인 체중으로 안정화시킨다.

가동술: 상완골은 전두면에서 신체에서 측면으로 신연한다.

치료 목표: 상방과 후방 관절낭을 매우 좋은 스트레칭을 적용한다.

참고: 치료사는 후방 관절낭을 원하는 수준까지 선택적으로 조이거나 느슨하게 하기 위해 내회전 또는 외회전을 적용할 수 있다. 치료사는 또한 하방 관절낭을 스트레칭하기 위해 꼬리측으로 가동할 수 있다.

하방 활주, 느슨한 위치, 눕기 / Inferior Glide, Loose Packed, Supine

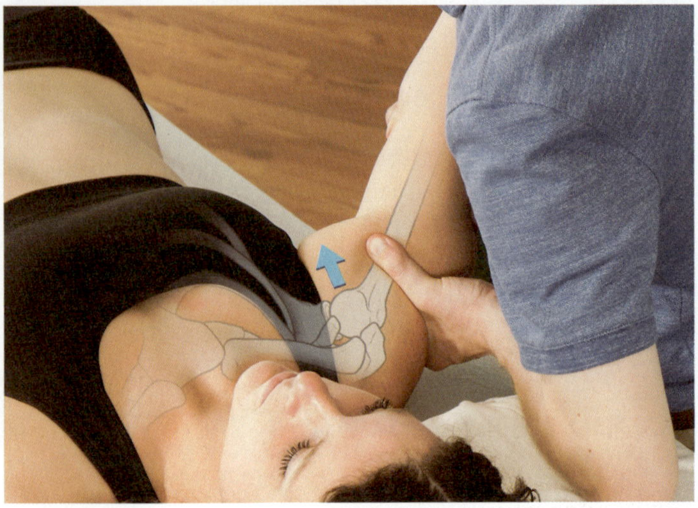

환자 자세: 앉은 자세, 치료 테이블의 말단부에 전완을 지지한다. 견관절은 55° 외전과 30° 굴곡한다.

치료사 자세: 환자의 어깨 측방과 후방에서 가동술을 한다.

고정: 치료사는 한손으로 상방근위 상완골두를 잡고(그림처럼) 또는 양손으로 잡는다. 원위 상완골은 안정성을 위해서 다리 또는 테이블을 사용하여 제어한다.

가동술: 상완골두는 하반, 전방과 약간의 측방 활주를 한다.

치료 목표: 견관절 상승에 대한 보조적 이동제한을 치료한다.

참고: 관절와의 기울기로 인해 약간의 외측 신연이 필요할 수 있다.

하방 활주, 느슨한 위치, 앉기 / Inferior Glide, Loose Packed, Sitting

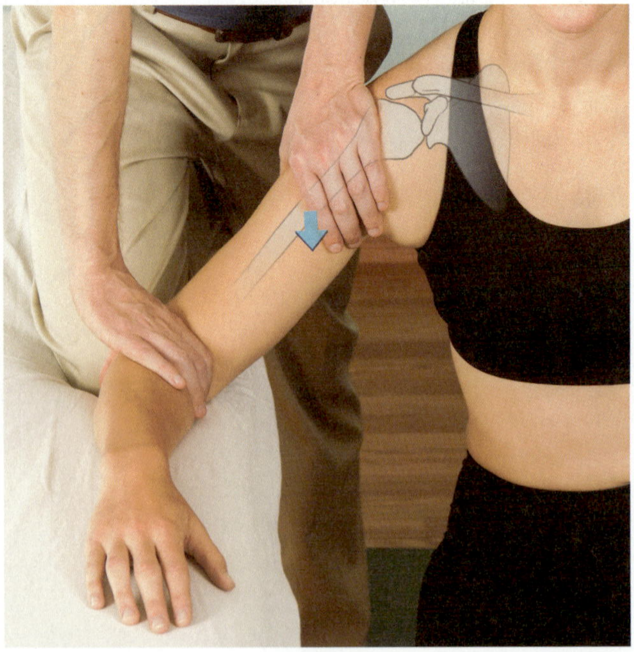

환자 자세: 앉은 자세, 치료테이블의 말단부에 전완을 지지한다. 견관절은 55° 외전과 30° 굴곡한다.

치료사 자세: 환자의 어깨 측방과 후방에서 가동술을 한다.

고정: 치료사는 한손으로 상방근위 상완골두를 잡고(그림처럼) 또는 양손으로 잡는다. 원위 상완골은 안정성을 위해서 다리 또는 테이블을 사용하여 제어한다.

가동술: 팔을 약간 외전을 하고, 압박은 상완골 하방에 적용하고 약간 전방으로 활주동작을 한다.

치료 목표: 견관절 상승에 대한 보조적 이동제한을 치료한다.

참고: 이것은 치료사에게 우수한 기계적 이점과 환자로부터 좋은 휴식 능력을 취하기 때문에 좋은 가동술이다.

하방 활주, 관절가동범위 끝, 앉기 / Inferior Glide, End ROM, Sitting

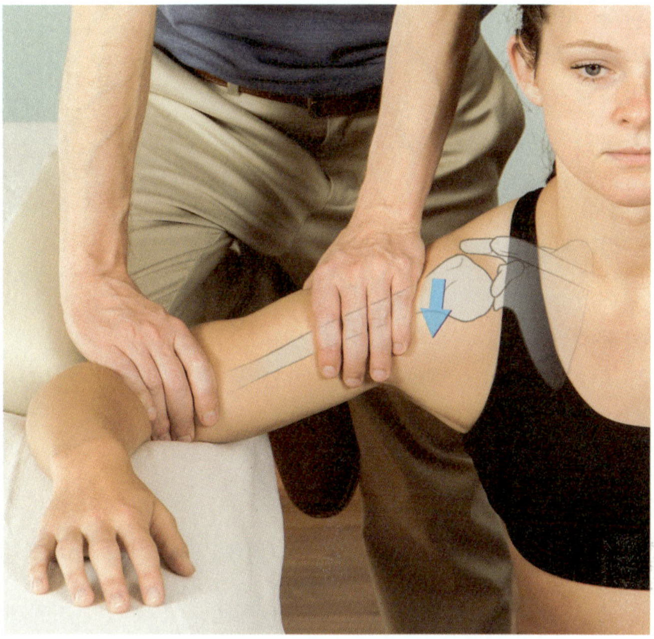

환자 자세: 앉은 자세, 견관절은 운동에 제한이 있는 스캡션(scaption) 또는 외전자세이다.

치료사 자세: 환자의 후방에 서서 치료할 견관절을 마주보고 한손이 상완골 근위부를 잡는다.

고정: 환자는 팔꿈치를 치료 테이블에 올려 놓는다(그림 참조).

가동술: 하방회전 압박이 상완골두에 가해져 하방, 전방과 약간의 측방 활주 움직임을 유발한다.

치료 목표: 견관절 상승에 대한 보조적 이동제한을 치료한다.

참고: 이것은 치료사에게 우수한 기계적 이점과 환자로부터 좋은 휴식 능력을 취하기 때문에 좋은 가동술이다.

전방 활주, 느슨한 위치, 눕기 / Anterior Glide, Loose Packed Position, Supine

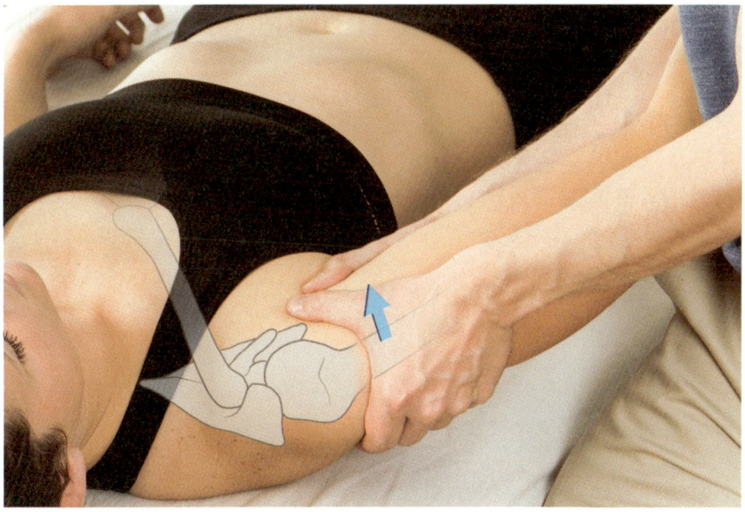

환자 자세: 누운 자세, 견갑골면에서 55°~70° 외전과 30° 굴곡이다.

치료사 자세: 꼬리측 방향에서 환자의 머리를 마주한다.

고정: 치료사는 양손으로 상완골 근위부를 잡는다. 환자의 원위부 팔은 치료사의 팔로 안정화한다.

가동술: 압박은 상완골두의 전방과 관절와 내측면에서 평행 또는 견갑골면과 수직으로 활주한다.

치료 목표: 견관절 외회전에 대한 제한을 위해 전방 활주의 보조 동작으로 치료한다.

참고: 견갑골 안정화는 Ⅲ, Ⅳ 등급 가동술을 사용하여 이 동작에서 가동술을 하면 매우 좋다. 환자의 안정성에 도움이 될 수 있게 벨트나 다른 사람의 도움을 받을 수 있다. 이 가동술은 견관절 외전에서 다양한 각도로 수행할 수 있다.

전방 활주, 느슨한 위치, 엎드리기 / Anterior Glide, Loose Packed Position, Prone

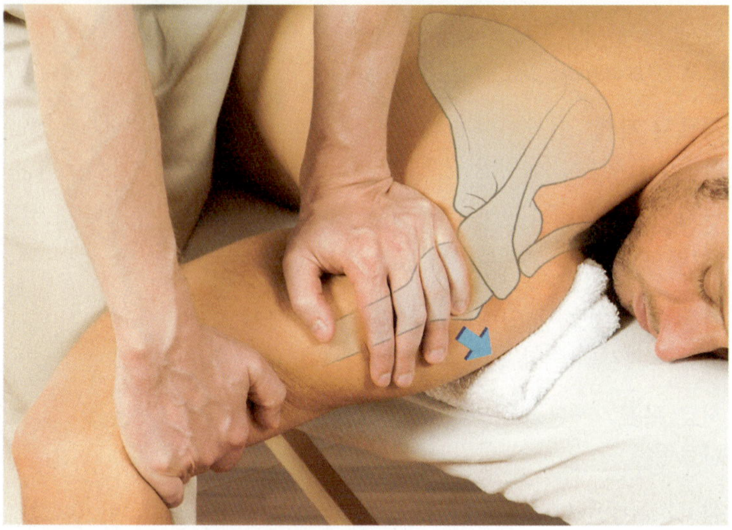

환자 자세: 엎드린 자세, 팔은 느슨한 위치. 안락함을 위해서 오훼돌기 아래에 타월이 필요할 수 있다.

치료사 자세: 꼬리측 방향에서 환자의 머리 방향으로 서 있는다.

고정: 치료사는 원위손으로 환자의 주관절 위를 잡는다.

가동술: 치료사는 근위손으로 상완골 근위를 따라 환자의 어깨에 최대한 가깝게 접촉한다. 압박은 관절와 표면과 평행한 전방 및 내측 방향으로 활주시키도록 후방 상완골두에 적용한다.

치료 목표: 견관절 외회전에 대한 제한을 위해 전방 활주의 보조 동작으로 치료한다.

참고: 엎드린 자세는 견갑골이 치료 테이블에 의해 위치에서 막혀 있기 때문에 보다 견갑골 안정화를 허용한다. 치료사는 관절낭의 느슨함을 위해 가동술을 하기 전에 상완골에 약간의 신연을 적용할 수 있다. 이 치료는 어깨 외전의 다양한 각도를 제공할 수 있다.

전방 관절낭, 연부조직 생리적 가동술 / Anterior Capsule/Soft Tissue Physiological Mobilization

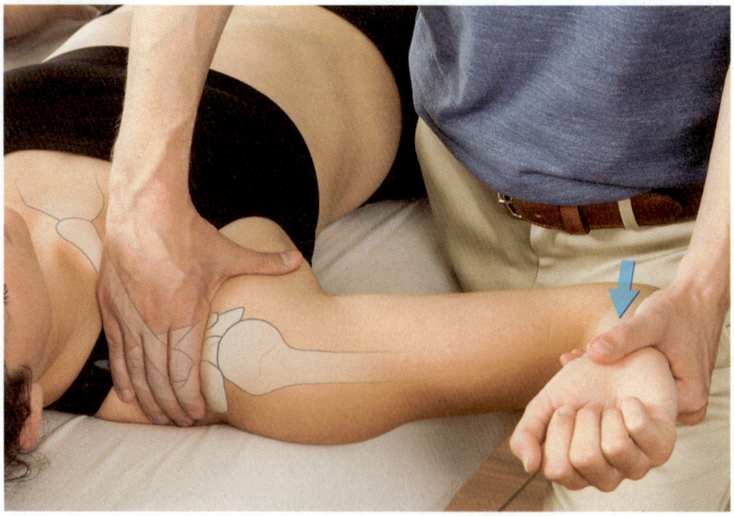

환자 자세: 누운 자세, 팔은 느슨한 위치 또는 가능하면 높은 위치에 있어야 한다. 오직 원위 상완골과 팔꿈치는 테이블 가장자리에 위치한다.

치료사 자세: 꼬리측 방향에서 환자의 머리 방향으로 서 있는다.

고정: 환자의 안정화는 치료 테이블에 부여된 체중을 통해 이루어진다.

가동술: 팔은 관절가동범위 끝범위에서 수행되는 진동(oscillation)으로 어깨 외회전 운동의 전체범위에 적용한다.

치료 목표: 견관절 외회전에 대한 전반적인 생리학적 관절가동범위를 증가시킨다.

참고: 엎드린 자세는 견갑골이 치료 테이블에 의해 위치에서 막혀 있기 때문에 보다 견갑골 안정화를 허용한다. 치료사는 관절낭의 느슨함을 위해 가동술을 하기 전에 상완골에 약간의 신연을 적용할 수 있다. 이 치료는 어깨 외전의 다양한 각도를 제공할 수 있다.

어깨 외회전과 외전을 결합한 전방 활주 / Anterior Glide With Combination of External Shoulder Rotation and Shoulder Abduction

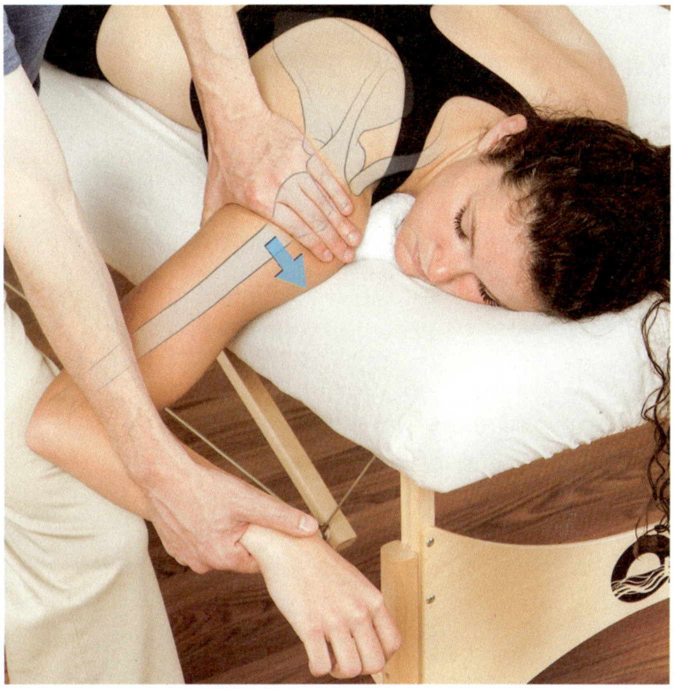

환자 자세: 엎드린 자세, 전두면에서 끝점의 외전과 외회전.

치료사 자세: 한자의 머리를 마주보고, 치료사 다리 위에 환자의 원위 상완골을 올려서 안정화시킨다. 환자의 전완은 치료사의 무릎에 얹혀있다.

고정: 안정화시키는 손이 환자의 원위 상완골을 잡는 동안 중재 손은 후방 근위 상완골을 잡는다. 안정화시키는 손은 상완골의 미세조정 위치를 도울 수 있다.

가동술: 관절와의 표면과 평행한 전방과 내측 방향으로 활주를 후방 상완골에 적용한다.

치료 목표: 견관절 외회전에 대한 제한을 위해 전방 활주의 보조 동작으로 치료한다.

참고: 이것은 고급 자세이므로 신중하게 사용해야 한다. 이것은 Ⅲ, Ⅳ등급과 같은 높은 가동술을 사용하는 것이 가장 좋다.

내전 시, 후방(배측) 활주 / Posterior (Dorsal) Glide, in Adduction

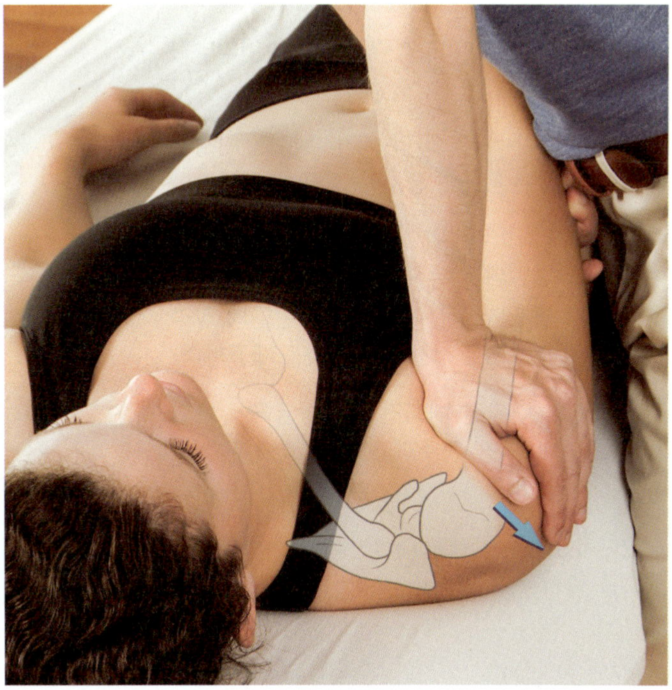

환자 자세: 누운 자세, 견관절 중립회전에서 치료사의 팔과 흉곽 사이에 팔을 위치한다 .

치료사 자세: 꼬리측 방향에서 환자의 머리방향으로 서 있는다.

고정: 근위손은 전방 상완골에 접촉하고 다른 손은 원위 상완골을 안정화시키고 견갑골은 치료 테이블에 안정화시킨다. 환자의 손은 치료사의 팔과 흉곽 사이에 있어야 한다.

가동술: 압박은 전방 상완골두에 적용하고 관절와와 평행하게 측방과 후방으로 직접 활주를 유도한다.

치료 목표: 견관절 내회전과 상방굴곡에 대한 제한을 위해 후방 활주의 보조 동작으로 치료한다.

참고: 이것은 매우 편안한 기술이다. 치료사는 견관절 내회전을 추가하여 더 많은 후방 관절낭에 스트레칭을 줄 수 있다.

후방 활주, 느슨한 위치 / Posterior Glide, in Loose Packed Position

환자 자세: 누운 자세, 견관절에서 55° ~ 70°의 외전과 30° 굴곡이다.

치료사 자세: 환자의 꼬리측 방향에서 머리방향으로 서 있는다.

고정: 치료사는 원위손으로 팔꿈치 윗부분인 원위 상완골을 잡는다. 환자의 손은 치료사의 팔꿈치와 흉곽사이에서 고정된다.

가동술: 치료사는 근위 상완골두의 전방을 잡고 압박은 상완골두의 측방과 후방 활주를 적용한다.

치료 목표: 견관절 내회전과 전방굴곡에 대한 제한을 위해 후방 활주의 보조 동작으로 치료한다.

참고: 누운자세는 견갑골 안정성에 좋다.

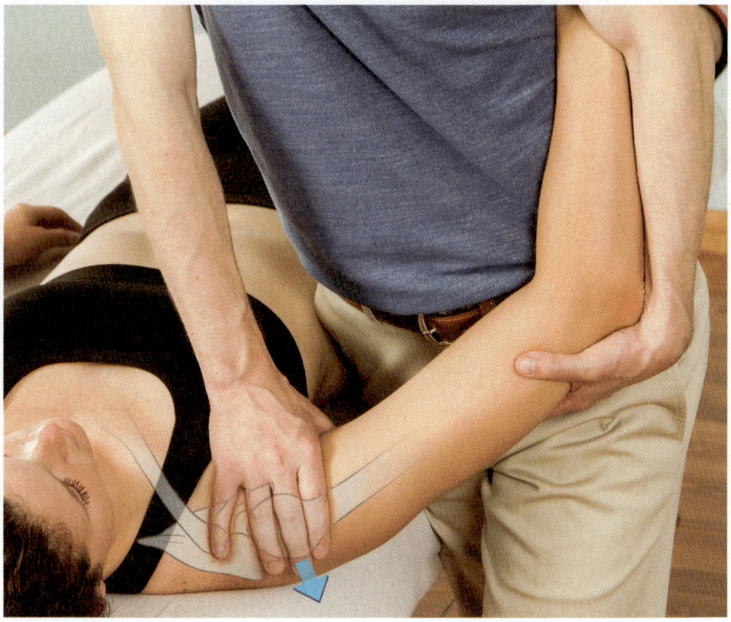

후방 활주, 굴곡 / Posterior Glide, in Flexion

환자 자세: 누운 자세, 상완골 90° 굴곡, 시상면에서 약간의 수평 내전, 팔꿈치는 90° 굴곡이다.

치료사 자세: 환자의 꼬리측 방향에서 머리방향으로 서 있는다.

고정: 치료사는 견갑골의 후방부분을 안정화시키면서 원위손으로 환자의 팔꿈치 윗부분을 잡는다.

가동술: 치료사의 몸은 상완골두의 후방과 측방 활주 움직임을 부여하면서 상완골의 장축을 통해 후측방으로 직접적인 압박을 제공한다.

치료 목표: 견관절 내회전과 전방굴곡에 대한 제한을 위해 후방 활주의 보조 동작으로 치료한다.

참고: 치료사는 상완골 내회전을 더하여 가동술 효과를 증가할 수 있다.

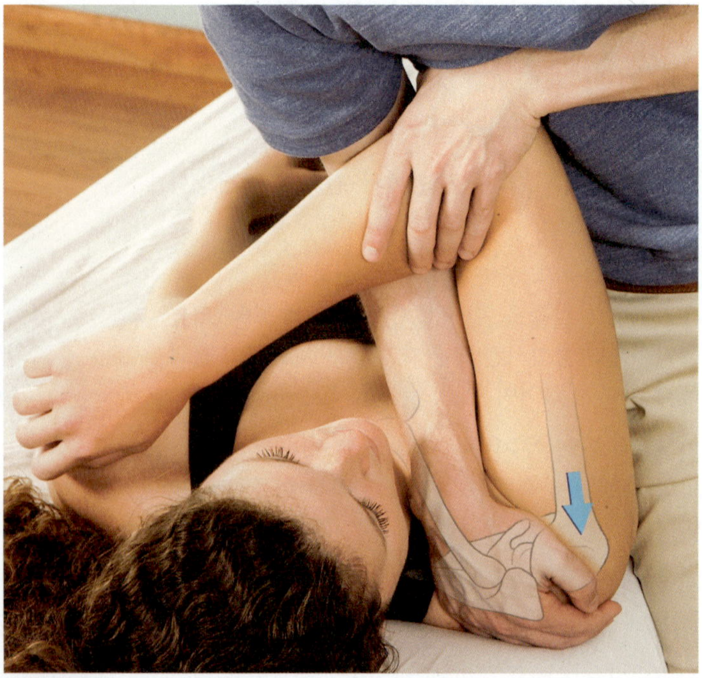

후방 관절낭/연부조직 생리적 가동술
/ Posterior Capsule/Soft Tissue Physiological Mobilization

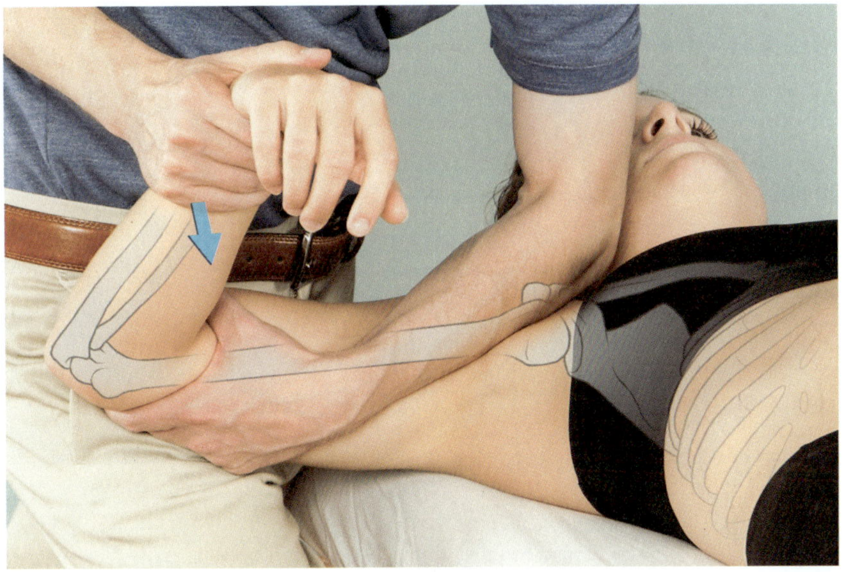

환자 자세: 누운 자세, 팔꿈치 90° 굴곡과 팔의 90° 외전을 한다. 원위 상완골과 팔꿈치만이 치료 테이블의 가장자리에 위치한다.

치료사 자세: 환자의 얼굴을 마주 보고 상방 또는 머리측에 서 있는다.

고정: 근위 팔은 치료사 전완에서 삼각흉근구(deltopectoral groove)를 가로질러 힘을 가하여 견갑골을 안정시킨다.

가동술: 견관절은 견관절 내회전의 모든 가능한 관절가동범위를 통해 수행되고, 가능한 관절가동범위의 끝에서 진동이 수행된다.

치료 목표: 내회전의 생리적 관절 가동범위를 넓히고 전방굴곡을 돕는다.

참고: 이것은 순전히 견관절의 내회전을 얻기 위한 좋은 가동술이다.

배측 활주 / Dorsal Glide

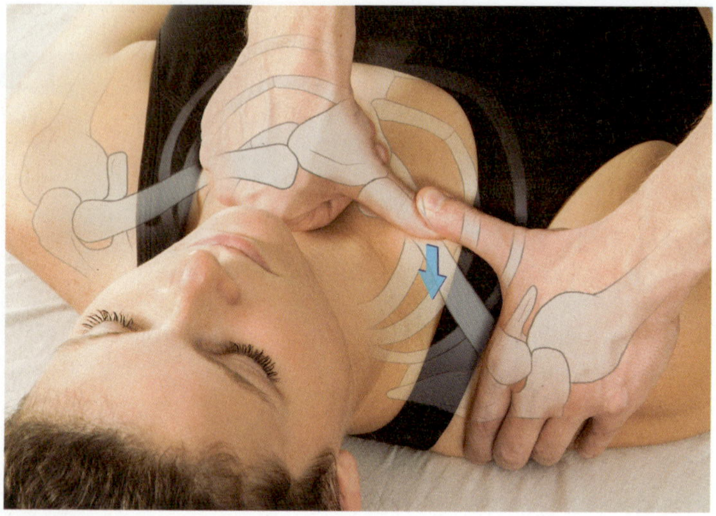

환자 자세: 누운 자세, 팔꿈치를 편안히 하고 팔은 중립위치이다.

치료사 자세: 환자 얼굴을 보면서 가동술을 할 수 있는 측면으로 약간 꼬리측 방향에 서 있는다.

고정: 안정화가 필요하지 않다. 환자의 체중은 올바른 자세를 유지한다.

가동술: 엄지패드는 가장 내측부 약 3㎝ 떨어진 쇄골의 흉골 전방 끝에서 사용한다. 다른 엄지는 쇄골을 후방 방향으로 부드럽게 진동시키는데 사용한다.

치료 목표: 쇄골 후인의 제한을 위해 후방 활주의 보조동작으로 치료한다.

참고: 이것은 순전히 견관절의 내회전을 얻기 위한 좋은 가동술이다.

복측 활주 / Ventral Glide

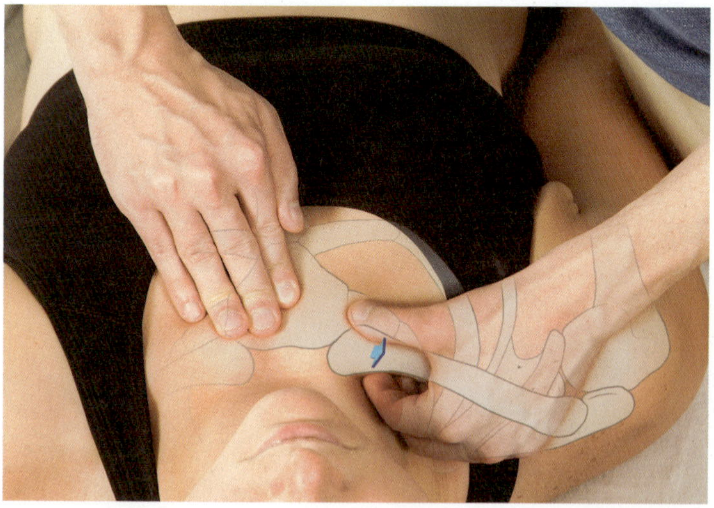

환자 자세: 누운 자세, 팔꿈치는 편하게 하고, 팔은 중립위치이다.

치료사 자세: 환자의 얼굴을 보면서 가동술을 할 수 있는 측면으로 약간 꼬리측 방향에 서 있는다.

고정: 환자의 흉골을 고정.

가동술: 중재 손은 손가락으로 복측 표면에 쇄골을 잡는다. 안정화 손이 흉골을 고정하는 동안, 중재 손은 쇄골을 복측방향으로 활주한다.

치료 목표: 쇄골 전인의 제한을 위해 전방 활주의 보조동작으로 치료한다.

참고: 이 치료는 근육경련, 크기 또는 긴장으로 인해 쇄골을 쉽게 잡기가 어려울 수 있다.

머리측 활주 / Cranial Glide

환자 자세: 누운 자세, 팔은 편안하게 지지한다.

치료사 자세: 환자의 얼굴을 보면서 가동술을 할 수 있는 측면으로 약간 머리방향에 서 있는다.

고정: 안정화가 필요하지 않다.

가동술: 엄지는 가장 내측부에서 3 ㎝ 정도 떨어진 근위쇄골 하부에 위치한다. 쇄골은 흉골 관절면과 평행하게 상방과 내측으로 가동술을 한다.

치료 목표: 쇄골 하강의 제한을 위해 상방 활주의 보조동작으로 치료한다.

참고: 이 치료는 견갑대 하강을 하는 데 도움이 될 수 있다.

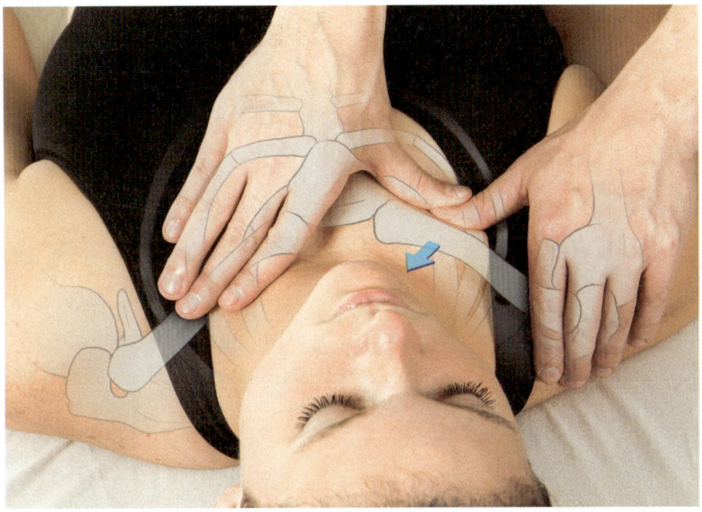

꼬리측 활주 / Caudal Glide

환자 자세: 누운 자세, 편안한 자세에 있다.

치료사 자세: 환자의 얼굴을 보면서 머리측 방향에 서 있는다.

고정: 안정화가 필요하지 않다.

가동술: 엄지는 가장 내측부에서 3㎝ 정도 떨어진 근위쇄골의 상부에 위치한다. 쇄골은 흉골 관절면과 평행하게 하방과 외측으로 가동술을 한다.

치료 목표: 쇄골 상승의 제한을 위해 하방 활주의 보조동작으로 치료한다.

참고: 이 치료는 견갑대 하강을 하는 데 도움이 될 수 있다.

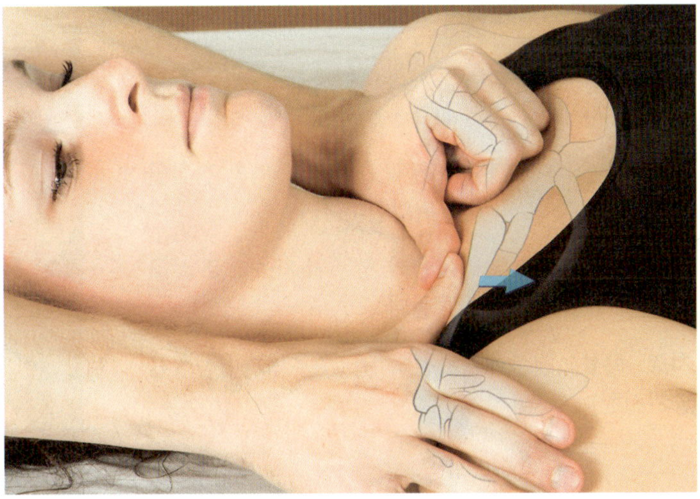

배측 활주 / Dorsal Glide

환자 자세: 앉기 또는 누운 자세, 팔은 편하게 한다.

치료사 자세: 가동술 할 측면으로 서 있는다.

고정: 근위손의 엄지는 원위 쇄골을 잡고 두 번째 손가락 패드는 후방 표면에 놓인다. 원위손은 견갑골의 후방 견봉에 검지로 견갑골을 안정화시킨다.

가동술: 더 편한 경우, 엄지-엄지(thumb-over-thumb) 기술을 사용할 수 있다. 후방 활주는 원위 쇄골에 전달되어 배측 활주 운동을 만든다.

치료 목표: 견봉쇄골관절의 관절놀이와 이동성을 증가시킨다.

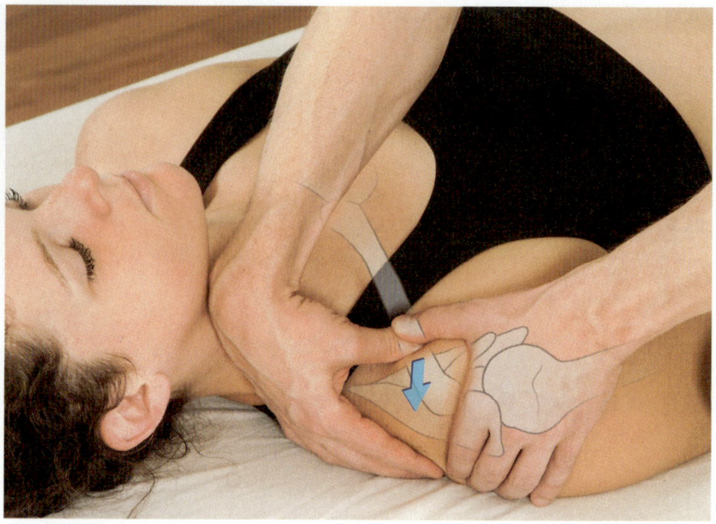

참고: 앉은 자세에서의 가동술은 매우 좋은 견갑골 안정화를 허용하지 않는다.

배측 활주 — 방법 2 / Dorsal Glide-Method 2

환자 자세: 환자가 앉아 있는 상태에서 가장 잘 수행한다.

치료사 자세: 환자의 치료할 어깨 측면에 서 있는다.

고정: 손은 후방 견봉과 원위 견갑극을 따라 견갑골의 배측-외측 표면 위에 위치한다.

가동술: 중재 손은 엄지융기 또는 소지융기로 쇄골을 잡고 쇄골을 배측굴곡한다.

치료 목표: 견봉쇄골관절의 관절놀이와 이동성을 증가시킨다.

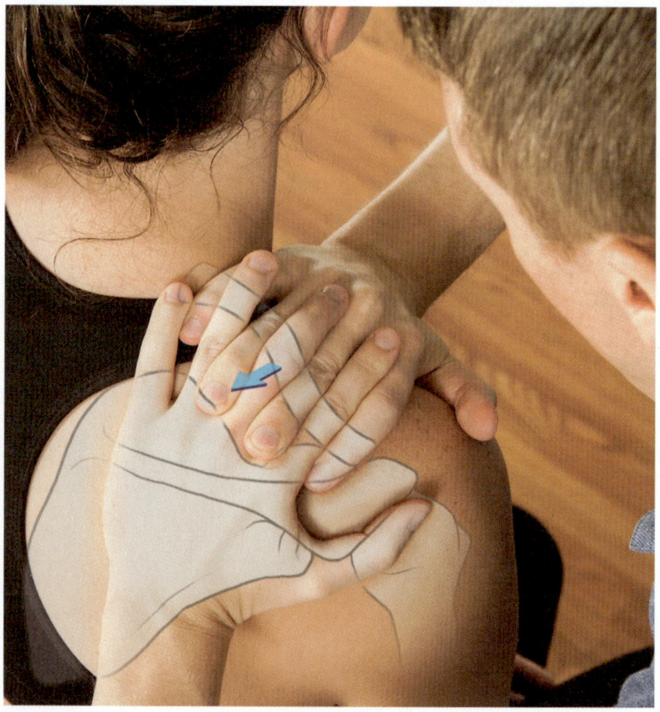

복측 활주 / Ventral Glide

환자 자세: 환자가 앉아 있는 상태에서 가잘 잘 수행한다.

치료사 자세: 환자의 후방에 서 있는다.

고정: 손가락은 전방 견봉을 따라 근위 상완골의 복측 표면 위에 위치한다.

가동술: 엄지-엄지 기술은 엄지를 겹쳐서 쇄골을 복측 방향으로 활주하게 압력을 가한다.

치료 목표: 견봉쇄골관절의 관절놀이와 이동성을 증가시킨다.

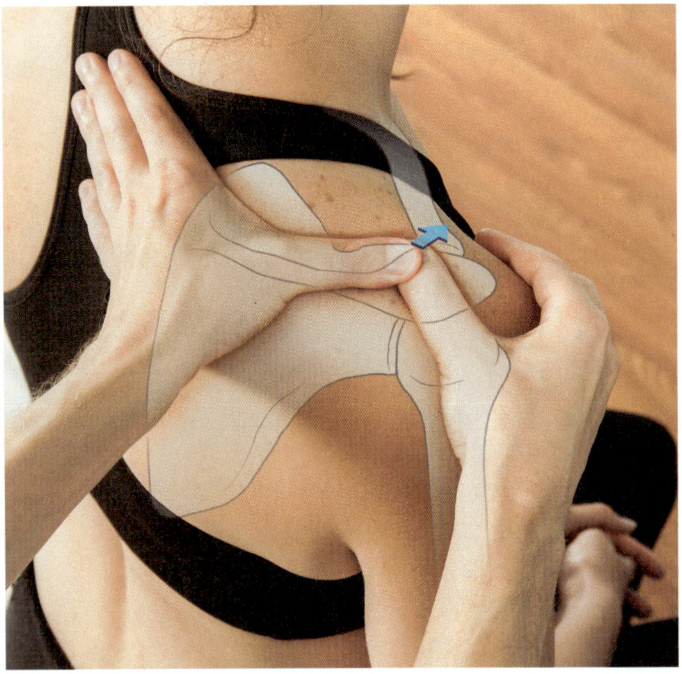

신연 / Distraction

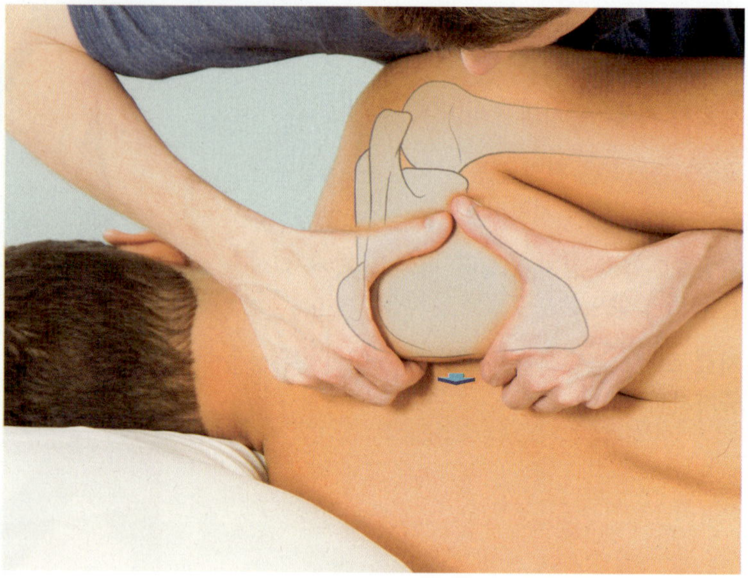

환자 자세: 치료 테이블 가장자리에 옆으로 눕고, 치료사와 마주보고, 견관절은 내전한다.

치료사 자세: 환자의 얼굴을 볼 수 있도록 전방에 위치한다.

고정: 어깨의 전방 부분은 지렛대 작용을 더하기 위해 치료사의 삼각흉근구에서 유지한다.

가동술: 양손으로 견갑골 후면의 내측연을 잡는다. 견갑골 내측연은 후방 흉곽으로부터 부드럽게 분리된다. 근육의 저항을 줄이려면 지속적으로 유지하거나 간헐적으로 스트레칭을 할 수 있다. 또 다른 방법은 이 자세에서 한 손으로 견봉쇄골관절을 넘어 견갑골을 안정화시키고, 다른 손으로 견갑골 하각아래에 손을 넣어 활주하고 신연을 한다.

치료 목표: 견갑골 이동성의 전반적인 제한을 치료한다.

참고: 환자가 이완되면, 당신은 내측 또는 외측 회전, 전인/후인 등과 같은 다른 구성요소를 추가할 수 있다.

머리측 활주 / Cranial Glide

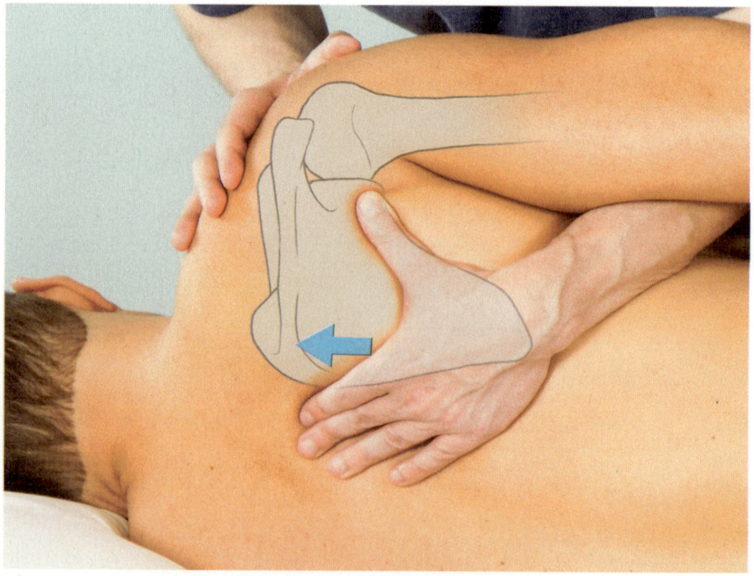

환자 자세: 치료 테이블의 가장자리 옆으로 눕고, 치료사와 마주보고, 견관절은 내전한다.

치료사 자세: 환자의 얼굴을 볼 수 있도록 전방에 위치한다.

고정: 환자의 체중으로 안정화된다.

가동술: 중재 손은 후방 견갑골 하각 위에 위치한다. 가이드 손은 견봉 위에 위치한다. 중재 손은 머리방향으로 견갑골이 가장 위를 향하게 움직여 견갑골을 안정화시킨다.

치료 목표: 견갑골 상승의 제한을 치료한다.

꼬리측 활주 / Caudal Glide

환자 자세: 치료 테이블 가장자리에 옆으로 눕고, 치료사와 마주보고, 견관절은 내전한다.

치료사 자세: 환자의 얼굴을 볼 수 있도록 전방에 위치한다.

고정: 환자의 체중으로 안정화된다.

가동술: 중재 손은 견봉쇄골관절에 위치하고, 가이드 손은 견갑골을 조정하고 안정화시키는 동안, 중재 손은 꼬리방향으로 견봉을 활주한다.

치료 목표: 견갑골 하강의 제한을 치료한다.

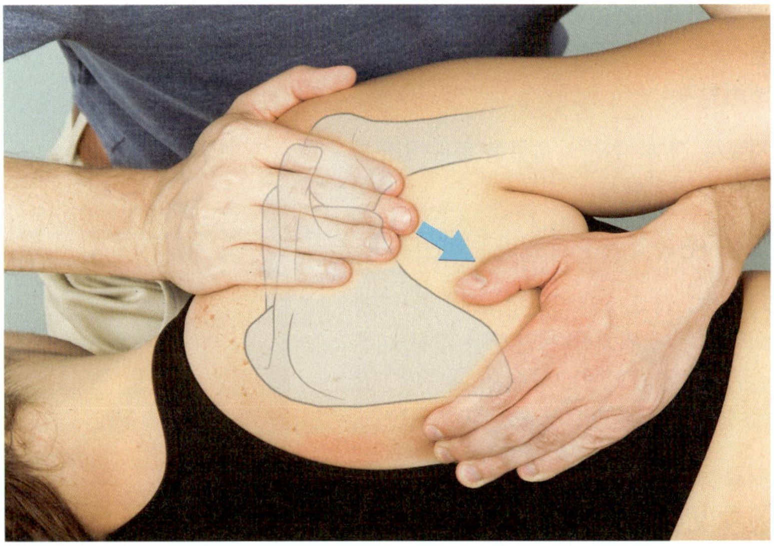

외측 활주 / Lateral Glide

환자 자세: 치료 테이블 가장자리에 옆으로 눕고, 치료사와 마주보고, 견관절은 내전한다.

치료사 자세: 환자의 얼굴을 볼 수 있도록 전방에 위치한다.

고정: 환자의 체중으로 안정화된다.

가동술: 치료사의 양손은 견갑골 후방 추골연 위에 손가락끝을 위치한다. 양손은 회측방향으로 견갑골을 부드럽게 활주한다.

치료 목표: 견갑골 외측 활주의 제한을 치료한다.

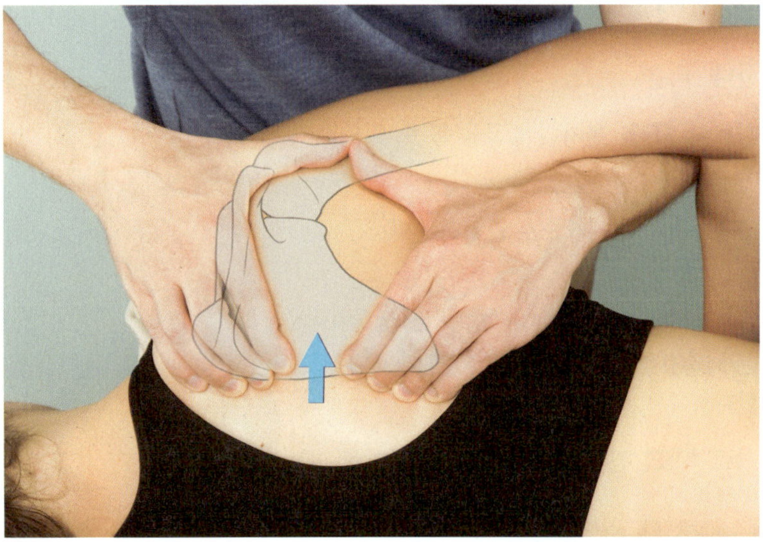

내측 활주 / Medial Glide

환자 자세: 치료 테이블 가장자리 옆으로 눕고, 치료사와 마주보고, 견관절은 내전한다.

치료사 자세: 환자의 얼굴을 볼 수 있도록 전방에 위치한다.

고정: 환자의 체중으로 안정화된다.

가동술: 치료사의 양손은 견갑골 후방 외측연 위에 위치한다(한 손은 견봉, 다른 손은 하방 액와연). 양손은 내측방향으로 견갑골을 부드럽게 활주한다.

치료 목표: 견갑골 내측 활주의 제한을 치료한다.

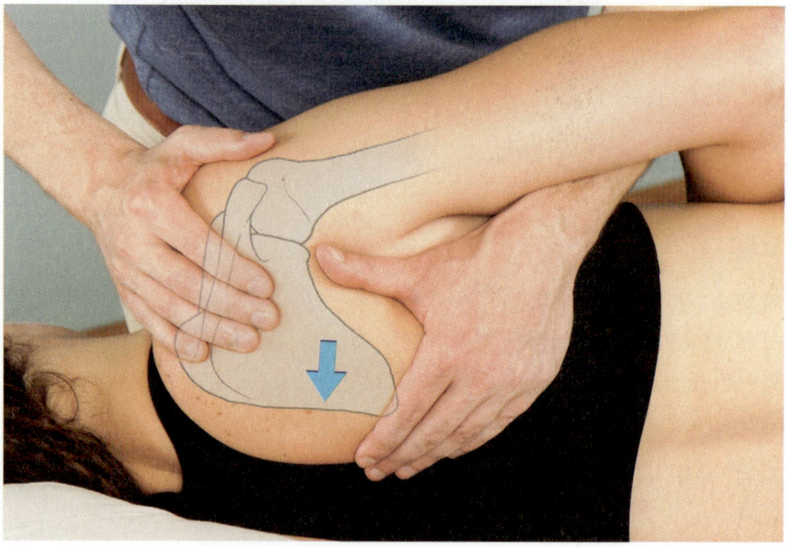

외측 활주 / Lateral Glide

환자 자세: 치료 테이블 가장자리 옆으로 눕고, 치료사와 마주보고, 견관절은 내전한다.

치료사 자세: 환자의 얼굴을 볼 수 있도록 전방에 위치한다.

고정: 환자의 체중으로 안정화된다.

가동술: 치료사의 양손은 견갑골 후방 외측연 위에 손가락끝이 위치한다. 양손은 외측방향으로 견갑골을 부드럽게 활주한다.

치료 목표: 견갑골 외측 활주의 제한을 치료한다.

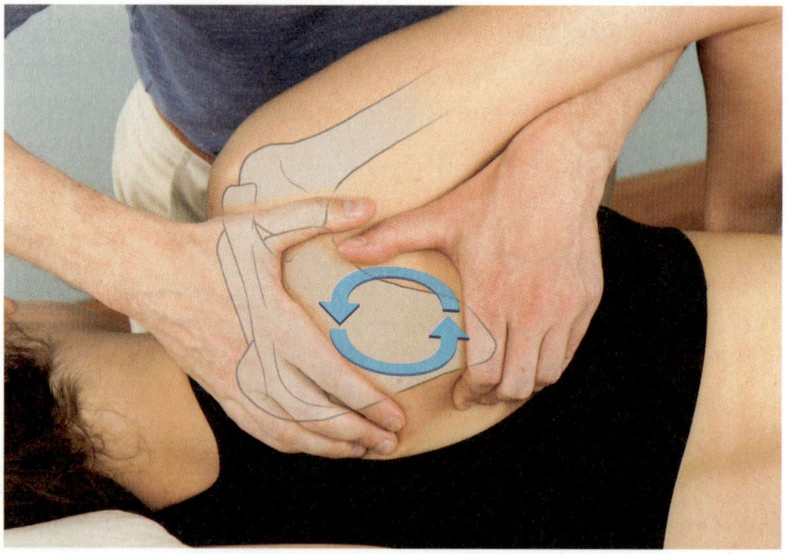

내회전 / Medial Rotation

환자 자세: 치료 테이블 가장자리 옆으로 눕고, 치료사와 마주보고, 견관절은 내전한다.

치료사 자세: 환자의 얼굴을 볼 수 있도록 전방에 위치한다.

고정: 환자의 체중으로 안정화된다.

가동술: 치료사의 양손은 견갑골 후방 외측연 위에 손가락끝이 위치한다. 양손은 내회전 방향으로 견갑골을 부드럽게 활주한다.

치료 목표: 견갑골 내회전의 제한을 치료한다.

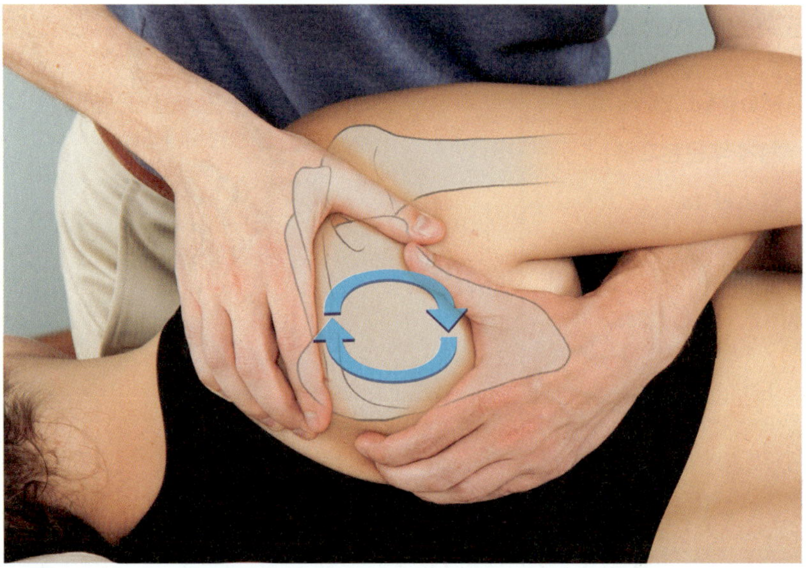

다양한 어깨관절의 수동치료에 대한 근거

연구	환자	중재와 비교 (있을 경우)	결과(들)
일반적인 어깨상태를 위한 가동술의 활용: 등급 A			
Camarinos 와 **Marinko, 2010** 체계적 문헌고찰 (**Level 1a**)	7개의 연구	도수치료 또는 통증 완화, 기능향상, 운동범위 확대. 통증과 삶의 질에 대한 도수치료의 여러 유형의 효과 비교	도수치료는 어깨 통증이 있는 환자의 기능적 움직임에 긍정적인 영향을 미친다. 도수치료는 어떠한 통증 측정을 감소시키는 추세를 나타내었고, 삶의 질을 향상시키는데 있어 그룹 내에서 현저한 차이가 있음을 나타내었다. 연구에서의 전반적인 추천: 연구 결과에 따르면, 도수치료 움직임 향상과 통증 완화를 위한 이점을 보여주지만, 기능 및 삶의 질 향상에는 추가 연구가 필요하다.
회전근개 건병증에 대한 가동술 또는 도수교정의 활용: 등급 B			
Desjardins– **Charbonneau** 등, **2015** 체계적 문헌고찰과 메타분석 (**Level 2b**)	**21**개의 연구	도수치료 단독군 **vs.** 통제군 도수치료와 운동군 **vs.** 다중모델 재활군 도수치료와 다른 중재군과 다중모델 재활군	도수치료 혜택의 현저한 효과. 치료효과의 크기는 작지만 임상적으로 중요하다고 간주될 수 있다. **4**주에 전체 통증 감소를 위해 운동과 도수치료의 현저한 차이가 관찰되었다. 치료 효과의 크기는 작지만 임상적으로 중요하다고 여겨진다. 조사간의 높은 이질성으로 인해 데이터를 모으지 못하였다. 전제 권장사항: 중등도 이상의 질에 근거한 회전근개 건병증 환자의 경우 도수치료는 통증을 감소시킬 수 있다. 그러나 기능을 향상시킬 수 있는지에 대한 여부가 불분명하다.
Gebremariam 등, **2014** 문헌조사 (**Level 5**)	**10**개의 연구; **2**개의 문헌조사	최고의 증거를 요약하는 데이터 추출 관절가동술의 효과 도수치료의 효과	운동요법과 치료가 추가된 운동에서 가동술의 효과에 대한 상충된 증거 단기간에 도수치료와 자가훈련이 효과에 대한 제한된 증거

계속

연구	환자	중재와 비교 (있을 경우)	결과(들)
점액낭염에 대한 가동술과 도수교정의 활용: 등급 C			
Noten 등, **2016** (**Level 5**)	**12**개의 연구(**trials**)	점액낭염 환자의 관절가동범위와 통증에 대한 가동술의 효능 평가	**7**가지 유형의 가동술 평가. 각관절가동술(**2**), 시리악스 접근(**1**), 메이틀랜드 기술(**6**)은 통증과 관절가동범위의 향상을 보여준다. 외회전을 증가시키기 위해서는 후방병진가동술이 좋다. 척추가동술은 견관절 스트레칭과 함께 적용하고, 각관절가동술과 병진가동술 모두에서 가짜초음파와 비교하여 능동관절범위에서 우수한 효과를 나타내었다. 고강도 가동술은 방치보다 개선이 덜 나타났다. 멀리건 기법의 긍정적인 장기효과는 통증과 관절가동범위(**ROM**) 모두에서 발견되었다.
Page 등, **2014** (**Level 5**)	**32**개의 연구(**trials**)	도수치료와 운동군과 다른 중재의 비교	가장 유용한 증거는 도수치료와 운동군의 조합이 단기간에 글루코코르티코이드 주사만큼 효과적이지 않을 수 있음을 보여준다. 도수치료, 운동과 전기요법이 글루코코르티코이드 주사 또는 경구 비스테로이드성 소염진통제(**NSAID**)는 효과적인 보조역할을 하는지 여부가 불분명하다. 관절 팽창에 따른 도수치료와 운동은 거짓초음파와 유사하지만, 환자에게 치료성공과 능동적인 관절가동범위가 보고되었다.

MT = manual therapy; ROM = range of motion NSAID = nonsteroidal anti=inflammatory drug

8

주관절

ELBOW JOINT

학습 목표(Learning Objectives)

이 장을 완료하면 다음을 수행할 수 있다:

- 주관절 복합체의 뼈와 연부조직 해부학을 설명할 수 있다.
- 주관절의 관절 운동학을 설명할 수 있다.
- 주관절 가동술의 자세, 움직임, 추론을 설명할 수 있다.
- 주관절에 대한 관절가동술 기법을 뒷받침하는 증거를 인식한다.

주관절은 전완의 굴곡(flexion, 굽힘), 신전(extension, 폄), 회외(supination, 뒤침), 회내(pronation, 엎침)를 가능하게 한다. 이 동작들은 먹기, 몸단장하기, 개인위생을 포함해 일상생활동작에 매우 중요하다. 이들 기능은 팔꿈치 복합체를 구성하고 있는 다양한 관절들에 의해서 수행된다. 관절 가동의 제한은 전체 관절의 전체 기능에 현저한 영향을 줄 수 있다. 그러므로 각각 관절의 구조를 완전히 이해하는 것이 중요하다.

해부학(Anatomy)

팔꿈치 복합체는 3개의 관절로 구성되어 있다:

상완–요(humeroradial, 위팔–노) 관절, 상완–척(humeroulnar, 위팔–자) 관절, 근위 요–척(proximal radioulnar, 몸쪽 노–자) 관절(**그림 8.1**). 다양한 근육들이 이들 관절의 동적 움직임을 제공한다. 각 관절은 그 자체로 고유하고 다음 부분에서 더욱 자세히 설명될 것이다.

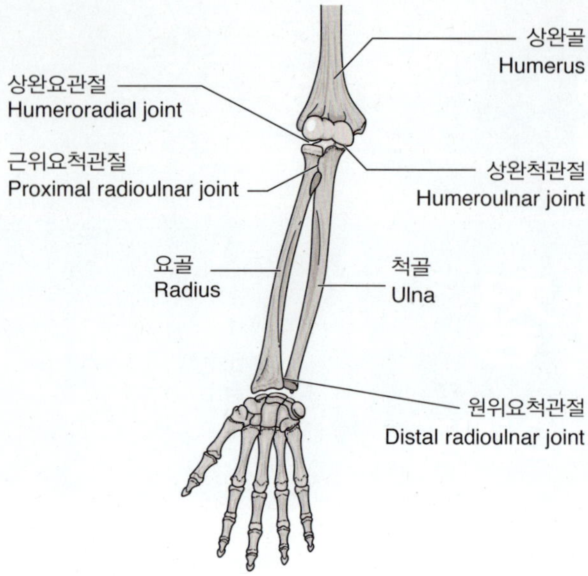

그림 8.1 팔꿈치 복합체

상완척관절(Humeroulnar Joint)

주관절에서 가장 큰 관절가동범위를 허용하는 관절이 상완척 관절이다. 이 관절은 상완골의 원위부와 척골의 근위부가 이루는 관절이다. 이 관절은 많은 양의 접촉면을 갖기 때문에, 상당한 양의 동작이 발생한다. 상완척관절에서 발생하는 주요 동작은 주관절 굴곡과 신전이다. 이 동작은 근위 척골의 활차(trochlea)가 원위 상완골의 활차절흔(도르래패임)에 미끄러지면서 발생한다.

상완요관절(Humeroradial Joint)

상완요관절은 원위 상완골의 소두와 근위 요골 사이의 관절이다. 이 관절은 전완이 완전히 신전되었을 때 표면 사이에 접촉이 거의 없는 안장관절이다. 동적 주관절 굴곡 동안, 전완 근육들이 관절면에 접근시키는 동적 압박 힘을 생성한다. 이 관절은 굴곡과 신전에 관여하고, 회외와 회내 때 회전한다.

요척관절(Radioulnar Joint)

2개의 요척관절이 있다. 1개는 근위이고, 1개는 원위이다. 근위 관절은 요골의 근위부 끝과 척골 근위부로 형성되어 있다. 이 관절은 요골의 요골두와 척골의 요골절흔을 통해 형성된다. 요골두는 척골의 앞쪽과 뒤쪽 모두에 부착하여 주위를 감싸는 윤상인대(머리띠인대)에 의해 제자리에 고정된다. 원위 요척관절은 척골두와 요골의 척골절흔에 의해 형성되고 손목과 손의 장에서 논의될 것이다.

근육(Muscles)

근육들은 주관절의 굴곡(flexion), 신전(extension), 회외(supination), 회내(pronation)의 움직임을 만든다. 이러 능동적 동작은 일상생활동작을 수행하고 스포츠와 직업에서 중요한 역할을 수행하는데 필요하다.

팔꿈치와 전완(아래팔) 굴곡근

팔꿈치 굴곡근은 상완이두근(위팔두갈래근), 상완근(위팔근), 상완요골근(위팔노근)이 포함되며, 전완 굴곡근은 요측수근굴근(노쪽손목굽힘근), 척측수근굴근(자쪽손목굽힘근), 장장근(긴손바닥근), 표재수지굴근(얕은손가락굽힘근)이 포함된다(**그림 8.2**). 이두근은 상완와와 주관절을 가로지르고 팔꿈치 앞쪽을 따라 움직이는 큰 근육이다. 이두근은 큰 단면적을 가지며 회전축에 가깝게 통과하기 때문에 역학적으로 좋은 이점을 가지고 있다. 상완이두근은 2곳의 기시를 가지고 있다. 견갑골의 관절와상완결절(관절오목위결절)과 오훼돌기(부리돌기)가 그것이다. 이두근의 정지는 요골결절(radial tuberosity)이다. 이두근이 요골에 부착하기 때문에 이두근은 전완이 회외했을 때 가장 많이 일을 한다.

상완골은 단관절 근육으로 상완골 전방 원위부에 기시하고 척골근위부 구상돌기(갈고리돌기)와 결절에 정지한다. 상완골은 전완의 모든 위치에서 수축하는 것으로 알려져 있다. 상완요골근은 길고 좁은 근육으로 상완골 원위부에서 전완 원위부의 요골 경상돌기(붓돌기)까지 이어진다.

요측수근굴근은 내측상과(안쪽위관절융기)의 총굴근건(공통굽힘근힘줄)에 기시하고, 두 번째, 그리고 때때

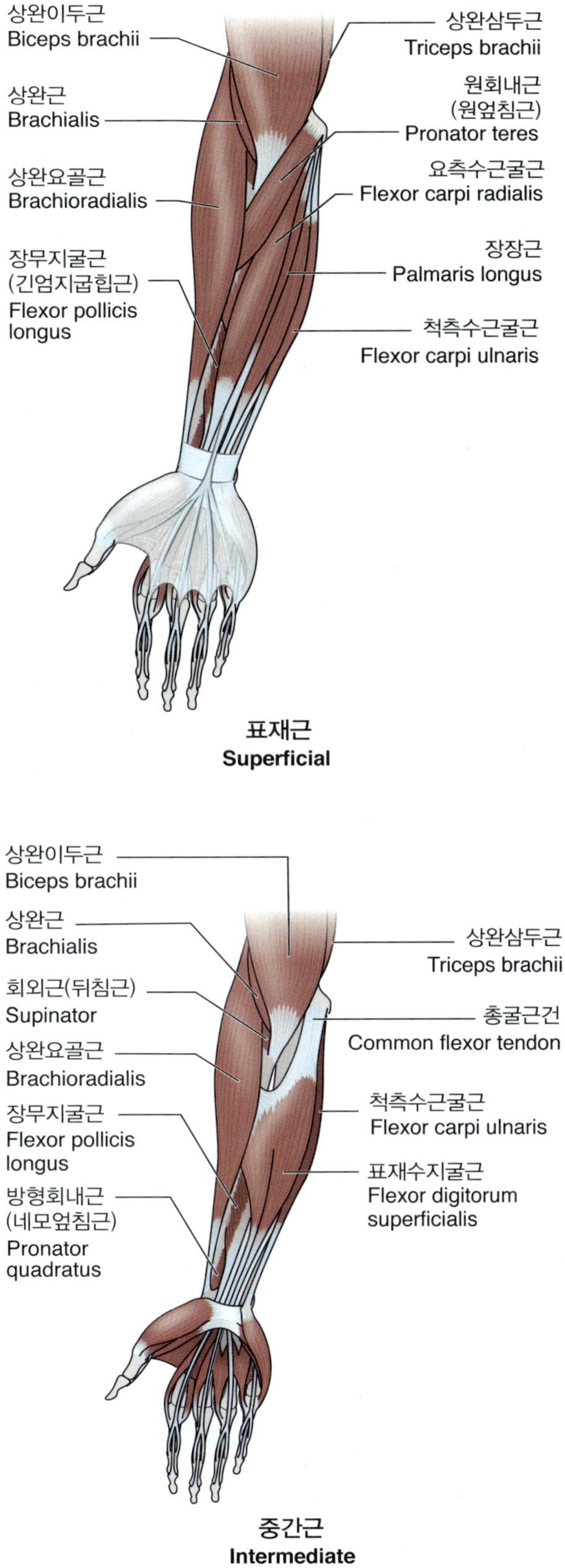

그림 8.2 팔꿈치 굴곡근과 전완 굴곡근

로 세 번째 중수골의 기저부에 전완 원위부의 요골측에 가까이 원위부에 정지한다. 이 근육은 손목 굴곡의 기능에 기여하고 팔꿈치 움직임에는 관여하지 않는다. 척측수근굴근은 내측상과의 총굴근건에 기시하고 두상골(콩알뼈)의 전완 척측면의 원위부에 정지한다. 만약 장장근이 존재한다면, 내측상과에서 발생하여 원위부로 진행하고 손바닥 건막에 정지한다. 표재수지굴근은 다른 굴곡근들과 유사하게, 총굴근건에서 기시하고 근위 지절간 관절의 기저부에 부착하여 원위부로 움직인다.

팔꿈치와 전완 신전근

팔꿈치와 전완 신전근은 상완삼두근과 주근(팔꿈치근)을 포함한다. 전완 신전근은 장요측수근신근(긴노쪽손목폄근), 단요측수근신근(짧은노쪽손목폄근), 총지신근(총손가락폄근), 척측수근신근(자쪽손목폄근)을 포함한다(**그림 8.3**). 상완삼두근은 상완골 후방 표면 전체를 채운다. 상완삼두근의 삼두중 장두는 견갑골의 관절와하결절에 기시한다. 외측두는 상완골의 근위부

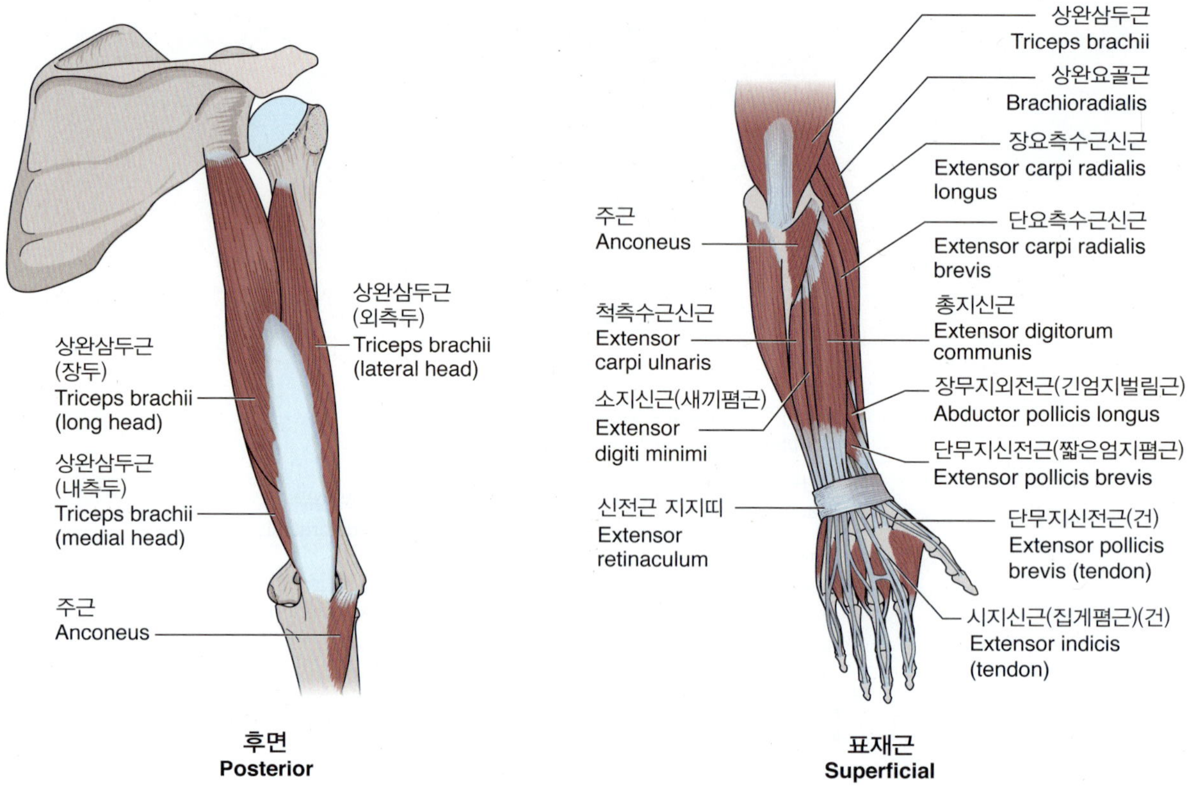

그림 8.3 팔꿈치와 전완 신전근

임상 조언

사체 연구에서는(Lin et al. 2017; Park and Ahmad, 2004) 굴곡–회내 집단(flexor–pronator mass) 내에서, 척측수근굴근이 팔꿈치에 가해지는 외반(valgus, 바깥굽이) 힘에 저항하는데 가장 크게 기여하는 근육임이 보고되었다.

외측 근육 내 중격에 기시한다. 내측두는 상완골의 후내측 면의 원위부 반쪽 전체에 기시한다. 이 삼두 모두 주두돌기(팔꿈치머리돌기)의 끝에 부착하여 공통 건으로 모인다. 주근은 외측상과와 외측삼두근의 근막에 기시하고 근위 척골의 배측에 정지하는 작은 근육이다.

장요측수근신근은 상완요골근의 기시부 아래 상과상에 기시하고, 두 번째 중수골의 기저부에 정지한다. 단요측수근신근은 외측상과에 기시하고 세 번째 중수골의 배측 기저부에 정지한다. 총지신근은 외측상과의 전방 원위부에서 발생하여 원위로 움직여 모든 손가락에 정지한다. 마지막으로 척측수근신근은 외측상과에 이두로 기시하고, 5번째 중수골의 기저부에 정지한다.

회외근육들과 회내근육들 (Supinators and Pronators)

전완의 회외근과 회내근 근육은 횡단면에서 전완을 회전시킨다. 회외근의 기시부는 3곳이다: 외측상과의 외측 전면, 외측 측부인대(collateral ligament, 곁인대), 척골의 근위부 전방능선. 이 근육은 원위쪽으로, 사선으로 요골 쪽으로 주행하여 근위 요골에 부착한다. 회외근은 상완이두근보다 회외근육으로서 더 약한데 그 이유는 이 근육이 주관절을 가로지르지 않기에, 힘이 주관절 굴곡에 의해 변화되지 않기 때문이다. 회내근은 이두근이다. 하나는 내측상과의 상전방에 기시하고 다른 하나는 척골의 구상돌기에 기시한다. 이 근육은 원위부로 주행하고 요골의 근위부와 중간부에 있는 요골 외측의 결절에 가서 정지한다. 회내근은 주관절을 가로지르기 때문에 회내근육으로서 강하게 작용하고 반면에 주관절 굴곡근으로는 약하다. 회내근과 회외근은 **그림 8.2**를 참조하라.

관절낭(Joint capsule)

팔꿈치의 관절낭(관절주머니)은 3개의 관절을 모두 덮을 만큼 크고 넓다. 이 관절낭은 주관절 굴곡의 가동범위인 150°까지 움직일 수 있도록 충분이 신전되도록 상당히 커야한다. 관절낭의 전방부는 요골와와 구상돌기 위 근위부에 정지하고, 구상돌기 내측 전방 가장자리와 윤상인대 외측에 부착된다. 또 관절낭은 뒤쪽의 주도와 위에 부착되고, 원위쪽으로 과상주(관절융기위기둥)를 따라 부착한다. 관절낭은 비교적 얇지만 두께는 각각의 위치에 따라 측부인대와 사선의 인대에 부착되어 전방, 내측, 외측 모두 두껍게 형성된다. 관절낭의 전방부는 신전 때 팽팽해지고 후방부는 굴곡때 팽팽해진다. 활액낭으로서, 활액막이 늘어서 있어, 활액을 분비하여 효율적인 움직임이 일어나도록 관절을 윤활시킨다.

인대들(Ligaments)

인대들은 하나의 뼈와 다른 뼈를 연결하면서 구조물들을 지지하고, 안정화시키는데 중요한 역할을 한다. 주관절에는 관절 안정성을 유지하는데 도움이 되는 여러 가지 인대(**그림 8.4**)와 막이 있다. 이들 인대는 관절낭의 비대(thickening)로 특별히 형성된다.

◆ 내측측부인대(Medial collateral ligament).

내측측부인대는 척측측부인대(UCL)라고도 한다. 그 이유는 이 인대가 구상돌기의 내측부에 척골 근위부에 부착되기 때문이다. UCL은 3개의 섬유다발로 구성되어 있다. 전방섬유는 팔꿈치에서 외반 힘을 가장 잘 억제함으로 가장 강하다. 전방 섬유다발의 대부분은 팔꿈치 신전 시 팽팽해진다. 후부 섬유는 내측상과에서 주두돌기의 내측으로 주행한다. 이 삼유는 주관절 굴곡이 증가되면 팽팽해진다. 사선 섬유는 방금 설명한 전방 섬유와 후방 섬유 모두에 부착되므로 거의 안정성을 제공하지 않는다.

◆ 외측측부인대(Lateral collateral ligament).

외측측부인대는 팔꿈치의 외측면에 위치하기 때문에 요측측부인대(RCL)라고도 한다. 이 인대는 외측상과에서 윤상인대와 척골능으로 주행한다. RCL은 RCL자체, 윤상인대, 빗끈(oblique cord)을 포함한 여러 가지 뭉치로 되어있다. 이 인대는 주관절 굴곡을 억제하고, 회전축에 매우 가까이 기시하고 있어 굴곡에서 신전까지의 동작에 걸쳐 팽팽해진다.

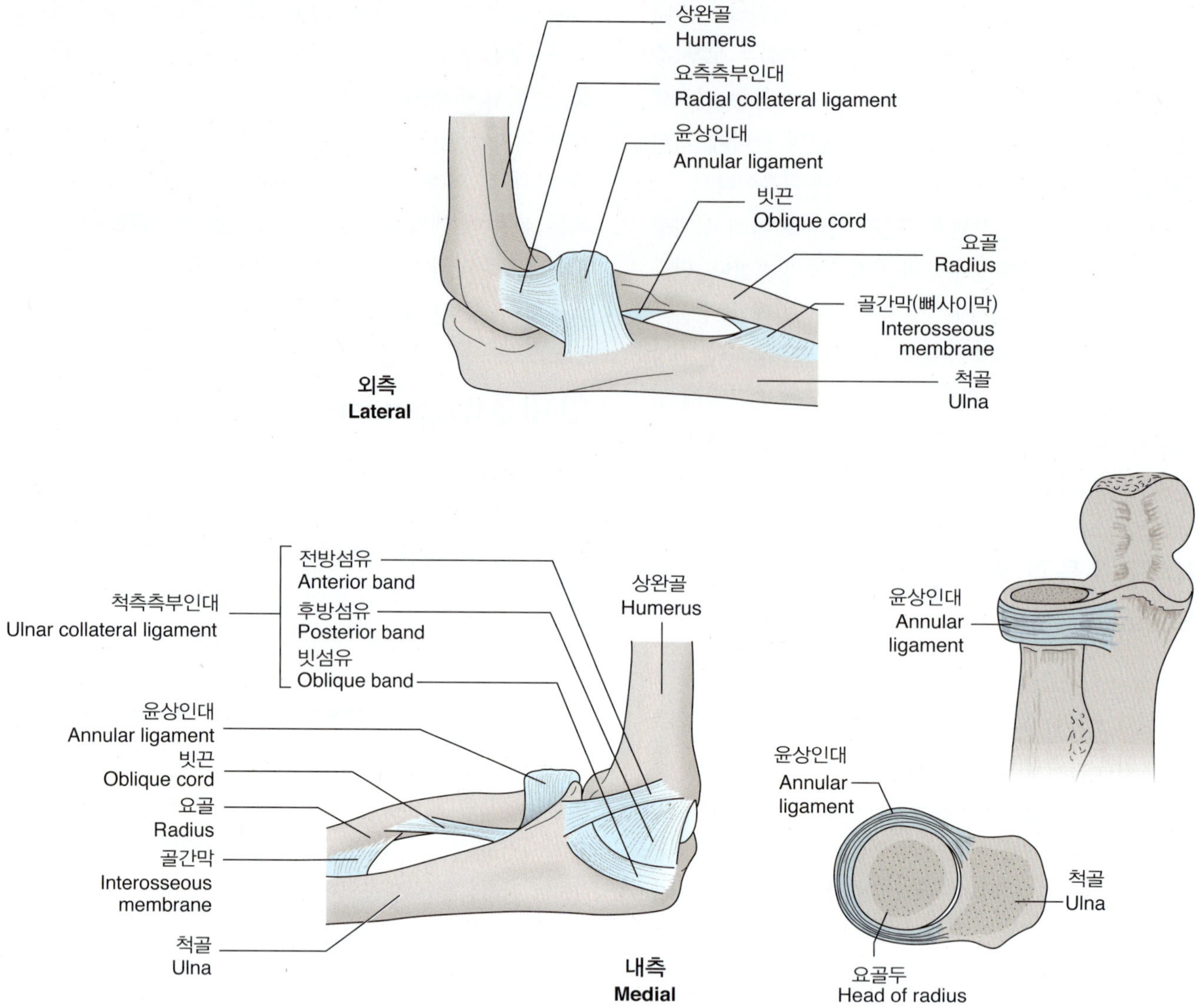

그림 8.4 팔꿈치의 주된 인대들

윤상인대(Annular ligament).

윤상인대는 요골두를 둘러싸고 소상절흔(lessor sigmoid notch) 전방과 후방 부분에 부착된다. 이 인대는 RCL과 혼합되어 있다. 이 인대의 전방 부분은 회외 때 팽팽해지고, 후방 부분은 회내 동안 팽팽해진다.

방형인대(Quadrate ligament).

방형인대(네모인대)는 관절낭을 덮고 요골절흔의 하방면을 따라 요골경에 부착하는 얇은 섬유층이다.

이 인대의 전방 부분은 최대 회외 동안 관절을 안정화시킨다. 후방 부분은 최대 회내 동안 관절을 안정화시킨다.

빗끈(Oblique cord).

빗끈은 요골절흔의 하방에서 이두근 조면의 하방부로 주행한다. 이 인대는 요골의 원위쪽 이동에 저항한다. 또한 최대 회외에서 팽팽해진다. 이 인대는 작은 인대이기에 큰 가치는 없을 것이다.

윤활낭들(Bursae)

주관절에는 여러 개의 윤활낭들이 있다. 윤활낭은 활액이 가득한 주머니로 쿠션을 제공하고 관절 움직임 동안 마찰을 감소시키는 역할을 한다. 가장 큰 윤활낭 중 하나는 피하(주두) 윤활낭이다. 이 윤활낭은 주두돌기와 그것을 덮고있는 연부조직 사이에 위치해 있고 일반적으로 손상을 많이 받는다. 다른 윤활낭은 건내윤활낭(힘줄속주머니), 건하윤활낭(힘줄아래주머니), 이두근요골윤활낭(두갈래근노주머니)을 포함한다.

관절 운동학(Joint Kinematics)

이 섹션에서는 주관절의 관절운동학뿐만 아니라, 동작의 축과 연관된 관절운동학도 설명할 것이다. 팔꿈치의 각 관절들은 개개로 논의될 것이지만, 이 3개의 관절 모두가 완전히 제한 없는 팔꿈치 동작을 위해 서로 조화를 이루어 움직여야 한다는 것을 기억해야만 한다. 여기에 설명된 주관절 운동학은 관절 뼈 표면, 관절연골 사이, 주변 연부조직으로 인한 것이다.

상완척관절(Humeroulnar)

상완척관절은 주관절의 굴곡과 신전 시에 움직인다. 상완척관절의 관절운동학은 원위 상완골의 활차의 볼록한 관절면과 척골의 활차절흔의 오목한 관절면 사이에서의 미끄러짐(sliding) 또는 활주(gliding)에 의해 일어난다(**그림 8.5**). 이들 동작은 거의 항상 열린사슬 움직임으로 발생한다. 하지만 풀업 또는 푸쉬업 운동 동안에는 관절운동학적 동작의 역전이 발생되고 상완골의 볼록한 면이 고정된 근위 척골의 오목한 면을 따라 굴림(roll)과 활주가 일어나게 된다.

상완요관절(Humeroradial)

상안요관절은 굴곡과 신전 시에 움직인다. 이 관절의 관절운동학은 원위 상완골의 볼록한 소두에 대해 요골의 요골두오목의 미끄러짐과 활주이다. 주관절이 굴곡하면 오목한 요골두는 소두활차구(capitulitrochlear groove)를 통해 소두에서 전방으로 활주한다. 신전때 요골두는 반대로 후방으로 활주한다. 이 관절에서는 전완의 회전 움직임도 발생하고, 다음 섹션인 근위 요척관절에서 설명

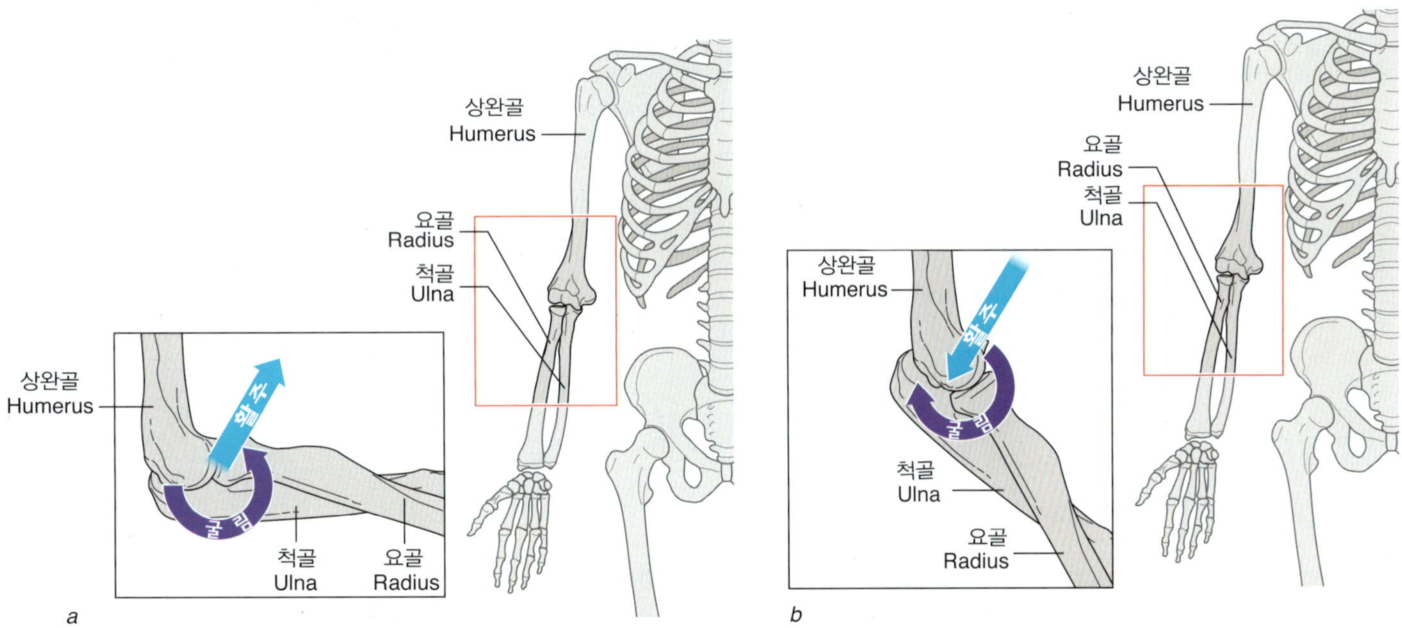

그림 8.5 (a) 상완척관절 굴곡, 척골의 활차능선이 활차구에 외측, 상방, 전방으로 활주한다. (b) 상완척관절 신전, 척골의 활차능선이 활차구에 내측, 하방, 후방으로 활주한다.

할 것이다. 상완척관절처럼, 이들 동작은 보통 열린사슬 움직임으로 발생하지만, 풀업과 푸쉬업 같은 닫힌사슬 움직임에서는 반대로 발생할 수 있다.

근위 요척관절(Proximal Radioulnar)

근위 또는 상위 요척관절은 전완의 회전에 관여하는 일차적인 관절이다. 이 관절은 오목한 척골절흔과 볼록한 요골두로 구성되어 있다.

회내와 회외의 동작 동안, 요골두는 요골의 장축에 따라 회전할 것이고, 이는 근위 요척관절의 돌림(spins)을 만들어낸다.

이 돌림(spins)은 이전에 설명한 상완요관절에서도 발생할 것이다. 회내 동작에서, 요골두의 볼록한 테두리는 오목한 척골절흔에서 후방으로 회전할 것이다(**그림 8.6**). 회외 동작에서는, 요골두는 오목한 요골절흔에서 전방으로 돌림할 것이다.

임상 조언

근위 요척관절은 일차적으로 전완의 회외와 회내의 동작을 담당한다. 그러나, 이들 동작은 원위 요척관절과 본질적으로 연결되어 있다. 그러므로, 전완 회전의 제한은 근위와 원위 요척관절 모두의 수동 움직임에 대한 평가가 필요하다.

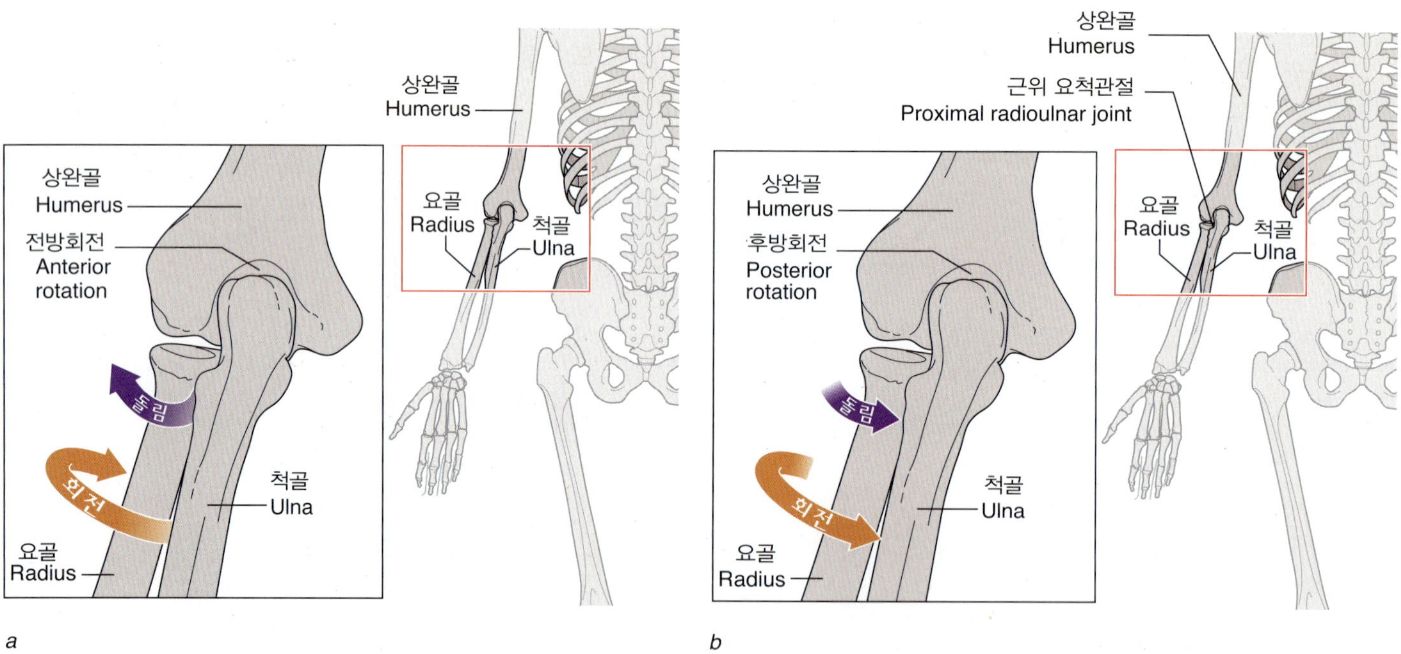

그림 8.6 (a) 상위 요척관절 회내. 요골두의 볼록한 테두리가 오목한 요골절흔에서 전방으로 돌림한다. (b) 상위 요척관절 회외. 요골두의 볼록한 테두리가 오목한 요골절흔에서 후방으로 돌림한다.

주관절 관절학

관절면	잠김 위치	안정 위치	관절낭 패턴	정상 ROM	끝느낌
상완척관절(Humeroulnar)					
상완골: 오목 내측에서 외측(외전/내전) 척골: 볼록 복측에서 배측(굴곡/신전)	최대 신전과 회외	70° 굴곡 10° 회외	굴곡>신전	0°~150°	굴곡 = 연부조직 신전 = 단단함(firm)
상완요관절(Humeroradial)					
상완골: 볼록 요골: 오목	90° 주관절 굴곡, 5° 회외	최대 신전과 회외	굴곡>신전 만약 상태가 심하다면 회외만 제한	0°~150°	굴곡 = 연부조직 신전 = 단단함(firm)
근위 요척관절(Proximal radioulnar)					
요골: 볼록 척골: 오목	5° 회외 최대 신전	35° 회외 70° 굴곡	회외 = 회내	회외 = 90° 회내 = 90°	회외 = 단단함 회내 = 단단함 또는 뼈가 서로 닿는 느낌
원위 요척관절(Distal radioulnar)					
요골: 오목 척골: 볼록	5° 회외	10° 회외	회외 = 회내	회외 = 90° 회내 = 90°	회외 = 단단함 회내 = 단단함 또는 뼈가 서로 닿는 느낌

신연, 느스한 위치 / Distraction, Loose Packed Position

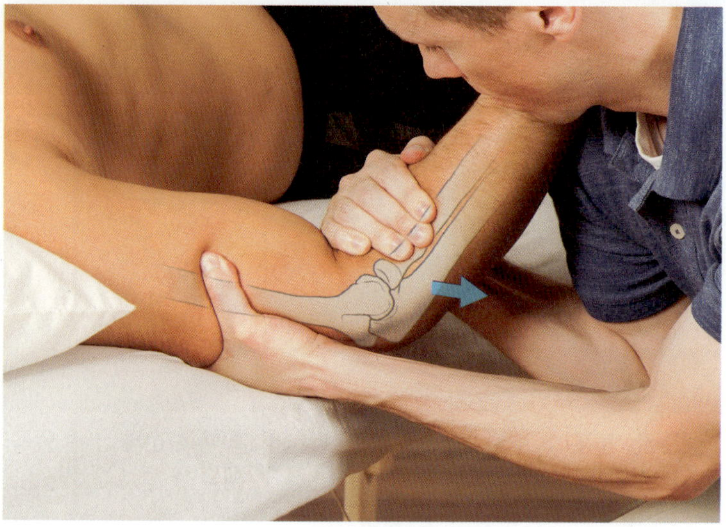

환자 자세: 앙와위(supine, 바로 누운 자세), 주관절 약 70° 굴곡, 10° 회외; 원위 전완과 손은 치료사의 어깨에 편하게 놓는다.

치료사 자세: 환자의 머리를 마주보고 앉는다; 만약 전형적인 기법이 사용된다면 환자 주관절은 편안 자세이다.

고정: 근위손은 고정을 위해 환자의 복측 근위 상완골을 쥔다.

가동술: 복측 근위 척골을 쥐고, 치료사는 척골 샤프트의 위치보다 45° 낮은 각도에서, 또는 치료면으로부터 90° 로 상완골 관절면에서 척골에 가동술을 한다.

치료 목표: 상완척 관절의 전체적인 굴곡과 신전의 증가를 위해

참고: 손이 작은 치료사라면 손가락을 연결시켜 근위 척골을 잡을 수 있고, 상완골을 안정화시키기 위해 환자의 체중을 이용할 수 있다. 이것은 또한 상완요관절을 신연시킴을 명심하라. 이 기법은 일반적으로 특별하지는 않지만, 최선이다.

내측 활주 / Medial Glide

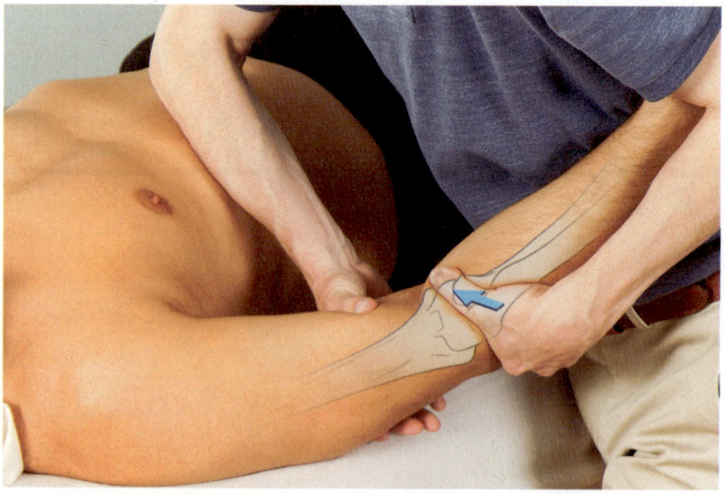

환자 자세: 앙와위, 만약 전형적인 기법을 사용한다면 주관절 약 70° 굴곡, 10° 회외

치료사 자세: 환자의 머리를 마주보고 서서, 고정을 위해 치료사의 위팔과 체간 사이에 환자의 원위 전완을 잡는다.

고정: 근위손으로 원위 상완골을 고정하기 위해 원위 상완골 내측을 촉지한다.

가동술: 동작을 가이드하여 치료사의 체간을 보조로, 요골을 통해서 간접적으로 척골 근위부를 내측으로 활주시킨다.

치료 목표: 상완척 관절의 전체적인 굴곡과 신전의 증가를 위해

참고: 이 기법은 주관절의 굴곡, 신전, 외전을 증가시키기 위한 가장 일반적인 가동술이다.

외측 활주 / Lateral Glide

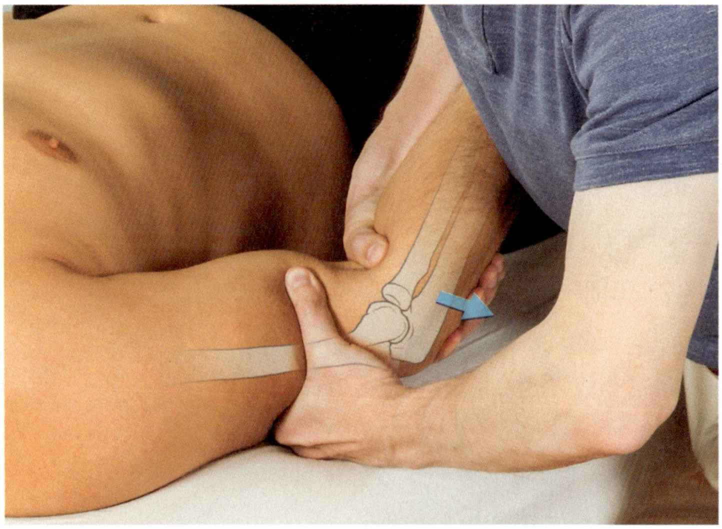

환자 자세: 앙와위, 만약 전형적인 기법을 사용한다면, 주관절 약 70° 굴곡, 10° 회외

치료사 자세: 환자의 머리를 향해 환자의 옆에 서서, 고정을 위해 치료사의 위팔과 체간 사이에 환자의 원위 전완을 잡는다.

고정: 근위손으로 원위 상완골을 고정하기 위해 원위 상완골 외측을 촉지한다.

가동술: 원위손으로 근위 척골의 내측을 쥔다. 고정손이 상완골을 잡는 동안, 가동손은 근위 척골을 치료사의 체간으로 동작을 가이드하며 외측방향으로 활주시킨다.

치료 목표: 상완척관절의 전체적인 굴곡과 신전의 증가를 위해

참고: 이 기법은 주관절 굴곡, 신전, 내전을 증가시키기 위한 가장 훌륭한 가동술이다.

내측 간격 / Medial Gap

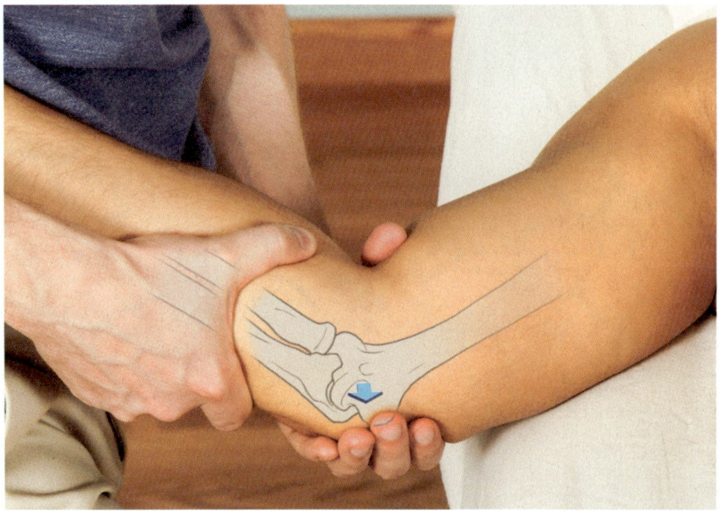

환자 자세: 앙와위, 만약 전형적인 기법을 사용한다면, 주관절 약 70° 굴곡, 10° 회외

치료사 자세: 상완척관절을 보며 환자의 팔 옆에 서서 치료사의 위팔과 체간 사이에 환자의 전완을 위치시킨다.

고정: 원위손은 척골 쪽에서 전완을 지지하고, 치료사의 체간에 맞닿게 잡는다.

가동술: 근위손은 외측 관절선에서 내측으로 팔꿈치를 움직여서, 내측에서 관절선에 간격을 만든다.

치료 목표: 상완척관절의 전체적인 굴곡과 신전의 증가를 위해

참고: 외측 원위 상완골을 고정하는 다른 방법으로는, 가동손으로 근위 전완부 척골 쪽을 쥐고, 이 부분을 관절 내측이 벌어지게, 외측 방향으로 움직인다.

외측 간격 / Lateral Gap

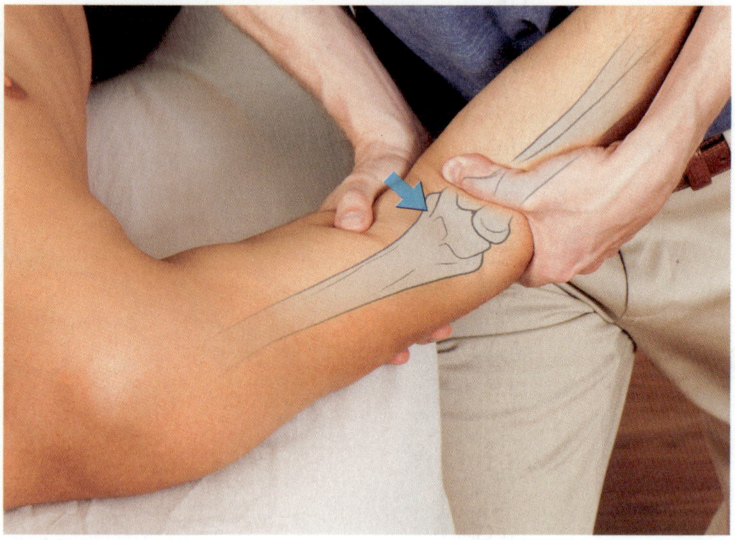

환자 자세: 앙와위, 만약 전형적인 기법을 사용한다면, 주관절 약 70° 굴곡, 10° 회외

치료사 자세: 상완척관절을 보며 환자의 팔 옆에 서서 치료사의 위팔과 체간 사이에 환자의 전완을 위치시킨다.

고정: 치료사의 원위손은 치료사의 체간에 맞닿게 요골 쪽에서 환자의 전완을 잡는다.

가동술: 근위손은 관절선에서 팔꿈치의 내측을 잡고, 외측 방향으로 가동하여 외측 관절선에 간격을 만든다.

치료 목표: 상완척 관절의 전체적인 굴곡과 신전의 증가를 위해

참고: 내측 간격과 유사한 변화된 기법을 사용할 수 있다. 가동술 동안 전완 회내가 되지 않도록 주의하라.

신연 / Distraction

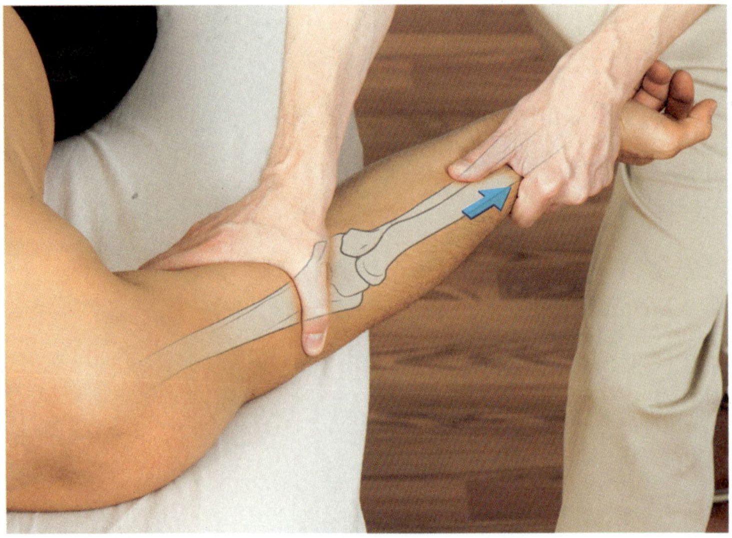

환자 자세: 앙와위, 만약 전형적인 기법을 사용한다면 주관절 최대 신전, 전완 최대 회외

치료사 자세: 환자의 머리 쪽을 향해, 환자의 팔꿈치 사이에 선다.

고정: 근위손은 원위 상완골 복측을 잡고, 원위손은 원위 요골을 잡는다.

가동술: 원위손으로 원위방향으로 요골을 신연시킨다.

치료 목표: 굴곡/신전과 회외/회내의 전체적인 상완요관절의 가동성을 증가시키기 위해

참고: 이 기법은 일반적으로 상완요관절의 전체적인 동작을 위한 최고의 기법이다. 또한 근위 자세 결함을 줄이는데 도움이 될 수 있다. 이 기법은 손목을 척골편위시켜 더욱 신연의 효과를 증가시킬 수 있지만, 이는 손목의 요골편위 근육들과 연관된 인대들에 수동 장력이 가해지고 있다는 것을 유념해야 한다.

압박 / Compression

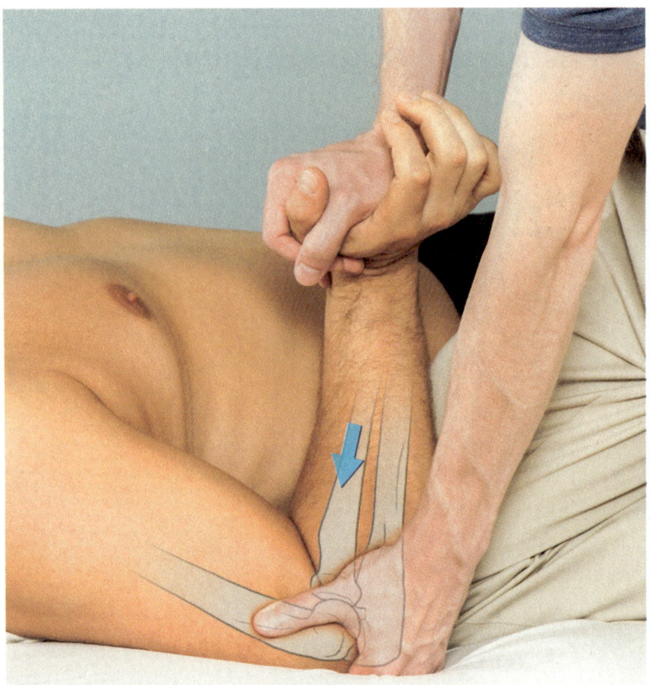

환자 자세: 앙와위, 주관절 90° 굴곡, 중립회전과 손목 신전

치료사 자세: 환자의 머리측을 향해, 환자 옆에 선다.

고정: 치료사는 원위 상완골 배측을 잡는다.

가동술: 원위손은 손목을 통해 간접적으로 요골을 하방 압박 방향으로 가동한다.

치료 목표: 상완요관절의 압박을 위해.

참고: 이 기법은 요골의 원위 자세 결함을 교정하기 위해 가장 빈번히 사용된다. 손목을 요골편위시켜 더욱 압박의 효과를 증가시킬 수 있지만, 지금 당신은 2개의 관절을 통해 압박을 하고 있다는 것을 유념해야 한다.

요골 배측 활주 / Radial Dorsal Glide

환자 자세: 앙와위, 만약 전형적인 기법을 사용한다면 주관절 최대 신전; 전완 회외

치료사 자세: 머리 쪽을 향해, 환자 옆에 선다.

고정: 근위손은 원위 상완골의 배측면을 잡는다.

가동술: 원위손은 근위 요골을 상완골에 대해 배측 방향으로 가동술을 적용한다.

치료 목표: 주관절 신전과 전완 회내를 증가시키기 위해

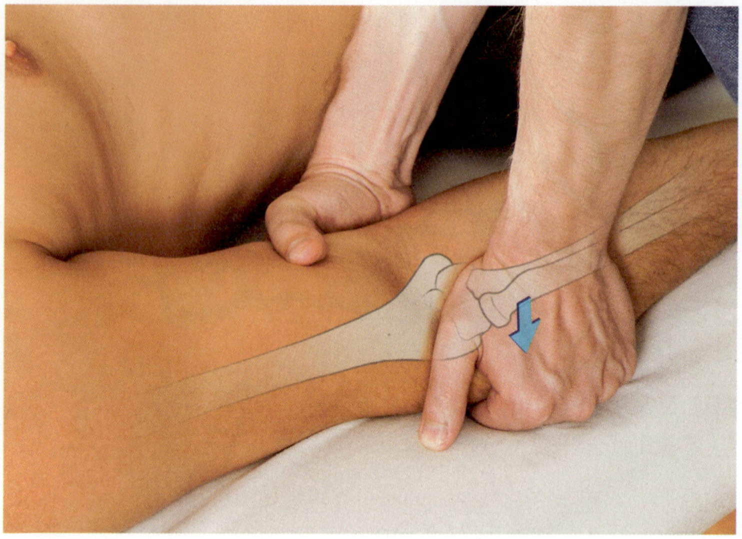

요골 복측 활주 / Radial Ventral Glide

환자 자세: 앙와위, 만약 전형적인 기법을 사용한다면, 주관절 최대 신전; 전완 회외

치료사 자세: 가동손 옆에 환자를 향해 선다.

고정: 근위손은 원위 상완골의 복측면을 잡는다.

가동술: 원위손은 근위 요골을 상완골에 대해 복측 방향으로 가동술을 적용한다.

치료 목표: 주관절 굴곡과 전완 회외를 증가시키기 위해

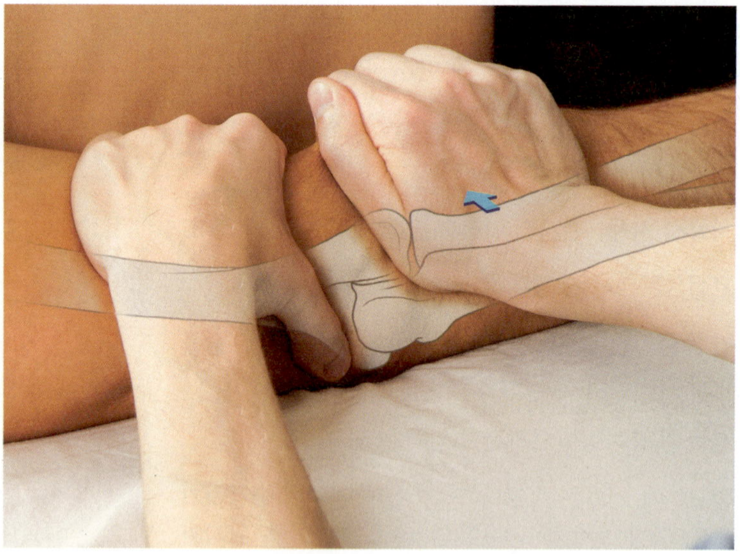

요골두의 배측 활주 / Dorsal Glide of the Radial Head

환자 자세: 테이블에 팔꿈치를 놓고 테이블 옆에 앉는다. 만약 전형적인 기법을 사용한다면, 주관절 굴곡 70°, 전완 회외 35°(사진의 환자 자세는 앙와위인데, 글은 앉은 자세이다.)

치료사 자세: 가동손 옆에 환자를 향해 선다.

고정: 환자의 근위 척골의 배측면을 잡는다.

가동술: 요골두를 척골에 대해 배측 방향으로 가동술시킨다.

치료 목표: 주관절 신전과 전완 회내의 동작을 얻기 위해

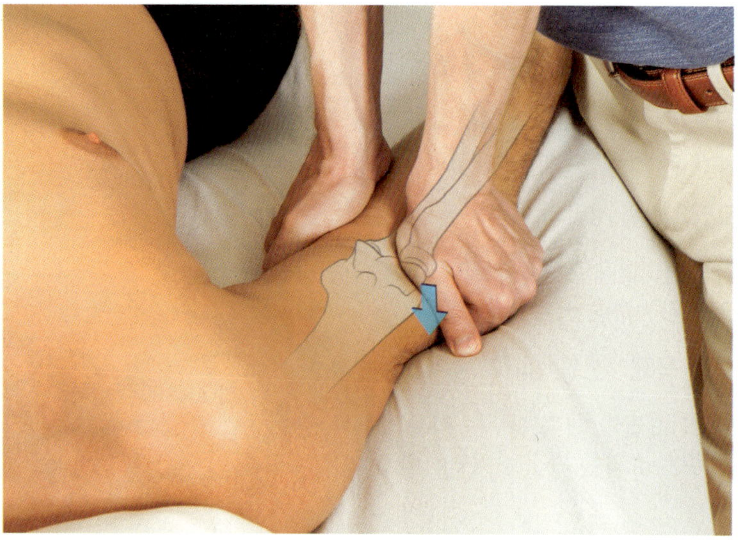

요골두의 복측 활주 / Ventral Glide of the Radial Head

환자 자세: 테이블에 팔꿈치를 놓고 테이블 옆에 앉는다. 만약 전형적인 기법을 사용한다면, 주관절 굴곡 70°, 전완 회외 35°

치료사 자세: 가동손 옆에 환자를 향해 선다.

고정: 환자의 근위 척골의 복측면을 잡는다.

가동술: 요골두를 척골에 대해 복측 방향으로 가동술을 시행한다.

치료 목표: 주관절 신전과 전완 회외의 동작을 얻기 위해

참고: 이 기법은 전완의 회외를 증가시키기 위한 훌륭한 기법이다. 팔은 자연스럽게 더 회내되려고 하기 때문에 정확히 고정시키도록 주의하라.

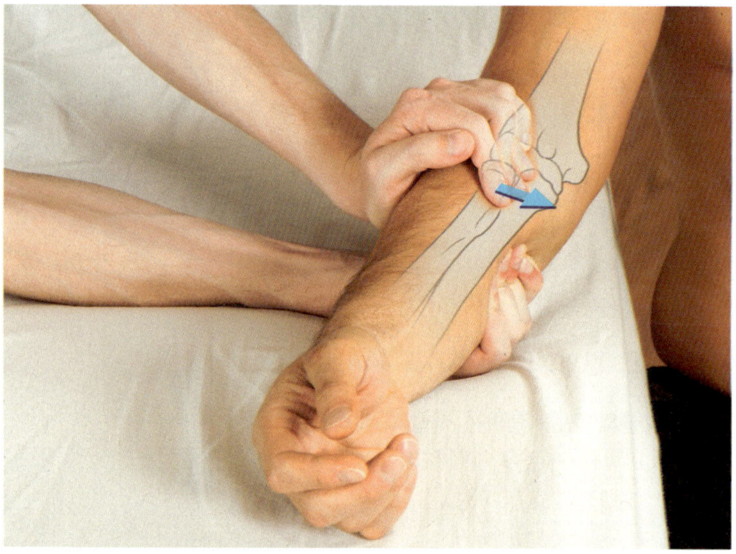

요골의 배측 활주 / Dorsal Glide of the Radius

환자 자세: 만약 전형적인 기법을 사용한다면, 전완을 10° 회외하고 앉는다.

치료사 자세: 원위 요척관절을 향해 환자의 옆에 앉는다.

고정: 원위 척골의 배측면을 잡는다.

가동술: 요골을 원위 척골에 대해 배측 방향으로 가동술을 시행한다.

치료 목표: 전완 회외의 증가를 위해

참고: 요골의 배측 활주는 척골의 복측 활주를 주는 효과를 가짐을 기억하라.

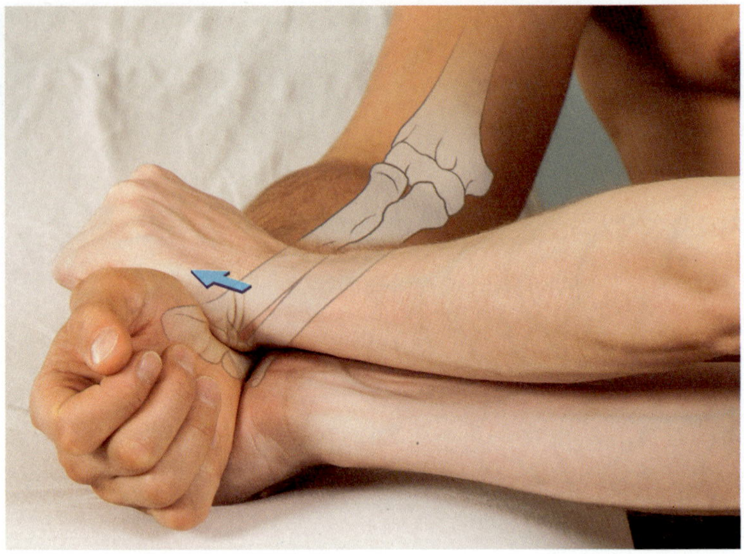

요골의 복측 활주 / Ventral Glide of the Radius

환자 자세: 만약 전형적인 기법을 사용한다면, 전완을 10° 회외하고 앉는다.

치료사 자세: 원위 요척관절을 향해 환자의 옆에 앉는다.

고정: 원위 척골의 복측면을 잡는다.

가동술: 요골을 원위 척골에 대해 복측 방향으로 가동술을 시행한다.

치료 목표: 전완 회내의 증가를 위해

참고: 요골의 복측 활주는 척골의 배측 활주를 주는 효과를 가짐을 기억하라.

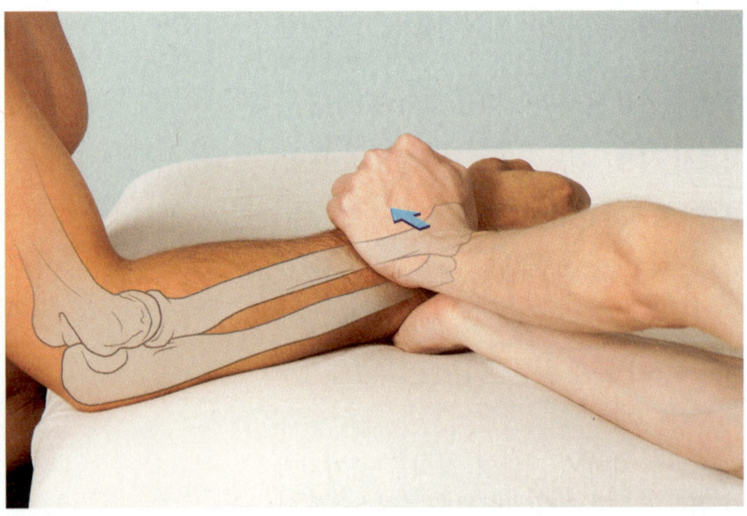

다양한 주관절 병리의 도수치료에 대한 근거

연구	환자	중재와 비교 (해당되는 경우에 한함)	결과
주관절에 추력(Thrust)과 비추력(Nonthrust) 가동술의 활용 : 등급 A			
Heiser R, O' Brien VH, Schwartz DA, 2013 (**Level 2A**)	체계적 고찰 연구 **22**개의 연구 **16**개의 팔꿈치에 대한 연구	팔꿈치, 손목, 손의 치료를 위한 관절 가동술에 대한 근거를 설명하고, 임상실습지침을 제공함.	외측상과통(**lateral epicondylagia**)의 치료에 관절가동술 포함에 대해 중등도의 근거수준

9

손목과 손

WRIST AND HAND

학습 목표(Learning Objectives)

이 장을 완료하면 다음을 수행할 수 있다:

- 손목과 손복합체의 뼈 및 연부조직의 해부학을 설명할 수 있다.
- 손목과 손관절복합체의 관절운동학을 설명할 수 있다.
- 손목과 손복합체의 가동술 기법을 위한 적절한 위치, 운동 그리고 유발을 설명할 수 있다.
- 손목과 손복합체의 가동술 기법에 대한 근거를 확인할 수 있다.

손목과 손이 복합체로 구성되며, 관절은 다양한 잡기와 집기 등 손의 많은 기능을 수행할 수 있다. 손목의 안정성은 손의 움직임을 허용하고, 손가락 굴곡근과 신전근의 최적 기능을 위해 필수적이다. 손은 상지 운동 체인의 원위부에 연결되어 있고, 견관절, 주관절, 전완 그리고 손목의 힘과 이동성에 의존한다. 손목/손 복합체의 부상은 상지 기능에 치명적인 결과를 초래할 수 있다. 자주 발생되는 상해는 수근관 증후군, 다양한 골절 및 외상/비 외상성 건 손상을 포함한다.

해부학(Anatomy)

손목과 손의 복합체는 여러 개의 뼈와 활막관절로 구성된다. 손목 복합체는 원위 요척, 요수근, 그리고 중수근 관절로 구성된다(**그림 9.1**). 엄지 손가락은 나머지 4손가락과 구분되며, 독특한 해부학적 구조와 기능을 가지고 있다.

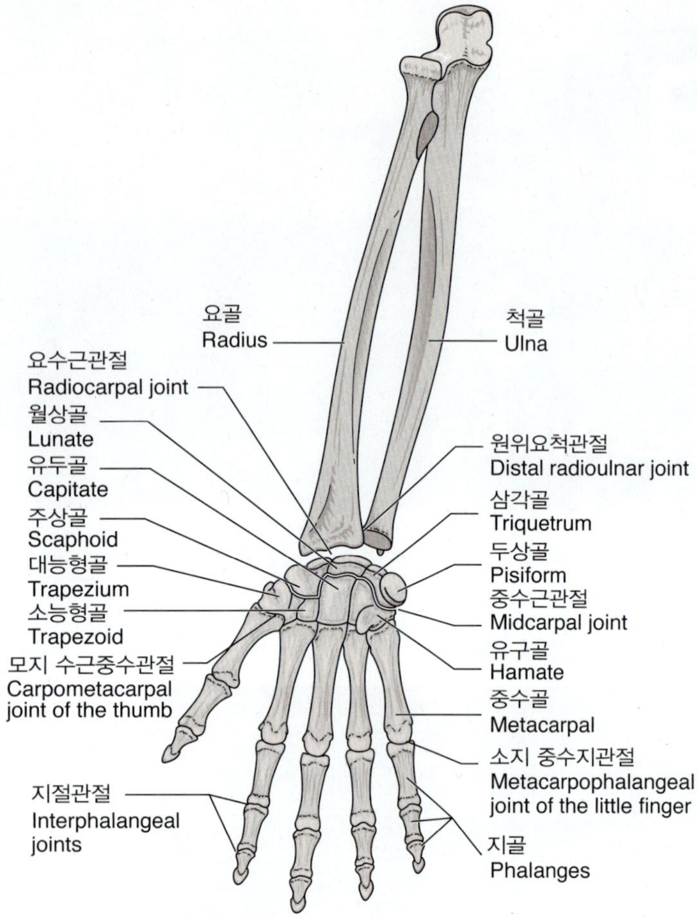

그림 9.1 손목과 손의 관절

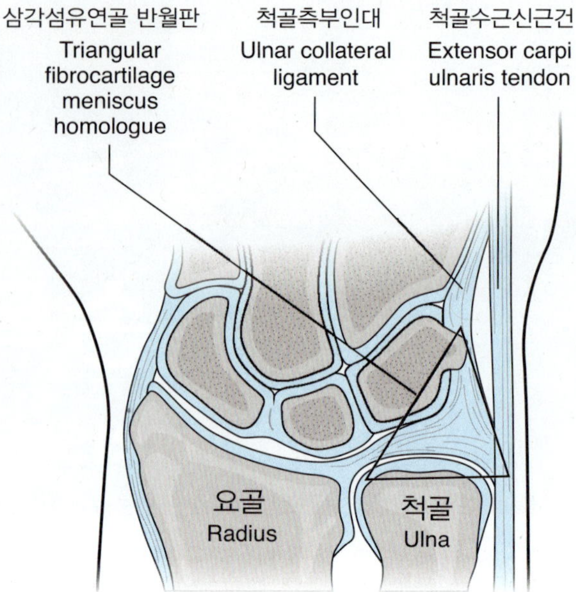

그림 9.2 삼각 섬유연골 복합체(TFCC)

원위 요척관절(Distal Radioulnar Joint)

원위 요척관절은 볼록한 척골 머리와 요골의 오목한 척골절흔으로 구성된다. 이 관절은 삼각섬유연골 복합체(triangular fibrocartilage complex, TFCC)의 일부분인 관절 디스크(articulating disc)에 의해 결합된다(**그림 9.2**). 이 디스크는 원위 요골을 척골에 고정하고 원위 요척관절의 일차적인 안정자 역할을 한다. 또한 회내와 회외의 전완 회전운동을 허용하는 이중 중쇠관절이다. 원위 요척관절의 기능은 손에서 전완으로 부하를 전달한다. 원위 요척 관절의 안정성은 손바닥, 방사상 인대와 TFCC에 의해 강화된다. 손바닥 요척인대는 척골절흔의 앞쪽 가장자리에서 척골머리의 앞쪽까지 주행한다. 손등 요척인대는 척골절흔의 뒤쪽 가장자리에서 척골머리의 뒤쪽까지 주행한다.

요수근관절(Radiocarpal Joint)

요수근관절은 요골관절면에 의해 형성된 오목면과 TFCC 디스크 사이의 관절이며, 다음과 같은 손목의 볼록한 표면으로 구성된다: 주상골, 월상골, 삼각골. 요골은 주상골과 월상골에 관절한다. TFCC 디스크는 월상골과 삼각골에 관절한다(**그림 9.2**). 척골은 TFCC의 부착부위 역할을 하는 것 외에는 요수근관절에 관여하지 않는다. 요수근관절은 타원형 관절로 되어 있어, 관절면은 길이와 만곡이 다른 타원형태이다.

임상 조언

콜리스(Colles) 골절은 척골변위가 없는 상태에서 원위 요골이 골절된 상태이다. 일반적인 손상 기전은 손을 뻗으면서 넘어지는 것이다.

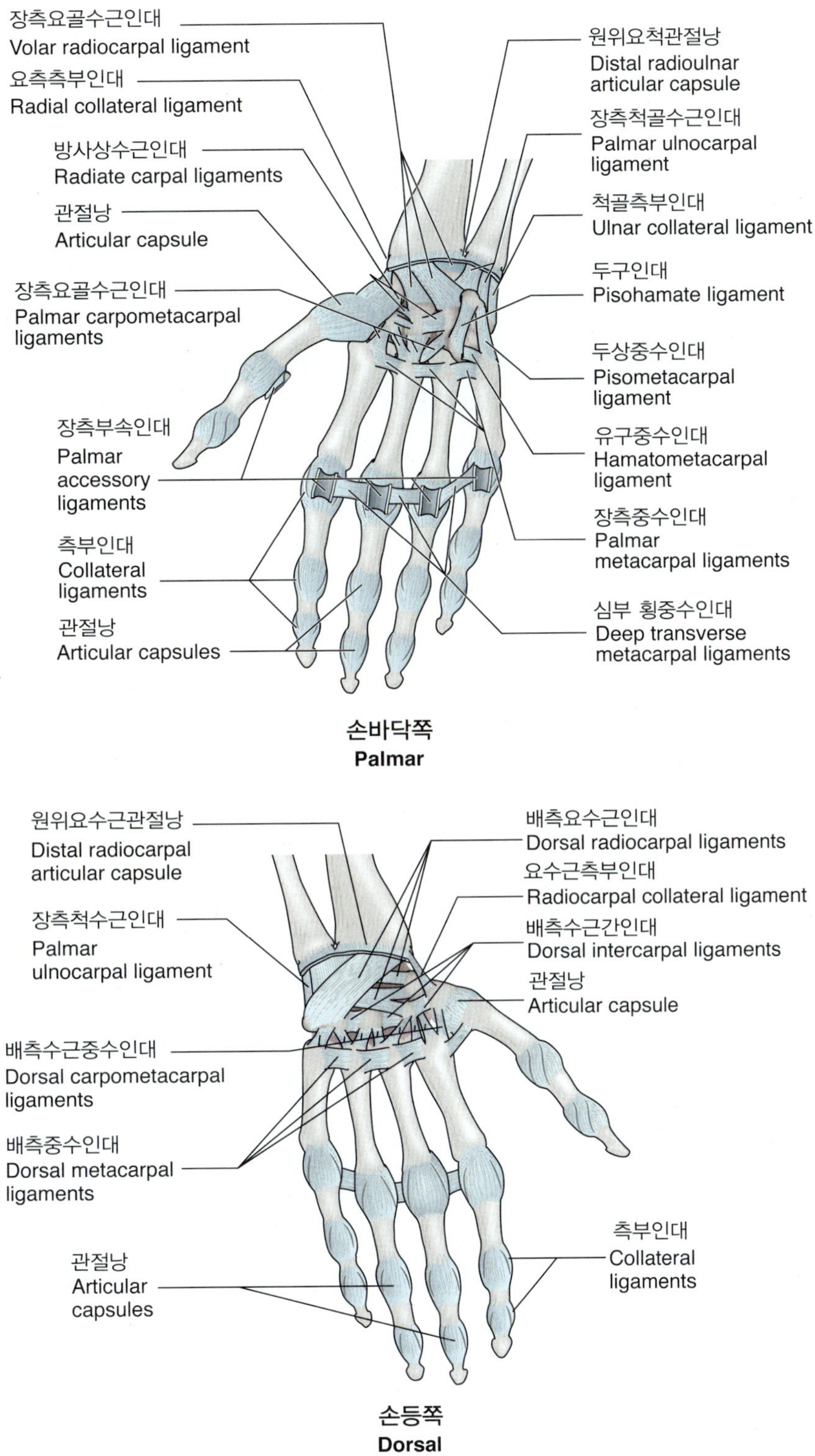

그림 9.3 손목과 손의 인대

손목관절 관절낭은 원위 요척관절과 요수근관절(요골, 척골, 삼각 디스크, 손목관절의 근위열)을 둘러싸고 있다. 섬유성 관절낭은 강하고 느슨하며 손바닥과 등쪽 인대에 의해 더욱 강화된다. 손목의 내측부분은 척골 측부인대에 의해 안정화되고, 측면은 요골 측부인대에 의해 안정화된다(**그림 9.3**).

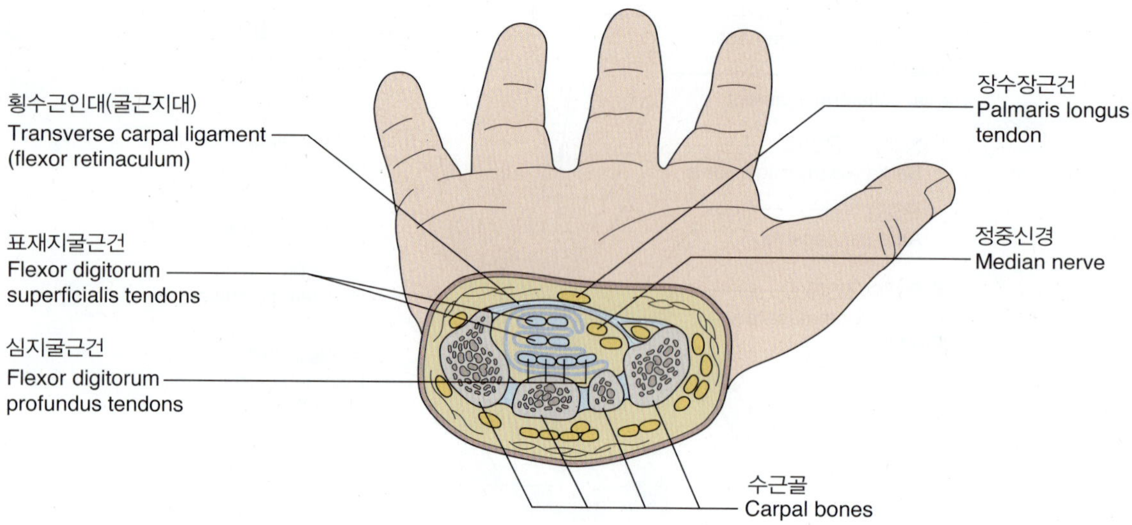

그림 9.4 수근관(손목굴)의 횡단면

중수근관절(Midcarpal Joint)

손목 움직이는 동안 손목뼈의 근위와 원위 열 사이에서 복잡한 관절운동이 발생한다. 각각의 열은 볼록과 오목분절을 모두 가지고 있기 때문에 복잡한 관절운동이 일어나는 것으로 고려된다. 중수근관절은 손목뼈의 근위와 원위열을 분리하는 S자 형태의 관절공간이다. 내측에서 주상골, 월상골 그리고 삼각골이 유두골(capitate)과 유구골(hamate)의 관절이 안장관절을 형성하고, 외측에서 주상골이 소능형골(trapezoid)과 대능형골(trapezium)의 관절이 또 다른 안장관절을 형성한다. 중수근관절은 손목 운동성(굴곡, 신전, 요골편위, 척측편위)을 보조하는 절구관절로 분류한다. 일부 문헌에서는 평면활막관절로 분류하기도 한다.

손목뼈와 인대는 9개의 굴곡건과 정중신경이 통과하는 터널을 형성한다. 수근관의 바닥은 손바닥 요수근인대로 덮여있다; 지붕은 굴근지대(flexor retinaculum)(횡수근) 인대에 의해 형성된다; 척골과 요골 경계는 유구골 고리와 대능형골에 의해 형성된다(그림 9.4). 정중신경은 수근관에서 압박될 수 있다.

수근중수관절 (Carpometacarpal Joints)

수근중수관절(CMC)은 원위말단 손목관절과 중수골 기저부 사이의 관절이다; 2번째 중수골은 대능형골, 소능형골 그리고 유두골; 3번째 중수골은 유두골; 4번째 중수골은 유두골과 유구골; 5번째 중수골은 유구골과 관절한다. 수근중수관절은 절구관절형태이다. CMC관절의 운동성은 2번째 관절에서 5번째 관절로 증가하고, 안정성은 손바닥과 손등의 수근중수와 중수간 인대에 의해 제공된다.

임상 조언

수근관(carpal tunnel)은 손목뼈와 횡수근 인대에 의해 형성된 손목공간이다. 일반적인 손상의 수근관증후군은 터널내에서 정중신경의 압박으로 발생한다. 수근관증후군 환자에게 관절가동술은 효과적이다(중등도 수준의 근거)(Tal–Akabi and Rushton, 2000).

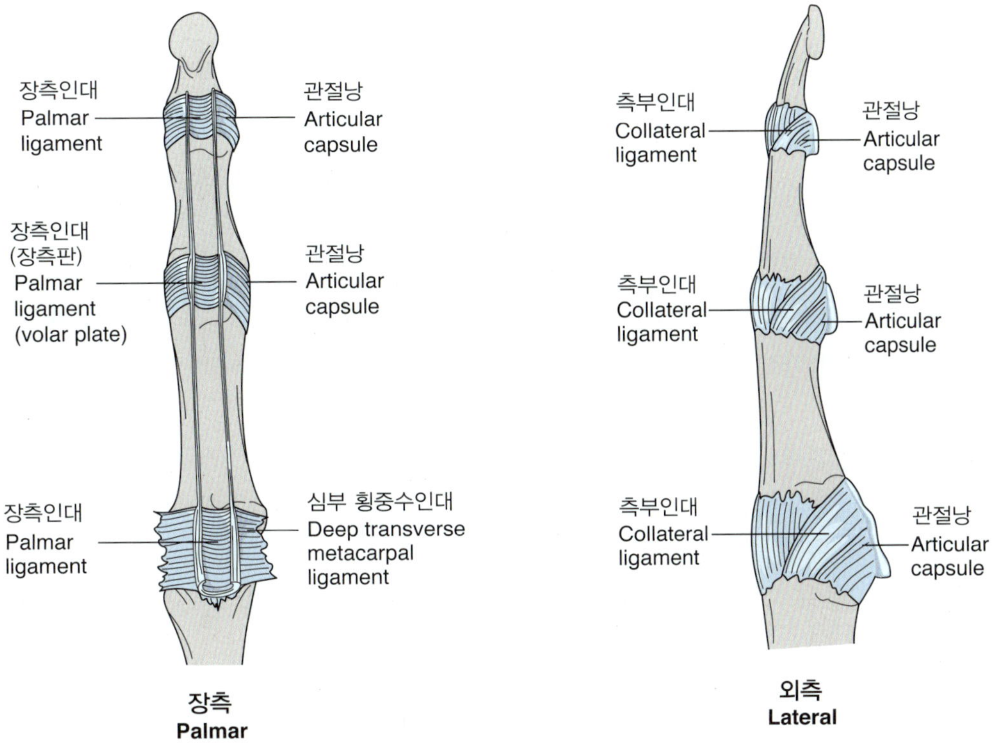

그림 9.5 MCP와 IP관절의 인대

첫 번째 수근중수관절 (First Carpometacarpal Joint)

첫 번째 수근중수관절은 1번째 중수골의 기저부와 대능형골의 원위부 표면 사이의 관절이며, 각각 오목–볼록한 관절면으로 된 안장관절 구조이다. 대능형골은 전후방향으로 오목하고, 내외측 방향으로 볼록한 형태이다. 첫 번째 중수골의 기저부는 내외측 방향으로 오목하고 전후방향으로 볼록한 형태이다.

중수지절관절(MCPs) (Metacarpophalangeal Joints)

중수지절관절(MCP)은 중수골 머리와 각각의 근위지절골 사이의 관절이며, 절구관절 구조이다. 중수골의 머리는 양측이 볼록하고 전방은 넓고 후방은 좁은 형태이다; 지절골의 근위쪽은 오목한 형태이다.

중수지절관절의 안정성은 중수골 머리의 측면에서 지절골 기저부의 상응부위까지 사선방향으로 뻗어있는 내외측 측부인대에 의해 제공된다(**그림 9.5**). 관절의

임상 조언

손 골관절염(OA)의 가장 일반적인 부위는 모지의 CMC관절이다. 여성은 40~50대에서 OA가 자주 발생한다. 이 관절의 OA는 일상생활활동과 정교한 움직임 작업을 자주 사용하기 때문에 매우 불편하다. 관절가동술은 CMC 관절염환자의 통증감소는 효과적이다(Villafañe, Cleland, and Fernández–de–las–peñas, 2013).

손바닥쪽은 치밀한 섬유연골성 패드와 관절의 과신전을 방지하는 손바닥 인대(volar plate)에 의해 덮여있다. 관절의 등쪽은 신근건막(aponeurosis)으로 덮여있다. 중수골의 머리는 심부 횡중수인대에 의해 연결된다.

지절간관절(Interphalangeal Joints)

모든 4개의 손가락에는 근위 지절간관절(PIP)이 구성된다. 엄지는 1개의 지절간 관절로 구성되고, 나머지 PIP관절은 근위 지절골의 머리와 각각의 중간 지절골 사이의 관절로 구성된다. 각 손가락의 근위 지절골의 머리쪽은 2개로 분리된 볼록한 형태의 관절융기(도르래 모양의 머리)로 구성된다. 각 손가락의 중간 지저골 기저부에는 2개로 분리되어 함몰된 오목한 기저부가 있다. 이러한 구조는 굴곡과 신전운동을 허용하는 경첩관절이다. 원위 지절간관절(DIP)은 근위 지절간관절과 비슷하지만, 원위관절은 안정적이지 않아 과신전이 더 큰 범위로 일어난다.

MCP관절과 비슷하게, 지절간 관절은 사선방향섬유의 측부인대에 의해 보호된다. 관절의 손바닥쪽에는 손바닥판(손바닥인대)으로 구성되고, 손바닥판은 근위 무지의 목은 근위방향으로 고정되어 있으며 원위 지절골의 기저부는 원위방향으로 고정되어 있다(**그림 9.5 참고**). 또한 손바닥판은 굴곡근 섬유와 측부인대에 부착되어 관절의 과신전을 방지한다.

관절 운동학(Joint Kinematics)

손목과 손의 관절은 다양한 형태이며, 관절 운동은 다양한 면에서 일어난다. 손목과 손의 관절 복합체는 상지에서 중요한 기능을 한다. 임상의는 손목과 손의 복합체를 효과적으로 치료하기 위해 관절의 복잡성을 잘 이해해야 한다.

원위 요척관절 (Distal Radioulnar Joint)

원위 요척관절은 1 자유도로 구성된다. 회외와 회내 운동은 수직축을 중심으로 횡단면에서 근위 요척관절의 운동과 동시에 일어난다. 이 수직축은 요골 머리에서 척골 머리까지 연결진다. 회외에서, 반경의 오목한 척골 절흔은 척골 머리에서 등쪽으로(후방으로) 미끄러져 움직인다. 척골 머리는 회외에서 근위 및 내측으로 움직인다. 회외는 반대이며, 오목한 척골 절흔은 척골 머리에서 바닥쪽으로(전방으로) 미끄러져 움직인다. 척골 머리는 원위와 후방으로 움직인다.

요수근관절과 중수근관절 (Radiocarpal Joint and Midcarpal Joint)

요수근관절은 시상면에서의 손목 굴곡 및 신전, 전두면에서의 요골과 척골 편위를 포함하여 2 자유도로 구성된다. 굴곡 및 신전은 유두골의 머리를 통과하는 내측/외측 축을 중심으로 시상면에서 일어난다. 요골과 척골 편위는 유두골의 머리를 통과하는 전방/후방 축을 중심으로 전두면에서 일어난다.

수근관절에서, 상대적으로 볼록한 근위 수근부위는 오목한 요골면과 요골 원반으로 관절을 형성한다. 굴곡운동에서, 근위 수근(주상골과 월상골)은 TFCC에서 등쪽으로 미끄러지는 삼각골과 함께 요골에서 등쪽으로 미끄러져 움직인다. 손목의 약 35° 굴곡운동은 중수관절에서 일어나고, 나머지 운동과 함께 수근관절에서 일어난다. 또한 굴곡은 약간의 척골편위 및 회외를 동반한다.

손목 신전은 요골의 오목한 면에서 손바닥쪽(전방으로) 근위 수근부위(주상골과 월상골)와 함께 미끄러져 움직이고, 삼각골은 요골 원반에서 손바닥쪽으로 미끄러져 움직인다. 대부분의 신전운동은 요수근관절(45°)에서 일어나고, 나머지는 중수근관절에서 일어난다. 신전에서 약간의 요골쪽 편위와 전완의 회내가 동반된다(**그림 9.6**).

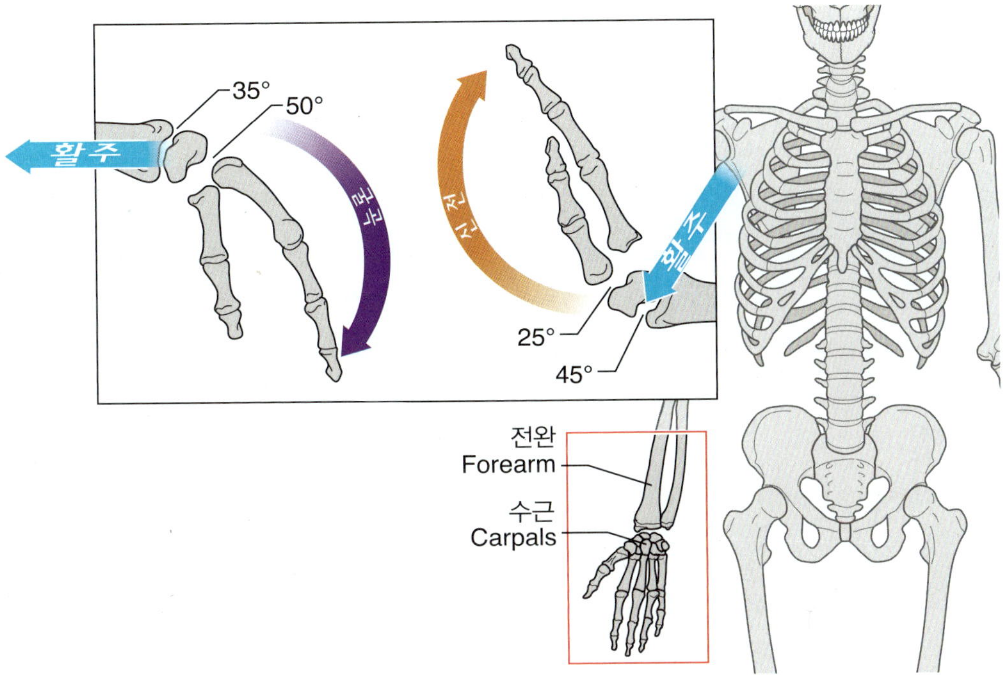

그림 9.6 요수근관절과 중수관절의 굴곡과 신전

손목의 척골편위는 요수근 및 중수근 관절에서 볼록-오목한 특징적인 운동이 일어난다. 근위 수근부위는 척골 쪽으로 구르고 요수근관절에서 요골쪽으로 미끄러진다. 중수근관절에서, 유두골과 유구골은 울퉁불퉁하여 요골쪽으로 미끄러져 움직이고, 대능형골과 능형골은 손바닥쪽으로 미끄러진다. 손목의 요골편위는 척골편위와 반대로 움직인다. 근위 수근부위는 요골 쪽으로 구르고 요수근관절에서 척골 쪽으로 미끄러진다. 중수근관절에서, 유두골과 유구골은 요골 쪽으로 구르고 등쪽으로 미끄러진다. 대능형고리와 능형골은 등쪽으로 미끄러져 움직인다.

수근중수관절(CMC)
(Carpometacarpal Joints)

수근중수관절 면의 불규칙한 형태로 인해 표준적인 관절운동학적으로 적용될 수 없다. 두 번째 및 세 번째 손가락은 연결관절면으로 인해 움직임이 거의 없다. 네 번째와 다섯 번째 손가락의 움직임은 손의 척골경계 지점이 손의 중심을 향해 접히도록 하여 손바닥을 더욱 오목하게 한다. 네 번째와 다섯 번째 중수관절(MC)에서 움직임은 척골 운동성과 관련된다. 이 내측 관절의 운동성은 손의 부항운동(cupping motion)을 만들 수 있다.

첫 번째 수근중수관절
(First Carpometacarpal Joint)

엄지 손가락의 수근중수(CMC)관절은 굴곡/신전 및 외전/내전의 2 자유도로 구성된다. 굴곡 및 신전은 대능형골을 통해 전방/후방 축을 중심으로 전두면에서 일어난다. 중수골을 통해 내측/외측 축을 중심으로 시상면에서 외전 및 내전이 일어난다. 대립운동은 굴곡, 내회전 및 내전을 포함한 다양한 움직임의 조합으로 일어난다.

엄지 손가락의 수근중수관절은 첫 번째 중수골의 오목-볼록 기저부와 대능형골 오목-볼록으로 구성된다. 중수골은 내측/외측 방향으로 오목하고 전방/후방 방향으로 볼록한 구조이다. 엄지 손가락 굴곡은 중수골 구르기의 오목한면과 척골(중간) 방향으로 미끄러져 움직인다. 신전은 역방향이며 관절의 횡단면을 통과하는 방향(외측방향)으로 중수골이 구르기와 미끄러져 움직인다. 엄지손가락 외전의 관절운동학은 손바닥쪽으로 구르는 중수골의 볼록한 면과 대능형골의 오목한 면에서 등쪽으로 미끄러져 움직인다. 내전 운동에서 중수골은 등쪽으로 구르고 대능형골은 능형골의 오목한 면에서 손바닥쪽으로 미끄러져 움직인다.

중수지절관절
(Metacarpophalangeal Joints)

중수지절관절은 굴곡/신전 및 외전/내전의 2 자유도로 구성된다. 굴곡과 신전은 중수골의 머리를 통해 내측/외측 축을 중심으로 시상면에서 일어난다. 중수골의 머리를 통해 전방/후방축을 중심으로 전두면에서 외전과 내전이 일어난다.

MCP관절은 지절골의 오목한 기저부와 볼록한 중수골 머리로 구성된다. 굴곡은 지절골이 볼록한 중수골에서 손바닥쪽으로 구르고 미끄러진다. 신전은 지절골이 볼록한 중수골에서 손등쪽으로 구르기와 미끄러진다. 외전 및 내전은 근위 지절골이 손가락 운동과 같은 방향(요골쪽 또는 척골쪽)으로 구르고 미끄러진다.

엄지손가락 MCP관절은 해부학적으로 2 ~ 5 손가락과 비슷한 구조이다. 그러나 움직임의 방향이 다르며, 굴곡 및 신장은 주로 전방/후방 축을 중심으로 전두면에서 일어난다. 외전 및 내전은 중수골을 통해 내측/외측 축을 중심으로 시상면에서 일어난다. 또한 엄지손가락에서는 약간의 축성회전을 동반한다. 굴곡은 근위 지절골의 오목한 기저부가 엄지손가락의 손바닥쪽을 미끄러진다. 신전운동은 반대방향으로 일어나며, 근위 지절골의 오목한 기저면이 손등쪽으로 미끄러진다. 첫 번째 MCP관절 외전의 관절 동학은 엄지손가락의 움직임과 같은 방향으로 근위 지절골이 구르기와 미끄러져 움직인다. 내전은 근위 지절골이 엄지손가락의 움직임과 같은 방향으로 구르고 미끄러진다.

지절간관절(Interphalangeal Joints)

PIP와 DIP 관절은 굴곡 및 신전의 1 자유도로 구성된다. 굴곡 및 신전은 내측/외측 축을 중심으로 시상면에서 일어난다. 굴곡은 오목한 원위 지절골이 손바닥쪽으로 미끄러진다. 신전은 원위 지절골이 손등쪽으로 미끄러진다.

손목 그리고 손 관절 관절학

관절면	잠김 위치	안정 위치	관절낭 패턴	정상 ROM	끝느낌
원위 요척 관절					
볼록한 척골두와 오목한 요골 절흔	5° 회외	회외와 회내 사이의 중간	극한 운동범위에서의 통증	회내 : 80° 회외 : 80°	양방향으로 조직신장
요수근 관절					
볼록한 근위 수근골은 오목한 요골면과 요골 원판으로 관절함	요측편위를 동반한 폄	손목 굴곡 10°인 손의 안정위치, 약간의 척골편위	굴곡과 폄의 동일한 제한	굴곡 : 80° 폄 : 70° 척측편위 : 30° 요측편위 : 20°	모든 방향으로 조직 신장; 폄과 요측편위는 결정하기 어렵다.
중수근 관절					
근위 수근골(주상골, 월상골, 삼각골, 두상골)과 원위 수근골 (대능형골, 소능형골, 유두골, 유구골)	척측편위를 동반한 폄	손목 굴곡 10°인 손의 안정위치, 약간의 척골편위	정의되지 않음	요수근관절과 함께 결합된 움직임	모든 방향으로 조직 신장; 폄과 요측편위는 결정하기 어렵다.
수근중수 관절					
중수골과 각각의 손목뼈의 오목한 면	정의되지 않음	손의 기능적인 자세	모든 면에서 동일한 제한	정의되지 않음	정의되지 않음
첫 번째 수근중수 관절					
대능형골과 첫 번째 중수골; 중수골은 오목은 안쪽/바깥 방향, 볼록은 앞/뒤 방향	완전한 엄지 맞섬	외전의 중간과 굴곡의 중간	폄에 따르는 외전의 제한	굽힘 : 15° 폄 : 80° 외전 : 70°	모든 방향으로 조직 신장; 굴곡과 맞섬이 부드럽다.
중수지절 관절					
볼록한 원위 중수골과 오목한 근위 지절골	완전한 굴곡	약간의 굴곡	굴곡과 폄의 동등한 제한	굽힘 : 90° 폄 : 30° 외전 : 80° 무지 굴곡 : 50°	모든 방향으로 조직 신장; 폄은 어렵다.
지절간 관절					
볼록한 근위 지절골과 오목한 원위 지절골	완전 폄	약간의 굴곡	굴곡과 폄의 동등한 제한	2–5 PIP 굴곡 : 100° 2–5 DIP 굴곡 : 90° 무지 DIP 굴곡 : 80°	굽힘은 단단하거나, 굳어 있거나, 부드럽다. 폄 : 조직신장

복측(손바닥쪽) 활주 / Ventral (Palmar) Glide

환자 자세: 아래팔을 치료 테이블에 중립 회전과 안정자세로 놓고 앉는다.

치료사 자세: 환자의 원위 요척관절을 손등쪽을 마주보고 서 있거나 앉는다.

고정: 안정화시킬 손은 원위부 척골 손등을 잡는다.

가동술: 가동손은 원위부 요골 손등쪽을 잡는다. 안정화하가동손은 원위 요골을 손바닥쪽 활주를 유도하기 위해 전방으로 활주한다.

치료 목표: 전완의 회내 증가

참고: 요골의 손바닥쪽 활주는 실제로 척골 손등쪽 활주가 동반됨을 주의하라.

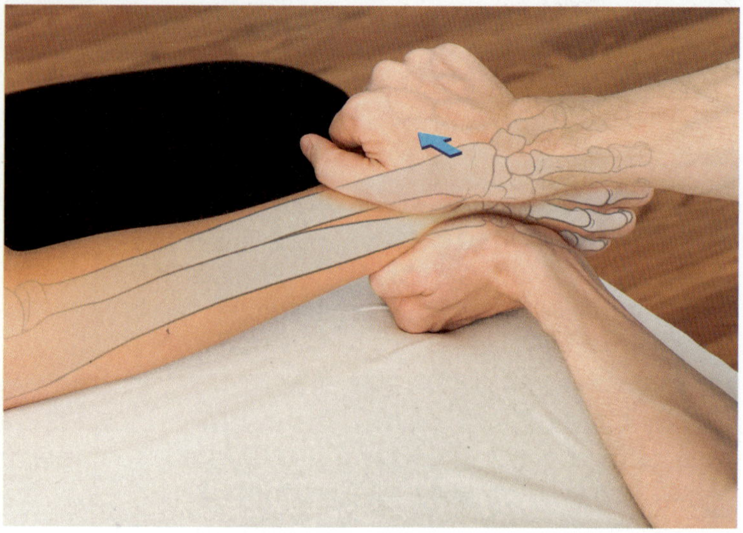

배측(손등쪽) 활주 / Dorsal Glide

환자 자세: 전완을 치료테이블에 중립회전과 안정자세로 놓고 앉는다.

치료사 자세: 환자의 원위 요척관절을 손바닥쪽을 마주보고 서 있거나 앉는다.

고정: 안정화시킬 손은 원위부 척골 손등쪽을 잡는다.

가동술: 가동손은 원위부 요골 손바닥쪽을 잡는다. 안정화하는 손을 척골에 위치할 동안, 가동손은 원위 요골을 손바닥쪽 활주를 유도하기 위해 뒤쪽으로 활주한다.

치료 목표: 전완의 회외 증가

참고: 요골의 손등쪽 활주는 실제로 척골의 손바닥쪽 활주가 동반됨을 주의하라.

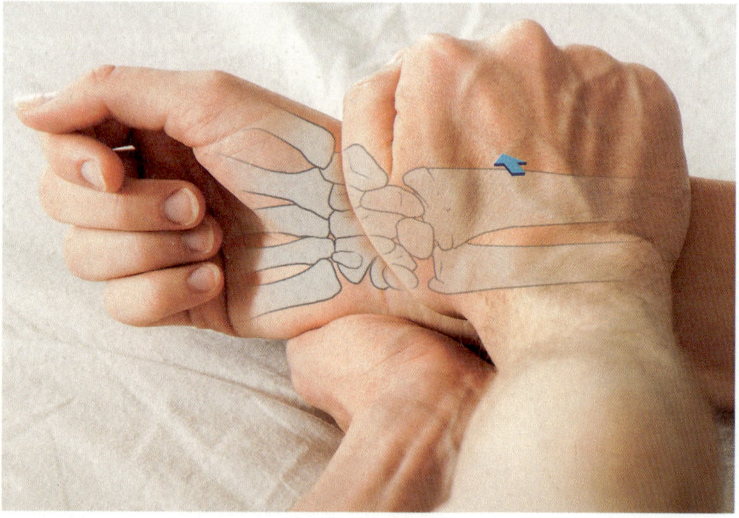

신연 / Distraction

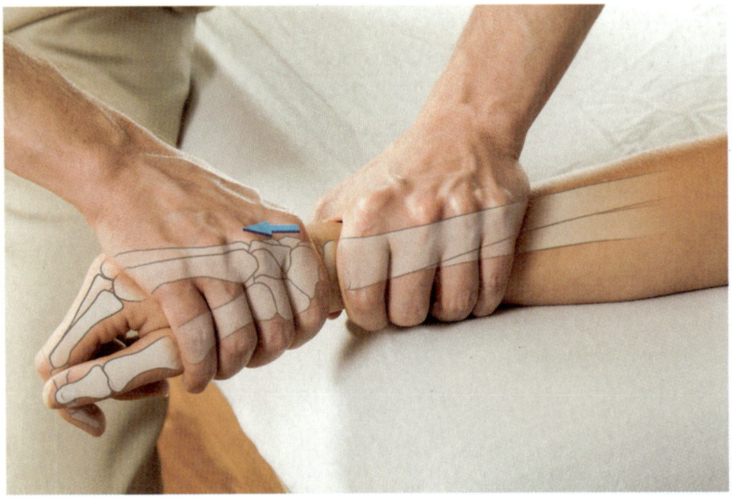

환자 자세: 전완 손바닥쪽면을 치료 테이블 위에 놓고 손은 테이블의 가장자리에 내리고 앉는다. 요수근(RC)과 척수근(UC)관절을 안정 상태인 열린 위치를 유지한다.

치료사 자세: 치료할 요수근과 척수근 관절을 마주보고 선다.

고정: 치료사의 근위손은 원위 요골을 안정화시키고 척골을 환자의 전완 손바닥쪽 부위에 위치한다. 이러한 손의 위치는 환자의 원위 전완을 치료 테이블에 대하여 안정화시킬 것이다.

가동술: 치료사의 가동손은 수근골의 근위열 손등쪽면을 쥔다. 가동손으로 수근골 근위열을 잡아당김으로써 요척관절에서 신연을 이끌어 낸다.

치료 목표: 일반적인 가동성 증가, 통증 억제

참고: 이 기법은 굴곡, 신전, 요골편위, 척측편위의 다양한 방향으로 추가할 수 있다.

배측(손등쪽) 활주 / Dorsal Glide

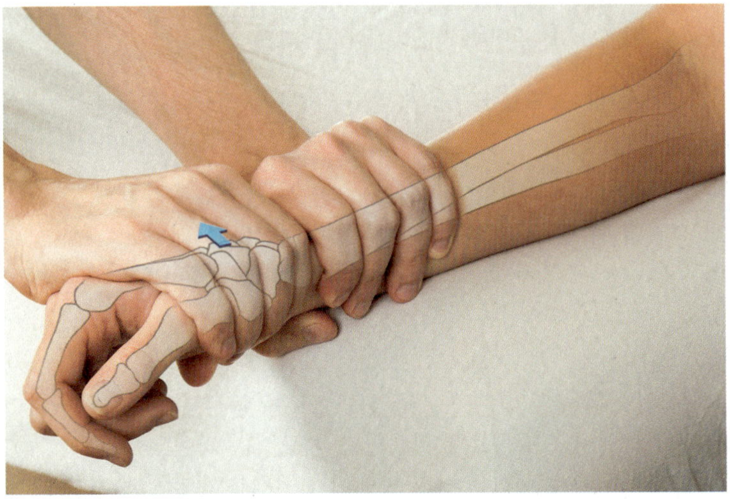

환자 자세: 전완의 척골면 또는 손등쪽면을 치료 테이블에 올려놓고, 손은 테이블 끝에 내리고 앉는다. 요수근(RC)과 척수근(UC) 관절을 안정 상태인 열린 위치를 유지한다.

치료사 자세: 치료할 요수근과 척수근 관절을 마주보고 선다.

고정: 치료사의 근위손은 원위 요골을 안정화시키고 척골을 환자의 전완 손바닥쪽면에 위치한다. 이러한 손의 위치는 환자의 원위 아래팔을 치료 테이블에 대하여 안정화시킬 것이다.

가동술: 치료사의 가동손은 수근골 근위열 손등쪽면을 쥔다. 가동손은 등쪽 활주 유도를 위해서 치료사를 향해 근위 수근골을 당긴다.

치료 목표: 일반적인 가동성과 손목 굴곡 증가

참고: 환자가 손목을 중립위치로 유지하기 위해 어깨와 몸을 약간 회전시켜야 할 수도 있다.

복측(손바닥쪽) 활주 / Ventral Glide

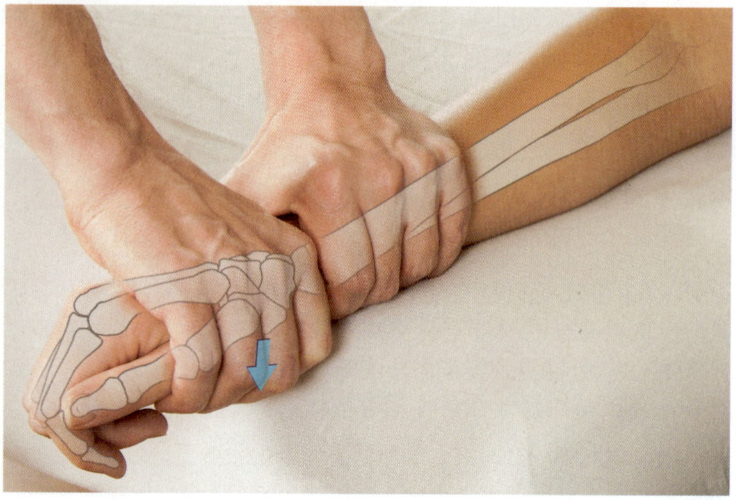

환자 자세: 전완의 척골 측면 또는 등쪽면을 테이블 위에 올려놓고, 손은 치료 테이블 끝에 내리고 앉는다. 요수근(RC)과 척수근(UC) 관절을 안정 상태인 열린 위치를 유지한다.

치료사 자세: 치료할 요수근과 척수근 관절을 마주보고 선다.

고정: 치료사의 근위손은 원위 요골을 안정화시키고 척골을 환자의 전완 손바닥쪽면에 위치한다. 이러한 손의 위치는 환자의 원위 아래팔을 치료 테이블에 대해 안정화시킬 것이다.

가동술: 치료사의 가동손은 수근골 근위열 손등쪽면을 쥔다. 가동손은 수근골 근위열을 손바닥쪽으로 활주한다.

치료 목표: 일반적인 가동성과 손목 신전 증가

참고: 환자가 손목을 중립위치로 유지하기 위해 어깨와 몸을 약간 회전시켜야 할 수도 있다.

요골쪽 활주 / Radial Glide

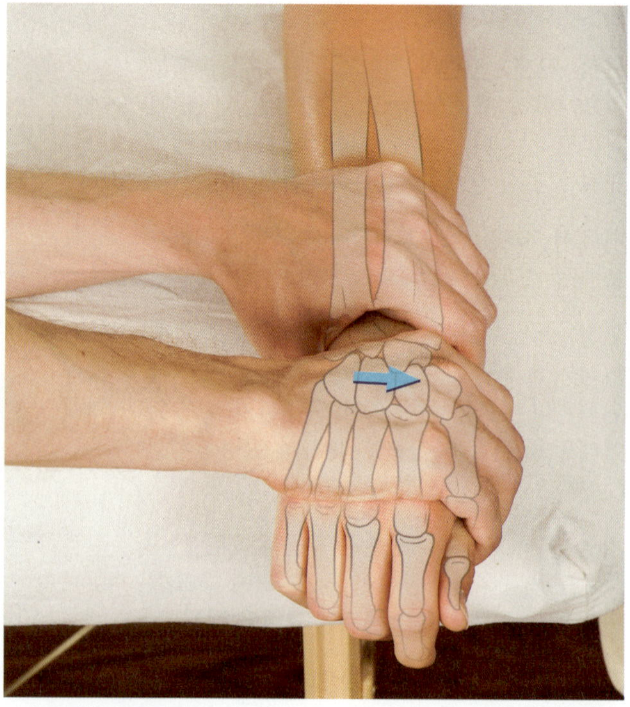

환자 자세: 전완의 손바닥쪽면을 치료테이블에 올려놓고, 손은 테이블 끝에 내리고 앉는다. 요수근(RC)과 척수근(UC) 관절을 안정 상태인 열린 위치를 유지한다.

치료사 자세: 치료할 요수근과 척수근 관절을 마주보고 앉는다.

고정: 치료사의 근위손은 원위 요골을 안정화시키고 척골을 환자의 전완 손바닥쪽면에 위치한다. 이러한 손의 위치는 환자의 원위 전완을 치료테이블에 대하여 안정화시킬 것이다.

가동술: 치료사의 가동손은 수근골 근위열 손등쪽면을 쥔다. 가동손은 수근골 근위열을 요골쪽 활주를 이끌어내기 위해 요골쪽으로 활주한다. 치료사는 자신의 몸을 향해 가동술하기 보다는 몸에서 멀어지게 가동술할 경우 더 나은 생역학적 이점이 있다.

치료 목표: 척골편위 증가

참고: 환자가 손목을 중립위치로 유지하기 위해 어깨와 몸을 약간 회전시켜야 할 수도 있다. 이 기법은 손목 구조의 관절 영양공급에 좋다.

척골쪽 활주 / Ulnar Glide

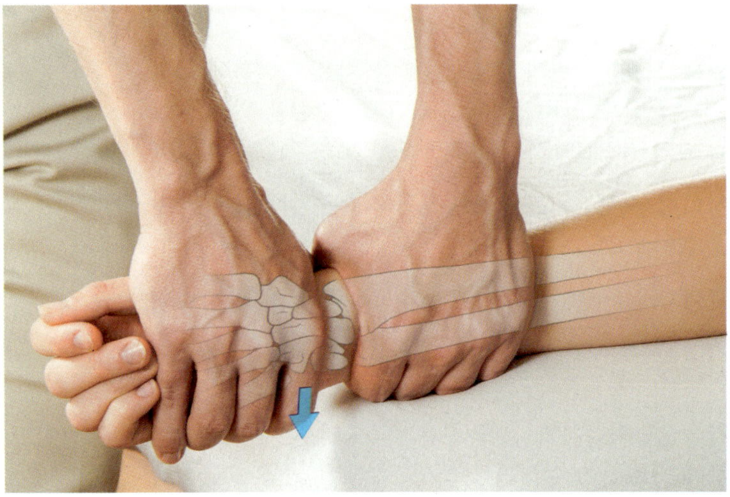

환자 자세: 전완의 척골 측면 또는 손등쪽면을 치료 테이블 위에 올려놓고, 손은 치료 테이블 끝에 내리고 앉는다. 요수근(RC)과 척수근(UC) 관절을 안정 상태인 열린 위치를 유지한다.

치료사 자세: 치료할 요수근과 척수근 관절을 마주보고 선다.

고정: 치료사의 근위손은 원위 요골을 안정화시키고 척골을 환자의 전완 손등쪽면에 위치한다. 이러한 손의 위치는 환자의 원위 전완을 치료 테이블에 대해 안정화시킬 것이다.

가동술: 치료사의 가동손은 수근골 근위열 요골쪽면을 쥔다. 가동손은 수근골 근위열을 요골쪽으로 활주한다.

치료 목적: 요골편위 증가

참고: 환자가 손목을 중립위치로 유지하기 위해 어깨와 몸을 약간 회전시켜야 할 수도 있다.

제한된 신전을 위한 주상골, 월상골, 삼각골을 위한 가동술
/ Mobilizations for Scaphoid, Lunate, and Triquetrum for Restricted Extension

환자 자세: 전완의 손바닥쪽면을 치료 테이블에 놓고 앉는다. 요수근(RC)과 척수근(UC) 관절을 안정 상태인 열린 위치를 유지한다.

치료사 자세: 치료할 요수근과 척수근 관절을 마주보고 선다.

고정: 치료사의 근위손으로 손등쪽면 엄지와 정중면에 남아있는 손가락을 함께 원위 요척골을 안정화시킨다.

가동술: 치료사의 가동손은 등쪽면은 엄지손가락과 손바닥면은 집게손가락으로 정해진 근위 수근골을 잡는다. 가동손은 정해진 근위 수근골을 아래쪽으로 손바닥쪽 활주를 유도한다.

(a) 주상골은 요골에서

(b) 월상골은 요골에서

(c) 삼각골은 삼각섬유연골 디스크에서 가동술한다.

치료 목표: 손목 신전 증가

참고: 환자가 손목을 중립위치로 유지하기 위해 어깨와 몸을 약간 회전시켜야 할 수도 있다. 이 기법은 손목 구조의 관절 영양공급에 좋다.

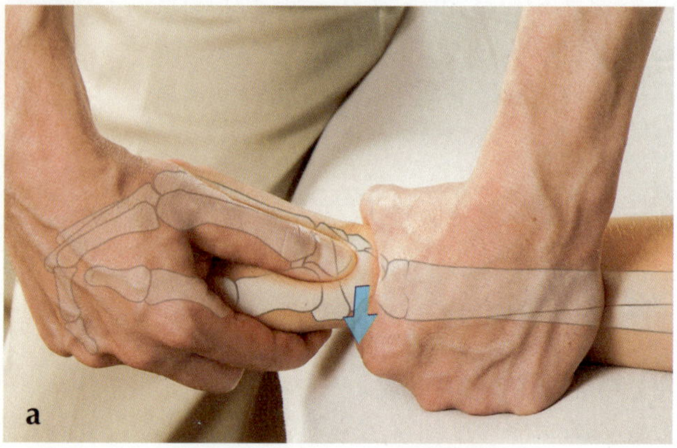
a

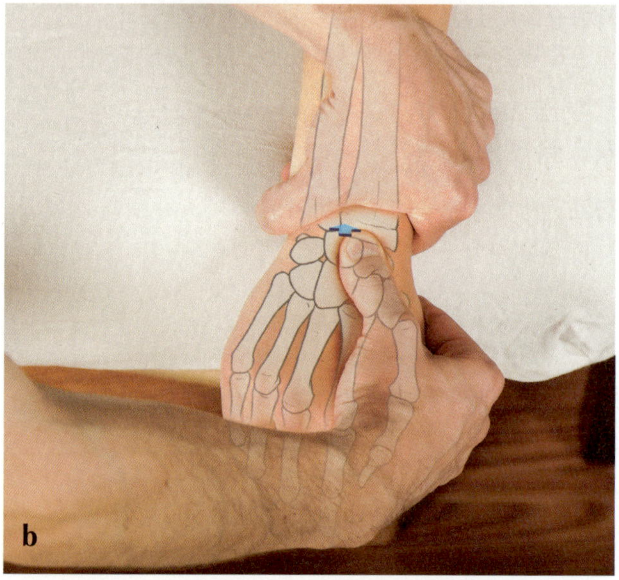
b

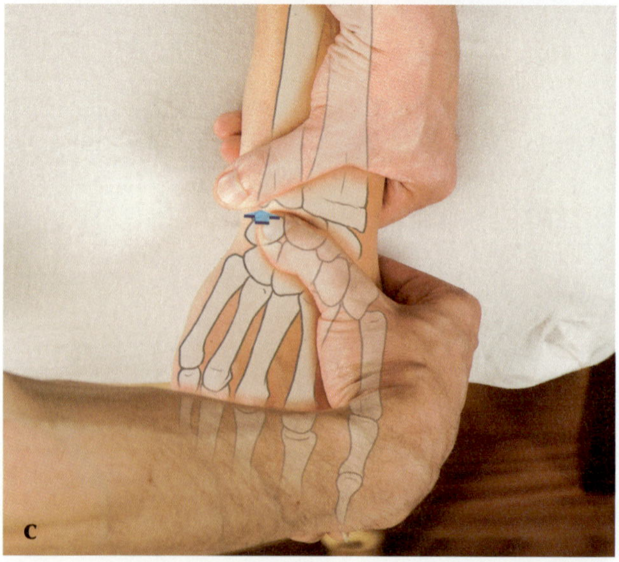
c

제한된 굴곡을 위한 주상골, 월상골, 삼각골을 위한 가동술
/ Mobilizations for Scaphoid, Lunate, and Triquetrum for Restricted Flexion

환자 자세: 전완의 손바닥쪽면을 치료테이블에 놓고 앉는다. 요수근(RC)과 척수근(UC) 관절을 안정 상태 열린 위치를 유지한다.

치료사 자세: 치료할 요수근과 척수근 관절을 마주보고 선다.

고정: 치료사의 근위손으로 손등쪽면 엄지손가락과 정중면에 남아있는 손가락을 함께 원위 요척골을 안정화시킨다. 치료사는 자신의 몸통으로 환자의 손을 잡아 추가적인 안정화를 할 수도 있다.

가동술: 치료사의 가동손은 등쪽면은 엄지손가락과 손바닥면은 집게손가락으로 정해진 근위 수근골을 잡는다. 가동손은 정해진 근위 수근골을 위쪽으로 손등쪽 활주를 유도한다.

(a) 주상골은 요골에서

(b) 월상골은 요골에서

(c) 삼각골은 삼각섬유연골 디스크에서
가동술한다.

치료 목표: 손목굴곡 증가; 월상골이 척골에서 손등쪽으로 가동술될 때 월상골 바닥쪽의 위치적인 결합 감소

참고: 환자가 손목을 중립위치로 유지하기 위해 어깨와 몸을 약간 회전시켜야 할 수도 있다.

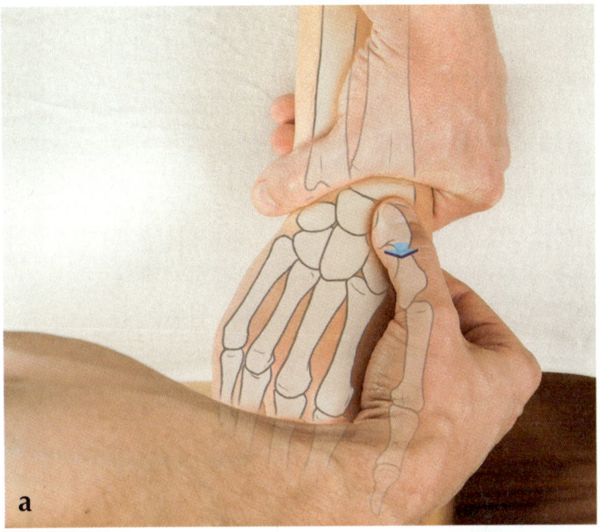
a

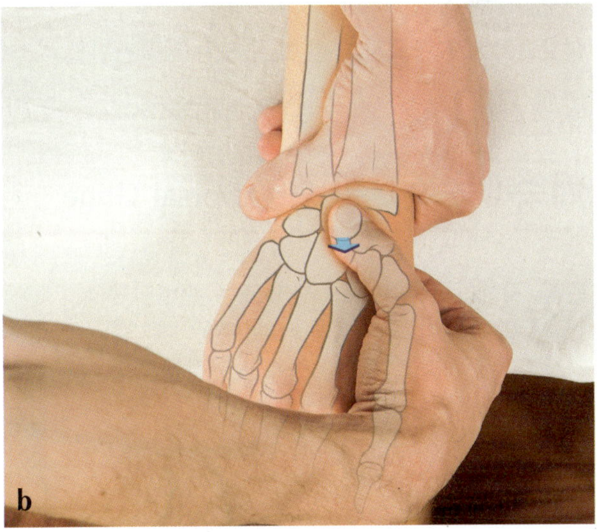
b

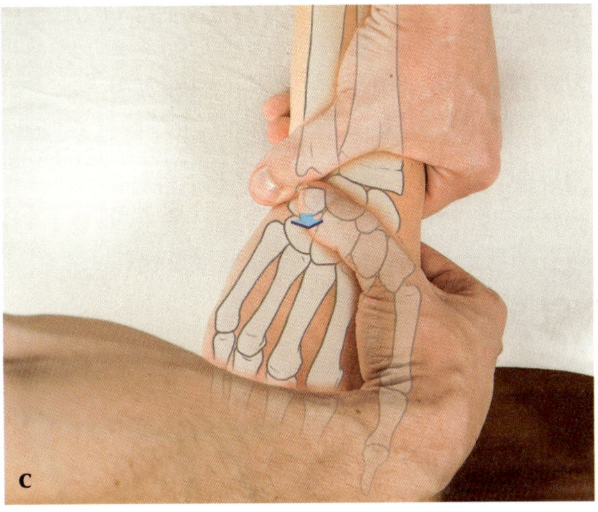
c

신연 / Distraction

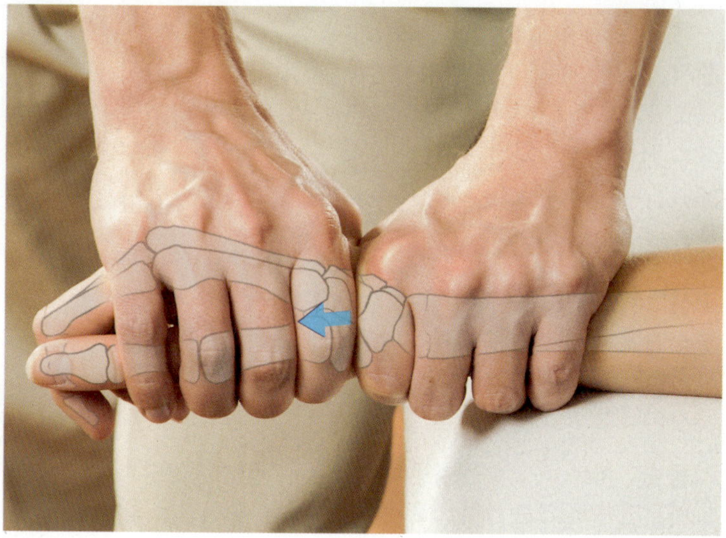

환자 자세: 전완의 손바닥쪽면을 치료 테이블 위에 올려놓고, 손은 치료 테이블 끝에 내리고 앉는다. 중수근 관절을 안정 상태인 열린 위치를 유지한다.

치료사 자세: 치료할 팔의 중수근 관절에 마주 보고 선다.

고정: 치료사의 근위쪽 손은 환자의 손목 손등쪽면에서 근위 수근골을 안정화시킨다. 이 손은 치료 테이블에 대해 환자의 원위 전완 또한 안정화시킬 수 있다.

가동술: 치료사의 가동손은 수근골의 원위열 손등쪽면을 쥔다. 가동손은 수근골 근위열에서 원위열로 신연한다.

치료 목표: 손목 굴곡 증가

참고: 치료사는 굴곡, 신전, 요골 또는 척골편위를 다양한 방향으로 추가할 수 있다.

배측(등쪽) 활주 / Dorsal Glide

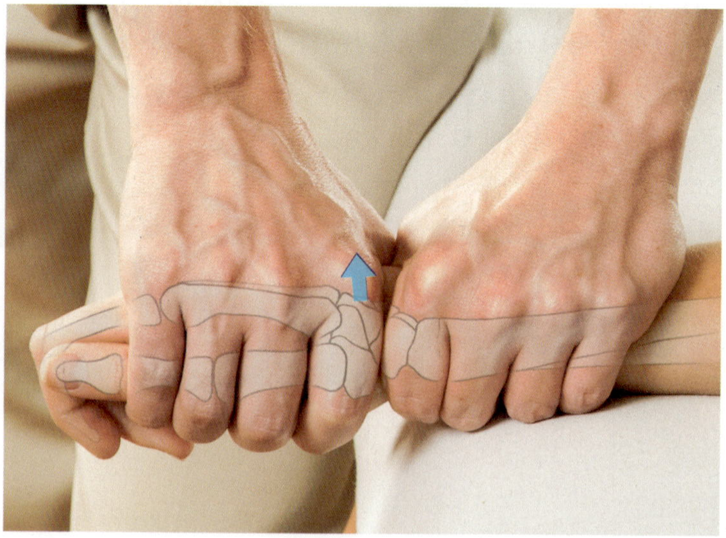

환자 자세: 전완의 척골쪽면 또는 손바닥쪽면을 치료 테이블에 올려놓고, 손은 테이블 가장자리에 내리고 앉는다. 중수근 관절을 안정 상태인 열린 위치를 유지한다.

치료사 자세: 치료할 팔의 중수근 관절에 마주 보고 선다.

고정: 치료사의 근위손은 환자의 손목 손등쪽면에서 근위 수근골을 안정화시킨다. 이 손은 치료 테이블에 대해 환자의 원위 전완 또한 안정화시킬 수 있다.

가동술: 치료사의 가동손은 수근골의 원위열 손등쪽면을 쥔다. 가동손은 등쪽 활주를 유발하기 위해 원위 수근골을 뒤쪽으로 당긴다.

치료 목표: 손목 굴곡 증가

참고: 환자가 손목을 중립위치로 유지하기 위해 어깨와 몸을 약간 회전시킬 수도 있다.

복측(바닥쪽) 활주 / Ventral Glide

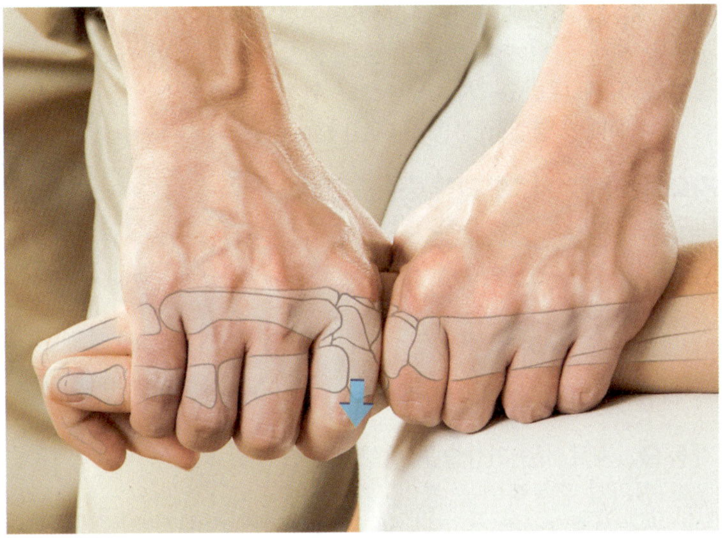

환자 자세: 전완의 척골쪽면 또는 손바닥쪽면을 치료 테이블 위에 올려놓고, 손은 테이블 끝에 내리고 앉는다. 중수근 관절을 안정 상태인 열린 위치를 유지한다.

치료사 자세: 치료할 팔의 중수근 관절에 마주 보고 선다.

고정: 치료사의 근위쪽 손은 환자의 손목 손등쪽면에서 근위 수근골을 안정화시킨다. 이 손은 치료 테이블에 대해 환자의 원위 전완 또한 안정화시킬 수 있다.

가동술: 치료사의 가동손은 수근골의 원위열 손등쪽면을 쥔다. 가동손은 원위 수근골을 손바닥쪽 방향 아래로 미끄러지듯 활주한다.

치료 목표: 손목 신전 증가

참고: 환자가 손목을 중립위치로 유지하기 위해 어깨와 몸을 약간 회전시켜야 할 수도 있다.

요골쪽 활주 / Radial Glide

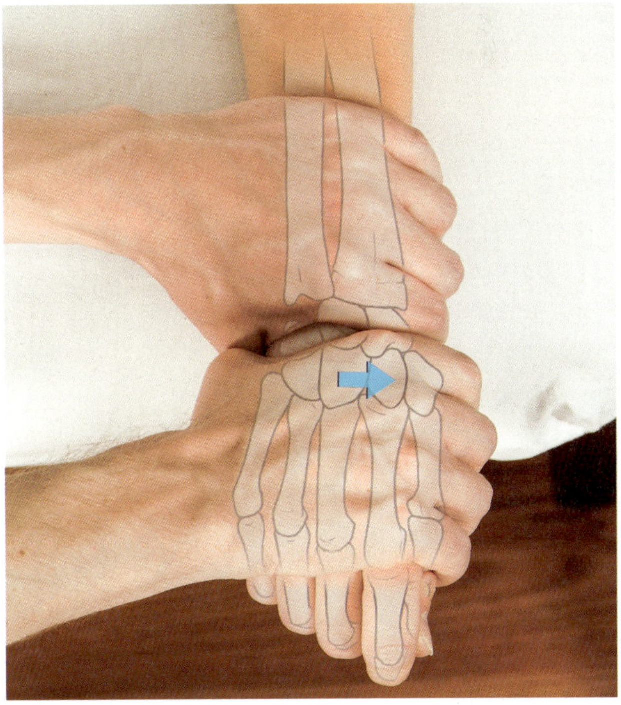

환자 자세: 전완의 척골쪽면 또는 손바닥쪽면을 테이블 위에 올려놓고, 손은 치료 테이블 가장자리에 내리고 앉는다. 중수근 관절을 안정 상태인 열린 위치를 유지한다.

치료사 자세: 치료할 팔의 중수근 관절에 맞대고 선다.

고정: 치료사의 근위쪽 손은 환자의 손목 손등쪽면에서 근위 수근골을 안정화시킨다. 이 손은 치료 테이블에 대해 환자의 원위 전완 또한 안정화시킬 수 있다.

가동술: 치료사의 가동손은 수근골의 원위열 척골면을 쥔다. 가동손은 원위 수근골을 요골쪽 방향으로 요골쪽 활주한다.

치료 목표: 손목의 척골편위 증가

척골쪽 활주 / Ulnar Glide

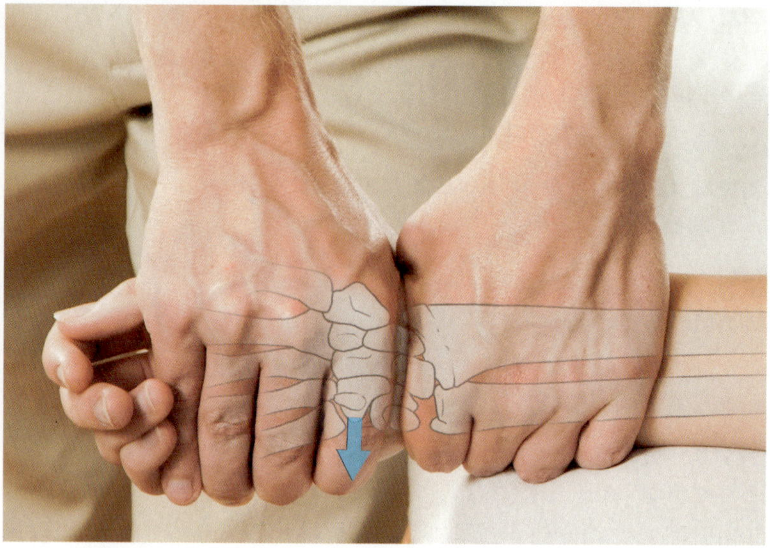

환자 자세: 척골쪽면 또는 손바닥쪽면 전완을 테이블 위에 올려놓고, 손은 치료 테이블 끝에 내리고 앉는다. 중수근 관절을 안정 상태인 열린 위치를 유지한다.

치료사 자세: 치료할 팔의 중수근 관절에 마주보고 선다.

고정: 치료사의 근위손은 환자의 손목 손등쪽면에서 근위 수근골을 안정화시킨다. 또한 이 손은 치료 테이블에 대해 환자의 원위 전완을 안정화시킬 수 있다.

가동술: 치료사는 가동술을 시행할 수근골의 원위열 손등쪽면을 쥔다. 가동손은 원위 수근골을 손바닥쪽 방향 아래로 활주한다.

치료 목표: 손목의 요골편위 증가

중수근 신전 가동술 / Midcarpal Extension Mobilization

환자 자세: 전완의 손바닥쪽면을 치료 테이블 위에 올려놓고, 손은 테이블 끝에 내리고 앉는다. 중수근 관절을 안정 상태인 열린 위치를 유지한다.

치료사 자세: 치료할 팔의 중수근 관절에 마주보고 선다.

고정: 안정손은 엄지손가락 등쪽면과 집게손가락 바닥면으로 근위 수근골을 잡는다. 치료사는 자신의 몸통으로 환자의 손을 잡아 추가적인 안정화가 가능하다.

가동술: 가동손은 엄지손가락 등쪽면과 집게손가락 바닥면으로 원위 수근골을 잡는다. 안정손은 근위 수근골을 고정시키는 동안 가동손은

(a) 주상골 고정, 대능형골과 소능형골을 손등쪽 방향으로

(b) 주상골 고정, 유두골을 바닥쪽 방향으로

(c) 월상골 고정, 유두골을 바닥쪽 방향으로

(d) 삼각골 고정, 유구골을 바닥쪽 방향으로 활주한다.

치료 목표: 손목 신전 증가

참고: 이 기법은 손목 구조의 관절 영양공급에 좋다.

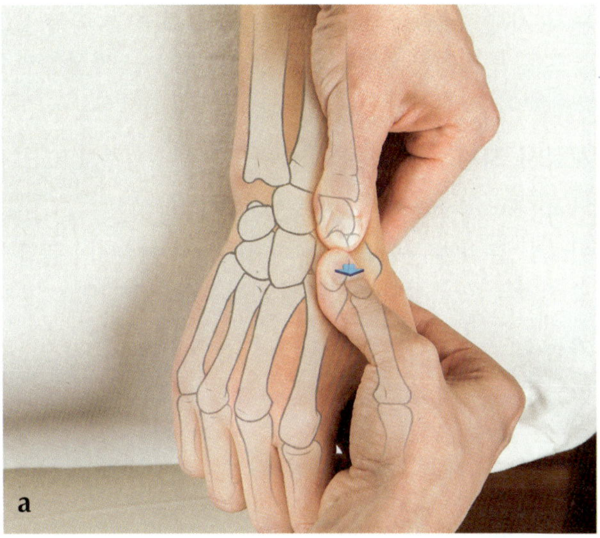
a

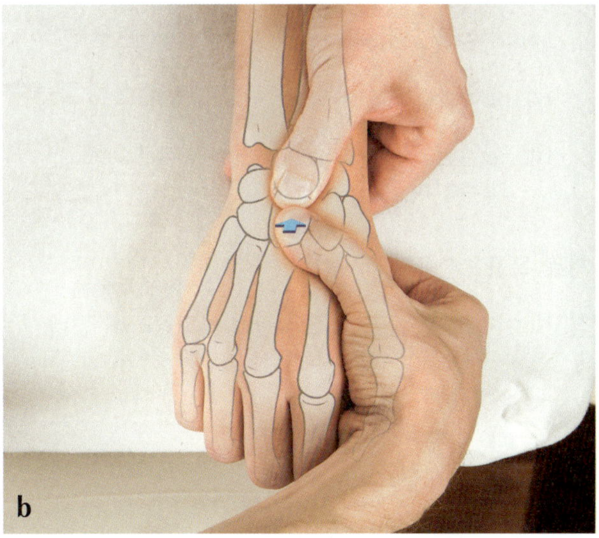
b

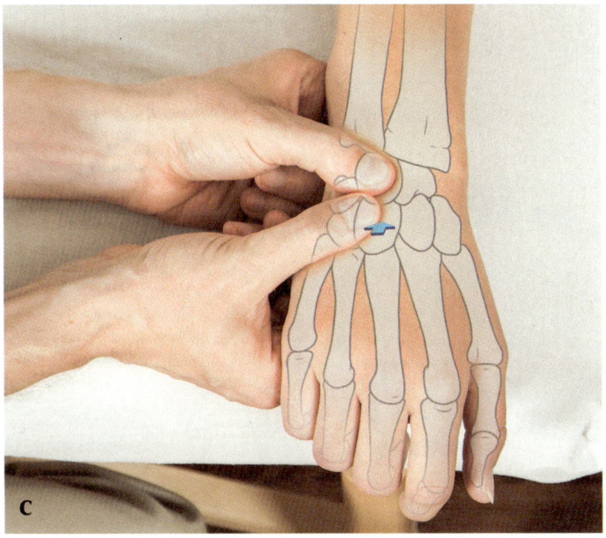
c

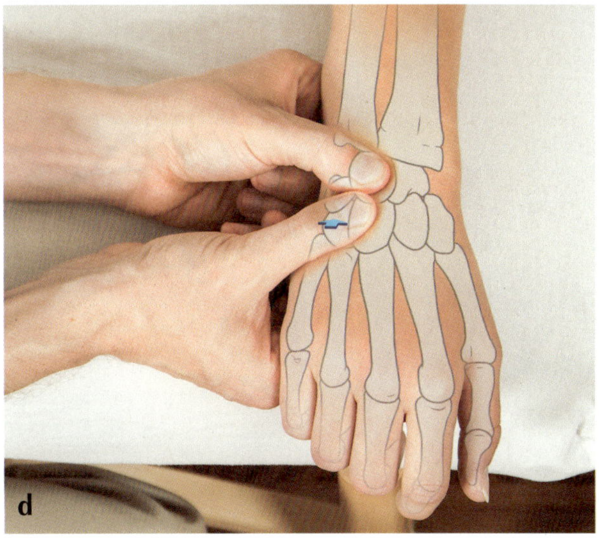
d

중수근 굴곡 가동술 / Midcarpal Flexion Mobilization

환자 자세: 전완의 손바닥쪽면을 치료 테이블 위에 올려놓고, 손은 테이블 끝에 내리고 앉는다. 중수근 관절을 안정 상태인 열린 위치를 유지한다.

치료사 자세: 치료할 팔의 중수근 관절에 마주보고 선다.

고정: 안정손은 엄지손가락 등쪽면과 집게손가락 바닥면으로 근위 수근골을 잡는다. 치료사는 자신의 몸통으로 환자의 손을 잡아 추가적인 안정화가 가능하다.

가동술: 가동손은 엄지손가락 등쪽면과 집게손가락 바닥면으로 원위 수근골을 잡는다. 안정손은 근위 수근골을 고정시키는 동안 가동손은

(a) 주상골 고정, 대능형골과 소능형골을 바닥쪽 방향으로

(b) 주상골 고정, 유두골을 손등쪽 방향으로

(c) 월상골 고정, 유두골을 손등쪽 방향으로

(d) 삼각골 고정, 유구골을 손등쪽 방향으로 활주한다.

치료 목표: 손목 굴곡 증가

참고: 이 기법은 손목 구조의 관절 영양공급에 좋다.

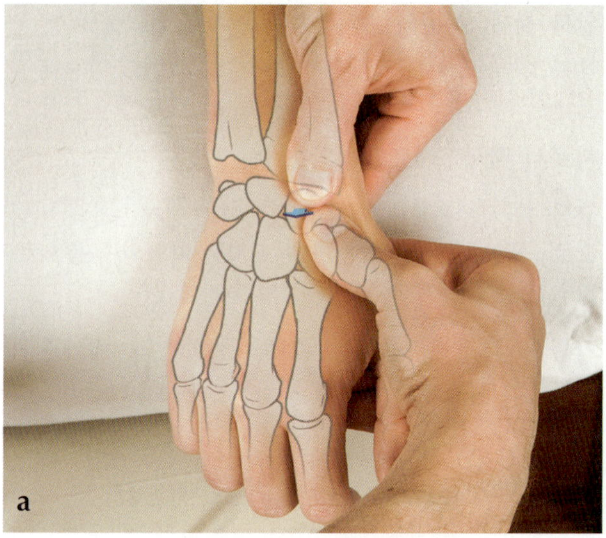
a

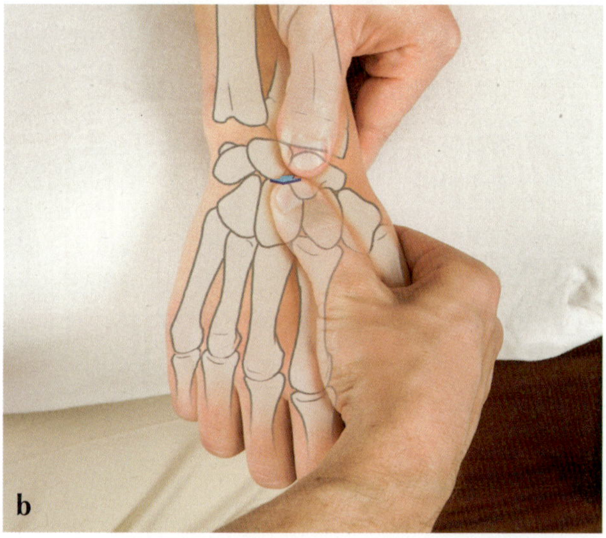
b

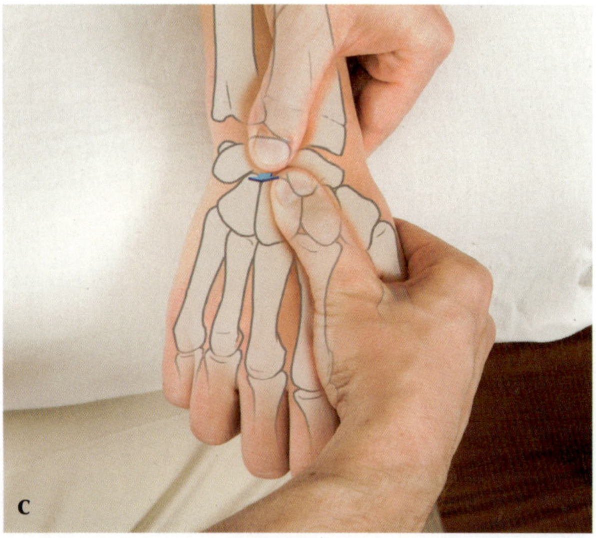
c

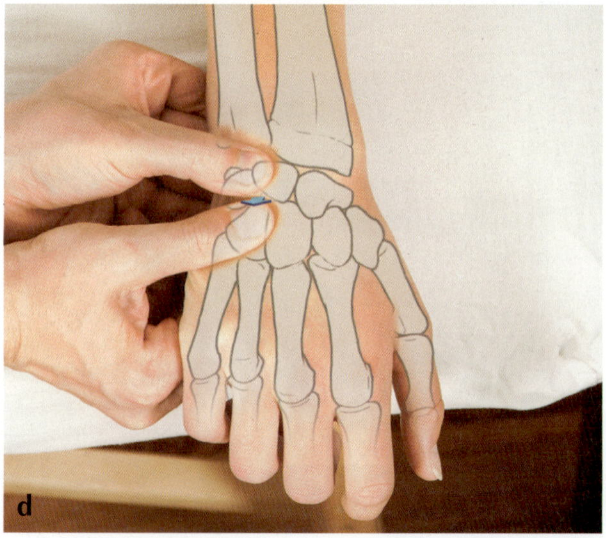
d

수근간 관절 가동술 / Intercarpal Mobilization

환자 자세: 전완의 손바닥쪽면을 치료 테이블에 놓고 앉는다. 요수근(RC)과 척수근(UC) 관절을 안정 상태인 열린 위치를 유지한다.

치료사 자세: 치료할 팔의 중수근 관절에 마주보고 선다.

고정: 안정손은 엄지손가락 등쪽면과 집게손가락 바닥면으로 근위 수근골을 잡는다. 치료사는 자신의 몸통으로 환자의 손을 잡아 추가적인 안정화를 할 수도 있다.

가동술: 엄지손가락 등쪽면과 집게손가락 바닥면으로 1번째 수근골을 잡는다. 안정손은 수근골을 고정시키는 동안 가동손은

(a) 유두골 고정, 소능형골을 손등쪽 방향으로

(b) 유두골 고정, 소능형골을 바닥쪽 방향으로

(c) 유두골 고정, 유구골을 바닥쪽 방향으로

(d) 유두골 고정, 유구골을 바닥쪽 방향으로 활주한다.

치료 목표: 수근골 원위열 사이의 관절놀이 증가

참고: 이 기법은 손목 구조의 관절 영양공급에 좋다.

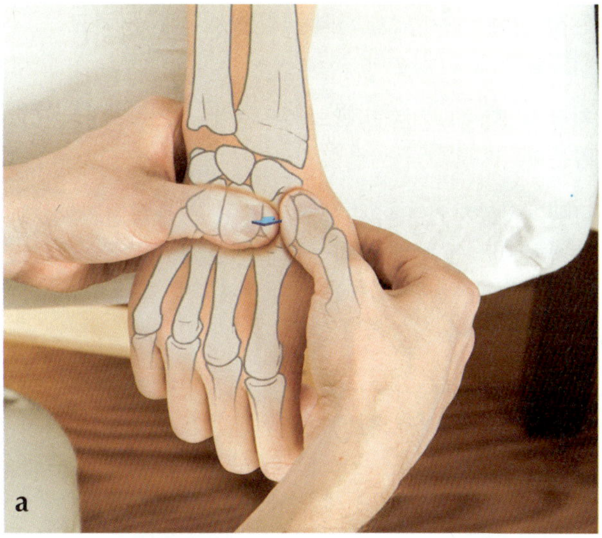
a

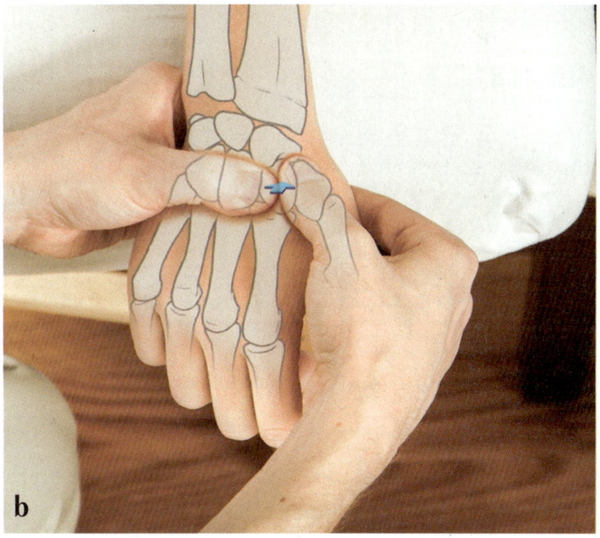
b

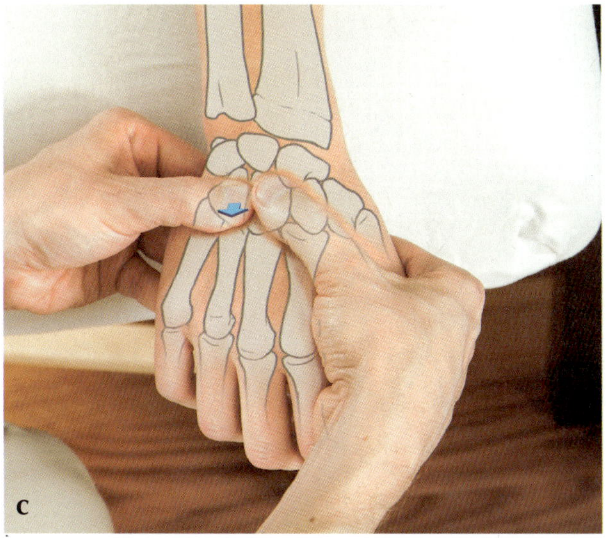
c

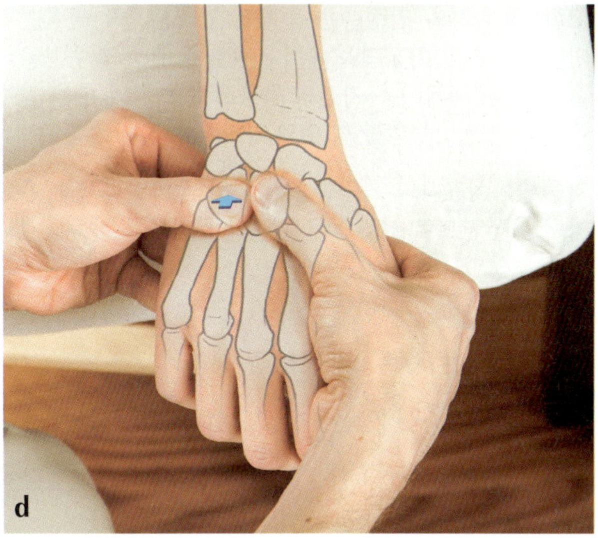
d

수근중수 관절 신연 / CMC Distraction

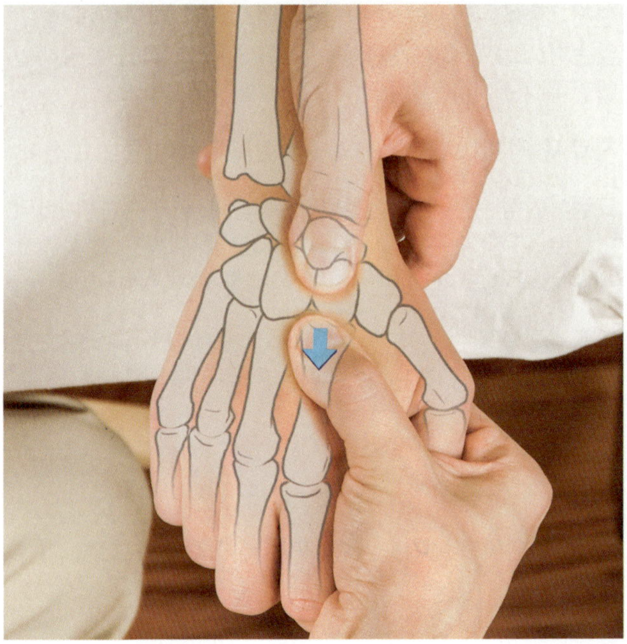

환자 자세: 손바닥을 바닥을 향한 채 전완을 치료 테이블에 놓고 앉는다.

치료사 자세: 치료할 팔의 수근중수 관절에 마주보고 앉는다.

고정: 치료사의 안정손은 엄지손가락 등쪽면과 집게손가락 바닥면을 대어 가동술할 관절의 수근골을 잡는다. 치료사는 자신의 몸통으로 환자의 손을 잡아 추가적인 안정화가 가능하다.

가동술: 치료사의 가동손은 엄지손가락의 등쪽면과 집게손가락 바닥면으로 어긋난 관절의 중수골의 기저부를 잡는다. 가동손은 소능형골 위에 두 번째 중수골 원위부를, 유두골 위에 세 번째 유두골을, 유구골 위에 네 번째 중수골 원위부를, 그리고 유구골 위에 다섯 번째 중수골 원위부를 가동한다.

치료 목표: 2~5번째 손가락의 관절놀이 증가

참고: 이들 관절은 최소의 움직임들을 통해 2, 3열의 안정시켜 준다.

수근중수 관절 배측(등쪽) 활주 / CMC Dorsal Glide

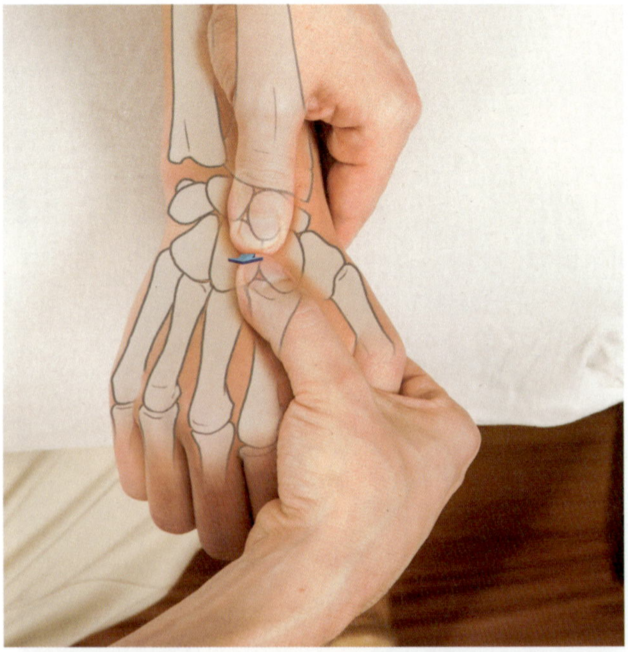

환자 자세: 손바닥을 바닥을 향한 채 전완을 치료 테이블에 놓고 앉는다.

치료사 자세: 치료할 팔의 수근중수 관절에 마주보고 앉는다.

고정: 치료사의 안정손은 등쪽면 엄지손가락 등쪽면과 집게손가락 바닥면을 대어 가동술할 관절의 수근골을 잡는다. 치료사는 자신의 몸통으로 환자의 손을 잡아 추가적인 안정화를 할 수도 있다.

가동술: 치료사의 가동손은 엄지의 등쪽면과 집게손가락 바닥면으로 관절의 중수골의 기저부를 가동하기 위해 잡는다. 이 가동손은 등쪽 활주를 유도하기 위해 중수골을 위쪽으로 활주한다.

치료 목표: 손목/손가락 신전 증가

참고: 이 관절 움직임은 특히 2, 3열의 안정적인 열에서 최소화된다.

수근중수 관절 복측(손바닥쪽) 활주 / CMC Ventral Glide

환자 자세: 손바닥을 바닥을 향한 채 전완을 치료 테이블에 놓고 앉는다.

치료사 자세: 치료할 팔의 수근중수 관절에 마주 보고 앉는다.

고정: 치료사의 안정손은 등쪽면 엄지손가락과 집게손가락 바닥면을 대어 가동술할 관절의 수근골을 잡는다. 치료사는 자신의 몸통으로 환자의 손을 잡아 추가적인 안정화를 할 수도 있다.

가동술: 치료사의 가동손은 엄지손가락의 등쪽면과 집게손가락 바닥면으로 관절의 중수골의 기저부를 가동하기 위해 잡는다. 이 가동손은 바닥쪽 활주를 유도하기 위해 중수골을 아래쪽으로 활주한다.

치료 목표: 손목/손가락의 굴곡 증가

참고: 이 관절 움직임은 특히 2, 3열의 안정적인 열에서 최소화된다.

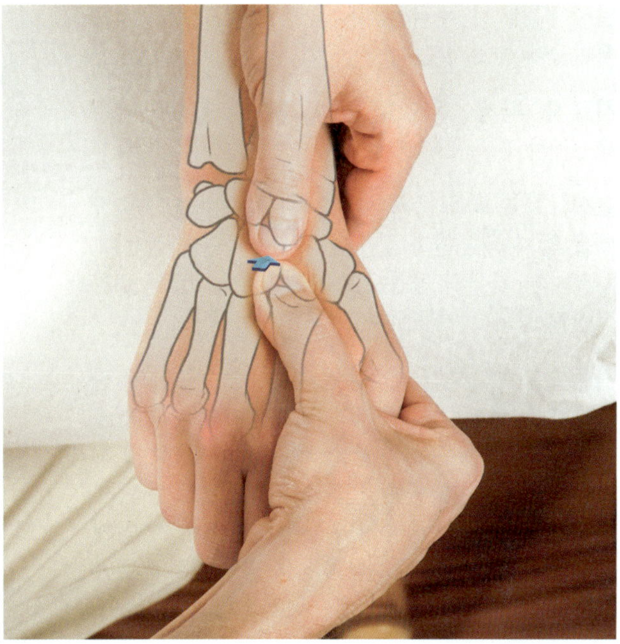

중수간 관절 배측(등쪽) 활주 / Intermetacarpal Dorsal Glide

환자 자세: 손바닥을 바닥을 향한 채 전완을 치료 테이블에 놓고 앉는다.

치료사 자세: 치료할 팔의 중수간관절에 마주 보고 앉는다.

고정: 치료사의 근위부 손은 다른 중수골의 골간부를 엄지 등쪽면과 집게손가락 바닥면을 잡는다. 치료사는 자신의 몸통으로 환자의 손을 잡아 추가적인 안정화가 가능하다.

가동술: 치료사의 가동손은 다른 중수골의 골간부를 엄지손가락 등쪽면과 집게손가락 바닥면을 잡는다. 안정손은 중수골을 제 위치에 고정한 후 가동손은 세 번째 중수골의 등쪽 방향으로 두 번째 중수골을, 네 번째 중수골의 등쪽 방향으로 세 번째 중수골을, 다섯 번째 중수골의 등쪽 방향으로 네 번째 중수골을 활주한다.

치료 목표: 중수근 관절의 관절놀이 촉진; 손의 주요한 ROM 증가

참고: 이 기법은 관절 연골의 영양공급에 좋다.

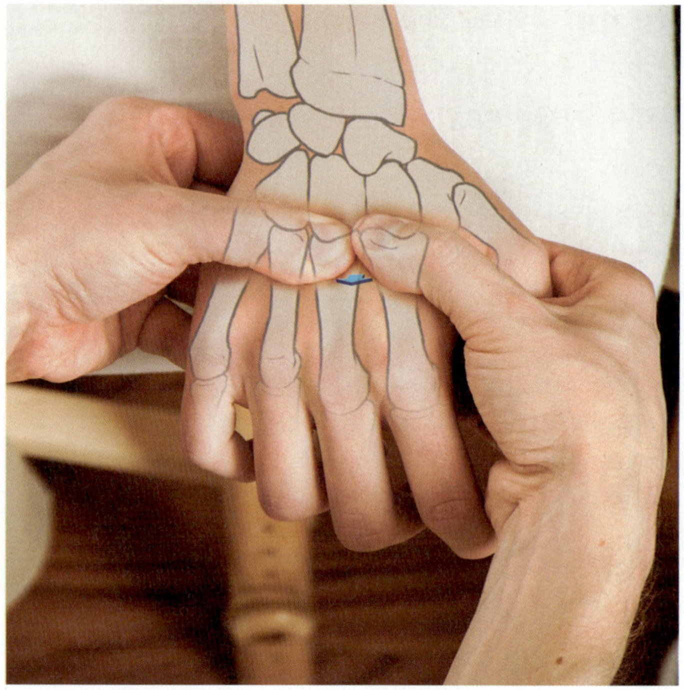

중수간 관절 복측(손바닥쪽) 활주 / Intermetacarpal Ventral Glide

환자 자세: 손바닥을 바닥을 향한 채 전완을 치료테이블에 놓고 앉는다.

치료사 자세: 치료할 팔의 중수간 관절에 마주 보고 앉는다.

고정: 치료사의 근위부 손은 다른 중수골의 골간부를 엄지손가락 등쪽면과 집게손가락 바닥면을 잡는다. 치료사는 자신의 몸통으로 환자의 손을 잡아 추가적인 안정화가 가능하다.

가동술: 치료사의 가동손은 다른 중수골의 골간부를 엄지손가락 등쪽면과 집게손가락 바닥면을 잡는다. 안정손은 중수골을 제 위치에 고정한 후 가동손은 세 번째 중수골의 바닥쪽 방향으로 두 번째 중수골을, 네 번째 중수골의 바닥쪽 방향으로 세 번째 중수골을, 다섯 번째 중수골의 바닥쪽 방향으로 네 번째 중수골을 활주한다.

치료 목표: 중수근 관절의 관절놀이 촉진; 손의 주요한 ROM 증가

참고: 이 기법은 관절 연골의 영양공급에 좋다.

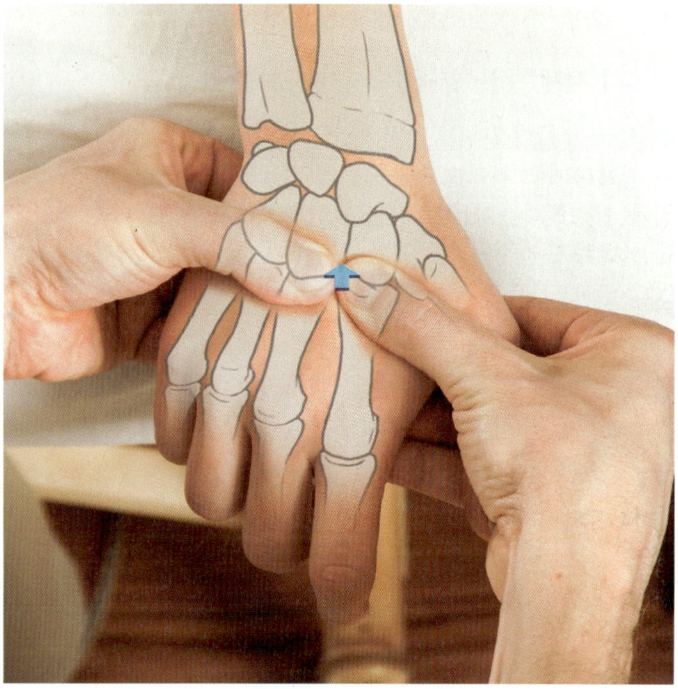

중수지절 관절 신연 / MCP Distraction

환자 자세: 전완을 중립상태에 놓고 앉는다.

치료사 자세: 치료할 중수골을 마주보고 앉는다.

고정: 치료사의 근위부 손은 엄지손가락 등쪽면과 바닥면 집게손가락 바닥면으로 움직일 관절의 중수골의 머리를 안정화시킨다. 치료사는 자신의 몸통으로 환자의 손을 잡아 추가적인 안정화가 가능하다.

가동술: 치료사의 가동손은 엄지손가락 등쪽면과 집게손가락 바닥면으로 가동술할 근위 지골의 근위 단부를 잡는다. 안정손은 중수골을 제자리에 고정시키고, 가동손은 근위 지골 말단을 활주하여 떼어당긴다.

치료 목표: 중수근 관절의 관절놀이 촉진; 손의 주요한 ROM 증가.

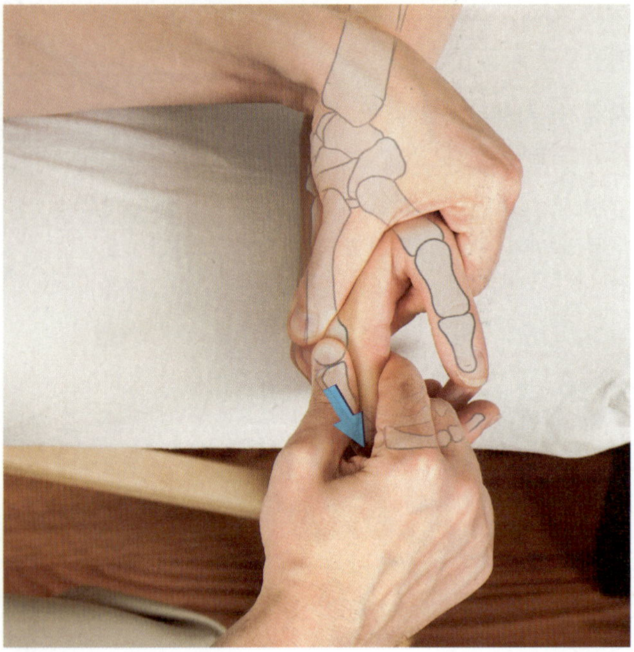

중수지절 관절 배측(등쪽) 활주 / MCP Dorsal Glide

환자 자세: 전완을 중립상태에 놓고 앉는다.

치료사 자세: 치료할 중수골을 마주보고 앉는다.

고정: 치료사의 근위부 손은 엄지손가락 등쪽면과 집게손가락 바닥면으로 움직일 관절의 중수골의 머리를 안정화시킨다. 치료사는 자신의 몸통으로 환자의 손을 잡아 추가적인 안정화가 가능하다.

가동술: 치료사의 가동손은 엄지손가락 등쪽면과 집게손가락 바닥면으로 가동술할 근위 지골의 근위 단부를 잡는다. 안정손은 중수골을 제자리에 고정시키고, 가동손은 등쪽 활주를 유도하기 위해 근위 지골을 후방으로 활주한다.

치료 목표: 중수근 관절의 관절놀이 촉진; 손의 주요한 ROM 증가.

참고: 이 기법은 관절 연골의 영양공급에 좋다.

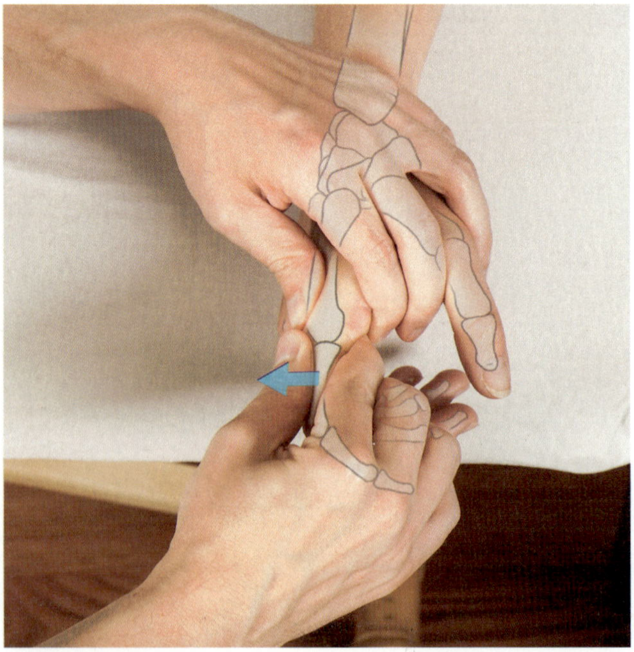

중수지절 관절 복측(바닥쪽) 활주 / MCP Ventral Glide

환자 자세: 전완을 중립상태에 놓고 앉는다.

치료사 자세: 치료할 중수골을 마주보고 앉는다.

고정: 치료사의 근위부 손은 엄지손가락 등쪽면과 집게손가락 바닥면으로 움직일 관절의 중수골의 머리를 안정화시킨다. 치료사는 자신의 몸통으로 환자의 손을 잡아 추가적인 안정화가 가능하다.

가동술: 치료사의 가동손은 엄지손가락 등쪽면과 집게손가락 바닥면으로 가동술할 근위 지골의 근위 단부를 잡는다. 안정손은 중수골을 제자리에 고정시키고, 가동손은 바닥 활주를 유도하기 위해 근위 지골을 전방으로 활주한다.

치료 목표: 중수근 관절의 관절놀이 촉진; 손의 주요한 ROM 증가.

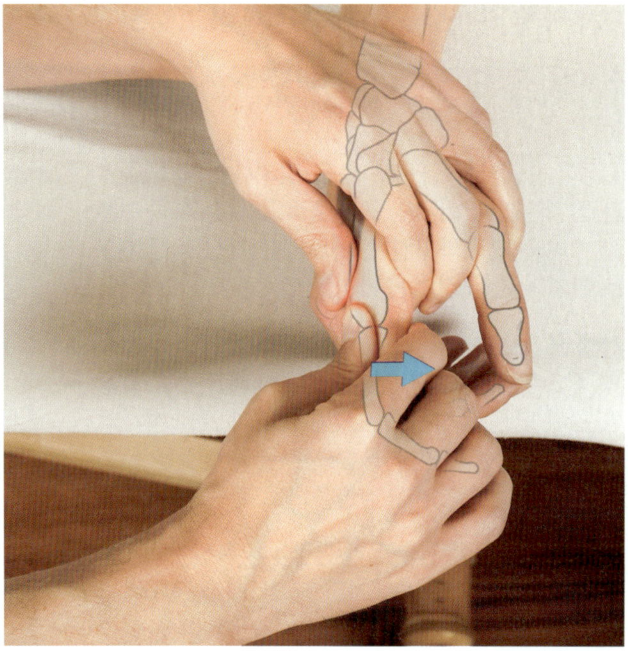

중수지절 관절 요골쪽 활주 / MCP Radial Glide

환자 자세: 손바닥을 아래로 향하게 하고 앉는다.

치료사 자세: 치료할 중수골을 마주보고 앉거나 선다.

고정: 치료사의 근위부 손은 엄지손가락 등쪽면과 집게손가락 바닥면으로 움직일 관절의 중수골의 머리를 안정화시킨다. 치료사는 자신의 몸통으로 환자의 손을 잡아 추가적인 안정화가 가능하다.

가동술: 치료사의 가동손은 엄지손가락 등쪽면과 집게손가락 바닥면으로 가동술할 근위 지골의 근위 단부를 잡는다. 안정손은 중수골을 제자리에 고정시키고, 가동손은 요골쪽 활주를 유도하기 위해 근위 지골을 요골쪽으로 활주한다.

치료 목표: 중수근 관절의 관절놀이 촉진; 첫 번째, 두 번째 손가락의 MCP 외전, 세 번째 손가락의 요골쪽 외전, 그리고 네 번째, 다섯 번째 손가락의 내전 등 주요한 ROM 증가.

참고: 이 기법은 관절 연골의 영양공급에 좋다.

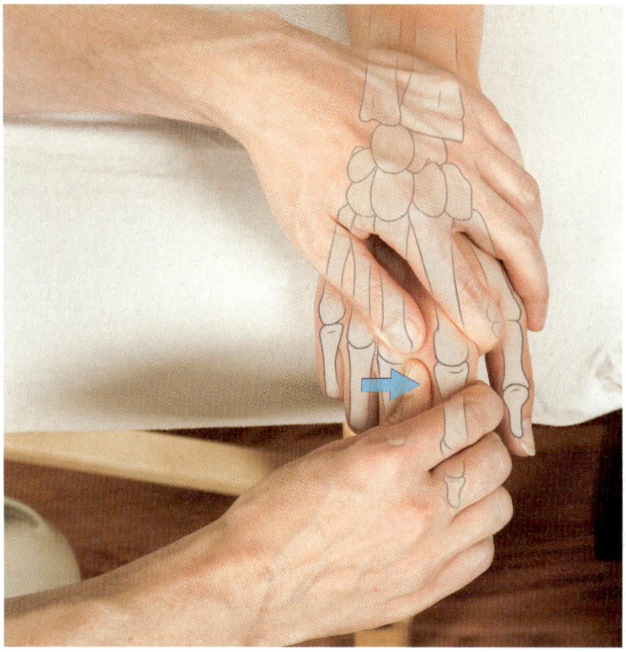

중수지절 관절 척골쪽 활주 / MCP Ulnar Glide

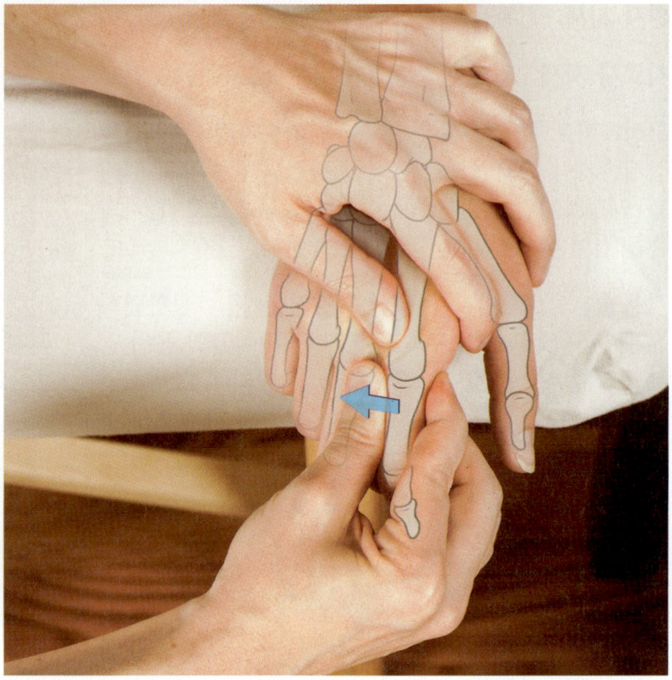

환자 자세: 손바닥을 아래로 향하게 하고 앉는다.

치료사 자세: 치료할 중수골을 마주보고 앉거나 선다.

고정: 치료사의 근위부 손은 엄지손가락 등쪽면과 집게손가락 바닥면으로 움직일 관절의 중수골의 머리를 안정화시킨다. 치료사는 자신의 몸통으로 환자의 손을 잡아 추가적인 안정화가 가능하다.

가동술: 치료사의 가동손은 엄지손가락 등쪽면과 집게손가락 바닥면으로 가동술할 근위 지골의 근위 단부를 잡는다. 안정손은 중수골을 제자리에 고정시키는 반면, 가동손은 척골쪽 활주를 유도하기 위해 근위 지골을 척골쪽으로 활주한다.

치료 목표: 중수근 관절의 관절놀이 촉진; 첫 번째, 두 번째 손가락의 중수지절 관절 내전, 세 번째 손가락의 척골쪽 외전, 그리고 네 번째, 다섯 번째 손가락의 외전 등 주요한 ROM 증가

참고: 이 기법은 관절 연골의 영양공급에 좋다.

지절간 관절 신연 / IP Distraction

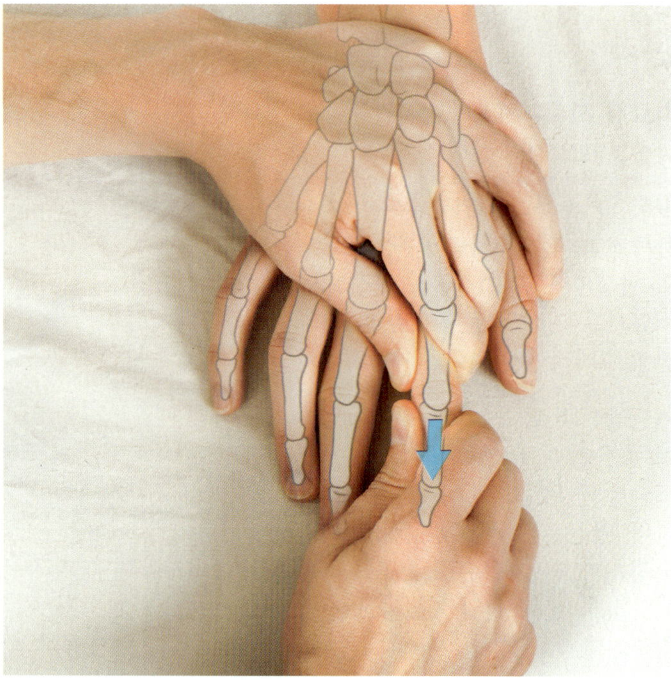

환자 자세: 손바닥을 아래로 향하게 하고 앉는다.

치료사 자세: 치료할 지절간 관절을 마주보고 앉거나 선다.

고정: 치료사의 근위부 손은 엄지손가락 등쪽면과 집게손가락 바닥면으로 움직일 관절의 근위 지절골을 안정화시킨다. 치료사는 자신의 몸통으로 환자의 손을 잡아 추가적인 안정화가 가능하다.

가동술: 치료사의 가동손은 엄지손가락 등쪽면과 집게손가락 바닥면으로 가동술할 원위 지절골을 잡는다. 안정화 손은 근위 지절골을 제자리에 고정하고, 가동손은 원위 지절골을 원위쪽으로 움직여 지절간 관절에 신연을 적용한다.

치료 목표: 지절간 관절의 관절놀이 촉진

참고: 이 기법은 관절 연골의 영양공급에 좋다.

지절간 관절 배측(등쪽) 활주 / IP Dorsal Glide

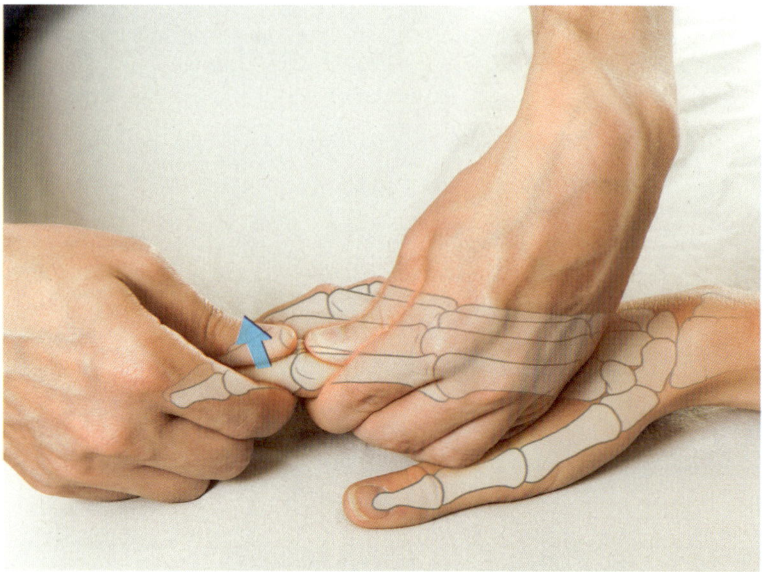

환자 자세: 손바닥을 아래로 향하게 하고 앉는다.

치료사 자세: 치료할 지절간 관절을 마주보고 앉거나 선다.

고정: 치료사의 근위부 손은 엄지손가락 등쪽면과 집게손가락 바닥면으로 움직일 관절의 근위 지절골을 안정화시킨다. 치료사는 자신의 몸통으로 환자의 손을 잡아 추가적인 안정화가 가능하다.

가동술: 치료사의 가동손은 엄지 등쪽면과 집게손가락 바닥면으로 가동술할 원위 지절골의 근위 단부를 잡는다. 안정손은 근위 지절골을 제자리에 고정시키고, 가동손은 등쪽 활주를 유도하기 위해 원위 지절골을 후방으로 활주한다.

치료 목표: 지절간 관절의 관절재생 촉진, 지절간 관절의 신전 촉진

참고: 이 기법은 관절 연골의 영양공급에 좋다.

지절간 관절 복측(바닥쪽) 활주 / IP Ventral Glide

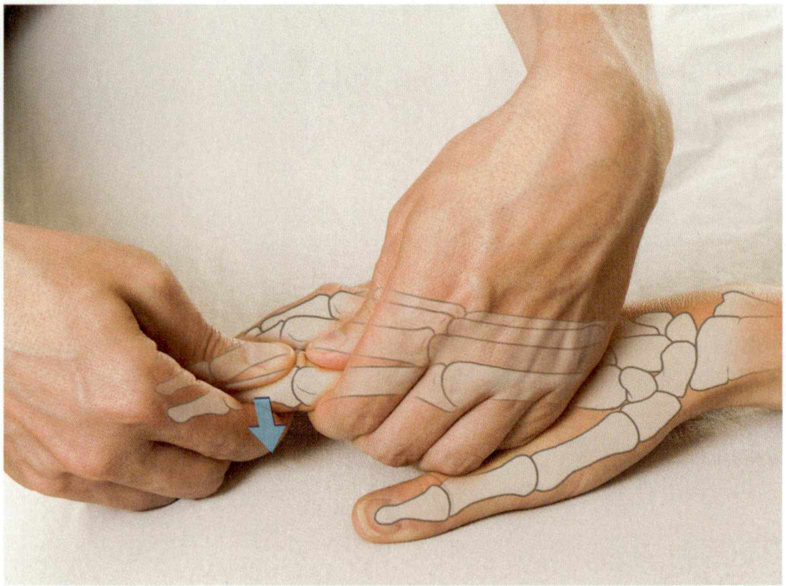

환자 자세: 손바닥을 아래로 향하고 앉는다.

치료사 자세: 치료할 지절간 관절을 마주보고 앉거나 선다.

고정: 치료사의 근위부 손은 엄지손가락 등쪽면과 집게손가락 바닥면으로 움직일 관절의 근위 지절골을 안정화시킨다. 치료사는 자신의 몸통으로 환자의 손을 잡아 추가적인 안정화가 가능하다.

가동술: 치료사의 가동손은 엄지손가락 등쪽면과 집게손가락 바닥면으로 가동술할 원위 지절골의 근위 단부를 잡는다. 안정손은 근위 지절골을 제자리에 고정시키고, 가동손은 바닥쪽 활주를 유도하기 위해 원위 지절골을 전방으로 활주한다.

치료 목표: 지절간 관절의 관절재생 촉진, 지절간 관절의 굴곡 촉진

참고: 이 기법은 관절 연골의 영양공급에 좋다.

능형중수골 관절 신연 / TMC Distraction

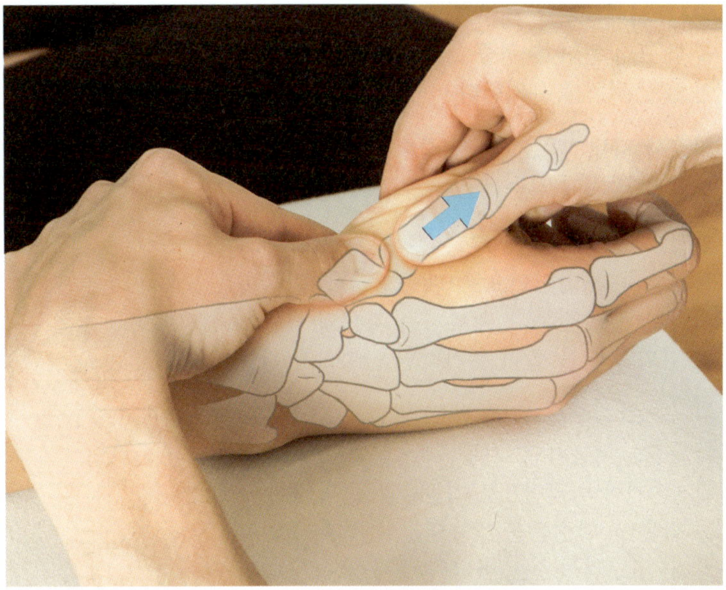

환자 자세: 치료 테이블에 아래팔의 측면을 대고 앉는다. 능형중수골 관절을 안정 상태인 열린 위치를 유지한다.

치료사 자세: 치료할 능형중수골 관절을 마주보고 서 있거나 앉는다.

고정: 치료사의 근위부 손은 엄지손가락 등쪽면과 집게손가락 바닥면으로 대능형골을 안정화시키기 위해 잡는다. 치료사는 자신의 몸통으로 환자의 손을 잡아 추가적인 안정화가 가능하다.

가동술: 치료사의 가동손은 엄지손가락 등쪽면과 집게손가락 바닥면으로 가동술할 근위 중수골을 잡는다. 안정손은 대능형골을 제자리에 고정시키고, 가동손은 중수골을 원위쪽으로 움직여 TMC 관절에 신연을 적용한다.

치료 목표: 능형중수골 관절의 관절놀이 증가, 전체 관절가동범위 증가

참고: 이 기법은 엄지 손가락의 영양공급에 좋다.

능형중수골 관절 배측(등쪽) 활주 / TMC Dorsal Glide

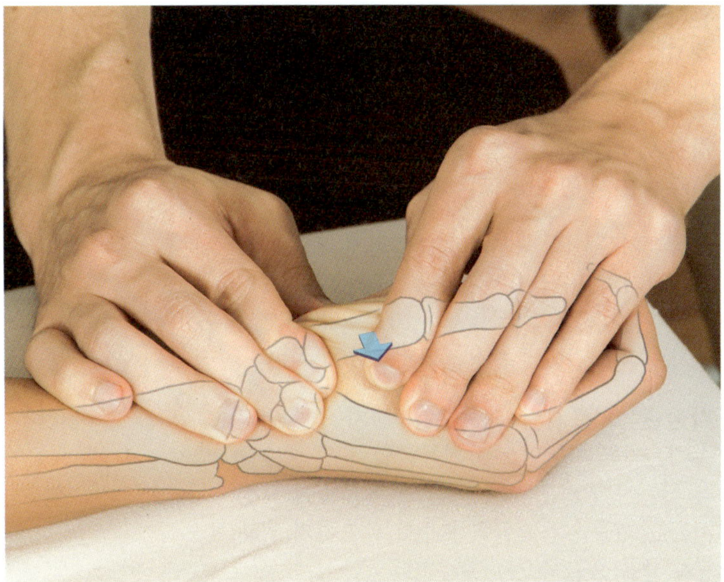

환자 자세: 치료 테이블에 전완의 척골쪽 면을 대고 앉는다. 능형중수골 관절을 안정 상태인 열린 위치를 유지한다.

치료사 자세: 치료할 능형중수골 관절을 마주보고 서 있거나 앉는다.

고정: 치료사의 근위손은 엄지손가락 등쪽면과 집게손가락 바닥면으로 대능형골을 안정화시키기 위해 잡는다. 치료사는 자신의 몸통으로 환자의 손을 잡아 추가적인 안정화가 가능하다.

가동술: 치료사의 가동손은 엄지손가락 등쪽면과 집게손가락 바닥면으로 가동술할 근위 중수골을 잡는다. 안정손은 대능형골을 제자리에 고정시키고, 가동손은 등쪽 활주를 유도하기 위해 중수골을 등쪽으로 활주한다.

치료 목표: 능형중수골 관절 외전 증가

참고: 이 기법은 엄지 손가락의 영양공급에 좋다.

능형중수골 관절 복측(바닥쪽) 활주 / TMC Ventral Glide

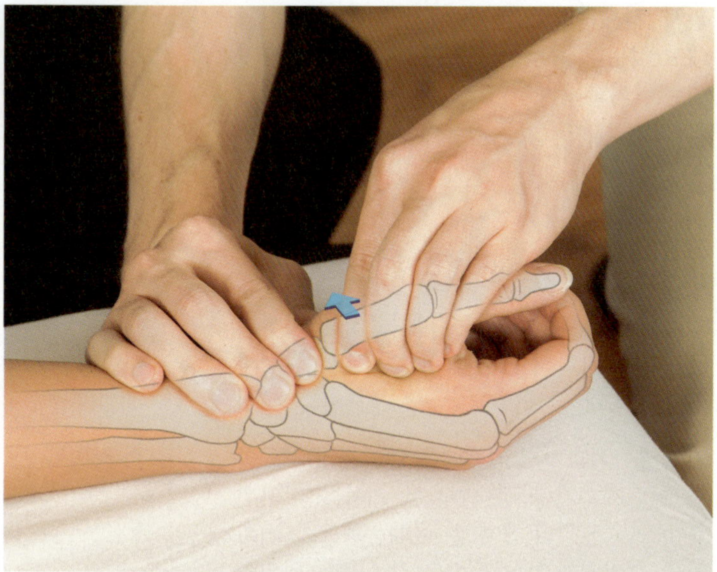

환자 자세: 치료 테이블에 전완의 척골쪽면을 대고 앉는다. 능형중수골 관절을 안정 상태인 열린 위치를 유지한다.

치료사 자세: 치료할 능형중수골 관절을 마주보고 서 있거나 앉는다.

고정: 치료사의 근위부 손은 엄지 등쪽면과 집게손가락 바닥면으로 대능형골을 안정화시키기 위해 잡는다. 치료사는 자신의 몸통으로 환자의 손을 잡아 추가적인 안정화가 가능하다.

가동술: 치료사의 가동손은 엄지 등쪽면과 집게손가락 바닥면으로 가동술할 근위 중수골을 잡는다. 안정손은 대능형골을 제자리에 고정시키고, 가동손은 바닥쪽 활주를 유도하기 위해 중수골을 바닥쪽으로 활주한다.

치료 목표: 능형중수골 관절 내전 증가.

참고: 이 기법은 엄지 손가락의 영양공급에 좋다.

능형중수골 관절 요골쪽 활주 / TMC Radial Glide

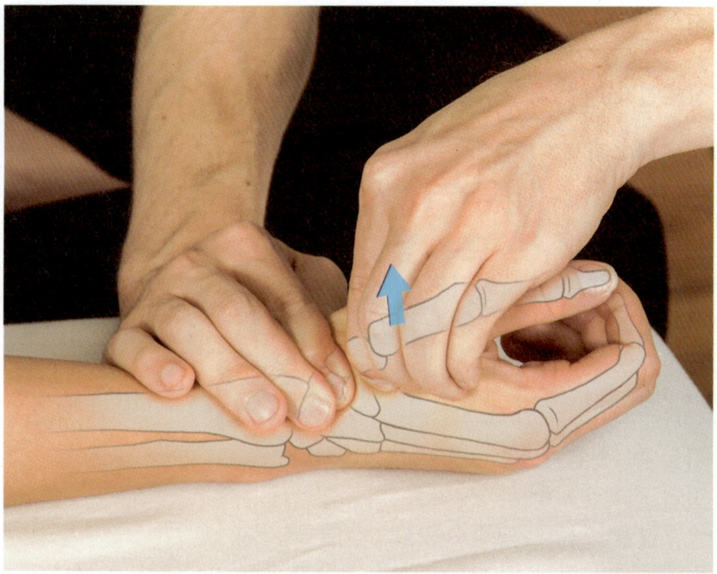

환자 자세: 치료테이블에 전완의 척골쪽면을 대고 앉는다. 능형중수골 관절을 안정 상태인 열린 위치를 유지한다.

치료사 자세: 치료할 능형중수골 관절을 마주보고 서 있거나 앉는다.

고정: 치료사의 근위부 손은 엄지 등쪽면과 집게손가락 바닥면으로 대능형골을 안정화시키기 위해 잡는다. 치료사는 자신의 몸통으로 환자의 손을 잡아 추가적인 안정화가 가능하다.

가동술: 치료사의 가동손은 엄지 등쪽면과 집게손가락 바닥면으로 가동술할 근위 중수골을 잡는다. 안정손은 대능형골을 제자리에 고정시키고, 가동손은 요골쪽 활주를 유도하기 위해 중수골을 요골쪽으로 활주한다.

치료 목표: 능형중수골 관절의 신전 증가

참고: 이 기법은 엄지 손가락의 영양공급에 좋다.

능형중수골 관절 척골쪽 활주 / TMC Ulnar Glide

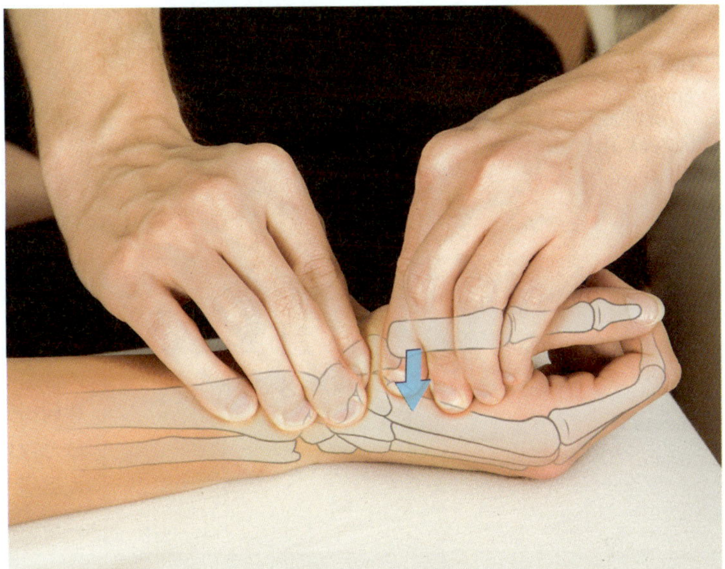

환자 자세: 치료 테이블에 전완의 척골쪽면을 대고 앉는다. 능형중수골 관절을 안정 상태인 열린 위치를 유지한다.

치료사 자세: 치료할 능형중수골 관절을 마주 보고 서 있거나 앉는다.

고정: 치료사의 근위부 손은 엄지 등쪽면과 집게손가락 바닥면으로 대능형골을 안정화시키기 위해 잡는다. 치료사는 자신의 몸통으로 환자의 손을 잡아 추가적인 안정화가 가능하다.

가동술: 치료사의 가동손은 엄지 등쪽면과 집게손가락 바닥면으로 가동술할 근위 중수골을 잡는다. 안정손은 대능형골을 제자리에 고정시키고, 가동손은 척골쪽 활주를 유도하기 위해 중수골을 척골쪽으로 활주한다.

치료 목표: 능형중수골 관절의 굴곡 증가

참고: 이 기법은 엄지 손가락의 영양공급에 좋다.

다양한 손목 및 손 병리학의 도수치료에 대한 근거

연구	환자	중재 및 비교 (있는 경우)	결과
수근관 증후군에 대한 추력 및 비추력 가동술의 활용 : C 등급			
Tal-Akabi & Ruchton, 2000 (**Level 3b**)	**CTS** 증상이 있는 **21**명의 환자	환자군은 각기 다른 **3**그룹으로 나누었다: (**1**) 조절 (**2**) 정중신경 가동술 (**3**) 수근골 가동술	**PRS**는 치료군과 대조군 사이에서 현저하게 상이하였다. 치료군 사이에 **PRS**의 차이가 없다.
콜레스 골절에 대한 추력 및 비추력 가동술의 활용 : D 등급			
Coyle & Robertson, 1998 (**Level 4**)	콜레스 골절 고정화 후 **8**명의 여성 환자	환자는 사전설계되어 있는 치료를 무작위로 활당하였다. 두 가지 기술: **6**가지 치료를 위한 수동적 지속적 신장 및 진동기법	진동 관절 가동술은 수동 스트레칭에 비해 통증을 줄이는데 더 효과적이었다. 둘다 **AROM** 개선에 효과적이다.
중수지절 관절에 대한 추력 및 비추력 가동술의 활용 : C 등급			
Randall 등, **1992** (**Level 3b**)	중수골 골절 고정화 후 **18**명의 환자	환자는 관절가동술 그룹 또는 조절 그룹으로 무작위로 할당하였다. 관절 가동술에는 분산과 바닥측 활주가 포함되었다. 치료는 **1**주일 동안 **3**회 제공되었다.	**AROM** 및 관절 강직은 대조군에 비교하여 치료군에서 현저하게 개선되었다.
수근중수 관절의 퇴행성 관절염에 대한 추력 및 비추력 가동술의 활용 : A 등급			
Villafañe 등, **2013** (**Level 1b**)	**CMC OA**를 가진 **60**명의 환자; **90**%가 여성	**4**주 **12**세션으로 관절 가동술, 신경가동술, 그리고 운동, 또는 거짓 중재를 포함하여 다중양상 도수치료 접근법을 받도록 환자를 무작위로 할당하였다. 관절 가동술은 후전방 활주에 의한 분산이었다.	관절 가동술, 신경가동술 및 운동의 결합은 **CMC** 관절 **OA**를 가진 고객의 거짓 중재보다 통증치료에 더 유리하였다.

CTS (carpal tunnel syndrome) = 손목 터널 증후군
PRS (pain raitng scale) = 통증 등급 척도
MCP (metacarpophalangeal joint) = 중수지절관절
CMC (carpometacarpal joint) = 지절간관절
OA (osteoarthritis) = 퇴행성 관절염

PART

IV

하지의 가동술과 도수교정

Mobilization and Manipulation of the Lower Extremity

제4부는 하지에서 추력기법(thrust)과 비추력기법(nonthrust)을 소개하는 4개의 챕터로 구성되어 있다: 고관절, 슬관절, 발목, 발. 10장은 대퇴골(femur)와 관골구(acetabulum) 사이에 다평면 관절인 고관절에 대해 다루고 있다. 고관절 견인 및 고관절 모든 움직임에 관절면에서의 기법들이 설명되어 있다: 굴곡, 신전, 외전, 내전, 내외전, 외회전. 슬관절 복합체는 11장에 설명되어 있다. 무릎에서의 기법들은 관절에 따라 구분되며 경골대퇴골 관절(tibiofemoral joint, 정강넙다리 관절), 슬개대퇴 관절(patellofemoral joint, 무릎넙다리 관절), 상경비 관절(superior tibiofibular joint, 위 정강종아리 관절)이 포함된다. 이 기법들은 무릎의 굴곡과 신전에 근원적인 움직임을 향상시키기 위해 제공되었다. 12장은 발목관절 복합체로 구성되며 원위 경비관절(distal tibiofibular joint, 먼쪽 정강종아리 관절), 거퇴관절(talocrural joint, 발목관절)로 구성된다. 하지에 마지막 챕터인 13장은 발에서의 기법을 소개하고 있다. 발은 여러 관절들로 이루어졌기 때문에 다양한 기법들이 소개되어 있다.

모든 치료기법들에 대한 정확한 설명을 위해 자세한 사진들이 첨부되어 있다. 치료기법들은 다양한 자세에서 수행할 수 있도록 설명되어 있으며 특정 자세에서 수행이 어려운 치료사를 위해 변형된 방법까지 제공한다. 기법들에 대한 근거는 각 장 마지막 표에서 확인할 수 있다.

10

고관절

HIP JOINT

학습 목표(Learning Objectives)

이 장을 완료하면 다음을 수행할 수 있다.

- 고관절에 관절 운동학을 설명할 수 있다.
- 고관절의 가동술에 목적과 적절할 자세 및 움직임을 설명할 수 있다.
- 고관절의 가동술에 대한 근거를 제시할 수 있다.

고관절은 활액성 절구공이 관절(synovial ball and socket joint)로서 관절면을 통해 큰 힘을 견딜 수 있어 체중지지에 효과적이다. 어깨와 유사하게 고정된 관골구(acetabulum, 볼기뼈 절구)에서 볼록한 대퇴골두(femoral head)에 열린사슬 움직임이 가능하다. 하지만 체중지지 하에서는 이 법칙은 반대로 작용되어 볼록한 대퇴골두가 고정되고 관골구가 움직임 면이 된다.

이러한 동작은 회전 또는 비틀기 동작과 같은 많은 일상생활 동작들과 스포츠 활동에서 일반적으로 나타난다(예: 골프스윙, 타격, 코너를 걸어갈 때, 앉아서 신발끈을 메기 위해 구부릴 때). 체중을 지지하고 있을 때와 지지하지 않은 상황 모두에서의 고관절의 운동학과 해부학을 이해하는 것은 가동술이 필요한 고관절 기능 이상을 가진 환자를 제대로 치료하기 위해 필수적이다.

해부학(Anatomy)

고관절(hip) 또는 대퇴관골구 관절(femoroacetabular joint)은 윤활성 구상관절(ball and socket synovial joint, 윤환성 절구공이 관절)로 견관절과 형태가 유사하다. 고관절과 견관절의 다른 유사점들은 해부학과 관절 운동학에서 나타난다. 견관절과 다르게 고관절은 주로 체중지지를 하며 뼈의 수와 관절 수에서 덜 복잡하다. 고관절은 본질적으로 안정된 관절이지만 여전히 많은 움직임을 가지고 있다. 고관절은 또한 관절을 통해 전달되는 큰 힘들을 견딜 수 있도록 설계되어있다. 고관절을 둘러싸고 있는 뼈들은 골반[장골(ilium, 엉덩뼈), 좌골(ischium, 궁둥뼈), 치골(pubis, 두덩뼈)]과 근위 대퇴골(femur, 넙다리뼈)이다. 비교적 단순한 구조임에도 불구하고 고관절은 하지에서 주요 안정화 구조로서 그 기능을 수행한다.

고관절은 대퇴골두와 관골구(acetabulum, 볼기뼈 절구) 사이에 하나의 단인 관절로 구성되며 이를 대퇴관골구 관절(femoroacetabular joint, 엉덩관절)이라고도 한다(**그림 10.1**). 이 관절은 가동성 구형관절(diarthrodial spheroidal joint, 움직절구관절)로 일반적으로 윤활성 구상관절로도 알려져 있다. 이 관절은 볼록한(convex) 비구면 대퇴골두(aspherical head of the femur)와 오목한(concave) 관골구 사이에 결합을 말한다. 이 관절은 주로 관골구에 반월형 모양으로 접해 있다. 이 관절면은 관절연골로 덮여 있으며 마찰을 줄이기 위해 활액이 윤활 역할을 한다. 비관절면은 관골구와 (acetabular fossa, 절구오목)라고 한다.

정적 안정성은 관골구 깊이, 나선형 관절낭, 섬유성 관절순, 대퇴관골구 관절 인대들에 의해 결정된다. 견관절에서 제한된 관절 접촉면이 나타나는 것과는 다르게 고관절의 관골구는 대퇴골두의 반 이상을 포함하여 중요한 안정화 기능을 수행한다. 대퇴관골구에서의 동적 안정성은 고관절에서 주로 작용되는 대둔근과 주변 근육들에 의해 제공된다.

고관절을 둘러싸고 있는 주변 연부조직 구조, 특히 고관절과 관련된 근육들은 신체에서 가장 큰 형태인 것들이 많다. 3개의 주요 관절외 인대들(extra-articular ligaments)은 고관절의 관절낭에 두꺼운 부위에 있다(**그림 10.2**). 고관절의 다양한 움직임에 따라 각각의 인대들은 긴장되며 특히 신전 시에는 모든 인대들이 팽팽하게 당겨진다.

둔근들은 고관절에서 가장 큰 근육들 중 하나이며 가장 중요한 근육이기도 하다(**그림 10.3**). 대둔근(gluteus maximus, 큰볼기근)은 고관절 신전, 외전, 외회전에 주된 기능을 담당한다(닫힌 운동 사슬(closed kinetic chain)자세에서 고관절 굴곡, 내전, 내회전을 감속하는 역할 또한 수행). 반면 중둔근(gluteus medius, 중간볼기근) 열린 운동 사슬(open kinetic chain) 자세에서 고관절의 외전과 닫힌 운동 사슬 자세에서 반대편 골반의 하방 움직임을 감속하는 기능을 주로 담당하고 있다. 고관절 전면에 주요한 근육은 장골근(iliacus, 엉덩근)과 요근(psoas, 허리근)이 있다(일반적으로 장요근[iliopsoas, 엉덩허리근]이라고도 한다)(**그림 10.4**). 이 근육들은 주로 고관절을 굴곡시킬 때 사용된다.

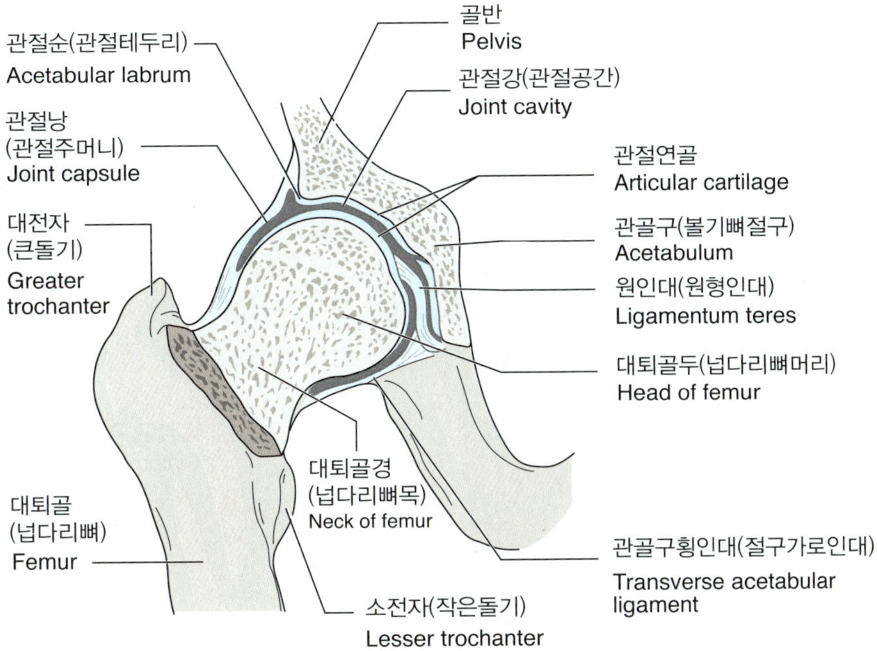

그림 10.1 고관절

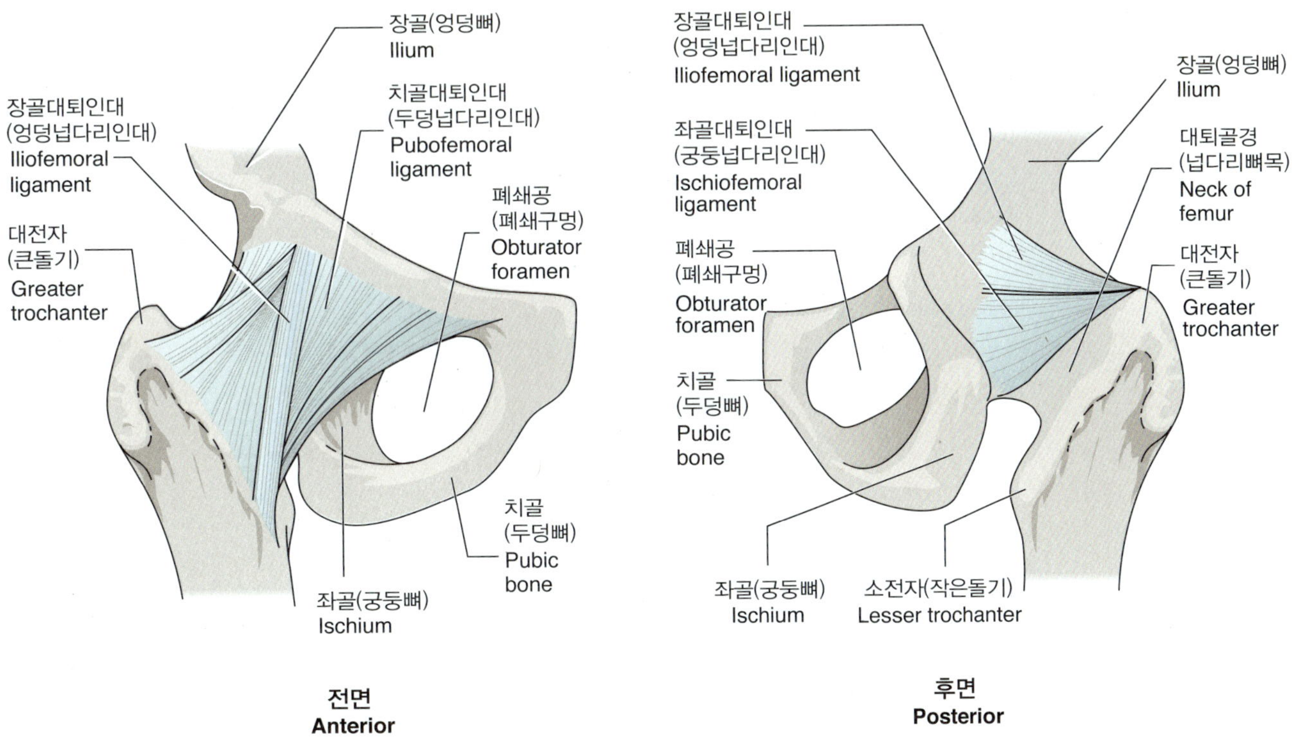

그림 10.2 고관절에 주요 인대들

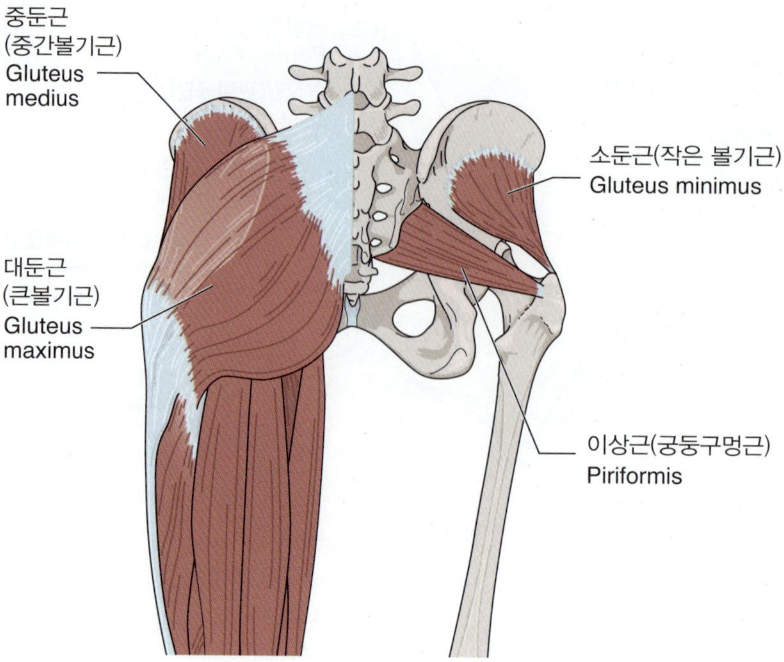

그림 10.3 둔부-고관절 근육조직

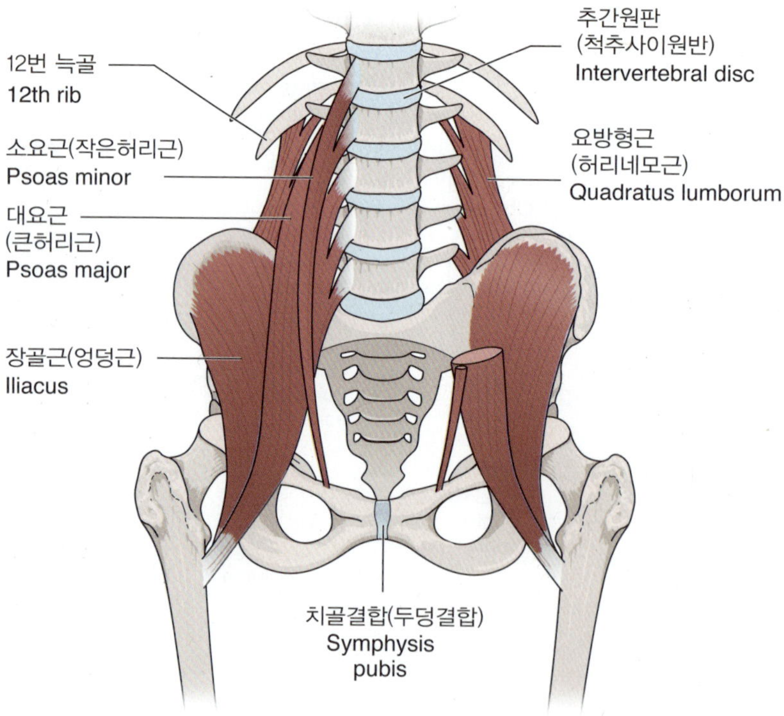

그림 10.4 장요근-고관절 근육조직

관절 운동학
(Joint Kinematics)

고관절의 동작은 3개의 면에서 일어나며 이는 볼록한 대퇴골두와 오목한 관골구 사이에서 일어난다. 3개의 면에서 일어나는 움직임에 중심축은 대퇴골두 중심에 있으며, 따라서 움직임들은 거의 순수한 회전을 보여준다. 관절운동형상학으로(arthrokinematically), 고관절의 움직임은 주로 관골구에서의 대퇴골두의 회전 움직임이며 약간의 활주를 동반한다(**그림 10.5**). 고관절의 구조와 일치성(congruency)은 관절면 사이에 심각한 변형을 막을 수 있다.

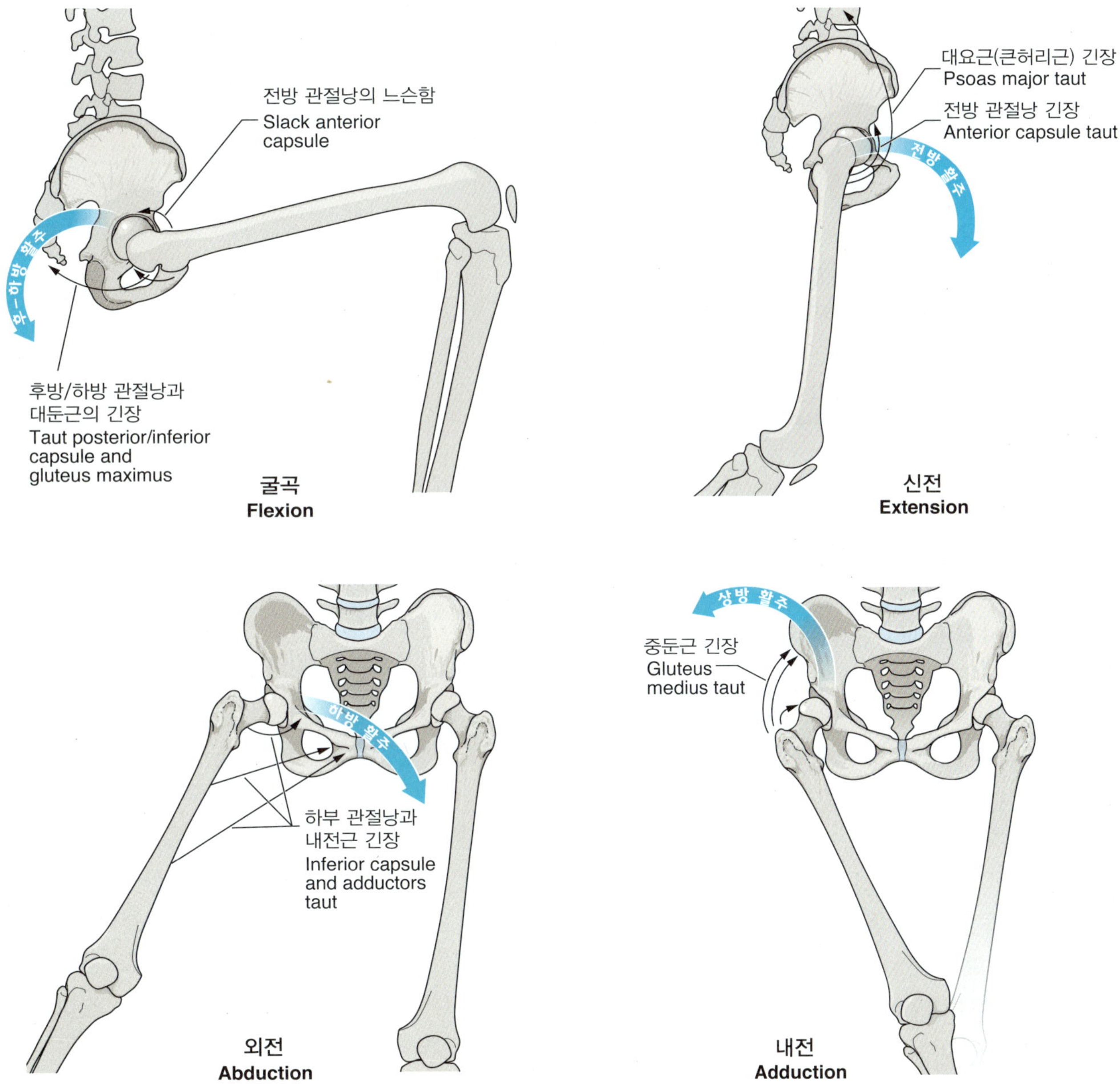

그림 10.5 고관절(골반에 관골구에서의 대퇴골)의 운동학적인 열린 운동사슬. 시상면: 굴곡과 신전, 관상면: 외전과 내전, 수평면: 내회전과 외회전

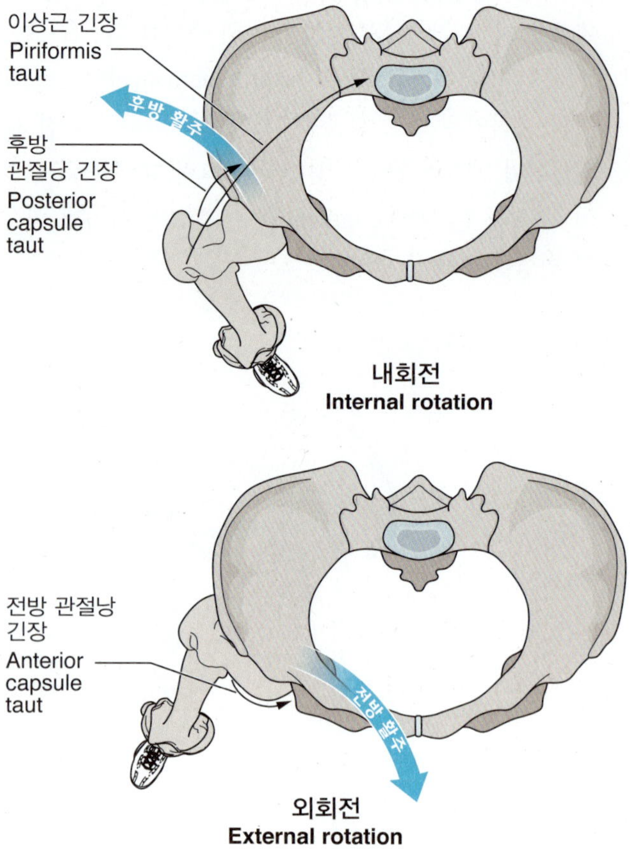

그림 10.5 – 계속 **고관절(골반에 관골구에서의 대퇴골)의 운동학적인 열린 운동사슬.**
시상면: 굴곡과 신전,
관상면: 외전과 내전,
수평면: 내회전과 외회전

열린 운동사슬 운동학 (Open Kinetic Chain Kinematics)

고관절(hip)의 굴곡과 신전은 수평축을 통해 시상면으로 일어난다. 견관절에서와 같이 굴곡과 신전은 관절면(관골구)을 따라 관절(대퇴골두)에 회전 움직임이 동반한다. 고관절 굴곡에 생리학적 움직임(physiological motion)은 관골구에서 대퇴골두의 후방과 하방으로의 작은 종속움직임(accessory motion)을 동반한다. 반대로, 고관절 신전에 생리학적 움직임은 관골구에서 대퇴골두의 전방과 상방으로의 작은 종속 움직임을 동반한다. 다시 한번 말하지만, 굴곡과 신전의 생리학적 움직임을 위한 종속움직임들은 관골구에서의 대퇴골두의 회전 움직임이 필요하다.

고관절에서 회전 움직임은 상하축을 통해 횡단면에서 일어난다. 고관절의 외회전은 대퇴골두의 전방 활주를 동반한다. 대퇴골이 외회전할 때 대퇴골두는 후방으로 회전하면 전방으로 활주된다. 고관절이 90° 굴곡될 때 대퇴골두는 외회전되며 상방으로 활주된다. 체중을 지지하고 있지 않을 때 내회전은 대퇴골두의 후방 미끌어짐을 통해 일어날 수 있다. 볼록한 대퇴골두는 오목한 관골구 안에서 전방으로 회전하며 후방으로 활주된다.

고관절의 외전과 내전은 앞뒤축을 통해 관상면에서 나타난다. 외전과 내전 시 회전에 중심은 대퇴골두 중심에서 나타난다. 외전 시 볼록한 대퇴골두는 상방으로 회전하며 하방 활주를 동반하게 된다. 대퇴골두의 형태로 인해 고관절이 90° 굴곡에 가까워질수록 관절의 관절운동형상학(arthrokinematics)은 변화된다.

만일 고관절이 90° 굴곡이 되면 대퇴골두는 외전과 함께 전방으로 활주될 것이다. 고관절 내전 시, 대퇴골두는 하방으로 회전하며 활주는 상방으로 나타난다. 고관절이 90° 굴곡일 때 대퇴골두는 내전을 만들기 위해 후방으로 활주된다.

닫힌 운동사슬 운동학 (Closed Kinetic Chain Kinematics)

닫힌 운동사슬 운동학은 상대적으로 고정된 대퇴골에서 골반(관골구를 통해)의 움직임으로 설명될 수 있다. 이러한 움직임은 체중지지 상태와 같이 대퇴골이 상대적으로 고정된 상태가 되어야 한다. 동작들은 열린 운동사슬과 같이 3개의 모든 면에서 일어날 수 있다.

◆ **굴곡(Flexion).** 선자세에서 발끝이 닿도록 앞으로 구부리는 경우 고정된 대퇴골에서 골반은 전방으로 회전하게 된다(오목한 면의 움직임). 요추가 굴곡되며 나타나는 요추의 움직임 또한 이 동작과 상관성을 보여줄 것이다.

◆ **신전(Extension).** 발이 바닥에 고정되어 있는 상태일 때 고관절의 신전은 고정된 대퇴골에서 골반의 후방 회전이 필요하다. 요추가 신전되며 나타나는 요추의 움직임 또한 이 동작과 상관성을 보여줄 것이다.

◆ ***내회전*(Internal rotation):** 서 있는 자세에서 내회전은 대퇴골두에서 관골구가 회전방향으로 회전되면서 이루어진다(**그림 10.6**). 따라서 우측 하지의 내회전은 골반이 우측으로 회전된다. 예: 오른손잡이인 골퍼가 중립위치에서 백스윙할 때 우측 고관절은 백스윙 움직임 끝에서 내회전이 될 것이다.

◆ ***외회전*(External rotation).** 발이 고정된 상태에서 외회전은 대퇴골두에서 관골구가 회전의 반대방향으로 움직임이면서 이루어진다(**그림 10.6**). 왼쪽 하지의 외회전은 골반이 우측으로 회전된다. 예: 오른손잡이인 골퍼가 중립위치에서 백스윙을 할 때 왼쪽 고관절은 백스윙 움직임 끝에서 외회전이 될 것이다.

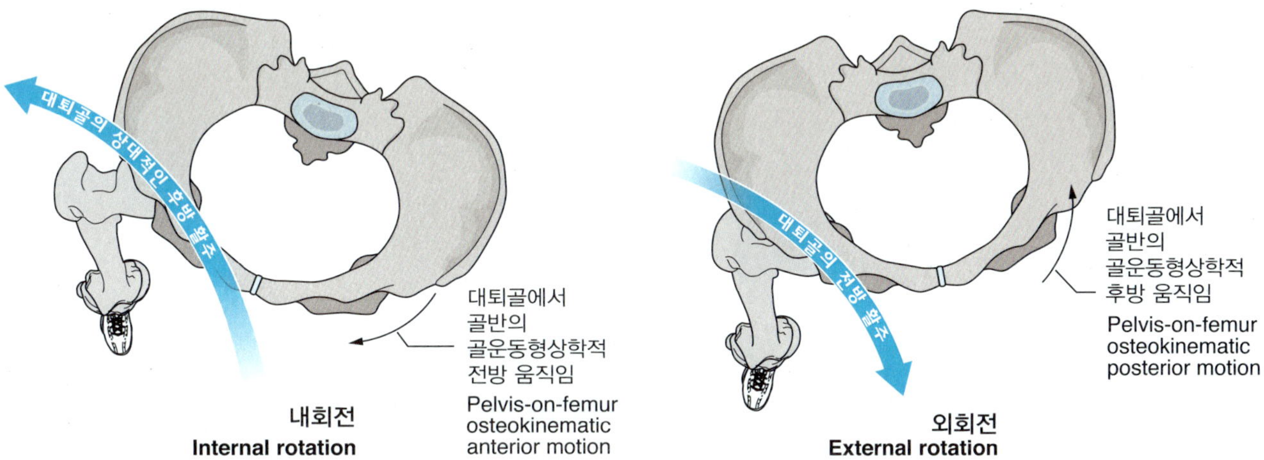

그림 10.6 **대퇴골에서 골반의(닫힌 운동사슬) 횡단면 움직임**

임상 조언

고관절의 평가 또는 치료 시 치료사가 관절의 운동학을 이해하는 것과 증상들이 체중지지 상태에서 또는 비 체중지지 상태에서 유발되는지를 아는 것은 중요하다. 이 장에서는 비 체중지지 상태에서의 치료 기법들을 설명하고 있지만, 독자들은 체중지지 상태에서 치료방법에 대한 아이디어를 자가 가동술 부분에서 찾을 수 있다.

◆ **외전**(Abduction). 체중지지 상태에서 오목한 관골구는 반대편 골반 방향으로 활주되며, 이때 반대편 골반은 위로 상승된다.

◆ **내전**(Adduction). 체중지지 상태에서 오목한 관골구는 동측 대퇴골 방향으로 하방 활주가 일어나며 반대편 골반은 아래로 떨어지게 된다(**그림 10.7**).

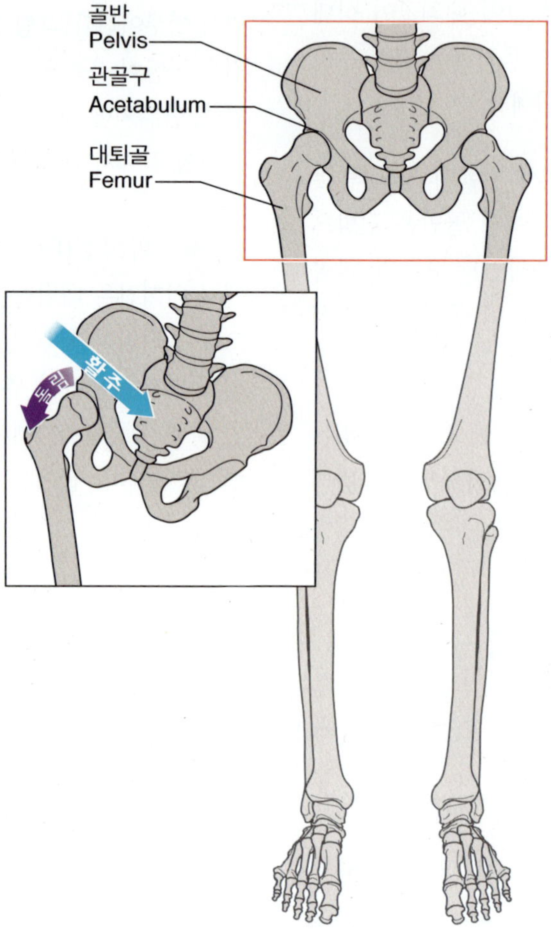

그림 10.7 대퇴골에서 골반의(닫힌 운동사슬) 관상면 외전 움직임

고관절 관절학

관절면	잠김 위치	안정 위치	관절낭 패턴	정상 ROM	끝느낌
대퇴비구(Femoroacetabular)					
열린사슬운동(OCK) 움직임 면은 대퇴골(볼록); 안정면은 관골구(오목) **닫힌사슬운동(CKC)** 움직임 면은 관골구(오목)이며, 고정된 대퇴골(볼록)위로 움직임.	**인대** 최대 신전, 외전, 내회전 **뼈** **90°** 굴곡, 약간의 외전, 약간의 외회전	**30°** 굴곡 **30°** 외전 약간의 외회전	굴곡, 외전, 내회전	굴곡: 무릎이 굴곡된 상태에서 **140°** 신전: **20°** 내회전: **45°** 외회전: **45°** 외전: **40°** 내전: **25°**	모든 동작에서 단단한 느낌

OKC = Open Kinetic chain; CKC = Closed kinetic chain

간접적인(종방향)신연
/ Indirect(Longitudinal) Distraction

환자 자세: 다리를 이완한 상태로 바로 누운 자세.

치료사 자세: 치료할 고관절을 향해 선 자세.

고정: 치료대에서 환자의 신체가 고정 역할을 한다.

가동술: 치료사는 치료하고자 하는 고관절을 안정 위치로 만든다(a). 양손과 체중을 뒤로 기대는 힘으로 꼬리측 방향 신연력을 제공한다. 치료사는 환자의 무릎 근위부를 양손으로 붙잡고, 고정을 단단히 하기 위해 환자의 다리를 팔과 체간 사이에 위치시킨다(b). 신연력을 증가시키기 위해 외측과와 내측과 바로 위를 고정할 수도 있다(c). 추가적으로 8자 형태의 벨트 고정을 통해 치료사의 고정력을 높일 수 있다.

치료 목표: 체중지지 시 통증과 여러 방향으로의 가동성 제한을 완화하기 위함이다.

참고: 이 방법은 추력기법(thrust technique)으로도 사용될 수 있다. 치료사는 환자의 양측과(bilateral malleoli) 위를 붙잡는다. 환자는 (d) 벨트 또는 침대 시트를 통해 서혜부 근부위를 고정하여 안정화될 수 있으며 다른 치료사가 잡아주는 방법으로 안정화될 수 있다. 자세는 위에서 설명한 것과 동일하다. 치료사는 관절을 단단히 잡고 고속-저진폭 추력(high-velocity, low-amplitude thrust)을 수행한다.

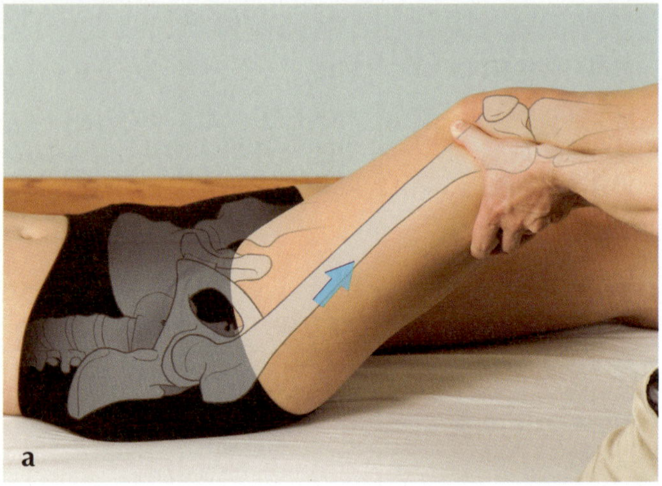
a

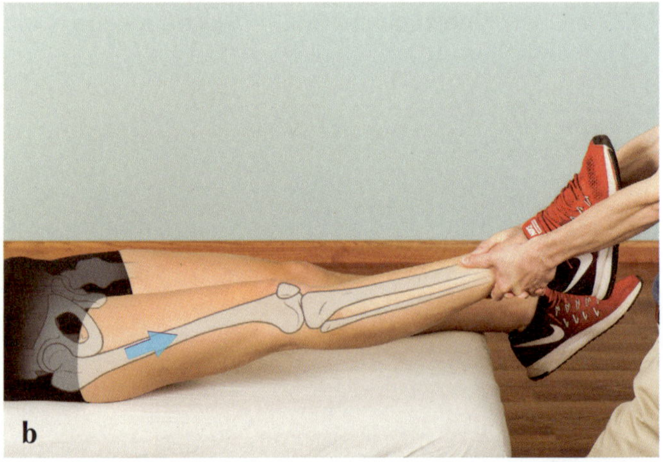
b

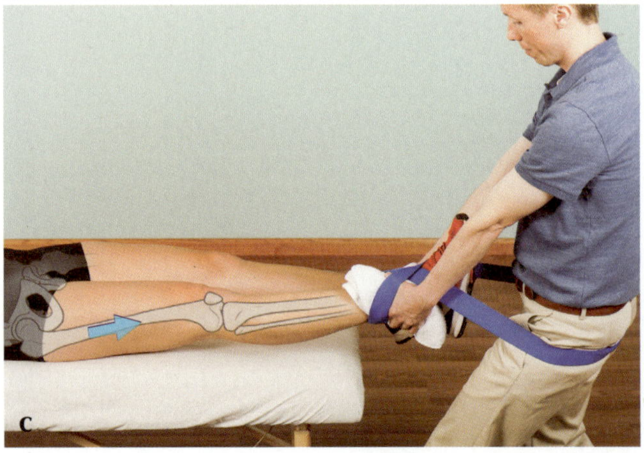
c

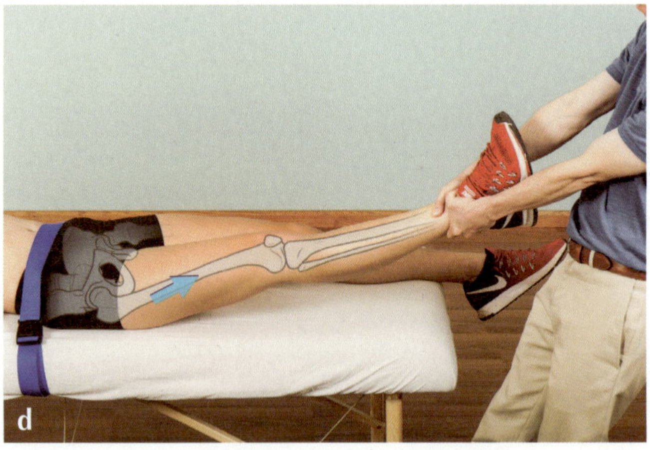
d

무릎 고정을 통한 간접적인(종방향) 신연
/ Indirect (Longitudinal) Distraction via Knee Purchase

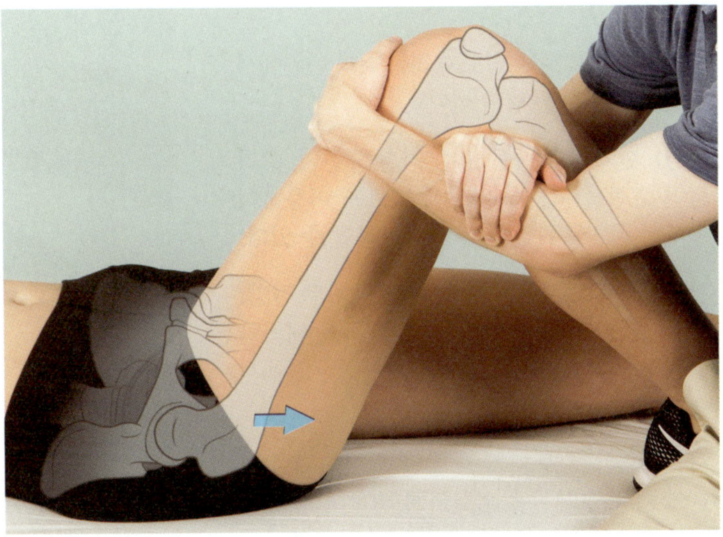

환자 자세: 바로 누운 자세에서 치료받고자 하는 고관절을 50° 굴곡하여 발바닥이 치료대에 평행하게 놓이도록 한다.

치료사 자세: 환자를 바라보는 방향으로 치료하고자 하는 다리의 발 위에 앉는다.

고정: 환자 체중과 발 위로 놓이는 치료사의 체중으로 고정을 제공한다. 환자는 추가적인 고정을 위해서 치료대(측면, 윗면이 아님)를 붙잡을 수 있다. 추가적으로, 치료대와 접해 있는 피부 역시 고정을 제공할 수 있다.

가동술: 치료사는 전완(forearm)을(최대 회내[pronated, 엎침]) 구부려서 환자의 무릎 아래의 중앙부에 걸고 반대편의 전완을 잡는다. 다른 손은 대퇴골 말단(distal) 전방/중앙부에 올려놓는다. 양쪽 치료사의 팔은 팔이 빠지는 것을 막기 위해서 최대한 수평이 되어야 한다(두 팔꿈치가 서로를 향해 당겨지도록). 치료사는 신연힘이 고관절에 작용하도록 상체를 뒤로 기울여준다.

치료 목표: 체중지지 시 통증과 여러 방향으로의 가동성 제한을 완화하기 위함이다(부하 민감도). 이 가동술은 일반적인 고관절에 동작을 증가시키는 것에도 효과적이다.

참고: 고관절의 외전과 굴곡의 크기는 달라질 수 있다. 치료대에 피부가 접촉하는 것은 환자의 몸이 치료대 아래로 미끌어지는 것을 예방할 수 있다. 환자의 다른 쪽 다리는 신전된 편안한 자세가 되어야 한다.

외측 신연 / Lateral Distraction

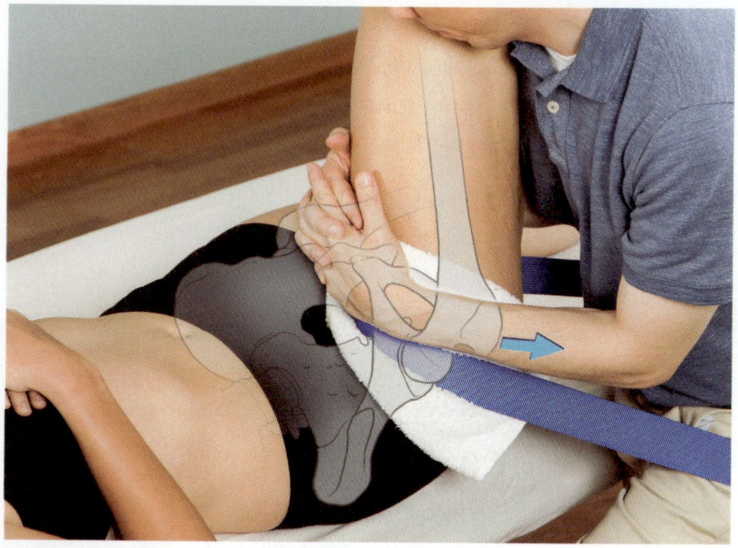

환자 자세: 바로 누운 자세에서 다리를 치료사의 어깨에 올려놓는다.

치료사 자세: 치료하고자 하는 다리 측면에서 환자의 고관절을 향해 선다.

고정: 환자의 체중은 고정 역할을 한다. 추가적인 고정을 확보하기 위해 벨트를 이용하여 환자의 골반부위를 치료대에 고정할 수 있다.

가동술: 치료사는 양손을 대퇴 근위부 전방/내측에 위치시킨 후 체중을 이용하여 대퇴골두를 하방/외측으로 움직인다(관골구면에서 수직).

치료 목표: 체중지지 시 통증과 여러 방향으로의 가동성 제한을 완화하기 위함이다(부하민감도); 일반적인 고관절의 동작을 증가시키고 외측 방향의 모든 고관절낭의 섬유들을 신장시키기 위함이다.

참고: 치료사의 손이 환자의 고관절에 가까이 위치할수록 가동술이 가장 효과적이다. 치료사의 어깨는 환자의 대퇴부위와 무릎 뒤에 최대한 가깝게 위치해야 한다. 이 기법은 추가적으로 벨트를 환자의 대퇴 근위부와 엉치(Buttock) 주위에 고정하여 실시할 수 있다.

하방 활주 / Inferior Glide

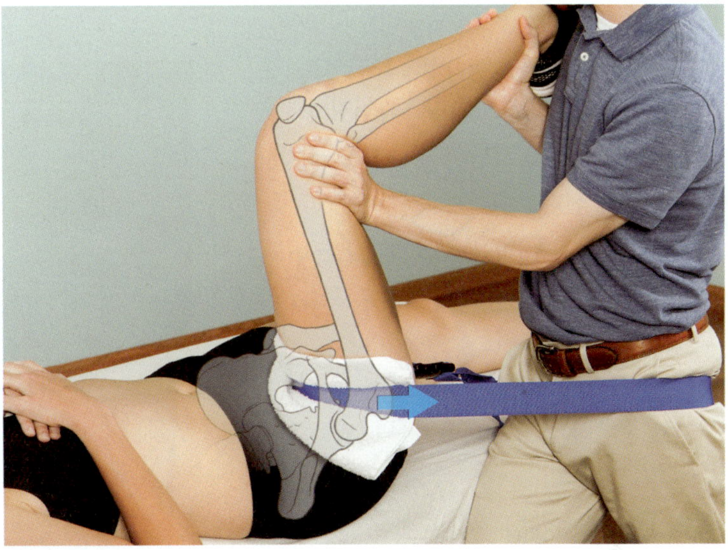

환자 자세: 치료받고자 하는 고관절을 90° 굴곡한 상태로 바로 눕는다.

치료사 자세: 치료하고자 하는 고관절 뒤에 선다. 가동 벨트로 환자의 대퇴 근위부와 치료사를 고정한다.

고정: 대퇴 원위부에 치료사의 손과 환자의 체중은 고정 역할을 한다.

가동술: 치료사는 자신의 체중을 벨트에 실어 환자의 고관절을 하방으로 움직여준다.

치료 목표: 고관절 굴곡 시 부수적인 움직임 제한; 고관절 앞으로 집히는 통증(pinching pain)을 치료한다; 하방 관절낭을 신장시킨다.

참고: 이 기법을 사용할 때 환자가 무릎을 최대한 굴곡할 수 있고 약간의 과압력을 견딜 수 있다면, 치료사는 양손으로 벨트를 잡고 어깨(삼각흉근구, 세모가슴근고랑)로 무릎 앞 부위를 고정하여 고관절을 들어 올리듯 적용할 수 있다. 치료사는 환자의 엉치를 환자의 발과 천장을 방향으로 밀면서(벨트를 따라) 고관절 굴곡 시 대퇴골두 근위부에 하방/전방 활주를 증가시키기 위해 어깨를 전방과 환자 방향으로 밀어줄 수 있다.

엎드려 누운 상태에서 전방 활주
/ Anterior Glide in Prone

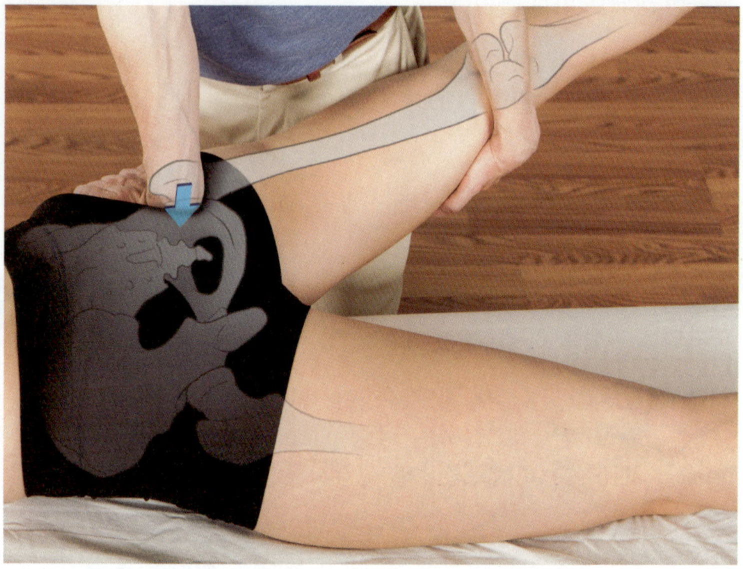

환자 자세: 엎드려 누운 상태에서 치료받고자 하는 다리를 치료 테이블 밖으로 위치시킨다.

치료사 자세: 치료하고자 하는 고관절 옆에 환자를 향해 선다.

고정: 손으로 환자의 무릎 근위부 대퇴를 고정한다. 환자 체중은 고정 요소로 작용될 수 있다.

가동술: 가동손은 대퇴 근위부 후방에 위치시키고 손바닥 전체를 이용하여 대퇴를 전방으로 움직여 준다.

치료 목표: 고관절 신전 또는 해부학적 자세에서 신전, 외회전, 외전을 제한시키는 부수적인 움직임을 치료하기 위함이다. 이 기법은 고관절의 전방 관절낭과 요근에 영향을 미칠 수 있을 것이다.

참고: 모든 고관절 가동술과 같이, 대퇴에 적용되는 가동손은 고관절과 최대한 가까이 위치해야 한다. 좀 더 강한 기법을 제공하기 위해 고관절의 신전 끝 범위에서 적용될 수 있다.

임상 조언: 치료사는 고관절의 인대의 잠김위치에 대해 알고 있어야 한다.
(최대 신전, 외전, 내회전)

변형된 엎드린 자세에서 전방 활주
/ Anterior Glide in Modified Prone

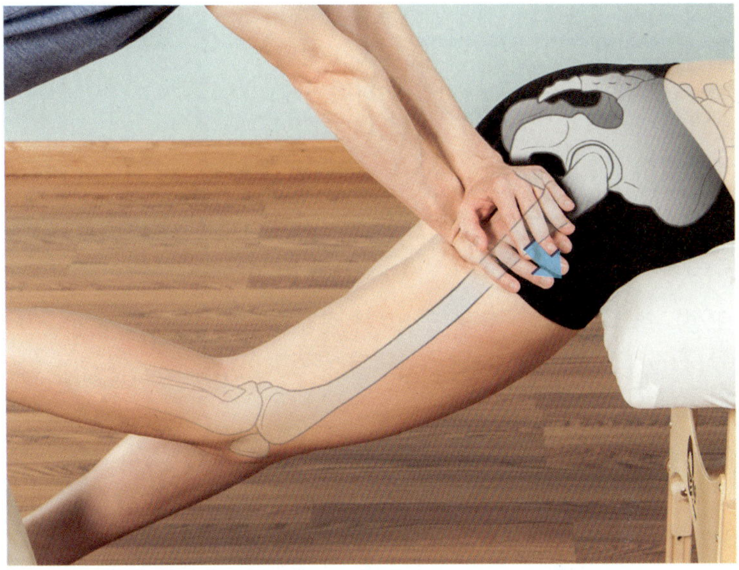

환자 자세: 환자는 전상장골극(위앞엉덩뼈가시) 높이에 치료대에 상체를 지지한 자세로 엎드린다. 치료받는 다리를 치료사의 무릎 위 허벅지 사이에 위치하고 반대편 다리는 지면에 놓는다.

치료사 자세: 치료사는 환자 뒤에 서서 치료할 다리를 본인의 대퇴 원위부 사이에 위치시킨다.

고정: 치료사의 다리 사이에 위치한 환자의 다리와 치료대에 붙어있는 환자 다리는 고정을 제공한다.

가동술: 치료사는 양손의 지간(또는 양손의 손바닥)을 대퇴 후방 근위부에(고관절과 최대한 가까이) 위치시키고 체중을 신전된 팔에 실어 전방으로 움직여 준다.

치료 목표: 약간의 고관절 굴곡 시에 신전, 외회전, 외전을 제한하는 부수적 움직임을 치료하기 위함이다. 기법 시 작용되는 힘은 전방 관절낭과 요근에 영향을 미칠 수 있을 것이다.

참고: 이 가동술은 고관절의 안정 위치와 가까운 굴곡자세에서 수행되기 때문에 덜 자극적인 가동술 방법이다.

엎드린 FABER 자세에서 전방 활주 / Anterior Glide in Prone FABER Position

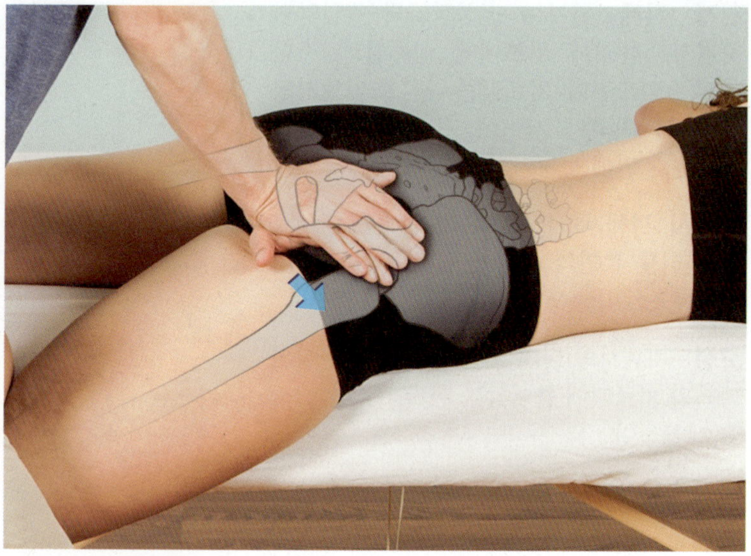

환자 자세: 엎드린 자세에서 치료받을 다리를 굴곡, 외전, 외회전(FABER) 되도록 한다. 무릎은 치료대 밖으로 나가도록 하며 구부린 자세를 취한다. 환자의 골반은 치료대와 평행해야 한다.

치료사 자세: 환자의 옆에 서서 치료사의 무릎을 허벅지로 받쳐준다.

고정: 환자의 체중은 고정 요소로서 작용된다. 환자의 골반부에 벨트와 치료대로 추가적인 고정을 제공할 수 있다.

가동술: 치료사는 양손의 지간을 대퇴 후방 근위부에 위치시키거나 사진과 같이 양손을 올려놓고 전방 또는 전방/내측 방향으로 체중을 신전된 팔에 실어 가동술을 제공할 수 있다.

치료 목표: 고관절의 신전, 외회전, 외전 특히 FABER 검사 자세를 제한하는 부수적인 움직임을 치료하기 위함이다.

참고: 바로 누워서 FABER 자세를 취했을 때 매우 제한된 움직임을 갖는 환자는 골반이 치료대와 평행이 되도록 가능한 치료대 가장자리로 이동해야 하며 가동술이 이루어지는 대퇴에 긴장이 감소되도록 해야 한다.

안정 위치에서 후방 활주
/ Posterior Glide in Resting Position

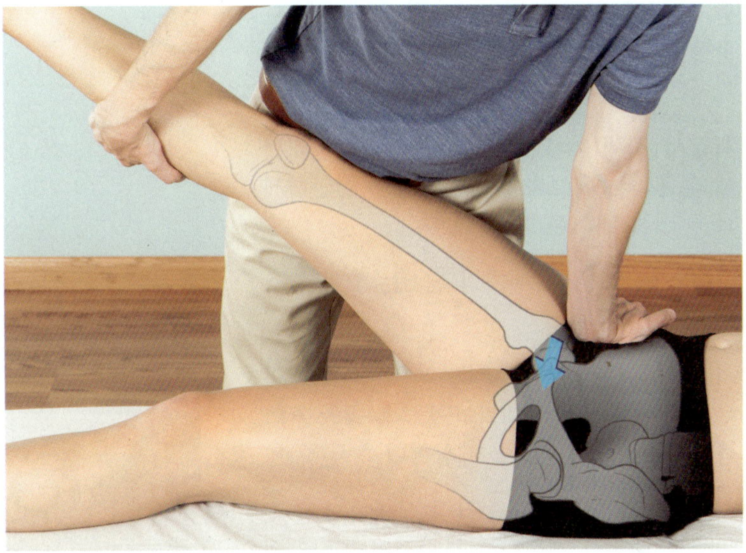

환자 자세: 환자는 치료받을 고관절이 치료 테이블 가장자리에 위치하도록 하여 바로 누운 자세를 취한다.

치료사 자세: 환자 옆에 서서 환자 다리를 몸과 안정화 손으로 고정한다.

고정: 치료대와 접해있는 환자의 체간은 안정성을 제공한다.

가동술: 치료사는 전완을 회내하여 가동손을 대퇴 근위부 전면에 위치시키고 대퇴를 후외측 방향으로 움직이다. 치료사는 가동술을 제공하는 팔의 팔꿈치를 완전히 신전시켜 체중이 팔을 통해 치료 부위에 전달될 수 있도록 한다.

치료 목표: 고관절에 30° 굴곡(또는 거의 안정 자세)에서 굴곡, 내회전, 외전을 제한하는 부수적 움직임을 치료하기 위함이다. 또한 이 기법은 통증이 심한(뻣뻣함이 주된 문제인 환자에 비해) 환자에 통증을 조절하는데 효과적이다.

참고: 다양한 고관절의 굴곡 각도에서 적용이 가능하다. 이 기법을 적용시 치료사는 환자의 전면을 향하기 때문에 이 기법에(어떠한 기법에서도) 대한 환자의 반응을 확인할 수 있다는 것은 중요한 점이다.

고관절과 무릎을 구부린 누운자세(Hook-Lying)에서 후방 활주
/ Posterior Glide in Hook-Lying

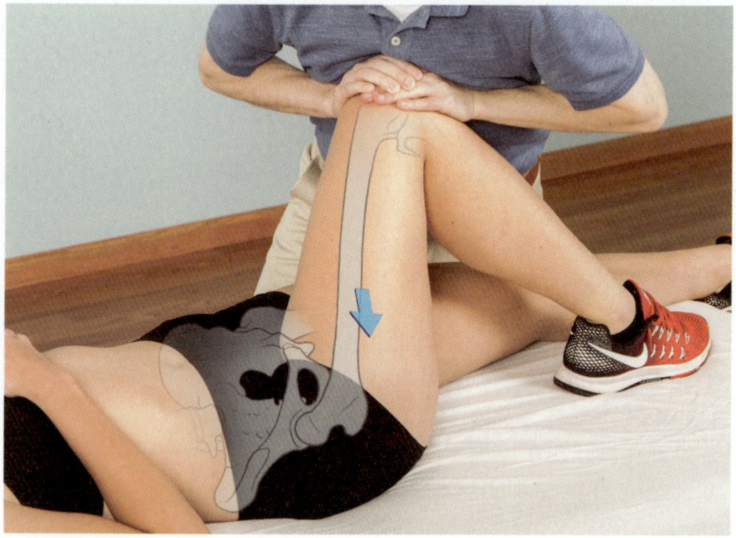

환자 자세: 치료를 받을 고관절을 50° 정도 굴곡하고 발이 치료 테이블에 접하도록 한 자세로 바로 눕는다.

치료사 자세: 치료하고자 하는 다리 반대편에 선 후 치료하고자 하는 고관절을 편안하게 굴곡, 내전, 내회전하도록 한다.

고정: 치료대 위에 환자의 신체는 고정 요소로 작용된다.

가동술: 치료사는 양손을 치료측 다리의 무릎 위에 올려놓고 대퇴의 장축을 통해 후외측 방향으로의 움직임을 제공한다.

치료 목표: 고관절 90° 굴곡 상태에서 굴곡, 내회전, 내전을 제한하는 부수적인 움직임을 치료하기 위함이다. 또한 이 기법은 고관절 충돌 자세(impingement)와 쭈그려 앉는 자세(squattting)와 같은 자세에서 문제를 가진 환자를 치료하는데 효과적이다.

참고: 이 관절술은 치료측 고관절을 더 많이 굴곡, 내전 또는 내회전시키거나, 환자의 골반 후방부를 고정, 치료대 측면을 잡고 적용하는 방식으로 더 강하게 제공할 수 있다.

임상 조언: 더 많은 힘이 필요로 할 때, 여러분은 환자의 골반을 고정하거나 치료대를 잡고 적용시킬 수 있다.

직접적인 외측 활주 / Direct Lateral Glide

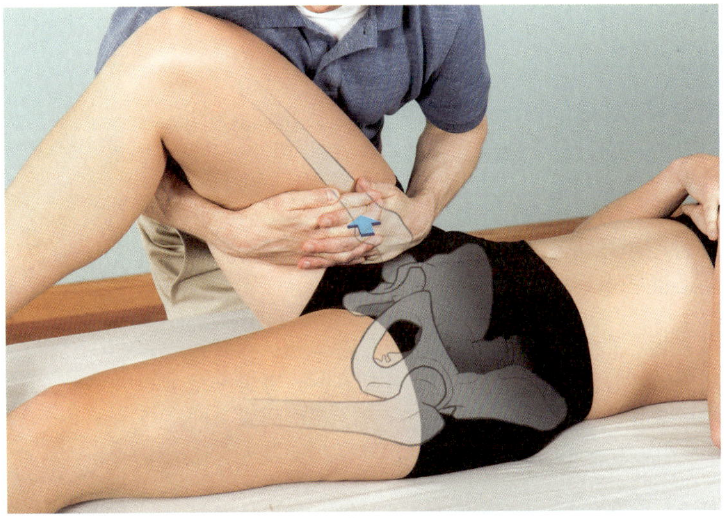

환자 자세: 치료받는 고관절을 60° 굴곡하고 발이 치료대에 접하도록 한 자세로 바로 눕는다.

치료사 자세: 치료할 다리 측면에서 환자를 바라보는 방향으로 서서 진행한다.

고정: 환자의 체중은 고정 요소로 작용된다. 치료사는 환자 무릎 외측을 삼각흉근구에 위치시켜 저항력을 제공할 수도 있다.

가동술: 치료사는 양손을 대퇴 근위부 내측에 위치시키고(체중을 이용) 대퇴를 외측 방향으로 대퇴가 관골구로부터 멀어지도록 움직여 준다.

치료 목표: 내전과 여러 방향으로의 움직임을 향상시키고 체중지지 시(부하 민감도) 통증을 감소하고, 모든 고관절의 관절낭을 외측 신장시키기 위함이다.

참고: 이 가동술은 치료사의 양손이 고관절에 최대한 가깝게 적용될 때 가장 효과적이다. 환자의 대퇴 근위부와 치료사의 엉치를 벨트로 고정(외측 활주 내회전 가동술 기법과 유사)하는 것을 추천한다.

외측 활주 내회전 움직임 / Lateral Glide Internal Rotation Motion

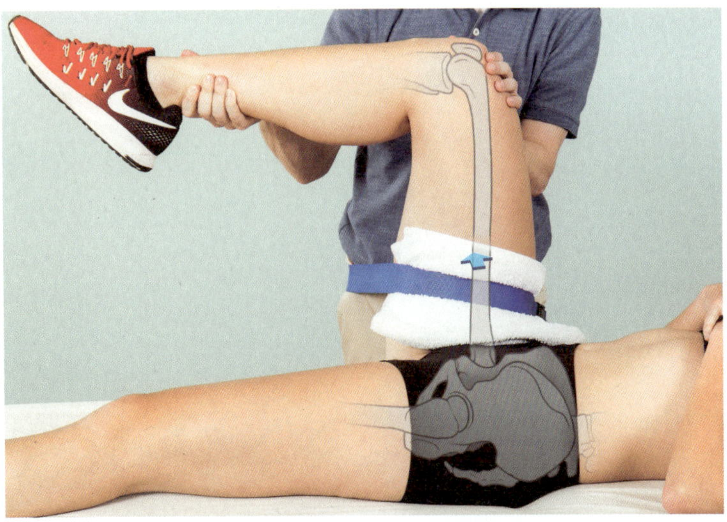

환자 자세: 바로누운 자세에서 치료받는 고관절을 90° 굴곡한다.

치료사 자세: 치료하고자 하는 고관절 옆에 선다. 치료사와 환자의 대퇴 근위부를 벨트로 고정한다. 한 손으로 편안 상태의 고관절 내회전 각도에서 환자의 발목을 잡아 고정하고 다른 손으로 무릎 위측에 위치시켜 내측 방향으로 저항력을 제공한다.

고정: 환자의 체중은 환자 무릎 외측에 위치한 치료사의 손과 함께 고정 요소로 작용된다.

가동술: 치료사는 환자의 고관절이 수동적 또는 능동적으로 내회전됨에 따라 벨트에 체중을 실어 외측 방향으로 고관절을 움직여 준다.

치료 목표: 이 가동술은 일반적인 고관절의 가동범위 제한뿐만 아니라 고관절의 내회전과 내전의 제한을 치료한다. 또한 고관절 관절낭의 외측 신장을 제공할 수도 있다.

참고: 치료사의 어깨는 항상 환자의 경골부와 평행한 상태를 유지해야 한다. 체간의 보상 움직임과 조절을 확인해야 한다.

간접 기법: 후외측 활주 / Indirect Technique: Posterior-Lateral Glide

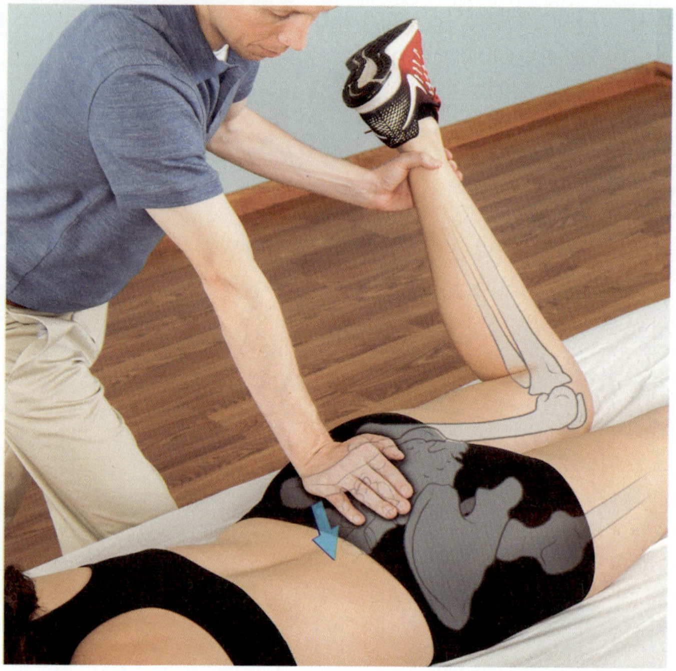

환자 자세: 엎드린 자세에서 치료받을 무릎을 90° 굴곡한다.

치료사 자세: 환자의 치료할 고관절 옆에 서서, 적당한 내회전 각도를 조절하기 위해 한 손으로 발목을 고정한다.

고정: 치료대에 접해 있는 환자의 신체는 고정 요소로 작용된다.

가동술: 가동손은 천골(엉치뼈) 바로 옆 장골의 배측(등쪽) 위치시켜 골반에 전방/내측 방향으로 가동술을 적용한다. 이는 본질적으로 대퇴골에 후방-외측 움직임을 만들어 준다.

치료 목표: 이 가동술은 고관절의 내회전 제한을 간접적으로 치료한다. 이와 같은 간접적 기법은 (일반적으로 필요한 것은 아니지만) 환자가 압박에 대한 통증을 견딜 수 없거나 고관절에 직접적인 힘을 적용할 수 없을 때 필요할 수 있다.

참고: 치료사는 팔꿈치를 완전히 신전한 상태로 체중을 실어 기법을 적용해야 한다. 이 기법은 천장관절(엉치엉덩관절) 문제를 함께 가진 환자에게 적용하기에는 좋지 않다.

다양한 고관절 문제에서 도수치료에 대한 근거

연구	환자	중재와 비교 (있다면)	결과
골관절염에 대한 추력기법과 비추력 가동술 적용: 등급 B			
Beumer 등, **2016** (**Level 1a**)	3개의 연구	다양한 **MT** +/- 운동그룹 **vs.** 통제그룹 다양한 **MT** +/- 운동그룹 **vs.** 통제그룹 **MT** + 운동그룹 **vs.** 운동그룹	**MT** +/- 운동군이 통제군보다 우위. **MT** +/- 운동군이 대조군보다 약간 우위. **MT**군이 운동군보다 우위. 연구에서의 종합적인 권고: 비록 연구 다양성(**Heterogeneity**)에서는 의미가 있지만, 고관절 골관절염에서 **MT** 단기 효과는 제한된에서 뒷받침되지 않음.
Sampath 등, **2015** (**Level 1a**)	7개의 연구 (**886** 환자)	다양한 **MT**군과 운동병행그룹 **vs.** 통제그룹	**MT**와 운동군에서 통증, 삶의 질, 치료 후 신체적 기능 향상, 추적조사에서 낮은 근거(**low quality evidence**)를 보임.
Romeo 등, **2013** (**Level 1a**)	**10**개의 연구	**MT**와 운동을 병행하는 다양한 그룹 **vs** 통제그룹	적당한 근거(**moderate evidence**)는 **MT**와 운동이 기능의 향상을 가져온다고 제안, 반면 통증과 삶의 질에 대한 **MT**와 운동의 효과는 제한된 근거(**limited evidence**)를 보임.
Bennell 등, **2014** (**Level 1b**)	**102** 주민 대상 (치료군 **49**, 허위 대조군 **53**)	교육, 조언, 도수치료, 가정운동, 보행 보조기구 — **PT 10**회 방문 허위 대조군 = 작동하지 않는 초음파치료(**Ultrasound**)와 효과 없는 겔(**gel**) — **PT 10**회 방문	**13**주 중재 결과 자가 통증 보고(**VAS**) 또는 자가 기능 보고(**WOMAC**)에서 그룹간 차이가 나타나지 않음. 중재그룹에서 한발 균형 점수 우세.
Pinto 등,**2011** (**Level 1b**)	골관절염을 진단받은 **206**명의 환자들	**MT**, 운동치료, 통제그룹	**MT**와 운동그룹에서 통제군에 비해 높은 비용 효율(**cost effective**)을 보임.
Hoeksma 등, **2004** (**Level 1b**)	고관절의 골관절염 진단을 받은 **109**명의 환자들 (**MT** 그룹 **56**명, 운동그룹 **53**명)	**MT**(고관절 신장, 견인, 견인 추력기법) 보행 지구력과 함께 관절가동범위, 근력 향상에 중점을 둔 운동	**5**주후 **MT** 성공률 **81%** **vs.** 운동 성공률 **50%**. 심한 통증, 관절가동범위 제한 또는 심한 기능에 제한을 가진 환자들에서 **MT**는 운동보다 더 효과적이지 않음. 향상되었던 기능은 중재를 마치고 **5**주후에 감소됨. **MT**그룹 인원에서 몇 가지 향상된 항목은 최대 **29**주 동안 지속됨.

계속

다양한 고관절 문제에서 도수치료에 대한 근거 - 계속

연구	환자	중재와 비교 (있다면)	결과
대퇴비구충돌증후군(femoroacetabular impingement)에 대한 추력기법과 비추력 가동술 적용: 등급 C			
Wright 등, 2016 (Level 2b)	**FAI**를 진단받은 **15**명의 환자들	조언과 가정프로그램을 병행한 **MT**와 운동 그룹 **vs.** 조언과 가정프로그램 그룹	두 그룹 모두에서 통증에 의미 있는 향상이 나타남. 통증 또는 신체 기능 변화에 대한 그룹간 차이에서 의미 있는 차이가 나타나지 않음.
Reiman 과 Matheson, 2013 (Level 5)	**NA**	**NA**	**FAI**을 진단받은 환자들에서 고관절의 제한에 대한 임상 소견을 토대로 한 임상적 재검토와 기법 제안 (**Diamond** 등, **2015**).
고관절 불안정성에 대한 추력기법과 비추력 가동술 적용: 등급 F			
Enseki 등, 2014 (Level 5)	**NA**	**NA**	**CPG** 권고 "통증조절 목적을 제외하고 관절가동술은 과운동성으로 분류된 환자에게 적용을 금지한다."

PT = 물리치료(physical therapy);
MT = 도수치료(manual therapy);
OA = 골관절염(osteoarthritis);
VAS = visual analog scale;
WOMAC = Western Ontario and McMaster Universities Arthritis Index;
NA = 적용할 수 없는(not applicable);
CPG = 임상실무지침(clinical practice guideline);
FAI =대퇴비구충돌증후군(femoracetabular impingement)

11

무릎관절

KNEE JOINT

학습 목표(Learning Objectives)

이 장을 완료하면 다음을 수행할 수 있다:

- 무릎 복합체의 골격과 연부조직의 해부구조를 설명한다.
- 무릎 복합체의 관절 운동학을 설명한다.
- 무릎의 가동술에 대한 자세, 움직임과 추론을 설명한다.
- 무릎에 대한 관절가동술 기법을 뒷받침하는 증거를 확인한다.

무릎 관절은 상당히 단순해 보이지만 생각보다 훨씬 더 복잡하다. 무릎관절은 경대퇴관절(tibiofemoral joint, 정강넙다리 관절), 슬대퇴관절(patellofemoral joint, 무릎넙다리관절) 두 개의 다른 관절로 구성된 복합체이다. 무릎은 신체에서 가장 긴 2개의 뼈가 관절하기 때문에 인체의 다른 곳에서는 볼 수 없는 엄청난 스트레스를 받는다. 무릎은 상지의 주 관절과 다르게 많은 시간 동안 닫힌 사슬 상태에서 기능을 해야 한다. 체중지지 힘은 원위에서 근위로 발을 통해 무릎으로 그리고 결국에는 고관절과 허리로 전달된다. 달리기, cutting 동작 및 점프 중에 무릎에 가해지는 힘의 양은 엄청나다. 무릎은 일상생활 활동뿐만 아니라 직업 활동 및 레크리에이션 활동 중 기능적 움직임에 대한 안정성 및 운동 가동성의 섬세한 균형을 이루어야 한다.

무릎 관절은 경대퇴관절과 슬대퇴관절 모두에서 손상을 입을 수 있다. 경대퇴관절 손상에는 인대 및 관절연골 및 반월판 연골 병변이 포함된다. 이러한 손상은 무릎 통증, 종창(swelling) 및 관절에 대한 불안정성 감각이나 불안정을 유발할 수 있다. 슬대퇴관절에 관한 손상에는 과사용 손상뿐만 아니라 대퇴사두근과 슬개골 파열 및 슬개골 골절을 포함한 외상성 손상을 포함한다. 정상적인 보행과 이동성이 기능성 무릎에 의존하는 경우 이러한 손상은 장애(disability)와 일상적인 일상기능의 손실 및 비극적 상황을 초래할 수 있다.

해부학(Anatomy)

무릎 관절은 경대퇴관절과 슬대퇴관절 두 개의 다른 관절로 구성되어 있다. 경대퇴관절은 신체에서 가장 큰 관절이며, 주요 움직임은 굴곡과 신전이며 작은 회전 움직임을 허용한다. 슬대퇴관절은 인체에서 가장 큰 종자골인 슬개골과 대퇴 원위부 활차구(trochlea)로 구성되어 있다. 이 2개의 관절 각각에는 고유한 특징이 있으며 무릎 관절의 가동성에 제한이 있는 환자를 올바르게 치료하려면 각 관절의 해부학 및 운동학에 대한 완전한 이해가 필요하다.

경대퇴관절(Tibiofemoral Joint)

경대퇴관절은 경골의 근위부와 대퇴의 원위부인 활차구로 구성되어 있다(**그림 11.1**). 두 뼈 사이에는 반월상 연골이 있다. 전반적으로 경대퇴관절의 정렬은 고관절의 위치에 의해 결정된다. 건강한 사람의 경우, 고관절은 근위 끝에서 원위부 무릎까지 내측 및 원위로 진행한다. 이 경사각의 거의 125° 이다. 이 운동 축은 대퇴골의 중심을 통과하지만, 대퇴과(femoral condyle) 위치를 변경하지 않는다. 왜냐하면 내측과가 외측과보다 더 길기 때문이다. 이러한 구조로 인해 대퇴과는 경골의 근위부에 수평하게 위치해 있다. 대부분의 사람들은 5°에서 10° 정도의 외반경사를 가지고 있으며 이를 "외반고(genu valgum 또는 knock-kneed)라 부른다. 외반경사가 10°를 넘어가면 병적인 상태가 된다. 경대퇴골각(tibiofemoral angle)이 전두면에서 내측으로 기울어진 경우 내반슬(genu varu or bow-legged)이라 부른다. 이 각이 5° 보다 클 경우, 병적인 상태가 된다. 잠재적으로 유해한 압축력은 외반슬의 경우 무릎의 외측에, 내반슬의 경우 내측에 가해질 수 있다.

슬대퇴관절(Patellofemoral Joint)

무릎 앞쪽에 위치한 슬대퇴관절(무릎넙다리관절)은 대퇴골 전면부와 슬개골의 후방 표면 사이에 형성되는 관절로 관절면이 일치하지 않는 관절이다. 대퇴의 활차

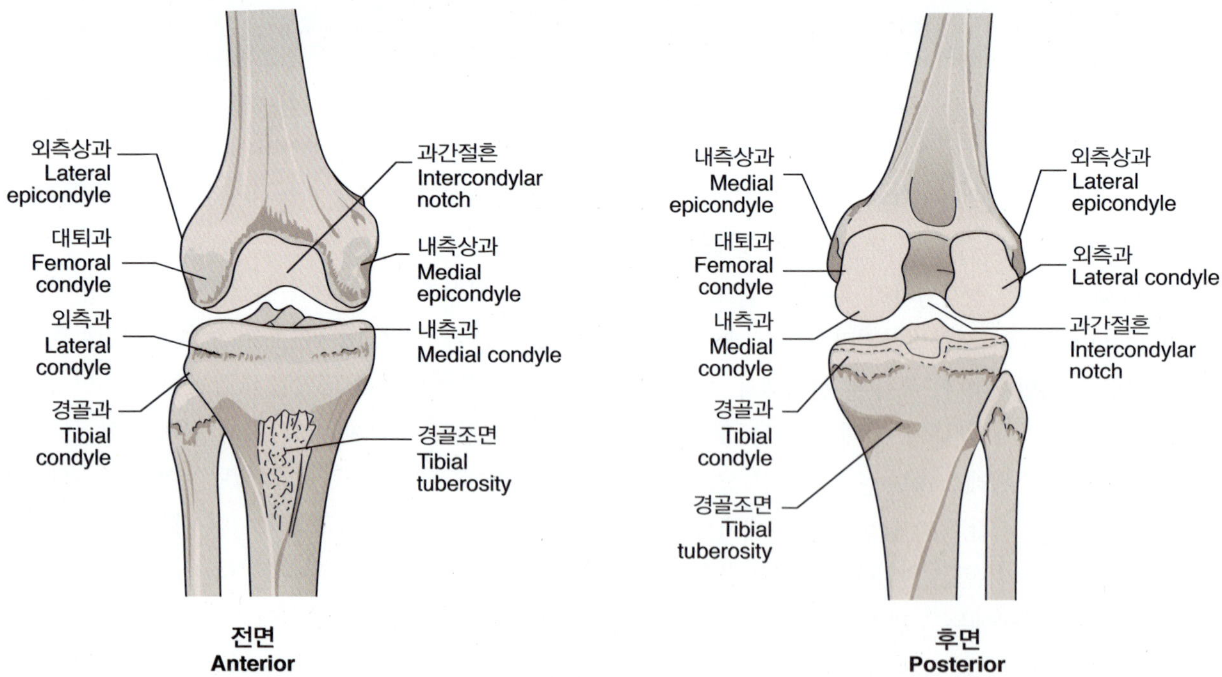

그림 11.1 경대퇴관절(정강넙다리관절)과 각각의 골 해부학

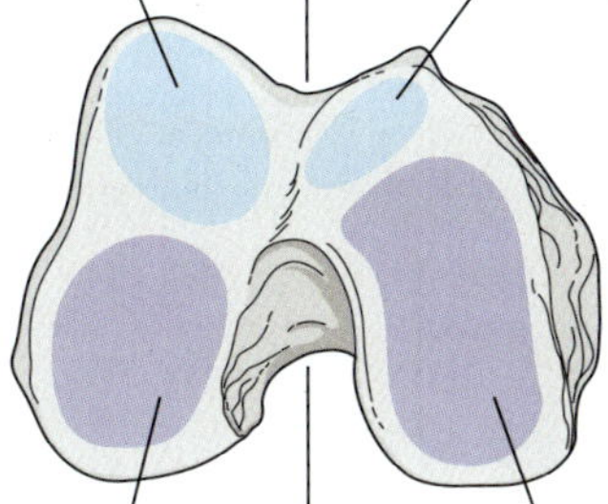

그림 11.2 원위부 대퇴과 표면과 활차(슬개골). 이 그림은 외측 슬개골 표면이 내측보다 전방으로 더 위치해 있다는 것을 분명히 보여준다.

구 표면이 꽤 얕기 때문에 슬개골구의 깊이와 맞지 않는다. 외측 활차구는 내측 활차구보다 앞쪽으로 더 위치해 있어서 슬개골의 외측 병진력을 제한한다(**그림 11.2**). 슬개골의 동적 안정성은 주로 대퇴사두근과 장경인대에 의해 제공되고, 정적 안정성은 슬개지지띠 조직, 무릎 관절낭 및 내외측 슬개대퇴 인대를 통해 제공된다.

근육(Muscle)

무릎 주위의 근육은 사지의 동적 조절을 돕는데 중요하다. 이러한 근육은 대퇴사두근군과 슬괵근군으로 나뉜다.

대퇴사두근 그룹(Quadriceps Group)

대퇴사두근은 무릎 신전근으로 알려져 있다. 대퇴사두근은 대퇴직근, 외측광근, 내측광근, 중간광근으로 구성되어 있다. 대퇴직근은 전상장골극(ASIS)에서 기시하지만, 다른 3개의 근육은 대퇴에서 기시한다. 대퇴직근은 원위부로 다른 광근과 함께 주행하여 대퇴사두근 건으로 합쳐져서 슬개골 근위부에 부착한다. 이 건의 일부는 계속해서 원위부로 주행하여 슬개건이 되고 경골조면 원위부에 부착하는 슬개골 인대가 된다. 외측광근은 가장 외측에 위치한 광근이다. 외측광근은 크고 두꺼운 근육으로 대퇴의 전자간선(intertrochanteric line), 대전자(greater trochanter), 둔근 조면(gluteal tuberosity), 외측 조선(linea aspera), 외측 근육 사이막(intermuscular septum)에서 기시한다. 나머지 광근과 마찬가지로 외측광근은 원위부로 주행하여 슬개건 외측 부위에 정지한다. 무릎의 내측부위를 덮고 있는 내측광근은 내측 근육 사이막, 대퇴의 전자간선, 나선선(spiral line)에서 기시한다. 내측광근 또한 대퇴직근, 외측광근과 섞여 대퇴사두근 건에 부착한다. 마지막으로 중간광근은 대퇴직근 아래에 위치하고 있는 심부 근육이다. 중간광근은 대퇴 골간부 위쪽 2/3 외측 표면, 외측 근육 사이막의 원위부 및 조선외순(latetal lip of the linea aspera)에서 기시한다. 중간광근은 대퇴사두근 건에 부착하기 위해 다른 광근과 심부에서 합쳐진다.

광근은 모두 대퇴에서 기시하기 때문에 무릎 신전에 관여하지만, 대퇴직근은 고관절과 무릎을 주행하므로 무릎 신전과 고관절 굴곡 작용에 관여하는 두 관절 근육이다.

슬괵근 그룹(Hamstring Group)

경대퇴관절의 주요 움직임은 시상면에서의 굴곡과 신전이므로 근육은 무릎 굴곡근 또는 신전근으로 쉽게 구분된다. 무릎 굴곡근은 슬괵근, 박근, 봉공근이며, 무릎 신전근은 대퇴사두근군으로 구성되어 있다.

슬괵근 중 가장 큰 무릎 굴곡근인 대퇴이두근은 대퇴의 후외측에 위치해 있다. 대퇴이두근은 근육의 기시점이 2개 즉, 장두와 단두로 구성되어 있다. 대퇴이두근 단두는 조선외순, 외측 근육 사이막에서 기시하는 반면, 장두는 좌골조면(ischial tuberosity)에서 기시한다. 대퇴이두근의 장두와 단두는 아래쪽으로 진행하다가 후면의 대퇴중간부에서 합쳐진다. 대퇴이두근 단두와 장두는 비골두, 하지 근막, 외측측부인대, 무릎의 외측 관절낭에 부착한다.

내측 슬괵근은 반막양근, 반건양근을 포함하며, 좌골조면에서 기시한다. 반건양근은 이름에서 알 수 있듯이 반막양근과 비교하여 길이가 좀 더 긴 경향이 있다. 내측 슬괵근 각각은 하지의 근막과 내측 경골의 근위부에 부착한다.

모든 굴곡근이 두 관절 근육이기 때문에 슬괵근은 무릎 굴곡과 고관절 신전에 관여한다. 열린 운동 사슬 움직임 동안, 슬괵근은 무릎을 굴곡하고 고관절을 신전한다. 그러나, 슬괵근은 닫힌 운동 사슬 움직임에서는 앞으로 나아가는 움직임에 대하여 골반과 체간을 억제한다. 내측 또는 외측 슬괵근이 개별적으로 수축되면, 경골에서 회전 움직임을 생성할 수 있다. 무릎이 굴곡된 상태에서 내측 슬괵근이 수축하면 경골의 내회전이 나타나는 반면에, 외측 대퇴이두근이 수축하면 경골의 외회전이 나타난다.

추가 해부학적 구조물 (Additional Anatomical Structures)

추가 해부학적 구조물은 무릎을 둘러싼 모든 해부학을 포함한다. 추가 해부학적 구조물에는 관절낭, 지방패드, 반월판 및 인대를 포함한다. 이러한 각 구조물은 무릎 해부학에서 고유한 기능을 가지고 있다.

관절낭(Joint Capsule)

커다란 관절낭은 경대퇴관절과 슬대퇴관절 모두 포함한 무릎 관절 전체를 둘러싼다. 외측 관절낭은 바깥쪽은 섬유질, 내부 표면은 활액 조직으로 구성되어 있다. 관절낭의 후방 부분은 전방 부분보다 훨씬 더 갑작스럽게 끝나며, 이는 관절선 상방으로 약 4인치 정도 확장되어 있다. 관절낭 상방 부분은 무릎을 굴곡할 때 긴장하고, 신전하는 동안 이완된다. 그래서 후방 관절낭은 무릎 신전 시 긴장하고, 굴곡 시 이완된다. 무릎에서 발생하는 과격한 움직임 때문에 관절낭은 다양한 근육, 건, 인대에 의해 강화된다.

슬개하 지방패드(Infrapatellar Fat Pads)

슬개건에 대한 완충작용과 윤활 작용을 돕는 지방패드는 슬개건 아래로 확장되어 경골에서 분리된다. Hoffa's pad로 알려진 이 조직은 전방 무릎 통증의 원인이 될 수 있다.

임상 조언

무릎 내부 표면의 연조직 활막 주름은 반복적인 무릎 굴곡 및 신전으로 두꺼워지고 섬유화 될 수 있으며, 병리학적으로는 무릎에 염증이 발생할 수 있다. 이러한 상태는 추벽 증후군(plica syndrome)으로 알려져 있으며, 무릎의 뻣뻣함이나 관절가동범위(ROM) 제한을 가져올 수 있다.

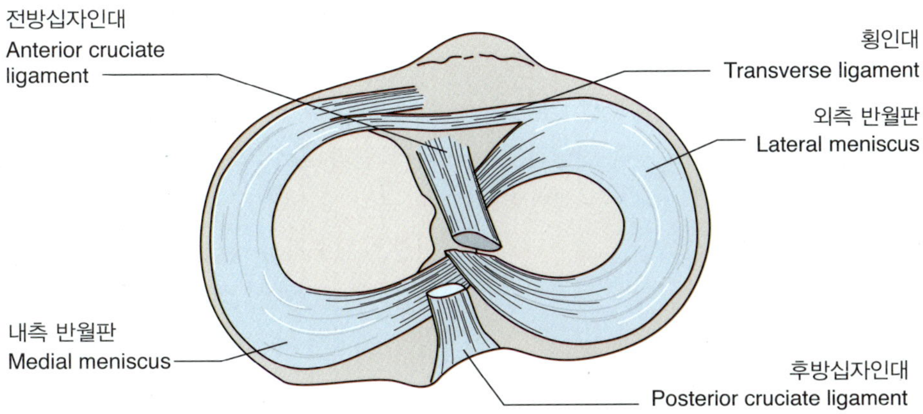

그림 11.3 **내측 및 외측 반월판은 관절 일치도 향상, 체중부하 힘을 분산, 마찰 감소, 충격 흡수를 제공한다.**

반월판(Menisci)

경골대퇴(정강넙다리) 뼈 구조의 불일치로 인한 관절 일치를 증가시키기 위해 반월판이 있다. 반월판은 섬유연골성 판으로 관절 일치를 향상시키고, 충격 흡수 역할을 한다(**그림 11.3**). 반월판은 경골 상면의 1/2에서 2/3를 덮고 있다. 내측 반월판은 C 자 모형이며, 경골의 고평부 내측이 외측보다 더 크기 때문에 큰 직경을 갖는다. 내측 반월판은 내측측부인대(MCL)와 내측 관절낭에 의해 단단하게 부착되어 있다. 외측 반월판은 O자 모형이며 외측측부인대(LCL)에 연결되어 있지 않다. 외측 반월판은 내측 반월판보다 더 큰 표면을 덮고 있다.

인대(Ligaments)

무릎에서는 뼈에 의한 안정성이 적기 때문에 인대에 의해 상당한 안정성을 제공받는다. 인대는 무릎에서 내반슬의 과도한 움직임, 내번 및 외반 움직임, 경골의 전후방 변위와 회전 안정성을 제한한다. 무릎을 둘러싸는 4개의 주요 인대는 전방십자인대, 후방십자인대, 내측측부인대, 외측측부인대가 있다.

전방십자인대(ACL)와 후방십자인대(PCL)는 무릎 중앙에 위치한다. 둘 다 관절내에 위치해 있지만 활액외에 있다. 무릎의 활막은 광범위하며, 활액에서 분리된 2개의 십자인대를 덮는다. 전방십자인대는 경골극 내측 과간와 전외측의 경골전면에서 후상방, 외측으로 외측 대퇴과의 후내측으로 주행한다. 전방십자인대(ACL)는 전내측다발과 후외측다발 2개로 구성되어 있다. 전방십자인대는 대퇴에 대한 경골의 전방이동을 제한한다. 전방십자인대는 또한 경대퇴관절의 과신전, 대퇴에 대한 경골의 회전, 경골에 대한 대퇴의 회전 움직임 동안 긴장한다.

◆ 후방십자인대(Posterior cruciate ligament)

후방십자인대(PCL)는 대퇴과의 내측에서 시작하여 후방으로 내려가 경골의 후방 고원에 정지한다. 후방십자인대의 기능은 대퇴에 대한 경골의 후방 이동 또는 경골에 대한 대퇴의 전방 이동을 제한한다. 후방십자인대는 무릎 굴곡의 마지막에서 긴장하게 된다. 후방십자인대는 전방십자인대보다 약 120%~150% 단면적을 가져 전방십자인대보다 짧고 강력하다. 후방십자인대(PCL)는 후내측다발과 전외측 다발로 구성되어 있다. 무릎 굴곡과 신전 움직임 동안 각각의 번들은 긴장되거나 이완된다.

◆ 내측측부인대(Medial collateral ligament)

내측측부인대(MCL)는 대퇴의 내측상과에서 내측

경골 근위부에 정지하는 평평하고 넓은 인대이다. 내측 측부인대는 무릎 내측의 정적지지를 제공하는 천층부와 심층부로 구성되어 있다. 천층부는 앞부분에서 기술되어 있지만, 심층부는 내측 관절낭에 이어져 내측 반월판에 부착된다. 두 부위 모두 경대퇴관절에 가해지는 외반력을 억제한다.

◆ 외측측부인대(Lateral collateral ligament)

외측측부인대(LCL)는 사실상 관 모양이며, 비골두에서 대퇴의 외측상과로 수직으로 주행한다. 외측 반월판에는 외측측부인대가 부착하지 않는다. 외측측부인대는 경대퇴관절에 가해지는 내번력을 억제한다.

관절 운동학 (Joint Kinematics)

무릎의 각각의 관절은 다른 움직임 패턴의 배열을 가지는데, 이는 서로 독립적이지만 완전한 움직임을 촉진하거나 제한하기 위해 도움을 준다. 다음에서 설명되는 관절운동학은 관절의 뼈 표면, 관절 연골의 끼임 및 주변 연부조직으로 인한 것이다.

경대퇴관절(Tibiofemoral Joint)

경대퇴관절(정강넙다리관절)에서는 2개의 운동면을 통해 발생하는 움직임이 있다. 무릎 굴곡 및 신전은 내외측 회전축에서 일어나는 반면, 내회전 및 외회전은 종축에서 일어난다.

경대퇴관절의 관절운동형상학(arthrokinematics)은 대퇴를 기준으로 경골(열린 운동 사슬)의 굴림(roll)과 활주뿐만 아니라 경골을 기준으로 대퇴(닫힌 운동 사슬)의 굴림과 활주의 부수적 움직임을 포함한다. 관절의 한 구성 요소인 굴림과 활주를 동반한 무릎의 굴곡과 신전은 체중지지 상태에 따라 달라진다. 체중지지(닫힌 사슬 패턴) 동안, 대퇴골은 상대적으로 고정되어 있는 경골 위에서 움직일 것이다(**그림 11.4a**). 비체중부하 움직임(열린 사슬 패턴) 동안, 경골은 상대적으로 고정되어 있는 대퇴골 위에서 움직일 것이다(**그림 11.4b**).

경대퇴관절에서 닫힌 운동 사슬 패턴의 좋은 예는 쭈그려 앉기(squat) 운동이다. 무릎을 완전 신전 상태에서 굴곡 시키는 쭈그려 앉기 움직임 동안, 대퇴과는 고정된 경골 위에서 움직일 것이다. 볼록한 대퇴과는 오목한 경골 고원 위에서 후방으로 구른다. 대퇴과가 결국에는 경골의 뒤쪽으로 굴림이 일어나므로, 대퇴과가 다른 병진없이 순수한 굴림을 하면 문제가 될 수 있다. 대퇴과가 후방으로 굴림을 하면 전방십자인대의 테더링 효과로 인해 전방으로 미끄러짐 또는 활주(sldie or glide)를 하게 된다. 이러한 활주는 경골에 대한 대퇴과의 순수한 축회전(spin) 때 일어난다. 쭈그려 앉은 자세에서 무릎을 굴곡상태에서 신전시키는 움직임을 할 때 대퇴는 전방으로 굴림과 동시에 후방으로 활주를 하게 된다. 이러한 움직임은 대퇴과가 전방으로 굴림할 때 긴장하는 후방십자인대의 억제 효과로 인해 발생된다. 활주는 대퇴가 전방으로 굴림을 할 때 거의 순수한 축회전으로 발생한다.

무릎이 완전 신전이 되지 않은 상태 시 경대퇴관절에서는 외회전과 내회전의 움직임이 일어난다. 무릎 굴곡 및 신전 움직임 동안 경골은 0°~20° 외회전하고, 0°~15°

임상 조언

무릎 굴곡 및 신전의 완전 가동범위를 얻기 위해서는 경대퇴관절의 충분한 관절 가동이 매우 중요하다. 무릎 신전 가동성에 대한 가동범위를 얻기 위해 가장 중요한 움직임은 경골의 전방 활주이다. 이러한 움직임이 회복되지 않으면, 환자는 무릎을 굴곡된 상태에서 보행을 할 것이며, 슬개건 과사용으로 인해 지속적인 통증과 자극을 유발할 것이다.

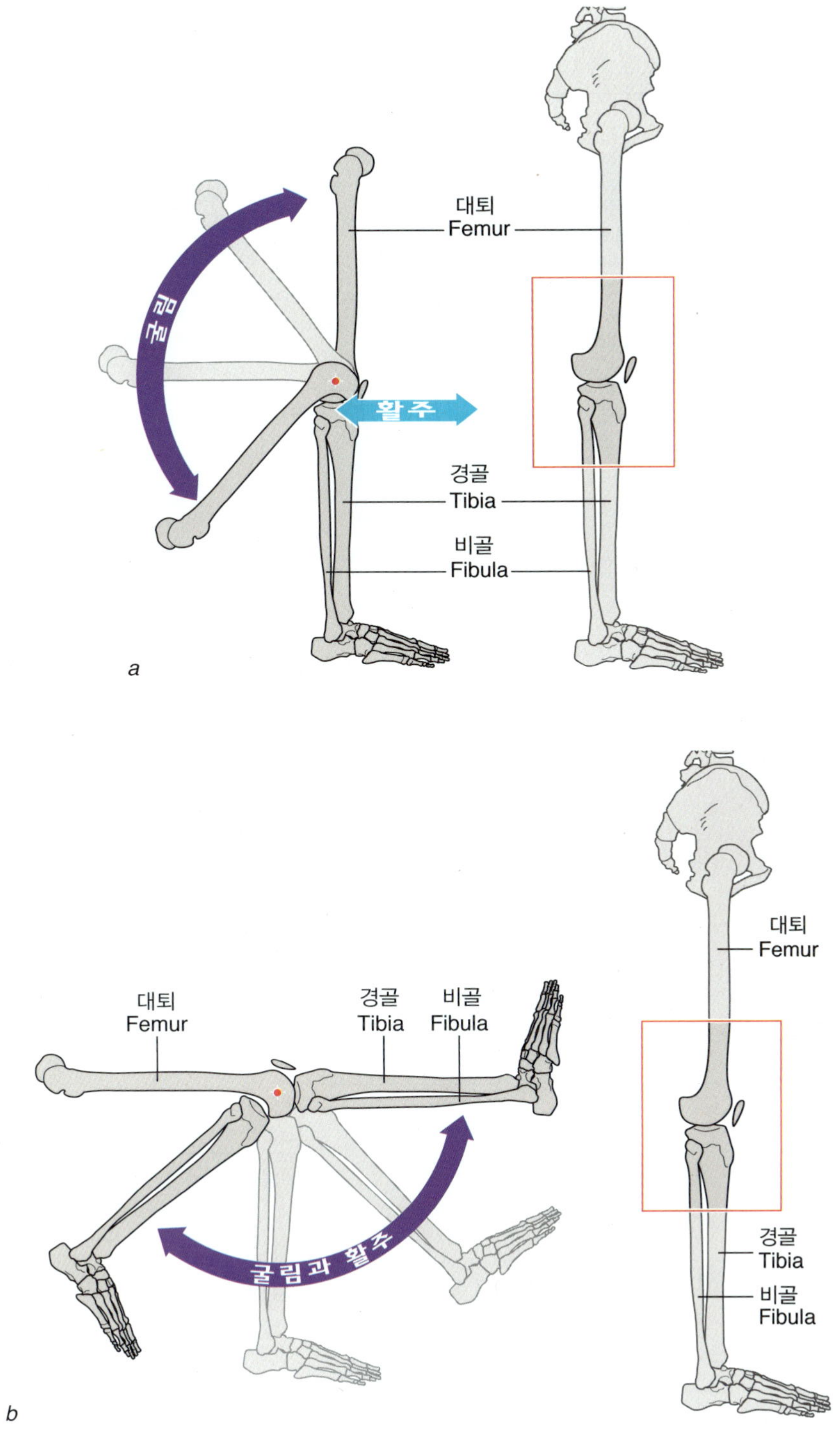

그림 11.4 무릎의 움직임. (a)무릎 굴곡과 신전 시 경골에 대한 대퇴의 움직임. (b)무릎 굴곡과 신전 시 대퇴에 대한 경골의 움직임

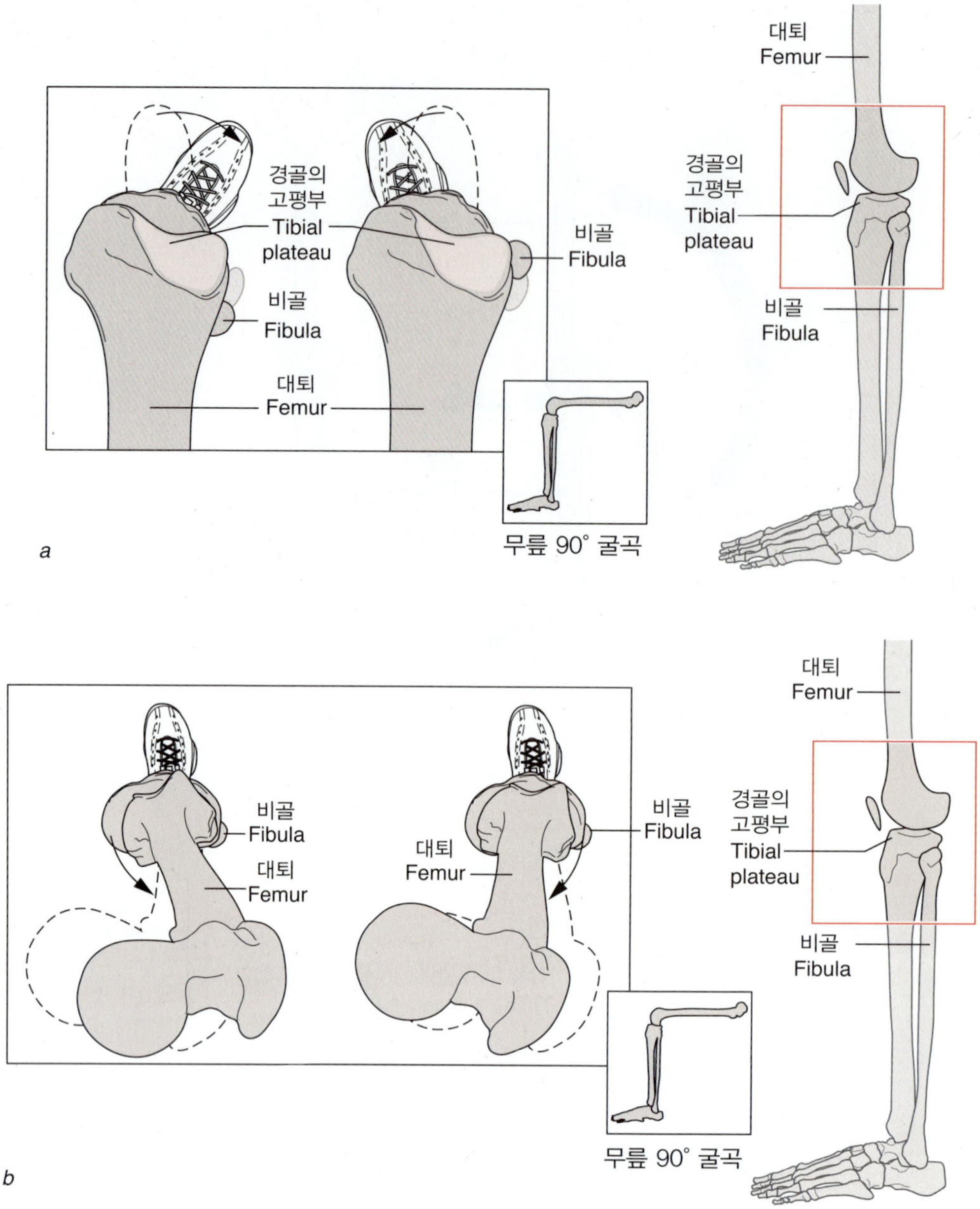

그림 11.5 **움직임. (a) 대퇴에 대한 경골의 내회전 및 외회전 (b) 경골에 대한 대퇴의 내회전 및 외회전**

내회전한다. 열린 사슬 패턴에서 이러한 움직임은 대퇴 위에서 경골이 움직일 때 발생한다(**그림 11.5a**). 닫힌 사슬 패턴에서 이러한 움직임은 경골 위에서 대퇴가 움직일 때 발생한다(**그림 11.5b**). 이러한 움직임은 수평면에서 무릎을 통과하는 종축을 따라 축회전 따라 발생한다. 무릎이 잠김 위치에 있을 때는 움직임이 최소이거나 전혀 없으며, 무릎이 90° 굴곡에서는 최대 45°의 회전이 발생한다. 이러한 움직임의 일부는 "스크류 홈 기전(screw–home mechanism)"으로 발생된다. 열린 사슬에서 무릎 신전 시 가동범위 마지막에서 경골의 외회전이 일어난다(**그림 11.6**). 무릎의 자동 잠김은 대퇴과와 경골 고평부의 크기 때문에 발생한다. 대퇴 내측과가

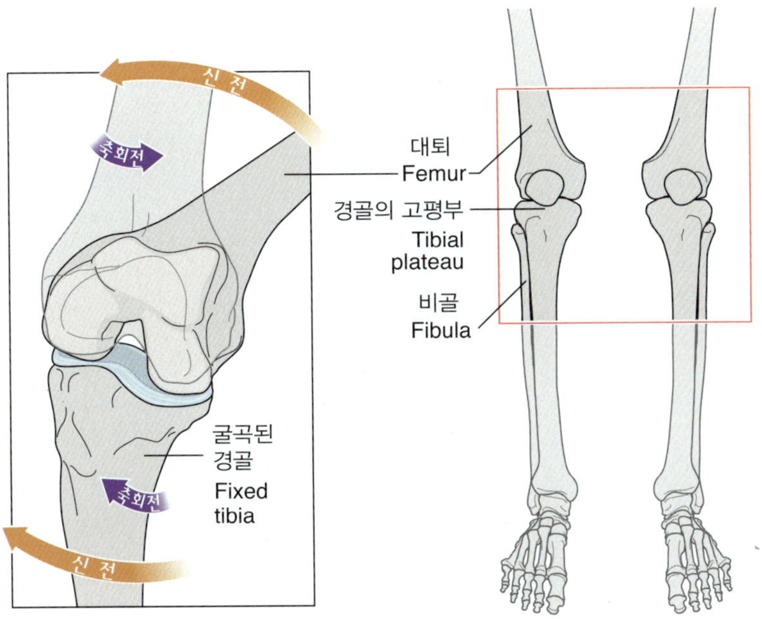

그림 11.6 무릎의 "스크류 홈 기전"(screw-home mechanism)

외측보다 더 길기 때문에, 무릎 신전 시 경골 고평부 내측은 관절의 외측보다 더 길게 활주한다. 관절의 외측면 움직임이 끝에 도달하는 동안에도 계속적인 내측면의 움직임은 경골의 외회전을 일어나게 한다. 이러한 움직임은 무릎 신전 마지막 5°~10° 에서 일어난다.

무릎에서 실제 운동으로 간주되지 않지만 전두면에서 전후축을 따라 약간의 외반 및 내번 움직임이 존재한다. 이러한 움직임은 무릎이 완전 신전 상태에서는 최소한의 움직임이, 무릎이 느슨한 위치 상태에서는 가장 크게 나타난다.

슬대퇴관절(Patellofemoral Joint)

슬대퇴관절은 대퇴 원위부 슬개골 활차 전면과 슬개골 후면에 의해 형성된 변형된 평면 관절이다. 슬개골의 외측 관절면은 내측 면보다 넓다. 슬개골은 활주, 경사(tilt) 및 회전의 움직임을 가진다. 대퇴골을 따라 슬개골 관절면이 활주하거나 슬개골 후면을 따라 대퇴가 활주하면서 슬개골의 굴곡 및 신전 일어난다(열린 사슬 패턴 vs 닫힌 사슬 패턴)(**그림 11.7**). 경골이 자유롭게 움직(예: 축구 공을 걷어 차는 것)일 수 있는 열린 운동 사슬 움직임 패턴 동안, 슬개골은 대퇴 전면을 따라 활주한다. 그러나 닫힌 운동 사슬 움직임 패턴(예: 쭈그려 앉은 자세)에서 슬개골은 기본적으로 경골과 대퇴 사이에 연결되어 있기 때문에, 움직임은 대퇴 원위부가 고정된 슬개골을 따라 전방으로 활주한다.

슬개골은 또한 전두면에서 내외측으로 활주한다. 슬개골의 외측 활주 동안 슬개골의 외측 끝은 대퇴골 활차 외측쪽으로 가까이 움직이고, 내측 활주 시에는 슬개골의 내측 끝은 대퇴골 활차 내측 쪽으로 움직인다.

슬개골 경사는 횡단면의 수직축 주위에서 일어난다. 경사는 슬개골면의 움직이는 방향을 나타낸다. 슬개골이 내측으로 경사되면 내측 후면은 내측 대퇴골 활차에 가까이 움직이고, 외측으로 경사되면 슬개골의 외측 후면은 외측 활차 쪽으로 움직인다.

회전 또한 전두면에서 전후축 주위에서 일어난다. 슬개골 외회전은 슬개골 하극(inferior pole)이 정중선에서 외측으로 움직이고, 내회전은 슬개골 하극이 정중선

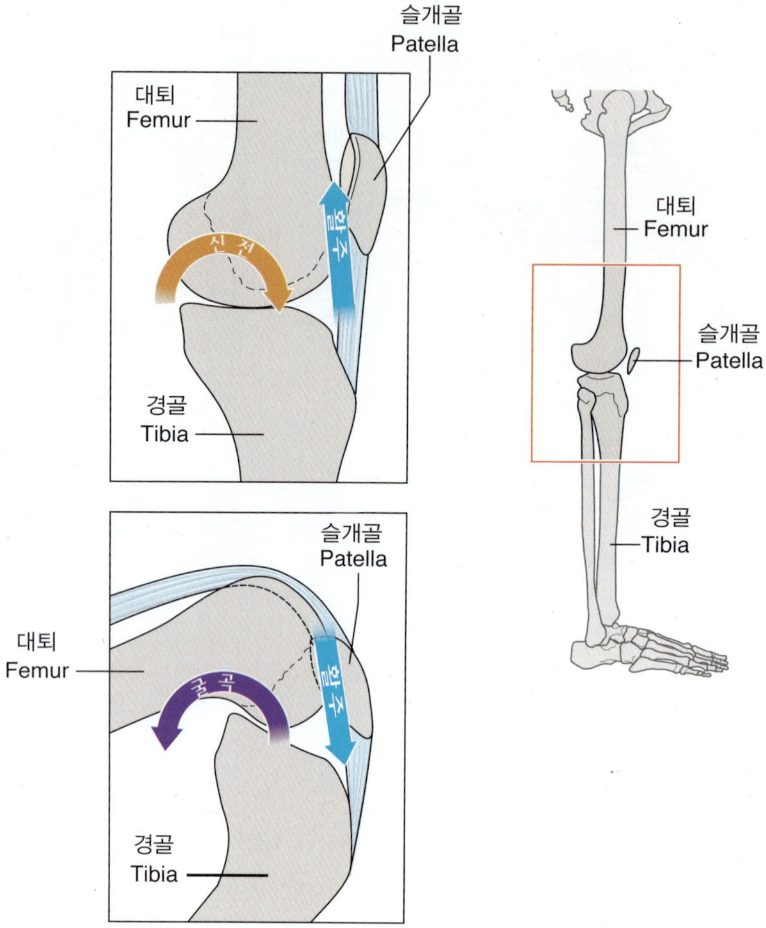

그림 11.7 열린 운동 사슬 움직임에서 무릎을 굴곡 및 신전하는 동안 슬개골은 대퇴를 가로질러 위치해 있다.

에서 내측으로 움직일 때 나타난다. 경사 또한 내외축을 따라 시상면에서 일어난다. 슬개골 기울기가 아래쪽 방향(후방)으로 경사되면, 하극은 경골 결절에 더 가까워진다. 슬개골이 위쪽 방향(전방)으로 경사되면 슬개골 하극은 위로 올라가게 된다.

임상 조언

무릎 전방의 외상성 손상 또는 수술 후 슬대퇴관절의 움직임이 극도로 제한될 수 있다. 이러한 움직임의 제한은 무릎 전방의 외과적 상처에 대한 개방형 수술 후에 특히 제한된다. 슬대퇴관절에 대한 관절 가동술은 무릎 신전의 완전 가동성을 얻기 위해 중요하다.

무릎 관절의 관절학

관절면	잠김 위치	안정 위치	관절낭 패턴	정상 ROM	끝느낌
경대퇴관절(Tibiofemoral)					
경골: 아래 **대퇴:** 위	완전 신전	무릎 30° 굴곡	굴곡>신전	0° ~ 150°	굴곡 = 부드러운 조직 신전 = 딱딱함
슬대퇴관절(Patellofemoral)					
슬개골: 후면 **대퇴:** 전면	무릎 완전굽힘	완전신전에서 5° 굴곡	관절낭 패턴이 없다.	위, 아래 **11 mm**	설명할 수 없음

신연 / Distraction

환자 자세: 치료 테이블 끝에 무릎을 편 상태로 앉는다. 보존적 치료기법이 필요하다면 경대퇴관절을 안정 위치에 놓는다. 치료사는 더 적극적인 기법 적용을 위해 범위를 조절할 수 있다.

치료사 자세: 환자의 무릎을 마주보고 환자의 발쪽에 앉거나 선다. 두 손은 경골 근위부의 내외측을 잡는다.

고정: 치료 테이블 위의 골반과 대퇴의 무게에 의해 고정한다.

가동술: 양손을 동시에 경골의 장축에 평행한 방향으로 경골을 원위로 신연시킨다.

치료 목표: 경대퇴관절의 전반적인 가동성 증가

참고: 이 기법은 무릎의 특정 움직임에는 도움이 되지 않지만, 전체적인 가동성 향상에 대해서는 훌륭한 가동술이다.

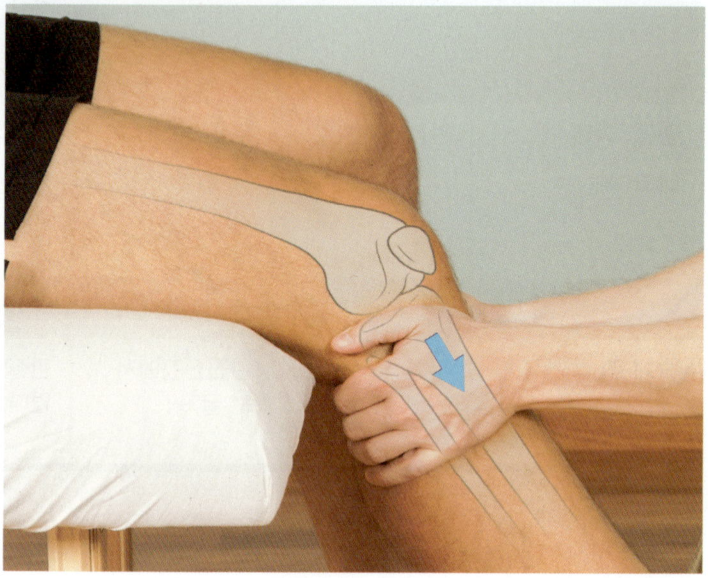

대퇴에 대한 경골의 후방 활주 / Dorsal Glide of Tibia on Femur

환자 자세: 보전적 치료나 적극적인 치료기법 적용 또는 치료사 선호도에 따라 바로 누운자세 또는 앉은 자세를 취한다.

치료사 자세: 환자의 무릎을 마주보고 환자의 발쪽에 앉는다.

고정: 환자가 누워 있다면 치료사의 근위부 손으로 대퇴를 지지하고, 환자가 테이블 끝에 앉아 있다면 가동술을 위해 근위부 손을 사용할 수 있다.

가동술: 배측 근위부 경골을 잡고 있는 도수교정 손으로 후방으로 경골을 활주한다.

치료 목표: 무릎 굴곡 가동성 증가

참고: 이 기법은 무릎 굴곡 가동범위를 증가시키기 위한 훌륭한 가동술이다. 치료사는 이 기법에 내회전을 추가하여 적용할 수 있다.

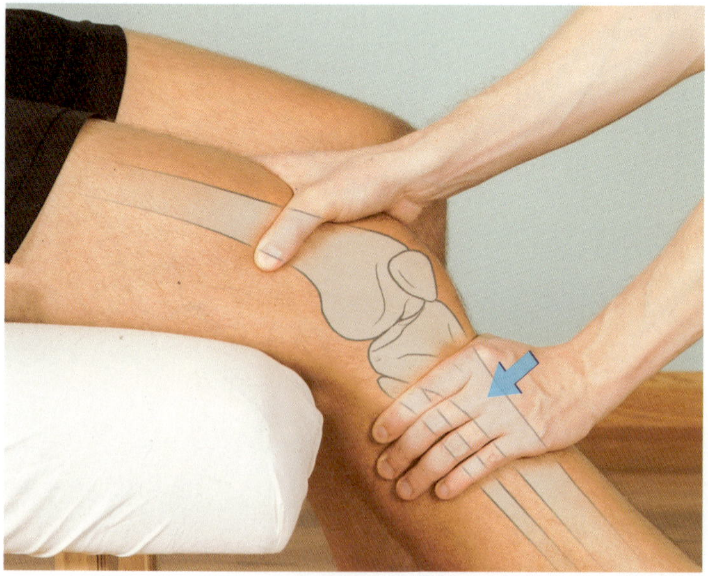

대퇴에 대한 경골의 전방 활주 1 / Ventral Glide of Tibia on Femur 1

환자 자세: 바로 누운 자세, 보전적 치료 기법을 적용한다면 무릎 위치는 안정 위치에 두고, 좀 더 강한 치료 기법을 적용한다면 관절가동범위 끝 범위에 위치시킨다.

치료사 자세: 환자 무릎 옆에 선다.

고정: 근위부 손은 대퇴를 잡고, 기법을 적용하는 원위부 손은 경골을 잡는다.

가동술: 기법을 적용하는 원위부 손으로 경골을 배측방향으로 활주시킨다. 무릎 굴곡 정도가 더 크다면, 양손을 배측 방향으로 활주하는데 사용할 수 있다.

치료 목표: 무릎 신전 가동성 증가

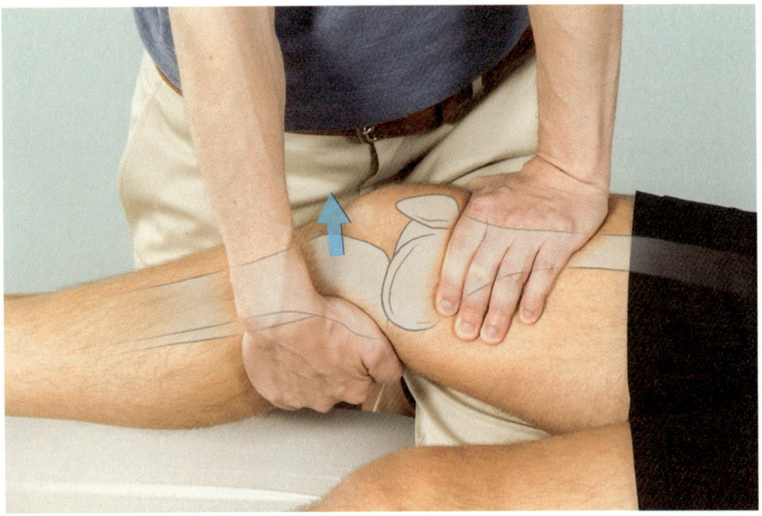

참고: 이 기법은 무릎 신전 가동범위를 증가시키기 위한 훌륭한 가동술이다. 경골에 외회전력을 추가하여 적용하면 이득이 될 수 있다.

대퇴에 대한 경골의 전방 활주 2 / Ventral Glide of Tibia on Femur 2

환자 자세: 바로 누운 자세, 무릎을 거의 완전 신전 상태에 위치시킨다.

치료사 자세: 환자 무릎 옆에 선다. 치료사는 한 손 또는 양손을 대퇴 전면 원위부 끝에 둔다.

고정: 경골 근위부 아래에 베개 또는 타월을 놓는다.

가동술: 대퇴를 후면 방향으로 활주시키면, 상대적으로 대퇴에 대해 경골이 전방 활주가 된다.

치료 목표: 무릎 신전 가동성을 증가시키기 위해 적용한다.

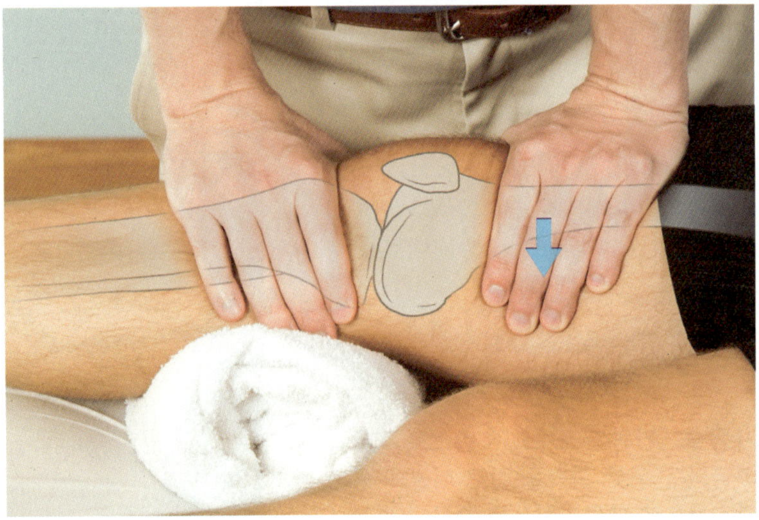

참고: 이 기법은 무릎 신전 가동범위를 증가시키기 위한 훌륭한 가동술이다. 이 기법은 경골의 압박이 어떤 이유로 금기될 때 훌륭한 치료 기법이다.

대퇴에 대한 경골의 전방 활주 3 / Ventral Glide of Tibia on Femur3

환자 자세: 무릎을 완전 신전한 상태에서 엎드린다. 타월이나 베개를 환자의 발이나 발목 전방에 놓는다.

치료사 자세: 환자 무릎 옆에 선다.

고정: 타월 위에 있는 원위부 다리를 손으로 고정한다. 대퇴는 체중에 의해 고정된다.

가동술: 경골 근위부 복측에 위치한 도수교정 손으로 경골을 전방 활주한다.

치료 목표: 무릎 신전 가동성 증가

참고: 이 기법은 치료 테이블로 지지하기 때문에 환자가 편안함을 느낄 수 있어 좋은 가동술이다.

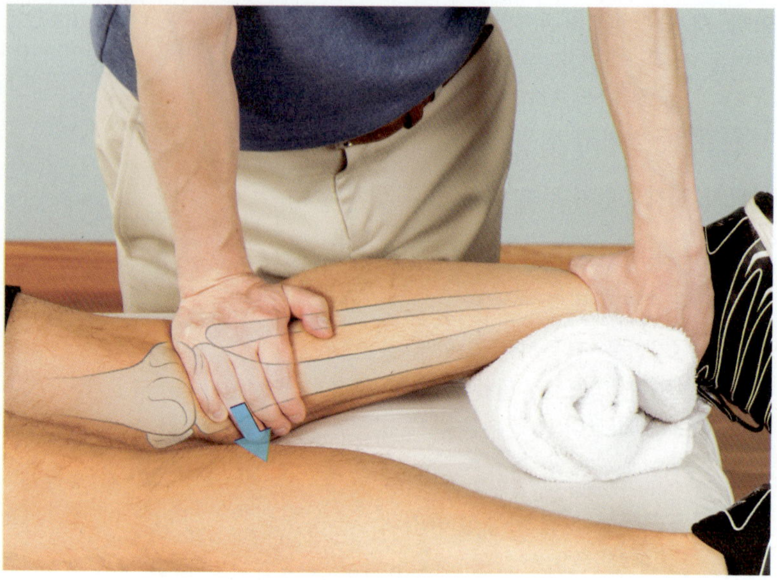

내측 활주 / Medial Glide

환자 자세: 보전적 치료 기법을 적용한다면 안정 위치, 좀 더 강한 치료 기법을 적용한다면 제한된 관절가동범위 끝범위에서 바로 눕거나 앉은 자세.

치료사 자세: 다리 옆에 서 있거나, 환자의 무릎 사이 테이블 끝에 앉는다. 환자의 하지는 치료사의 팔과 체간 사이로 고정된다.

고정: 근위부 손으로 대퇴 원위부 내측면을 잡아서 고정한다.

가동술: 원위부 도수교정 손으로 경골과 비골의 근위부 외측을 잡고 비골을 통해 간접적으로 내측방향으로 경골 근위부를 활주한다.

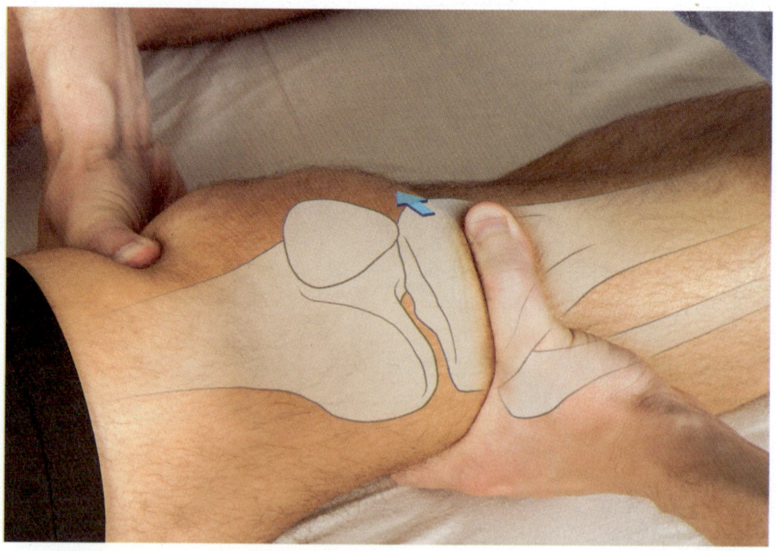

외측 활주 / Lateral Glide

환자 자세: 보전적 치료 기법을 적용한다면 안정 위치, 좀 더 강한 치료 기법을 적용한다면 제한된 관절가동범위 끝범위에서 바로 눕거나 앉은 자세.

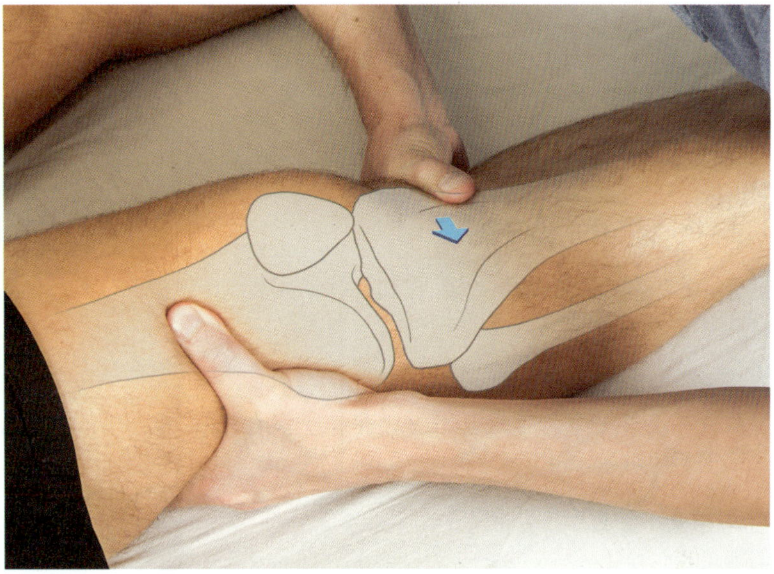

치료사 자세: 테이블 끝에 앉거나, 다리 옆에 선다. 환자의 하지는 치료사의 팔과 체간 사이로 고정된다.

고정: 근위부 손으로 대퇴 외측부를 잡고 고정한다.

가동술: 원위부 도수교정 손으로 경골의 근위부 내측을 잡고 외측방향으로 경골 근위부를 활주한다.

치료 목표: 전반적인 경대퇴관절의 가동성 증가.

내측 간격 / Medial Gap

환자 자세: 보전적 치료 기법을 적용한다면 안정 위치, 좀 더 강한 치료 기법을 적용한다면 제한된 관절가동범위 끝 범위에서 바로 눕거나 앉은 자세.

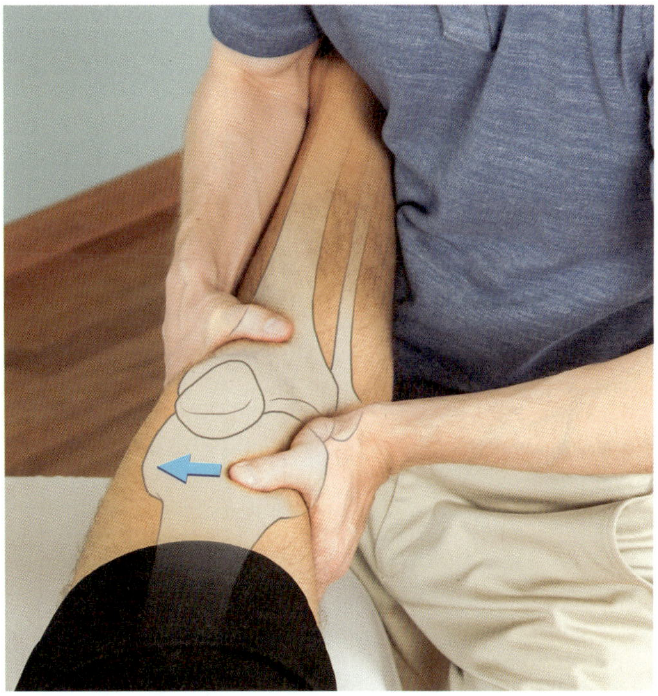

치료사 자세: 치료사의 팔과 체간 사이에 환자의 다리를 고정하고 환자의 무릎을 바라보고 발쪽의 치료 테이블에 앉는다.

고정: 원위부 손으로 하지 원위부를 지지하고, 체간으로 발과 발목을 고정한다.

가동술: 관절 내측면 간격이 벌어지도록 근위손으로 무릎의 관절선 외측면을 잡고 무릎을 내측으로 움직인다.

치료 목표: 전반적인 경대퇴관절의 가동성 증가.

외측 간격 / Lateral Gap

환자 자세: 보전적 치료 기법을 적용한다면 안정 위치, 좀 더 강한 치료 기법을 적용한다면 제한된 관절가동범위 끝 범위에서 바로 눕거나 앉은 자세.

치료사 자세: 치료사의 팔과 체간 사이에 환자의 다리를 고정하고 환자의 무릎을 바라보고 발쪽의 치료 테이블 가까이 선다.

고정: 원위부 손으로 하지 원위부 외측면을 지지하고, 체간으로 발과 발목을 고정한다.

가동술: 관절 외측면 간격이 벌어지도록 근위부 손으로 무릎의 관절선 내측면을 잡고 무릎을 외측으로 움직인다.

치료 목표: 전반적인 경대퇴관절의 가동성 증가

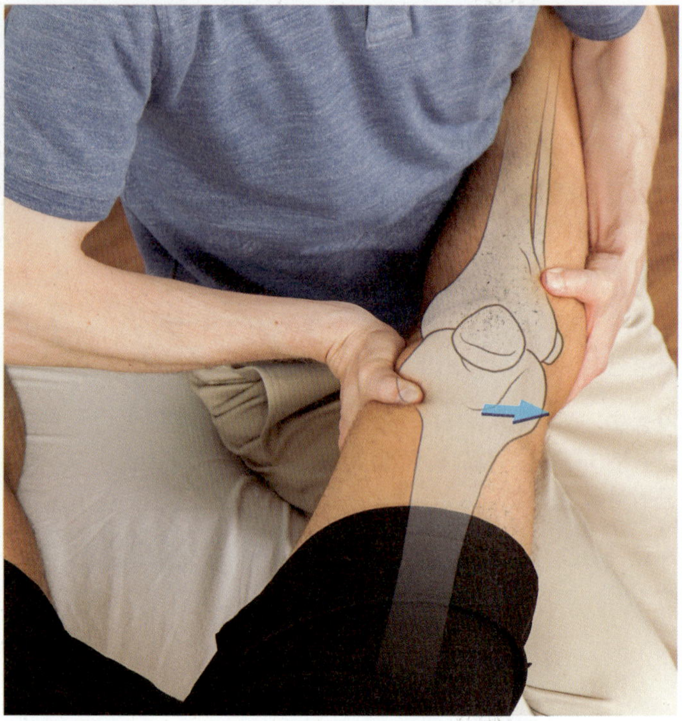

PFJ 머리측 활주 / Cranial Glide

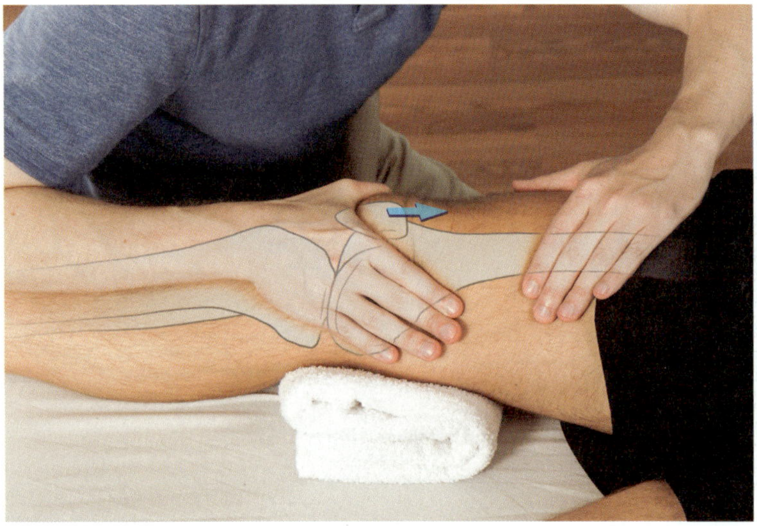

환자 자세: 약간 무릎을 구부린 상태에서 무릎 아래에 타월을 놓고 바로 누운 자세.

치료사 자세: 슬대퇴관절을 마주한 채 무릎 옆에 앉는다.

고정: 머리쪽 손으로 대퇴를 고정한다.

가동술: 슬개골 아래면을 원위부 손의 갈퀴막 공간(web space)에 위치시킨다. 전완이 경골에 따라 위치해 있는지 확인한다. 도수교정 하는 손으로 슬개골을 머리쪽으로 활주한다.

치료 목표: 무릎 신전 가동성 증가

참고: 슬대퇴관절에 대해 평행하지 않은 면에 대한 가동술은 슬개하 지방 패드 압박하여 염증을 일으킬 수 있다.

PFJ 꼬리측 활주 / Caudal Glide

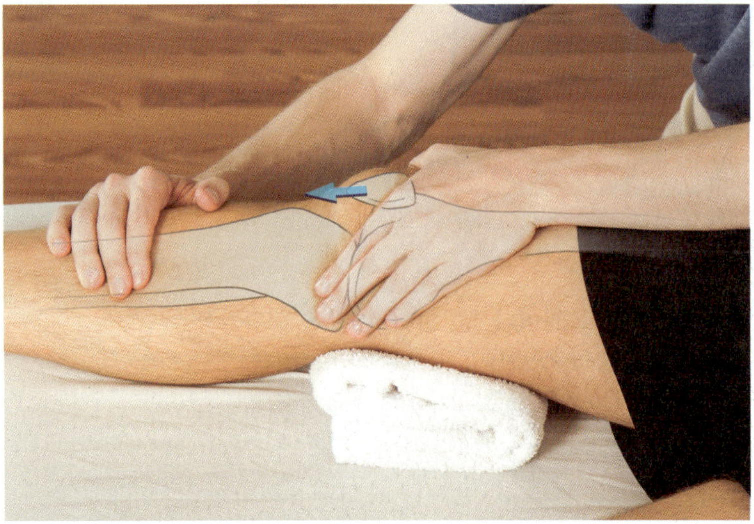

환자 자세: 약간 무릎을 구부린 상태에서 무릎 아래에 타월을 놓고 바로 누운 자세.

치료사 자세: 슬대퇴관절 원위부 방향을 마주한 채 환자의 고관절 옆에 선다.

고정: 꼬리쪽 손으로 하지를 고정한다.

가동술: 슬개골 윗면을 근위부 손의 갈퀴막 공간(web space)에 위치시킨다. 전완이 대퇴에 따라 위치해 있는지 확인한다. 대퇴에 슬개골이 압박하지 않도록 도수교정하는 손으로 슬개골을 꼬리쪽으로 활주한다.

치료 목표: 무릎 굴곡 가동성 증가

참고: 슬대퇴관절에 대해 평행하지 않은 면에 대한 가동술은 상 관절낭을 압박하여 염증을 일으킬 수 있다.

PFJ 내측 활주 / PFJ Medial Glide

환자 자세: 약간 무릎을 구부린 상태에서 무릎 아래에 타월을 놓고 바로 누운 자세

치료사 자세: 손상된 슬대퇴관절을 마주한 채 환자의 무릎 옆에 앉는다. 슬개골 외측면에 양 손 엄지나 한손의 손바닥 끝을 위치시킨다.

고정: 회전을 방지하기 위해 자유로운 손이나 손가락으로 하지를 고정한다.

가동술: 손바닥 끝이나 양 손의 엄지로 내측방향으로 슬개골을 활주한다.

치료 목표: 외측의 천층 지대를 신장하여 전반적인 슬대퇴관절 가동성 증가

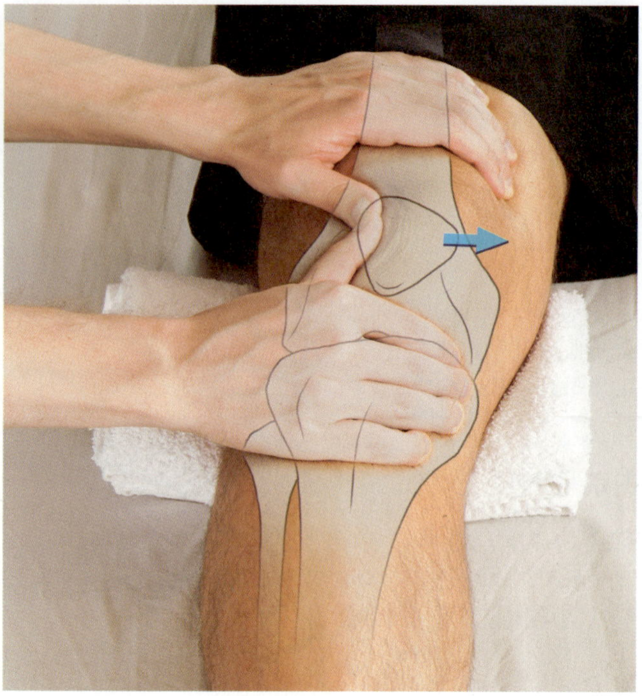

PFJ 외측 활주 / PFJ Lateral Glide

환자 자세: 약간 무릎을 구부린 상태에서 무릎 아래에 타월을 놓고 바로 누운 자세.

치료사 자세: 손상된 슬대퇴관절을 마주한 채 환자의 무릎 옆에 앉는다. 슬개골 내측면에 양 손 엄지나 한손의 손바닥 끝을 위치시킨다.

고정: 회전을 방지하기 위해 자유로운 손이나 손가락으로 하지를 고정한다.

가동술: 손바닥 끝이나 양 손의 엄지로 외측방향으로 슬개골을 활주한다.

치료 목표: 내측의 천층 지대를 신장하여 전반적인 슬대퇴관절 가동성 증가

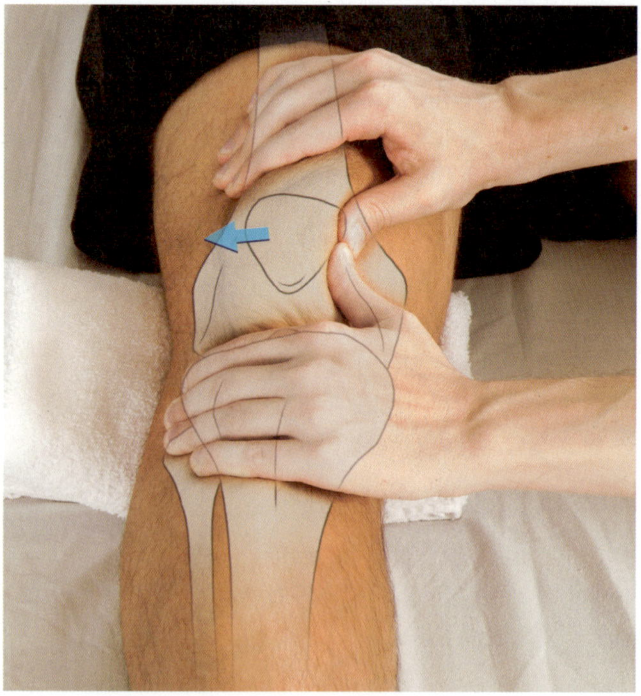

PFJ 내측 경사 / PFJ Medial Tilt

환자 자세: 무릎을 완전 신전한 상태에서 바로 누운 자세

치료사 자세: 손상된 슬대퇴관절을 마주한 채 환자의 무릎 옆에 앉는다. 슬개골 외측면 아래에 양 손 엄지를 위치시킨다.

고정: 슬개골이 내측으로 미끄러지는 것을 방지하기 위해 검지로 고정한다.

가동술: 엄지로 슬개골을 내측방향으로 경사시킨다.

치료 목표: 외측의 심부 지대를 신장하여 전반적인 슬대퇴관절 가동성 증가

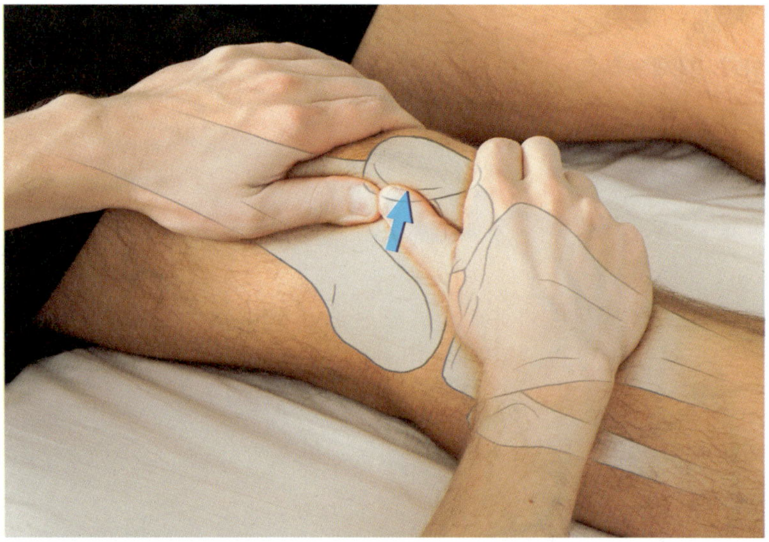

PFJ 외측 경사 / PFJ Lateral Tilt

환자 자세: 무릎을 완전 신전한 상태에서 바로 누운 자세

치료사 자세: 손상된 슬대퇴관절을 마주한 채 환자의 무릎 옆에 앉는다. 슬개골 외측면 아래에 양 손 엄지를 위치시킨다.

고정: 슬개골이 외측으로 미끄러지는 것을 방지하기 위해 검지로 고정한다.

가동술: 엄지로 슬개골을 외측방향으로 경사시킨다.

치료 목표: 내측의 심부 지대를 신장하여 전반적인 슬대퇴관절 가동성 증가

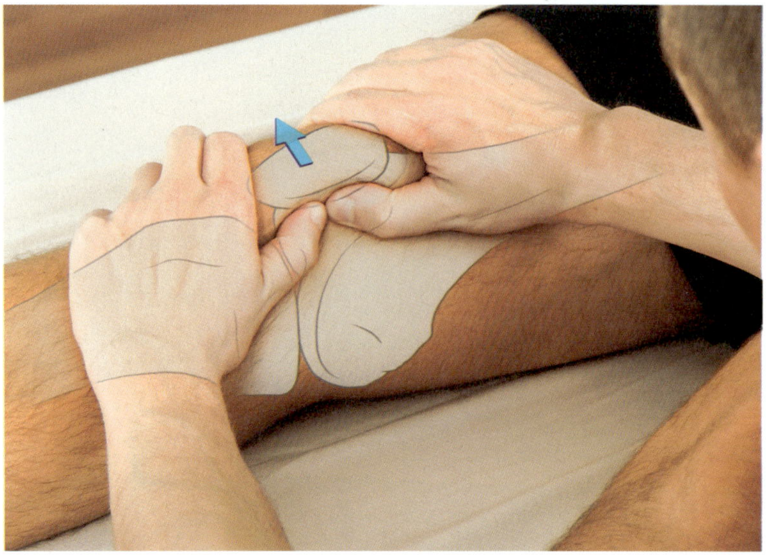

근위 경비관절 후방 활주
/ Proximal Tibiofibular Joint Posterior Glide

환자 자세: 무릎을 약간 굴곡한 상태에서 바로 누운 자세

치료사 자세: 평가할 쪽을 마주한 채 선다.

고정: 치료사는 손으로 경골 근위부 내측을 고정한다.

가동술: 치료사는 평가하는 손의 끝으로 비골두의 전면을 잡고 관절면에 따라 비골을 후방 활주한다.

치료 목표: 비골의 근위부의 배측 위치 결함 조절

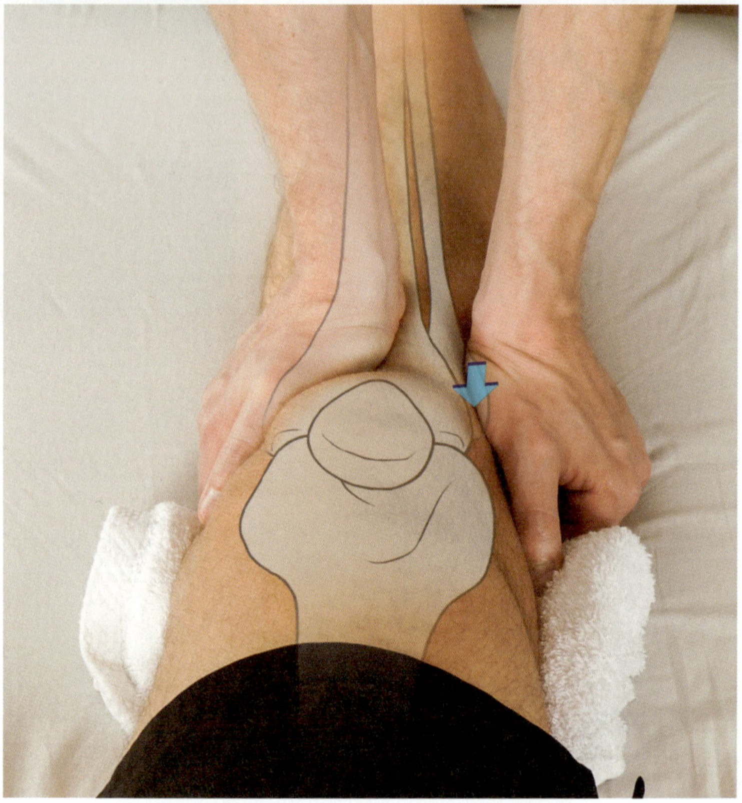

근위 경비관절 전방 활주
/ Proximal Tibiofibular Joint Anterior Glide

환자 자세: 무릎을 약간 굴곡한 상태에서 엎드린 자세

치료사 자세: 평가할 쪽에 선다.

고정: 치료사는 손으로 경골 근위부 내측을 고정한다.

가동술: 치료사는 손끝으로 비골두의 후면을 잡고 관절면에 따라 비골을 전방 활주한다.

치료 목표: 비골의 근위부의 복측 위치 결함 (positonal fault) 조절

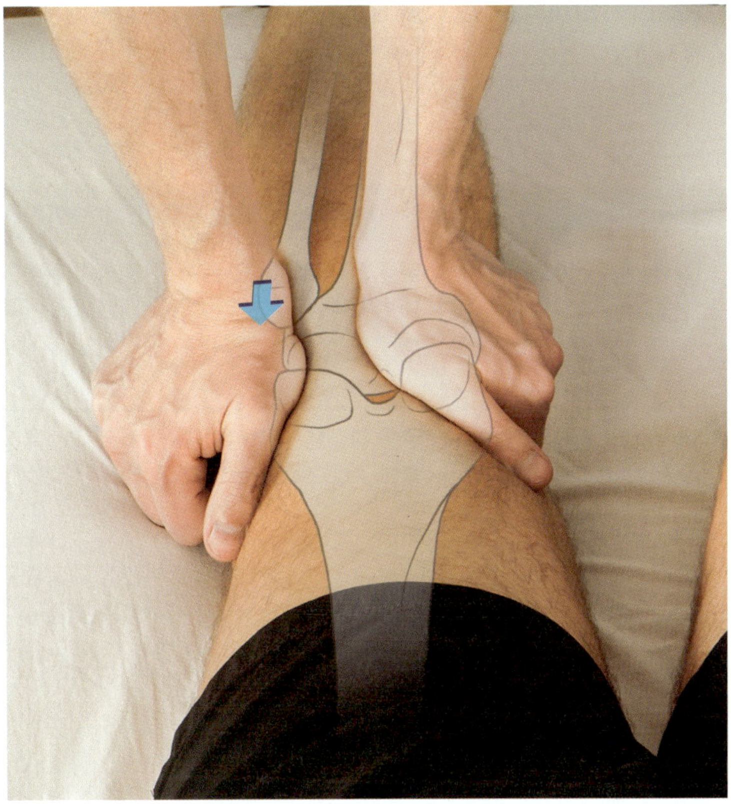

다양한 무릎 관절 병변의 도수치료에 대한 근거

연구	환자	중재와 비교 (있을 경우)	결과
전방십자인대 재건술에 대한 가동술 또는 추력과 비추력 가동술의 활용: C 등급			
Hunt 등, 2010 (**Level 3**)	**ACL** 재건술 후 무릎 신전 관절가동범위 제한을 가진 **12**명 환자	**ACL** 재건술 후 무릎 신전 제한이 있는 환자들을 대상으로 경대퇴관절에 대한 전방 활주의 단일 연구	경대퇴관절에 대한 전방 활주에 대한 단일 연구에서 무릎 신전 제한이 있는 환자들은 최대로 무릎 신전이 증가되었다.
무릎 골관절염에 대한 도수교정 또는 추력과 비추력 가동술의 활용: C 등급			
Deyle 등, 2005 (**Level 1**)	무릎 골관절염이 있는 **154**명 대상	관절 가동술 및 개별 도수치료로 구성된 가정 치료와 클리닉 치료의 비교	무릎 관절 가동술로 구성된 임상치료군은 자율치료군 보다 **WOMAC** 점수에서 **2**배가 높았다.
Silvernail 등, 2011 (**Level 3**)	무릎 관절염 증상이 있는 **20**명 대상	치료사는 특징적인 힘과 빈도에 맞쳐진 압력을 기반으로 **2**단계 (**3**등급과 **4**등급) 관절 가동술을 적용하였다. 신뢰도 또한 측정하였다.	신전에 대한 **3**등급에 대한 힘 측정은 **45.74 N**, 굴곡 **39.61 N**, 내외측 활주 **20.34 N**, 하방 활주는 **18.35 N** 이었다. 신전에 대한 **4**등급 힘 측정은 **57.76N**, 굴곡 **47.68N**, 내외측 활주 **23.36N**, 하방 활주 **18.35N**이었다. 거의 모든 측정에서 **ICCs 0.90** 보다 높았다.
Deyle 등, 2012 (**Level 3**)	무릎 골관절염이 있는 **120**명 환자	실패한 예측 변수를 결정하기 위해 표준화된 검사 양식에서 추출된 자료	슬개대퇴통증, 전방십자인대 이완, **CPR**과 비교하여 크기 > **1.71 m**. 최소 양성반응이 **2**개가 나온 환자들은 이 치료에서 **88%**가 실패가 나오는 것으로 사후검사에서 나타났다.
Abbott 등, 2013 (**Level 1**)	고관절 또는 슬관절 골관절염이 있는 **206**명 환자	무작위 배정 (**1**) 도수치료 (**2**) 다양한 운동 (**3**) 운동과 도수치료 결합 (**4**) 치료를 하지 않음	도수치료는 **1**년 동안 지속된 일반치료보다 이점을 주었다.

ROM = range of motion; ACL = anterior cruciate ligament; WOMAC = Western Ontario and McMaster Universities Arthritis Index; N = Newtons; CPR = clinical prediction rule

12

발목관절

ANKLE JOINT

학습 목표(Learning Objectives)

이 장을 완료하면 다음을 수행할 수 있다:

- 발목관절 복합체의 뼈와 물렁조직의 해부학적 구조에 대하여 설명할 수 있다.
- 발목관절의 관절 운동을 설명할 수 있다.
- 발목관절 가동술 기법에 대한 적절한 자세, 움직임 및 목적을 설명할 수 있다.
- 발목관절 가동술 기법을 뒷받침하는 근거를 확인할 수 있다.

발목관절 복합체는 안정된 인대결합에 의해 원위경비관절(distal tibiofibular joint, 먼쪽정강종아리관절)과 비교적 단순한 족관절(talocrural joint, 발목관절)로 구성되어 있다. 이 관절에서의 움직임은 걷기, 달리기, 뛰기와 같은 기능적 활동에 필수적이다. 이 발목관절 복합체의 움직임이 제한되면 무릎관절 위쪽이나 거골하관절(subtalar joint, 목말밑관절) 아래쪽에서 보상하게 된다.

발목 염좌(ankle sprain, 발목 삠)는 아래 다리에서 가장 흔한 손상 중의 하나이다. 부적절한 치료 및 재활은 잔류 증상, 재발성 발목 손상, 결과적으로 만성 발목 불안정성을 유발할 수 있다. 발목 역학을 정상으로 회복시키기 위해서는 잘못된 관절 운동에 대한 평가와 치료가 중요하다.

해부학(Anatomy)

발목관절 복합체는 원위경비관절과 족관절로 구성되어 있다. 이러한 관절들은 지면반발력(ground reaction forces)을 흡수하고 분산시키는 데 중요하다. 또한 발에서 다리로 에너지를 전달하는 데 도움을 준다.

원위경비관절(Distal Tibiofibular Joint)

원위경비관절은 원위 경골과 비골로 구성되며 거골(talus) 위에 "지붕"을 형성한다(**그림 12.1**). 이 관절은 부동인대결합(synarthrodial syndesmosis)으로 분류되며 발목관절의 안정성을 높인다. 경골과 비골의 표면은 평평한 타원형의 면으로 연골로 덮여 있으며 관절낭과 전경비인대(anterior tibiofibular ligament) 및 후경비인대(posterior tibiofibular ligament)에 의해 연결되어 있다. 추가적으로 하퇴골간경비인대(crural interosseous tibiofibular ligament)는 경골과 비골을 연결하고 골간막(interosseous membrane)과 연속되어 있다. 이러한 연부조직 구조는 경골과 비골 사이의 중요한 결합을 구성하고 발목관절의 장붓구멍(mortise)에 안정성을 제공한다.

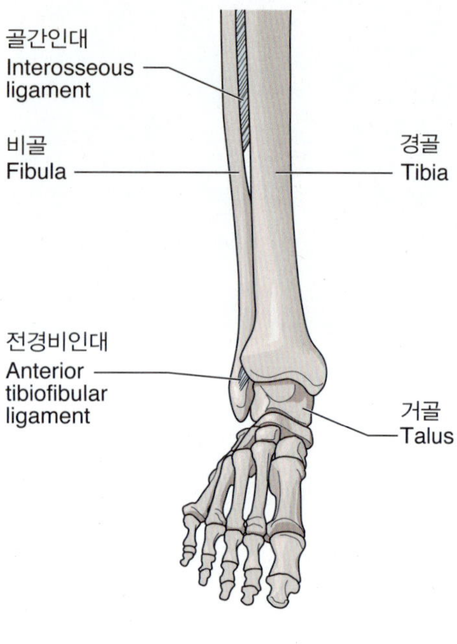

그림 12.1 **원위경비관절**

족관절(Talocrural Joint)

족관절은 원위 경골(경골 천장, tibial plafond)과 비골(내측/외측 복사)과 거골의 활차(trochlea)로 구성된 진성 "발목"관절이다.

이 관절은 일축성 경첩관절(hinge joint)로 분류된다. 오목한 원위경비관절은 볼록한 거골 지붕(talar dome)으로 연결된다. 관절의 안정성은 내측(삼각인대)와 외측(전경비인대; 후경비인대; 종비인대)에 의해 제공된다(**그림 12.2**). 삼각인대는 두 개의 층(표면와 심부)으로 이루어져 있다. 표면층은 경주인대(tibionavicular ligament), 경종인대(tibiocalcaneal ligament)와 후경거인대(posterior tibiotalar ligament)로 구성된다. 경주인대는 내측 복사에서 주상골 및 용수철인대(spring ligament)로 이어진다. 경종인대는 내측 복사에서 거골받침돌기(sustentaculum tali)까지 이어진다. 후경거인대는 내측 복사에서 후방 거골돌기(talus process)에 붙어있다. 심부층은 전경거인대이며, 이는 내측 복사에서 주상골로 연결된다. 강한 삼각인대는 내측 발목을 안정화시키고 과도한 외번(eversion), 외회전(external rotation) 및 저측굴곡(plantarflexion)을 방지한다. 전경비인대와 후경비인대는 족관절을 지지한다. 전방인대는 족저굴곡에서 더 큰 장력을 받는다. 종비인대는 족관절 및 거골하관절(subtalar joint) 모두에 안정성을 제공하는 중요한 역할을 한다. 종비인대는 배측굴곡(dorsiflexion)에서 더 큰 장력을 받는다.

뒤쪽 관절은 아킬레스건(achilles tendon)으로 덮여있다(**그림 12.3**). 아킬레스건은 인체에서 가장 강한 힘줄이며 달리기와 점프 중에 몸을 앞으로 밀어내는 탁월한 반동 능력을 제공한다. 또한 족관절의 뻣뻣함(tighness)은 아킬레스건염(achilles tendinitis)를 유발할 수 있다고 하였다(Irwin, 2014).

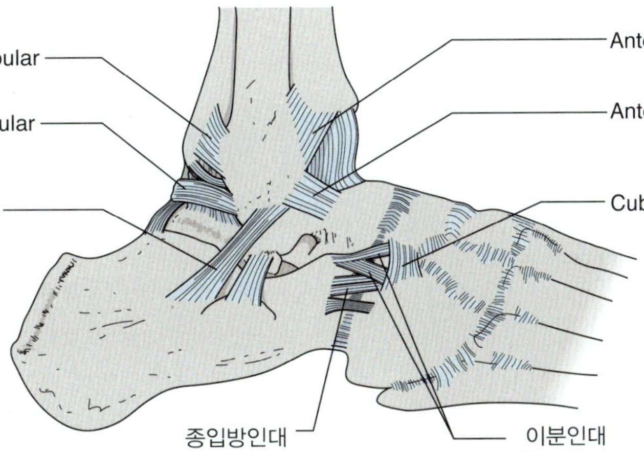

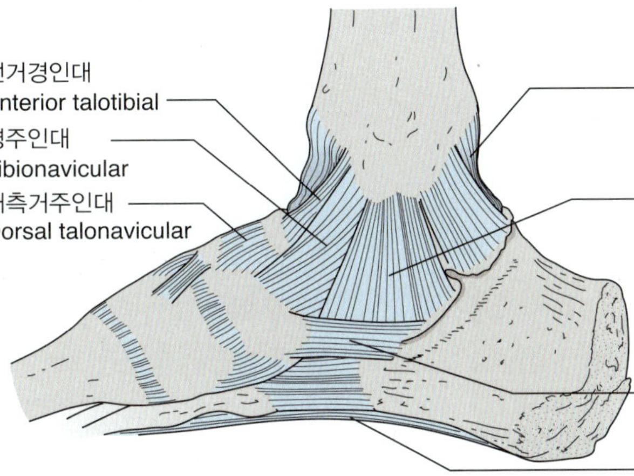

그림 12.2 족관절의 인대

임상 조언

높은 발목 염좌는 골간막(인대결합, syndesmosis) 및 전경비인대의 손상으로 발이 배측굴곡되고 외번(eversion)되는 동안 경골이 내측으로 비틀림되면서 이차적으로 발생한다. 이러한 유형의 염좌는 축구와 같은 운동에서 보다 일반적으로 발생한다. 이러한 유형의 염좌를 치료는 걷기와 같은 체중부하 활동 중에 손상 구조물에 가해지는 스트레스로 인해 까다롭다(Hoch and McKeon, 2010).

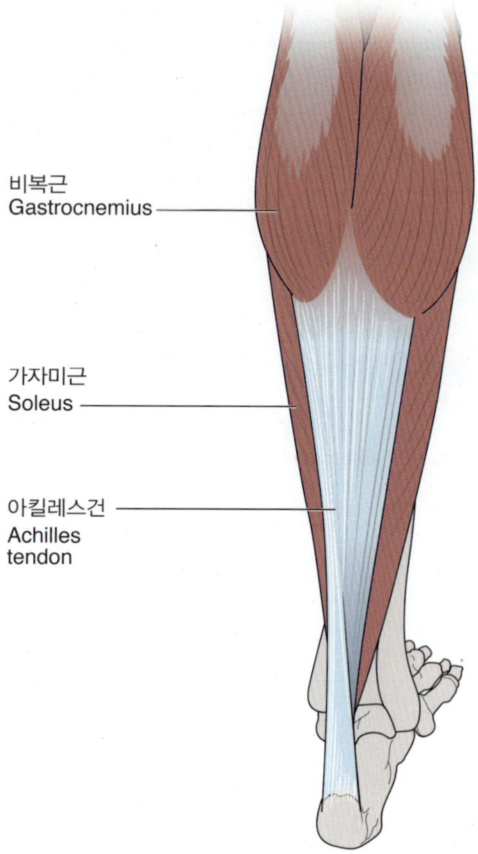

그림 12.3 아킬레스건

관절 운동학(Joint Kinematics)

원위경비관절과 족관절의 관절운동학은 매우 간단하다. 이 두 관절은 족관절의 움직임이 원위경비관절에서 결합운동을 동반하면서 동시에 작용한다. 임상의는 발목 움직임을 평가할 때 이 두 관절을 모두 검사해야 한다.

원위경비관절 (Distal Tibiofibular Joint)

관절의 특성 때문에 원위경비관절은 움직임이 거의 없다. 거골은 후방보다 전방이 넓기 때문에 배측굴곡으로 약간의 장붓구멍 분리(1~3mm)가 발생한다. 비골은 외회전(2°-3°)하고, 장붓구멍에서 거골이 움직일 수 있도록 근위(상, superior)로 활주(glides)가 일어난다. 저측굴곡 동안, 비골은 내회전하여 장붓구멍을 좁히고, 그에 따라 거골이 장붓구멍 밖으로 이동한다. 족관절 및 거골하관절에서 체중부하 운동은 경골의 운동에 영향을 미친다. 회내와 배측굴곡은 내회전을 동반한다.

족관절(Talocrural Joint)

족관절은 내측에서 외측 축을 중심으로 시상면에서 주로 움직임이 발생한다. 즉, 족관절의 축은 양쪽 내측과 외측 복사의 원위에 있다. 가로면에서 축은 내측 축에서 외측 축으로 약 10° ~20° 편위되어 있다(그림 12.4).

열린 사슬에서 배측굴곡은 거골이 전방으로 구르고 후방으로 활주하며 장붓구멍으로 이동할 때 경골은 외전된다(그림 12.5). 배측굴곡 동안, 종비인대와 후방 관절낭은 팽팽해진다. 저측굴곡 움직임은 배측굴곡과 반대이며, 거골을 후방으로 구르고 전방으로 활주한다. 전거비인대, 경주인대 및 전방 관절낭은 저측굴곡 시에 팽팽해진다.

체중부하에서 배측굴곡의 관절운동학은 비체중부하와 비슷하지만 움직임이 더 드라마틱하고 일반적으로 근위분절에 의해 설명된다. 체중부하에서 배측굴곡 시 원위경골과 비골은 상대적으로 고정된 거골에서 전방으로 활주한다. 이러한 움직임은 거골위의 경골에서 더 두드러져 경골의 내회전을 초래한다(그림 12.6). 체중부하에서 저측굴곡은 발뒤꿈치 드는 운동에서 유발한다. 체중부하에서 저측굴곡 동안 비골은 거골 위에서 경골보다 더 두드러지게 후방으로 활주하여 경골의 외회전을 일으키고, 거골은 전방과 외측으로 활주한다.

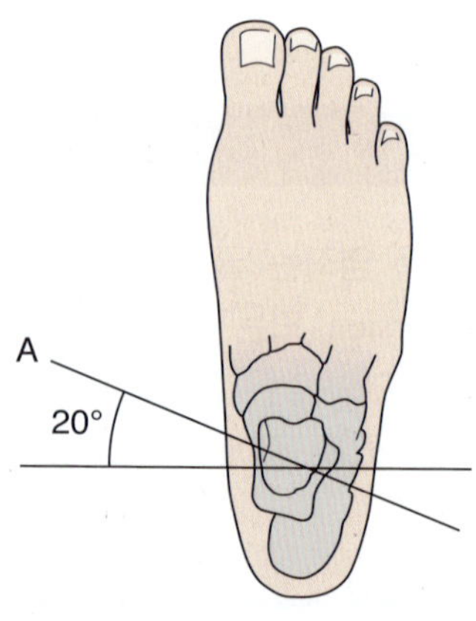

그림 12.4 족관절의 축

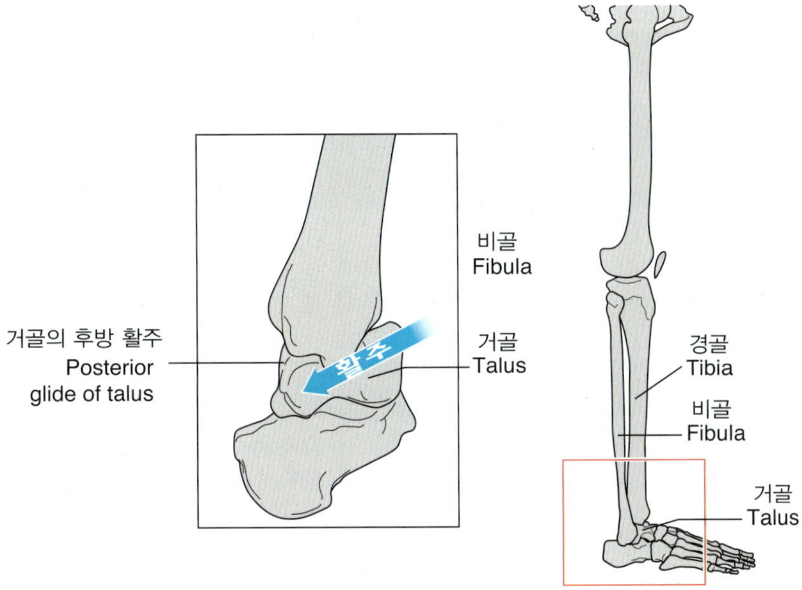

그림 12.5 배측굴곡의 열린사슬 관절운동학

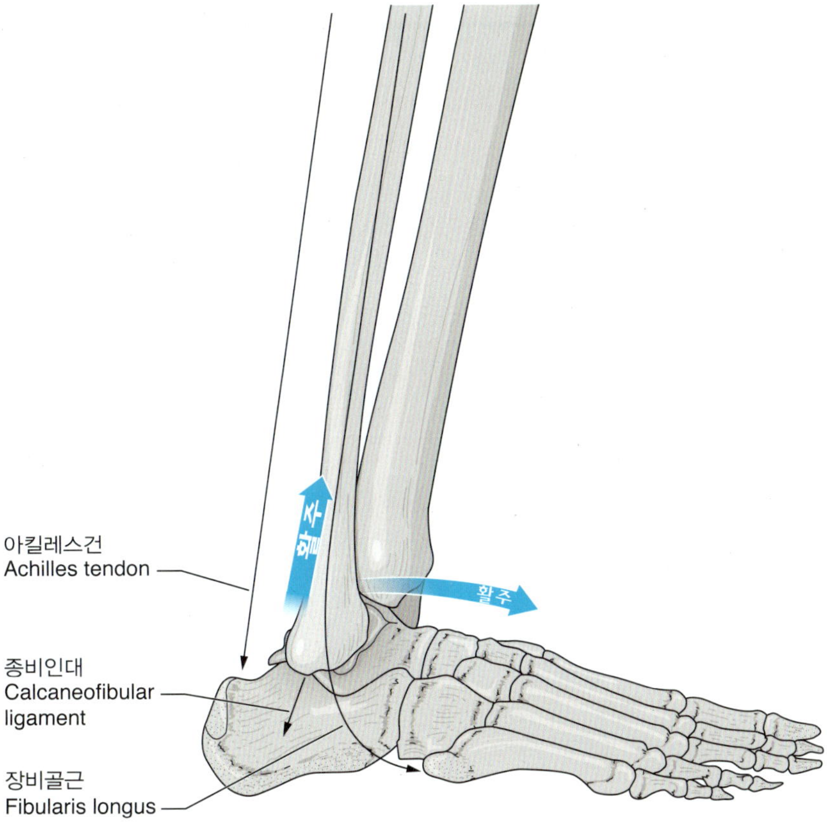

그림 12.6 배측굴곡의 닫힌사슬 운동학. 체중부하에서의 배측굴곡은 고정된 거골의 전방으로 경골과 비골이 움직인다. 비골은 상방 활주와 내회전을 한다.

발목관절 운동학

관절면	잠김 위치	안정 위치	관절낭 패턴	정상 ROM	끝느낌
원위경비관절(Distal tibiofibular joint)					
비골의 아래끝은 볼록, 원위 경골의 비골절흔은 오목	해당 사항 없음	해당 사항 없음	관절에 스트레스를 줄 때 통증	능동 **ROM** 없음	해당 사항 없음
족관절(Talocrural joint)					
열린운동사슬(OKC) 움직이는 표면은 거골(볼록), 고정된 표면은 원위 경골과 비골(오목) **닫힌운동사슬(CKC)** 움직이는 표면은 원위 경골과 비골(오목), 고정된 표면은 거골(볼록)	최대 배측굴곡	저측굴곡 **10°**, 내번과 외번의 중간	저측굴곡은 배측굴곡보다 더 제한	배측굴곡**: 20°** 저측굴곡**: 50°**	배측굴곡 및 저측굴곡을 위한 단단함; 거골의 후부 결절이 경골에 닿으면 저측굴곡이 힘들 수 있다.

열린운동사슬(OKC = open kinetic chain); 닫힌운동사슬(CKC = closed kinetic chain)

전방 활주 / Anterior Glide

환자 자세: 치료 테이블 위에 발의 내측 모서리를 대고 옆으로 눕는다.

치료사 자세: 치료할 발뒤꿈치를 마주보고 환자의 뒤에 선다.

고정: 치료사의 머리쪽 손으로 원위 경골을 고정시킨다.

가동술: 치료사의 엄지손가락은 원위 비골의 후방 선반(shelf)을 따라 댄다. 치료사는 원위 비골에 전방으로 향하는 힘을 가한다. (치료사의 재량에 따라 엄지손가락 대신 무지구[thenar eminence]를 사용할 수 있다.)

치료 목표: 족관절의 제한된 움직임을 개선

참고: 이 기법은 엎드린 자세에서 비골의 고정과 경골의 활주를 환자에게 수행할 수도 있다.

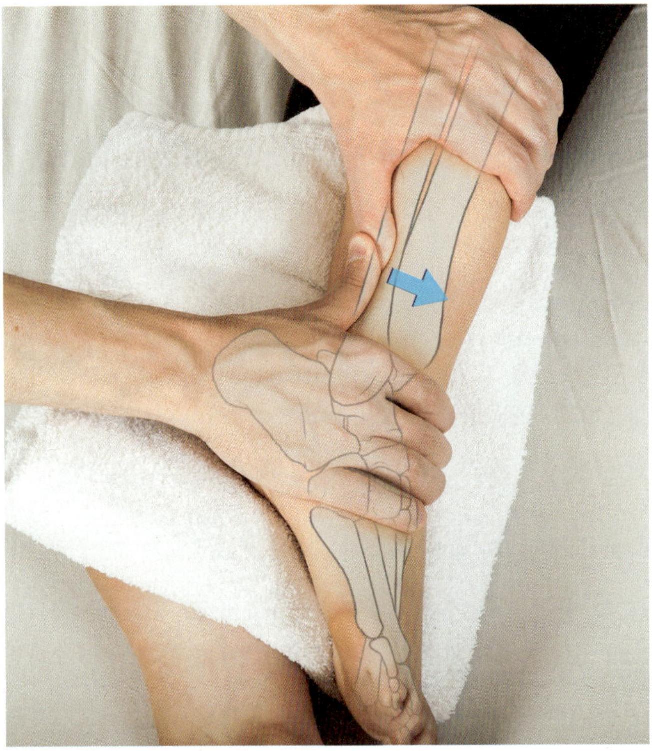

후방 활주 / Posterior Glide

환자 자세: 치료 테이블 위에 발을 열린 위치로 하고, 바로 눕는다.

치료사 자세: 환자의 발을 마주보고 치료 테이블의 발쪽에 선다.

고정: 치료사의 내측 손(inside hand)으로 치료 테이블에 대해 원위 경골을 고정시킨다.

가동술: 치료사는 원위 비골에 외측 손으로 무지구를 사용하여 후방으로 힘을 가한다.

치료 목표: 족관절의 제한과 관련된 움직임을 개선

참고: 이 기법은 옆으로 누운 자세에서 비골의 고정과 경골의 활주를 환자에게 수행할 수도 있다.

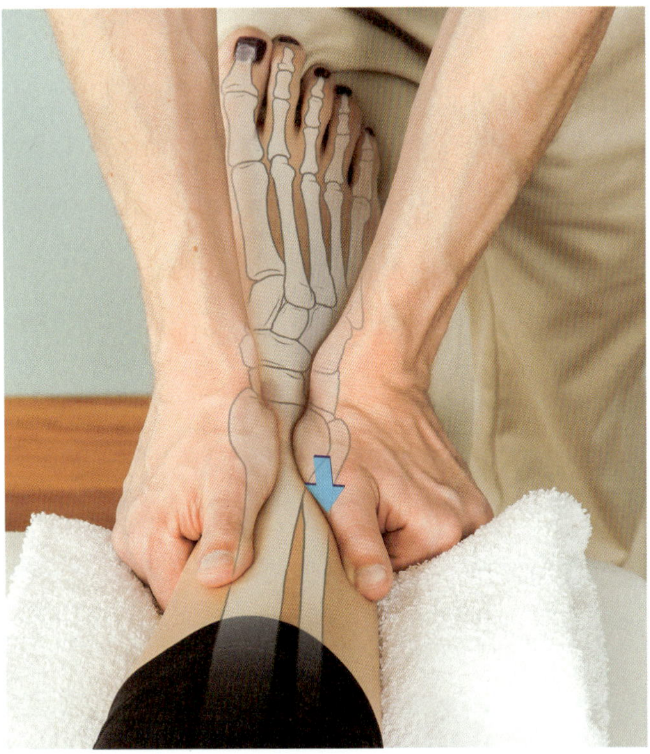

체중부하에서 비골의 전방 활주 / Weight-Bearing Anterior Glide of the Fibula

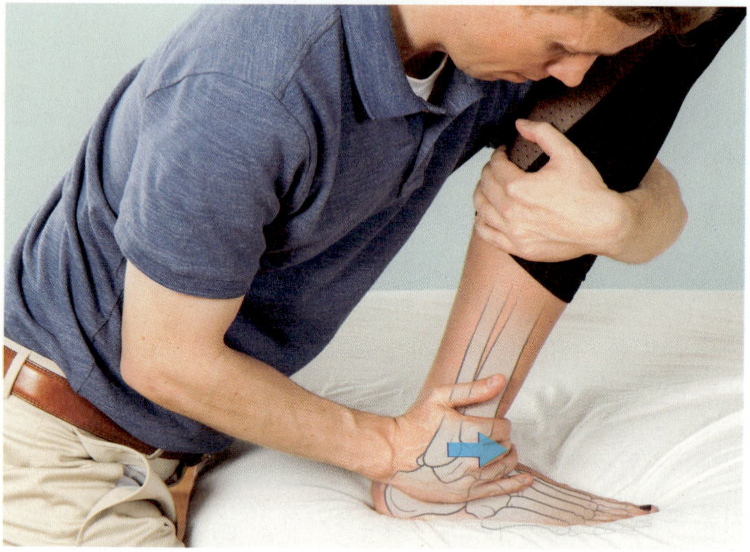

환자 자세: 지지면을 넓히기 위해 치료하지 않는 다리를 앞으로 하고 치료 테이블 위에 선다.

치료사 자세: 바닥에서 환자의 뒤에 선다.

고정: 치료사는 비가동손으로 다리 전체를 감싸고 종아리 뒤쪽을 잡는다.

가동술: 치료사의 가동손은 원위 비골을 잡는다. 이 손으로 비골에 전방 활주를 적용한다. 활주가 끝 범위에 도달하면 약간의 내회전이 아래 다리에서 나타난다.

치료 목표: 족관절의 외측 관절낭에서 가동성을 개선, 배측굴곡이 동반되면서 아래 다리의 내회전을 개선.

참고: 발의 내측 아래에 가동쐐기(mobilization wedge)를 사용할 수도 있다.

비골의 상방 활주 / Superior Glide of Fibula

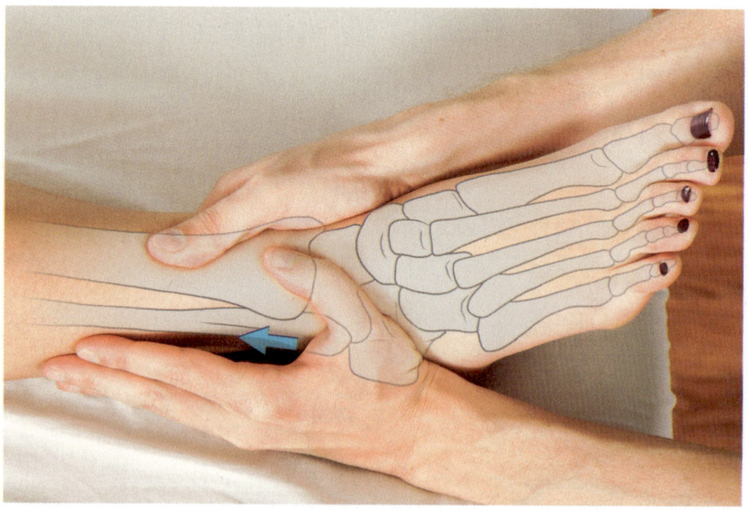

환자 자세: 치료 테이블 위에 발을 이완시키고 바로 눕는다.

치료사 자세: 환자를 마주보고 치료 테이블의 발쪽에 앉는다.

고정: 치료사의 비가동손으로 견고하게 원위 경골을 잡는다. 치료 테이블 위에 환자의 다리로 추가적으로 고정한다.

가동술: 치료사는 환자의 원위 비골 아래에 무지구를 사용하여 잡는다. 종아리에 상방으로 힘을 적용한다.

치료 목표: 비골의 상방 활주를 통해 족관절의 완전한 족저굴곡을 개선.

참고: 쎄러밴드와 같은 도구를 사용하여 접촉한 손이 미끄러지는 것을 방지할 수 있다.

비골의 하방 활주 / Inferior Glide of Fibula

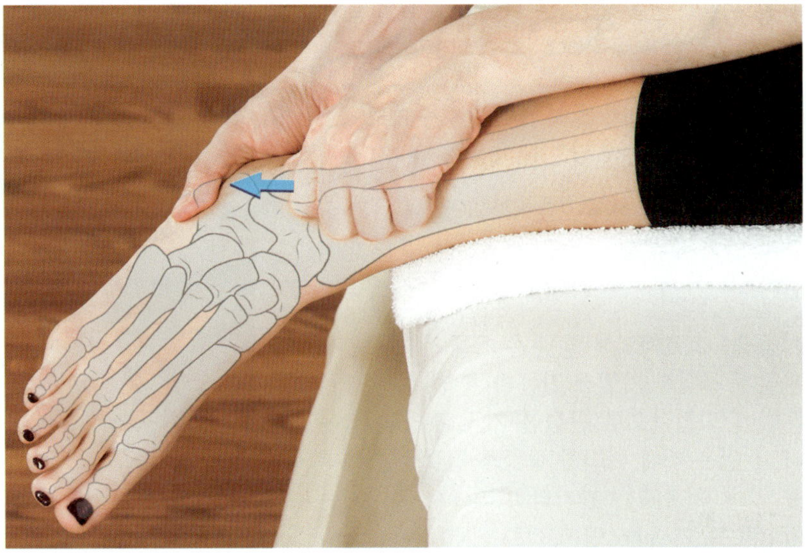

환자 자세: 접혀진 수건으로 지지하고 끝에 가동 발을 대고 옆으로 눕는다.

치료사 자세: 환자의 다리를 뒤에서 마주보고 서거나 앉는다.

고정: 치료사의 근위손으로 집게쥐기(pincer grasp)를 사용하여 원위 비골을 잡는다. 치료사의 원위손으로 뒷발을 잡는다. 치료 테이블의 접촉은 고정을 제공한다.

가동술: 비골의 꼬리쪽 활주는 치료사가 뒷발을 잡고 원위 비골을 약간 하방으로 압력을 가하여 수행한다.

치료 목표: 족관절의 제한된 움직임을 개선

참고: 쎄러밴드와 같은 도구를 사용하여 접촉한 손이 미끄러지는 것을 방지할 수 있다.

신연 / Distraction

환자 자세: 족관절을 안정위치에 놓고 바로 눕는다.

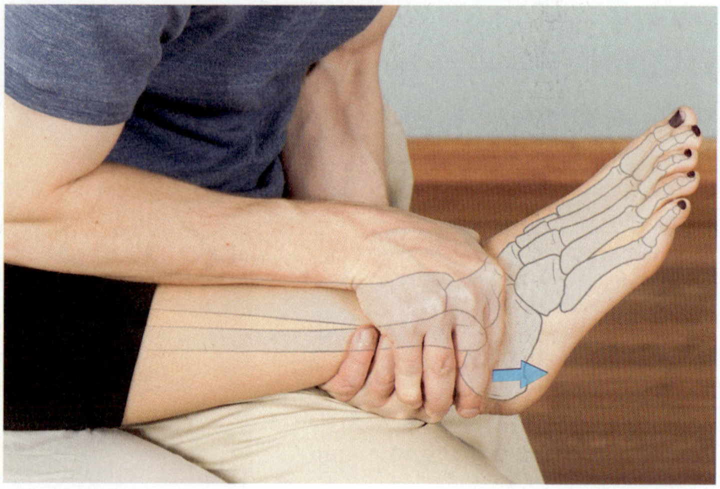

치료사 자세: 환자 발의 등쪽을 마주보고 아래 다리의 중간에 앉는다.

고정: 치료사는 한 손으로 발목 상단과 다른 손으로 발목 후부를 양손을 사용하여 발을 받침한다.

가동술: 치료사의 전방 손은 거골 전방 주위를 관절에 최대한 가깝게 잡는다. 후방 손은 종골 후방에 직접적으로 근접한 거골 후방을 잡는다. 전완은 아래 다리의 장축과 일직선을 이루고 있어, 치료사는 환자의 머리에서 멀어지는 방향으로 거골을 먼쪽으로 신연(distraction)시킨다.

치료 목표: 전체 관절운동범위를 개선

참고: 치료사는 몸통을 아래 다리 옆과 발목을 옆으로 옮길 수 있다. 이 기법은 엉덩이나 무릎에 인대성 제한과 함께 병리적 문제가 있는 환자에게는 적합하지 않을 수 있다.

신연 추력 / Distraction Thrust

환자 자세: 치료 테이블의 가장자리 밖으로 발을 대고 바로 눕는다.

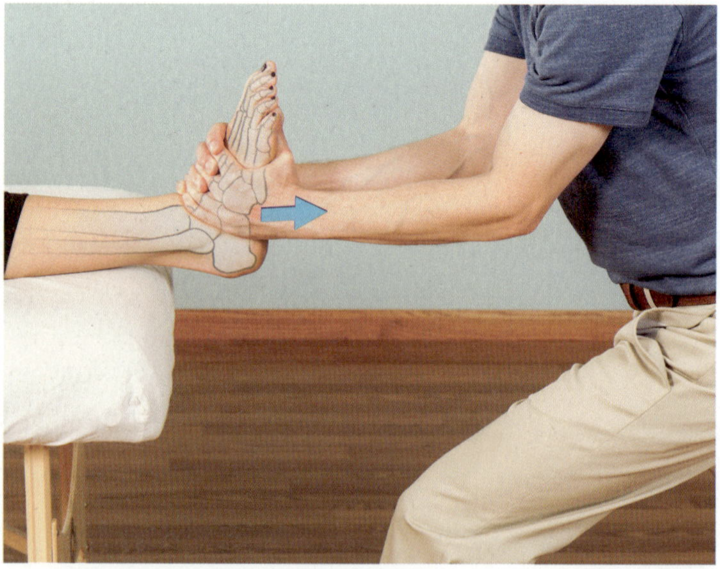

치료사 자세: 치료 테이블의 발쪽에서 환자를 마주본다.

고정: 치료사는 교차된 손가락으로 발등을 잡는다. 치료사의 엄지손가락은 환자의 발바닥면에 댄다.

가동술: 치료사는 뒤쪽 다리로 체중을 이동시키고 뒤로 기대면서 족관절에 고-속도, 저-진폭 추력(high-velocity, low-amplitude thrust)를 적용한다.

치료 목표: 발목 염좌로 인한 배측굴곡 관절 운동범위를 개선

참고: 이와 같은 설정을 통해 가동기법을 사용할 수 있다.

거골 후방 활주 / Posterior Talar Glide

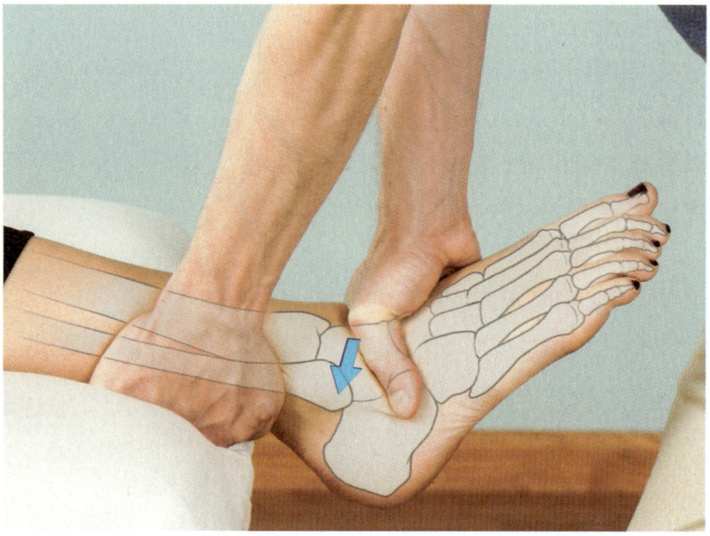

환자 자세: 치료 테이블의 가장자리 밖으로 발을 대고 족관절은 안정위치로 바로 눕는다.

치료사 자세: 발의 등쪽면을 마주보고 치료 테이블의 끝에 선다.

고정: 치료사의 고정손은 다리를 고정하면서 아래 다리의 원위 후면을 잡고 유지한다.

가동술: 치료사의 가동손은 거골 전면을 잡고 후면으로 활주시킨다.

치료 목표: 발목 배측굴곡을 개선

참고: 이 기법은 고정손을 사용하여 경골 전방 활주를 수행할 수도 있다.

임상 팁: 모든 발목 염좌의 95%는 외측에서 발생한다. 외측 발목 염좌는 발목의 외측인대, 일반적으로 전거비인대의 손상이다. 손상의 기전은 외반과 족저굴곡력이다. 외측 발목 염좌 후, 거골의 위치는 전방으로 유지되어 경골 천장(tibia plafond)에 대해 거골의 전방 충돌을 야기할 수 있다(Denegar, Hertel, Fonseca 2002). 비복가자미근의 신장을 통해 배측굴곡을 증가시키기 위한 관절의 전방 통증으로 설명할 수 있다. 거골의 후방 활주는 거골의 전방 위치이상(positional fault)을 교정하기 위한 유용한 기법이다.

거골 후방 활주: 체중부하에서 움직임 동반 가동술 / Posterior Talar Glide: Weight-Bearing Mobilization With Movement

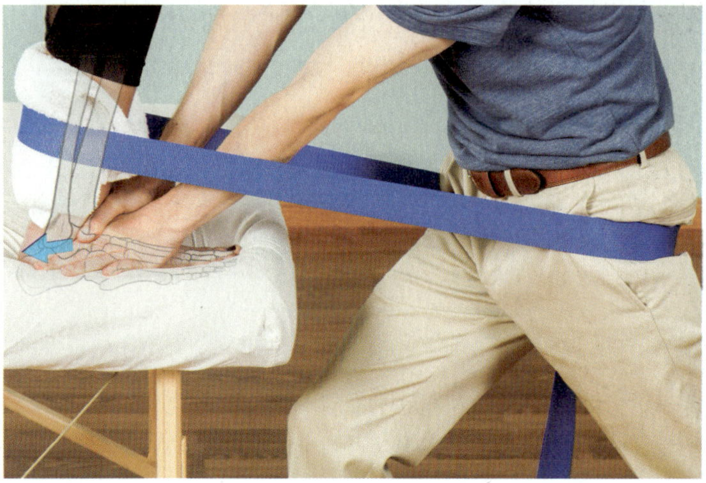

환자 자세: 상승시킬 수 있는 치료 테이블 위나 앞 발판 위에 손상된 발을 대고 선다.

치료사 자세: 환자를 마주보고 보행 자세(walk-stance position)로 선다.

고정: 가동 벨트는 환자의 발목 위와 치료사의 엉덩이 주위에 댄다.

가동술: 환자의 거골 전면 위를 양쪽 갈퀴막 공간(web space)을 사용하여 잡고 치료사는 거골에 후방으로 힘을 적용한다. 후방 활주를 적용하면서 동시에 환자가 배측굴곡으로 움직인다.

치료 목표: 배측굴곡의 관절운동범위를 개선

거골 후방 활주: 움직임 동반 가동술
/ Posterior Talar Glide: Mobilization With Movement

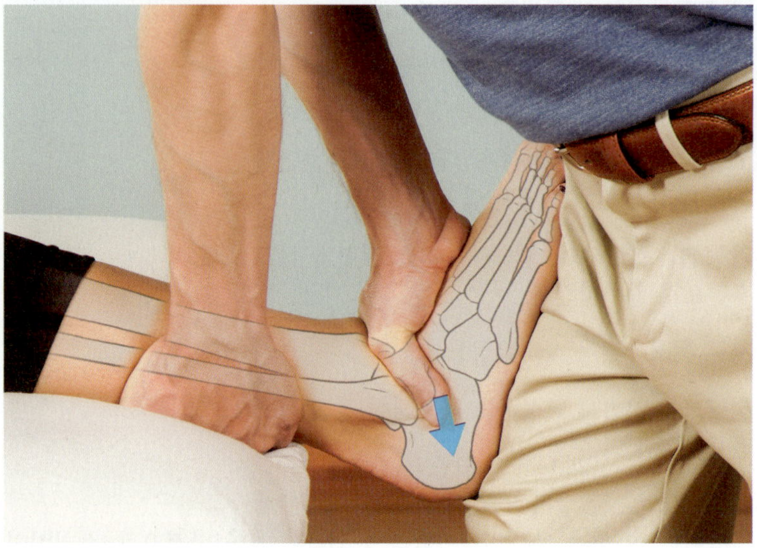

환자 자세: 치료 테이블 밖으로 발을 대고 바로 눕는다.

치료사 자세: 환자를 마주보고 치료 테이블의 끝에 선다. 환자 발의 족저면은 치료사의 허벅지에 댄다.

고정: 치료사의 비고정손은 원위 경골을 감싸잡는다.

가동술: 치료사의 가동손은 거골의 전면을 잡고 후방으로 활주시킨다. 동시에 치료사는 치료 테이블쪽으로 발목에 배측굴곡력을 적용한다.

치료 목표: 배측굴곡의 관절운동범위를 개선

참고: 환자는 발 주위에 수건을 사용하여 당기면서 배측굴곡 움직임을 할 수 있다.

거골 전방 활주 / Anterior Talar Glide

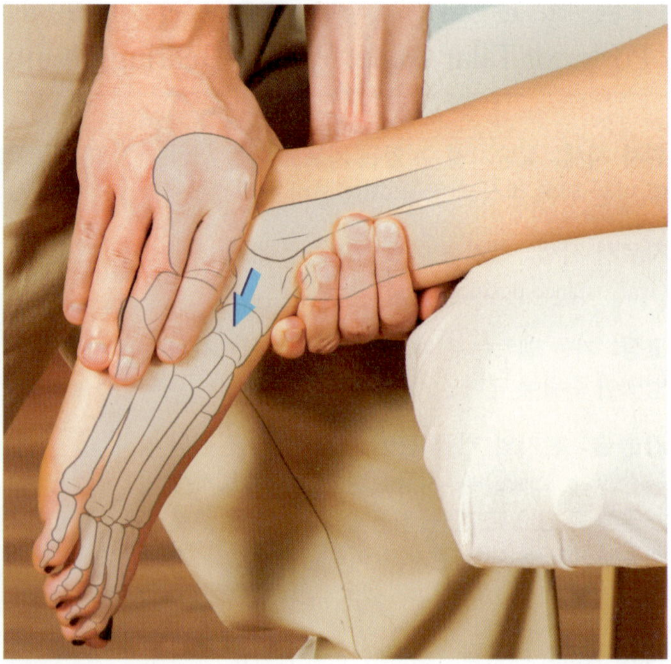

환자 자세: 치료 테이블로 다리를 지지하고 족관절을 안정위치로 엎드린다.

치료사 자세: 환자 아래 다리의 후방면을 마주보고 치료 테이블의 끝에 선다.

고정: 치료사의 비가동손은 다리를 고정시키기 위해 아래 다리의 전방면에 댄다.

가동술: 발목이 안정위치에 있다면, 치료사의 고정손은 아래 다리의 후방면에서 거골을 감싸잡는다. 발이 족저굴곡에 있다면 종골을 통해 가동을 수행할 수 있다. 가동손은 거골을 전방으로 활주시킨다.

치료 목표: 저측굴곡을 개선

참고: 이 기법은 원위 경골의 후방면에 있는 고정손으로 수행할 수 있다.

간접적 거골 전방 활주
/ Indirect Anterior Talar Glide

환자 자세: 족관절을 안정위치로 하고 바로 눕는다.

치료사 자세: 환자의 발을 마주보고 치료 테이블의 발에 선다.

고정: 환자의 고정손은 거골을 제자리에 고정시킨 상태로 아래 다리의 후방면에서 거골을 잡는다.

가동술: 치료사의 전방 가동손은 아래 다리의 등쪽면에서 원위 경골과 비골을 잡는다. 손은 경골과 비골을 후방으로 활주시켜 경골과 비골을 거골에서 상대적인 전방력을 준다.

치료 목표: 족저굴곡을 개선

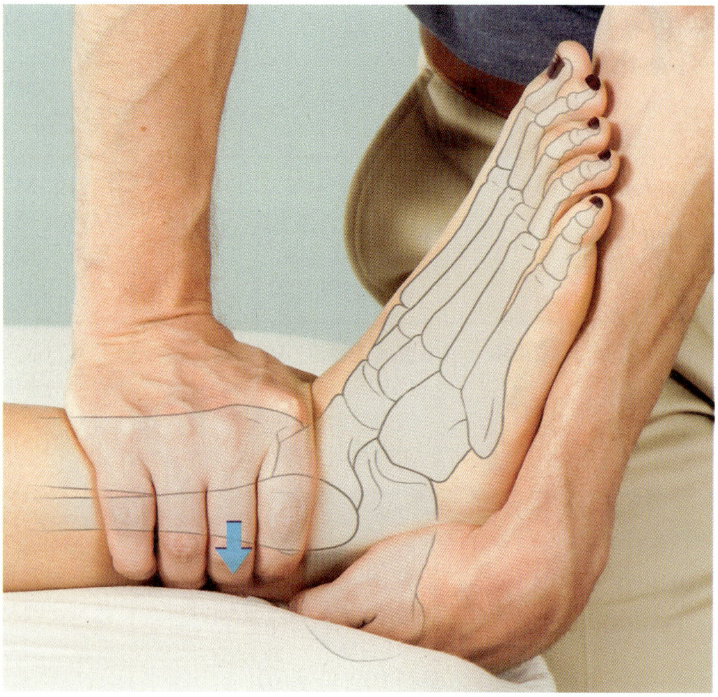

다양한 발목관절 병리의 도수치료에 대한 근거

연구	환자	중재 및 비교 (있는 경우)	결론
만성 발목 불안정성(chronic ankle instability)에 대한 추력 및 비추력 가동술의 적용: A 등급			
Cruz-Diaz 등, 2015 (**Level 1b**)	발목 염좌가 재발한 배측굴곡이 제한된 **90**명의 환자	환자를 중재, **Sham**군, 통제군으로 무작위 배정하였고, 중재는 **MWM** 기법을 **3**주 동안 일주일에 **2**회 적용	**MWM**은 발목 기능(**ROM**, 동적 자세 제어, 불안정성 자가-보고)을 회복하는 유용한 기법이다.
Loudon 등, 2014 (**Level 2a**)	**5**건의 연구에서 아급성/만성 발목 염좌에 대한 **MT** 검토 (**134**명의 환자)	다양한 **MT** 기법(거골 **AP**, **MWM**, 추력 도수교정) **vs.** 자가- 통제 또는 통제군	연구의 전반적인 권고사항**:** **MT**는 **ROM**과 기능을 개선하고 통증을 줄이는 데 도움이 되었다.
Vicenzino 등, 2006 (**Level 3b**)	발목 염좌가 재발한 **16**명의 환자**;** 무작위, 이중맹검, 반복측정, 교차제어설계	교차연구의 닫힌사슬 또는 열린사슬 **MWM vs.** 자가-통제군	**WB**와 **NWB MWM**은 단기추적관찰에서 후방 활주(**55%, 50%**)를 통해 배측굴곡이 개선되었다.
급성 발목 염좌(acute ankle sprain)에 대한 추력 및 비추력 가동술의 적용: B 등급			
Loudon 등, 2014 (**Level 2a**)	**3**건의 연구에서 급성 발목 염좌에 대한 **MT**검토 (**110**명의 환자)	표준치료 및 **MT vs.** 통제군에서 표준치료	연구의 전반적인 권고사항**:** **MT**는 **ROM**을 개선하고 통증을 줄이는 데 도움되었다.
Whitman 등, 2009 (**Level 2b**)	급성 내번 발목 염좌가 있는 **85**명의 환자	모든 환자에 대한 추력 및 비추력	**4**가지 변수 중 **3**가지 변수가 포함된 경우, 도수교정으로 인한 긍정적인 단기 결과**:** 서있는 동안 증상, 저녁에 악화되는 증상, **NDT ≤ 5mm**, 원위 경비관절 저운동성**;** 통증이 감소되고 배측굴곡이 개선되었다.
발목 부동화(ankle immobilization)에 대한 추력 및 비추력 가동술의 적용: C 등급			
Landrum 등, 2008 (**Level 3b**)	최소 **14**일 동안 고정한 **10**명의 환자**;** 교차연구설계	거골의 전후 등급 **III**의 가동을 통해 배측굴곡 관절운동범위, 발목관절 후방 뻣뻣함, 반대측 발목과 비교하여 고정된 발목에서 거골의 후방 전위 평가를 수행하였다.	배측굴곡의 관절운동범위가 개선되었다.

MWM = mobilization with movement(움직임 동반 가동술)
ROM = range of motion(관절운동범위)
MT = manual therapy(도수치료)
NDT = navicular drop test(주상골 하강 검사)
WB = weight-bearing(체중부하)
NWB = non-weight-bearing(비체중부하)
AP = anterior-posterior(전후방)

13

발

FOOT

학습 목표(Learning Objectives)

이 장을 완료하면 다음을 수행할 수 있다:

- 발복합체의 뼈와 물렁조직의 해부학적 구조에 대하여 설명할 수 있다.
- 발관절복합체의 관절 운동을 설명할 수 있다.
- 발관절 가동술 기법에 대한 적절한 자세, 움직임 및 목적을 설명할 수 있다.
- 발관절 가동술 기법을 뒷받침하는 근거를 확인할 수 있다.

발목과 발에는 26개의 뼈(14개의 지골, 5개의 중족골, 7개의 족근골)와 2개의 종자골(**그림 13.1**)이 있다. 이로 인해 100개의 근육과 인대가 있는 33개의 관절이 있다. 이 장에 제시된 관절은 거골하관절, 중족근관절, 족근중족관절, 중족지절관절, 지골간 관절이다. 이러한 복합관절은 복잡한 작업을 완료하기 위해 조화롭게 움직여야 한다. 예를 들어, 발은 보행 초기 단계에서는 완충 장치 역할을 하지만, 발이 땅에서 떨어지기 직전에는 밀기 위한 단단한 지렛대로 전환된다. 발 손상은 하지 기능에 치명적인 영향을 미친다. 이 부위의 일반적인 손상은 골절, 힘줄 및 인대 손상, 신경 포착이다.

해부학(Anatomy)

발은 여러 개의 뼈와 활액관절(synobial joint)로 구성된 복합체이다. 이것은 후족부, 중족부 및 전족부로 나눌 수 있다. 후족부(rearfoot)는 거골하관절(subtalar jint), 중족부(midfoot)는 중족근관절(midtarsal joint), 전족부(forefoot)는 족근중족관절(tarsometatarsal joints), 중족지절관절(metatarsophalangeal joints), 근위/원위 지절 관절(proximal/distal interphalangeal joints)로 구성되어 있다.

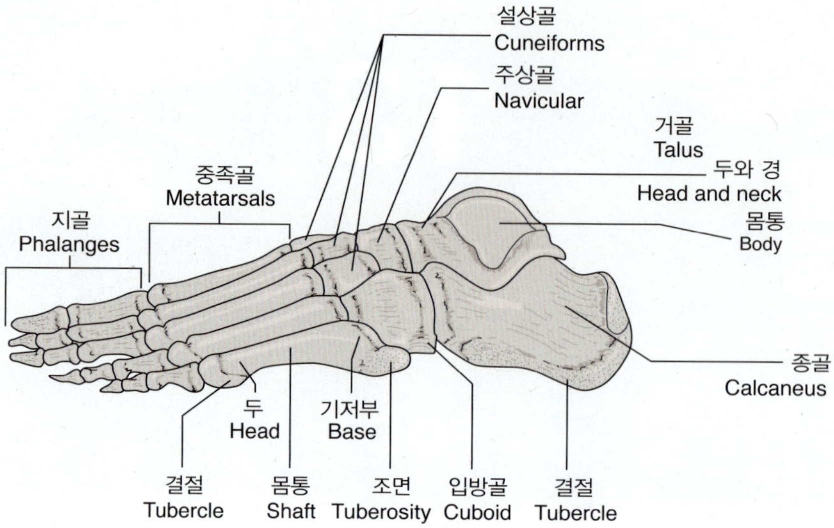

그림 13.1 발의 뼈

거골하관절(Subtalar Joint)

거골하관절은 원위 거골과 근위 종골 사이의 관절이다. 이 관절은 가동과상관절(diarthrodial bicondylar joint)이다. 종골의 상면에는 3개의 관절면(후부관절면, 중간관절면 및 전부관절면)이 있다. 후부관절면은 내측과 외측은 오목하고, 전후로 볼록하게 종골의 후외측 부분에 위치한다. 전부관절면은 양쪽으로 오목하고, 종골의 상내측면을 따라 확장되어 있다. 중간관절면은 오목하고, 거골의 중간 종골관절면과 관절한다. 관절의 앞뒤부분은 족근동(sinus tarsi)에 의해 분리된다. 거골의 안정성은 척측종입방인대(plantar calcaneonavicular ligament, 바닥쪽발꿈치입방인대)와 장족저인대(long plantar ligament, 긴바닥인대)에 의해 제공된다.

중족근관절(Midtarsal Joint)

중족근관절은 종입방관절(calcaneocuboid joint, 발꿈치입방관절)과 거주상관절(talonavicular joint, 목말발배관절) 사이의 2개의 주요 관절로 구성되어 있다(**그림 13.2**). 종입방관절은 종골과 후방 입방골의 "트럼펫 모양(trumpet-like)"으로 투사되어 전방을 형성한다. 이 관절은 안장관절(saddle joint)로 분류된다. 후방 입방골은 내측과 외측 방향으로 볼록하고, 상방과 하방 방향으로 오목하다. 종골 관절면은 반대이다. 거주상관절은 과상활액관절이다. 전방의 둥근 거골두는 후방 주상골의 오목관절과 관절한다. 이러한 관절은 척측종주상(스프링)인대〔plantar calcaneonavicular (spring) ligament〕, 이분(Y)인대〔bifurcated (Y) ligament〕 및 장단족저인대(long and short plantar ligament)를 포함한 다수의 인대에 의해 지지된다.

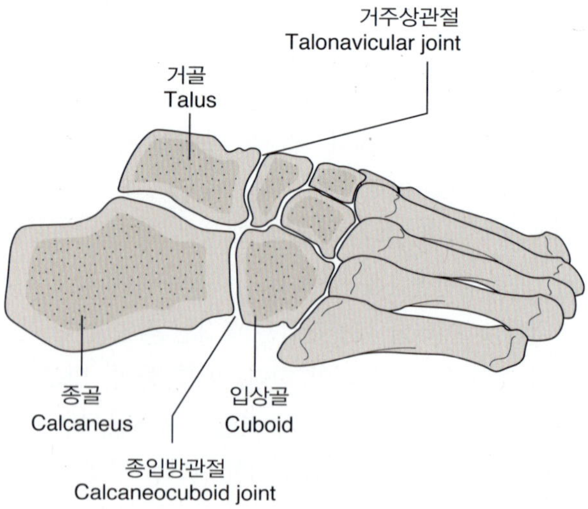

그림 13.2 중족근관절

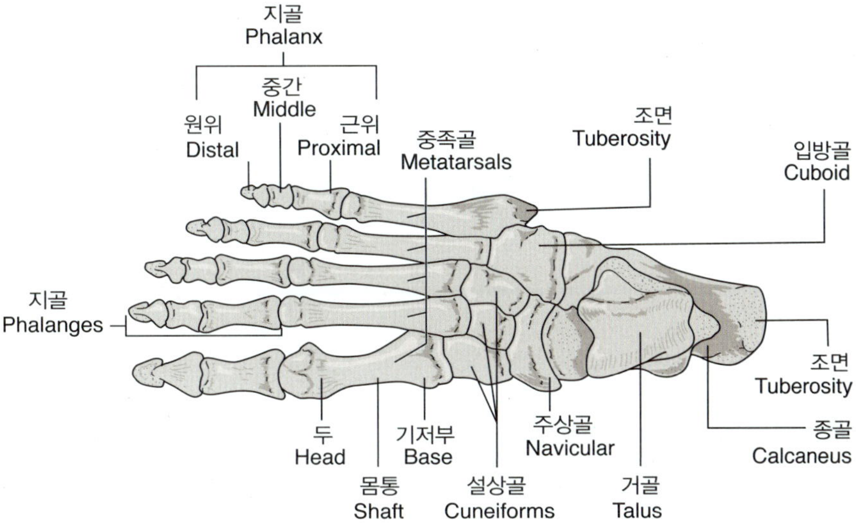

그림 13.3 **발의 전방**

족근중족관절 (Tarsometatarsal Joints)

족근중족관절은 근위 거골과 원위 중족골로 구성되어 있다. 중족골은 내측에서부터 5개의 뼈로 번호가 매겨져 있다(**그림 13.3**). 5개의 모든 뼈는 길게 만곡되고, 하방은 오목하며, 상방은 약간 볼록한 각뿔대몸통(prismoid body)을 가지고 있다. 첫 번째 중족골이 가장 짧다. 몸통은 두껍고 단단하다. 골두의 족저면은 종자골(sesamoid bone)을 위한 2개의 홈이 있는 관절면이 있다. 첫 번째 중족골의 기저면은 내측 설상골과 관절한다. 두 번째 중족골은 가장 길며, 모든 설상골과 세 번째 중족골의 기저면과 관절한다. 세 번째 관절면은 세 번째 설상골과 두 번째 및 네 번째 중족골과 관절한다. 네 번째 관절면은 입방골, 세 번째 설상골, 세 번째 및 다섯 번째 중족골과 관절한다. 다섯 번째 관절면은 입방골, 네 번째 중족골과 관절한다. 다섯 번째 중족골에는 다수의 연부조직이 부착되어 있다. 제3비골근(중간)(peroneus tertius [medal], 셋째 종아리근)과 단비골근(외측)(peroneus brevis [lateral], 짧은종아리근)은 모두 다섯 번째 중족골 기저면에 부착된다. 족근중족관절은 가동평면관절이다.

중족지절관절 (Metatarsophalangeal Joints)

지골과 중족골은 전족부를 형성한다. 중족지절관절(MTP)은 가동과상관절이다. 각각의 MTP는 근위 지골의 중족골 및 오목한 기저면의 볼록한 골두로 구성된다. 각 MTP는 내측과 외측의 2개의 측부인대에 의해 지지되고 있다. 섬유성 관절낭은 관절을 둘러싸고, 관절면의 가장자리에 부착되어 있다. 배측은 얇고 작은 활액낭에 의해 긴 신전근의 힘줄과 분리되어 있다. 관절낭은 족저와 측부인대의 심부에서는 분리되지 않는다. 족저근막(plantar aponeurosis, 발바닥 널힘줄)은 추가적으로 족저 강화를 위해 중족골두와 결합한다.

지절간관절(Interphalangeal Joints)

지절간관절은 경첩관절(hinge joint)이다. 관절은 지골의 근위부에 볼록한 골두와 지골의 원위부에 오목한 기저부로 구성되어 있다. 관절낭은 전체 관절을 둘러싸고 내측 및 외측의 측부인대에 의해 강화된다. 관절낭의 족저면은 족저인대라고 불리우는 섬유성 판을 형상하도록 강화된다. 배측으로, 원위 지골에 부착된 신전근힘줄이 관절을 강화하는데 도움이 된다.

임상 조언

임상적으로 설상골과 중족골 사이의 관절을 리스프랑관절(Lisfranc joint)이라 한다. 이것은 Lisfranc 골절, 인대 외상 또는 리스프랑 염좌, 인대 외상, 리스프랑 골절이라고 불리우는 골절과 탈구 부위가 될 수 있다. 이러한 손상은 적절하게 치료되지 않으면 심한 통증과 장기적인 문제를 유발할 수 있다.

관절 운동학(Joint Kinematics)

발의 관절은 많고, 관절 운동은 여러 면을 통과한다. 단관절의 과운동성 또는 저운동성은 다른 곳의 관절 운동성에 영향을 미친다. 물리치료사는 이 부위를 효과적으로 치료하기 위해 이러한 관절의 복잡성을 잘 이해해야 한다.

거골하관절(Subtalar Joint)

거골하관절은 3면에서 움직임(회외와 회내)을 만드는 1축성 관절이다. 회전축은 사람마다 다를 수 있지만 수평면에서 AP축 위로 평균 42°, 시상면에서 AP축까지 평균 23°이다(**그림 13.4**). 이를 임상적으로 확인하는 한 가지 방법은 축이 족근동과 거골재거돌기(sustentaculum tali, 목말받침돌기)를 이등분하는 선에서 수직인가를

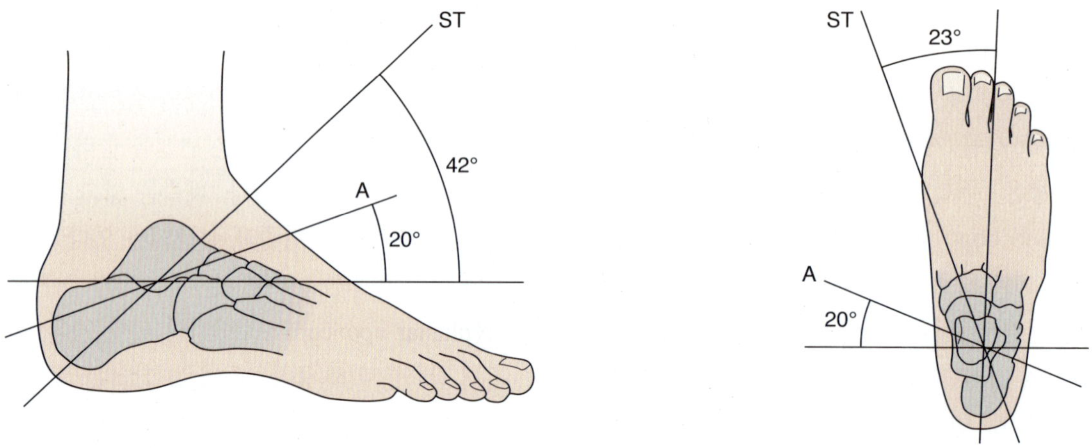

그림 13.4 거골하관절의 회전축 방향. A= 발목관절 축; ST= 거골하관절 축

임상 조언

터프발가락(Turf toe)은 MTP관절 주위 연부조직 구조의 손상이다. 가장 일반적으로 이 관절을 지지하는 측부인대의 염좌이다. 손상기전은 달리기(sprint) 시에 발로 밀 때나 발가락을 지면에서 평평하게 붙어 있을 때와 같이 엄지발가락의 강한 과신전에서 발생한다.

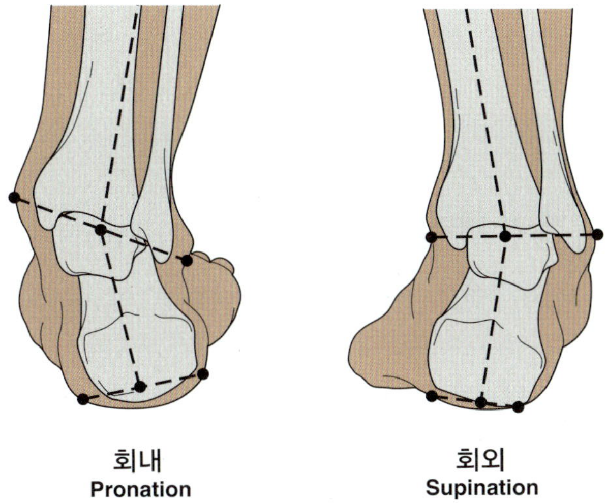

그림 13.5 거골하관절의 움직임

보는 것이다. 열린사슬에서 회내는 종골 외반(전두면), 외전(수평면) 및 배측굴곡(시상면)으로 3면에서 이루어진다. 회외는 내번(전두면), 내전(수평면), 저측굴곡(시상면)으로 3면에서 이루어진다. 체중부하에서, 이 3면의 움직임은 종골에서 거골의 움직임으로 설명할 수 있다. 회내는 거골의 저측굴곡, 내전과 종골이 외반으로 설명할 수 있다. 회외는 거골의 배측굴곡, 외전과 종골의 내번으로 설명할 수 있다(**그림 13.5**).

중족근관절(Midtarsal Joint)

중족근관절에서 2개의 축을 설명할 수 있다. 첫 번째 축은 세로 방향이며 가로면에서 상방으로 15°, 세로 기준에서 내측으로 9°이다. 종축에서 내번과 외반이 발생한다. 두 번째 축은 비스듬하며 가로면에서 상방으로 52°, 전두면에서 내측으로 57°이다. 경사축에서 굴곡과 신전이 발생한다. 종입방관절과 거주상관절은 3개의 면에서 약간의 활주운동을 허용하며 거골하관절의 운동을 밀접하게 따른다. 발 회내에서 중족근관절 축이 평행하다면 발 전체가 움직이거나 유연해진다(**그림 13.6**). 발 회외에서 축이 평행하지 않다면 발 전체는 경직된다.

족근중족관절(Tarsometatarsal Joints)

중족근관절과 함께, 족근중족관절은 회내와 회내하는 동안 후족부의 움직임을 막는 역할을 한다. 이러한 반작용은 발을 땅에 지지하는데 도움이 된다.

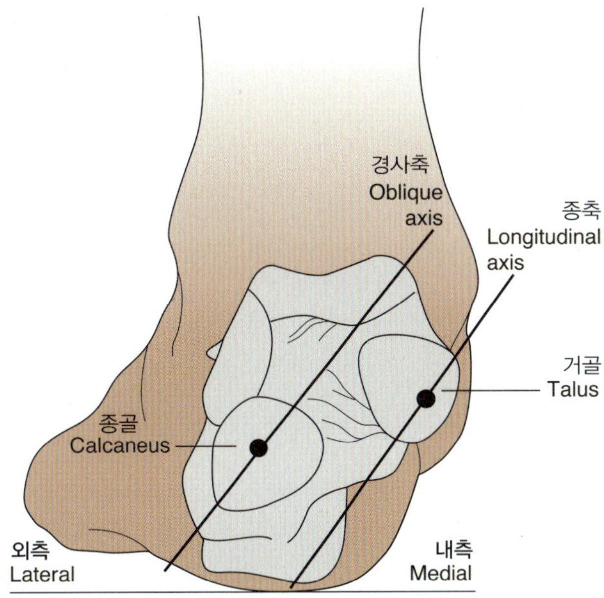

그림 13.6 **발이 회내위치에 있을 때 중족근 축은 평행하다.**

임상 조언

발은 놀라운 복합체이다. 발은 지면반발력을 흡수할 수 있는 유연성이 있다. 이것은 보행주기의 초기, 특히, 중간입각기(midstance)가 시작될 때까지 부하수용기(loading response) 동안 발생한다. 그러면 발이 지면에서 떨어질 때까지 중간입각기의 후반부에 발 떼기를 위한 견고한 지렛대가 된다.

중족지절관절 (Metatarsophalangeal Joints)

MTP관절은 굴곡/신전, 외전/내전의 2도의 자유도를 가진 이축성관절이다. 시상면에서 내측/외측 축에서 굴곡과 신전이 발생한다. 수평면에서 수직축에 대해 외전과 내전이 발생한다. 열린사슬에서 움직임은 볼록-오목 규칙을 따른다. MTP관절의 신전은 볼록한 중족골에서 오목한 지골을 등쪽으로 활주되고, MTP관절의 굴곡은 지골을 발바닥쪽으로 활주된다. MTP관절의 외전/내전은 뼈 움직임과 같은 방향으로 지골이 활주된다.

닫힌사슬에서 움직임 동안, 지골은 땅에 고정되고 볼록한 중족골은 뼈의 움직임과 반대로 움직이다. 예를 들어, 발가락 신전은 고정된 근위 지골에 발바닥쪽으로 활주된다.

지절간관절(Interphalangeal Joints)

지절간관절은 내측/외측 축에 대해 1도의 자유도를 가지고 있다. 이 관절의 움직임은 굴곡과 신전이다. 굴곡 및 신전의 관절운동학적 움직임은 MTP와 동일하다.

발관절 관절운동학

관절면	잠김 위치	안정 위치	관절낭 패턴	정상 ROM	끝느낌
거골하관절(Subtalar joint)					
거골 하방에 3개의 관절면과 종골 상방에 3개의 관절면	회외	회외와 회내의 중간위치	내번은 회내보다 더 제한됨	종골 내번: 30° 종골 외반: 15°	양방향으로 조직신장; 종골이 족근동에 부딪히면서 외반이 어려울 수 있음
중족근관절(Midtarsal joint)					
종입방관절: 종골과 입방골 사이의 안장관절 **거주상관절:** 거골두의 볼록면과 주상골의 오목면	회외	회외와 회내의 중간위치	두 관절: 배측굴곡 > 족저굴곡 > 내전과 내회전 순으로 제한됨	알수 없음	양방향으로 조직신장
족근중족관절(Tarsometatarsal joint)					
중족골, 설상골 또는 입방골 기저부의 오목면	회내	회외와 회내의 중간위치	모든 방향에서 동일하게 제한됨	알수 없음	모든 방향으로 조직신장
중족지절관절(Metatarsophalangeal joint)					
원위 중족골의 볼목면과 근위지골의 오목면	완전 신전	굴곡과 신전의 중간위치	엄지발가락은 굴곡보다 신전에서 제한됨	굴곡: 20° 신전: 70° 외전: 10°	모든 방향으로 조직신장
지절간관절(Interphalangeal joint)					
근위지골의 볼록면과 원위지골의 오목면	완전 신전	과신전 위치	굴곡은 신전보다 더 제한됨	근위지절관절 굴곡: 90° 원위지절관절 굴곡: 40° 엄지발가락 신전: 70°	모든 방향으로 조직신장

신연 / Distraction

환자 자세: 치료 테이블 밖으로 발은 내고, 거골하관절은 휴식위치로 두고 엎드린다.

치료사 자세: 환자의 발의 족저면을 마주보고 치료 테이블의 발쪽에 앉는다.

고정: 하방의 고정손은 물갈퀴공간(web space)으로 다리의 발등면에 있는 거골을 움켜잡는다.

가동술: 상방의 도수교정 손은 척골연으로 다리의 후면에 있는 종골을 움켜잡고, 종골을 원위로 움직인다.

치료 목표: 전반적인 발목 움직임을 개선

참고: 이 기법은 환자를 바로 누운 자세에서 수행할 수도 있다.

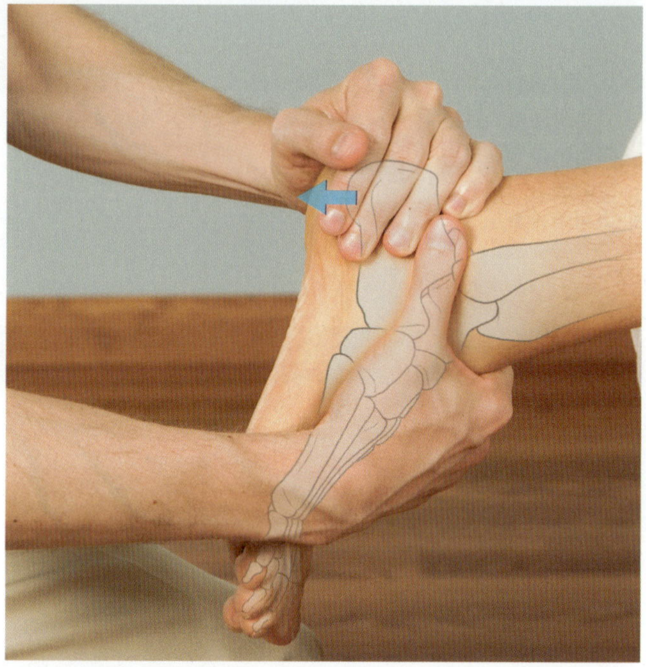

외측 활주 / Lateral Glide

환자 자세: 오른쪽 다리의 경우, 수건 또는 베개로 치료 테이블에 다리를 지지하고 오른쪽 옆으로 눕는다.

치료사 자세: 보행 자세에서 환자의 측면에서 마주보고 치료 테이블의 끝에 선다.

고정: 치료사는 왼손의 물갈퀴공간으로 거골을 고정시키고, 오른손의 기저부를 종골의 내측면에서 측면에 대고, 환자 오른쪽 발의 족저면 주위를 손가락으로 감싸잡는다.

가동술: 치료사는 외측 활주를 적용한다. 초기 압력은 부드럽게 적용한다. 통증 반응이 나타나지 않으면 움직임의 진폭과 깊이를 증가시킨다.

치료 목표: 외측 활주는 통해 외반을 개선

참고: 이 기법은 환자를 바로 누운 자세 또는 엎드린 자세에서 수행할 수도 있다.

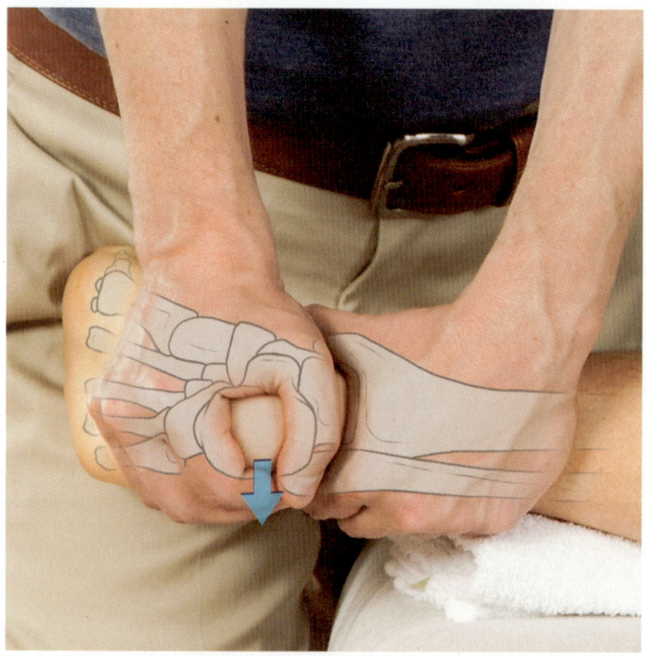

내측 활주 / Medial Glide

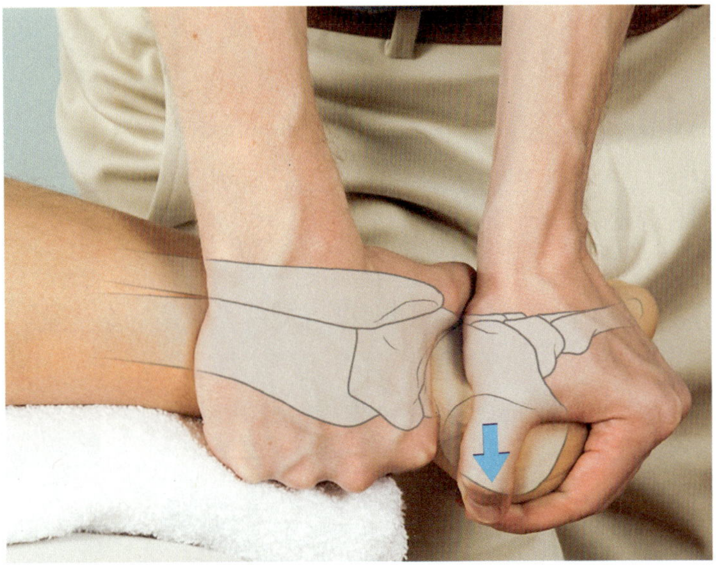

환자 자세: 오른쪽 다리의 경우, 수건 또는 베개로 치료 테이블에 다리를 지지하고 왼쪽 옆으로 눕는다.

치료사 자세: 보행 자세에서 환자의 측면에서 마주보고 치료 테이블의 끝에 선다.

고정: 치료사는 오른손의 물갈퀴공간으로 거골을 고정시키고, 왼손 기저부를 종골의 외측면에서 측면에 대고, 환자 오른쪽 발의 족저면 주위를 손가락으로 감싸잡는다.

가동술: 치료사는 내측 활주를 적용한다. 초기 압력은 부드럽게 적용한다. 통증 반응이 나타나지 않으면 움직임의 진폭과 깊이를 증가시킨다.

치료 목표: 내측 활주를 통해 내번을 개선

참고: 이 기법은 환자를 바로 누운 자세 또는 엎드린 자세로 수행할 수도 있다.

종골 잠금 / Calcaneal Rocking

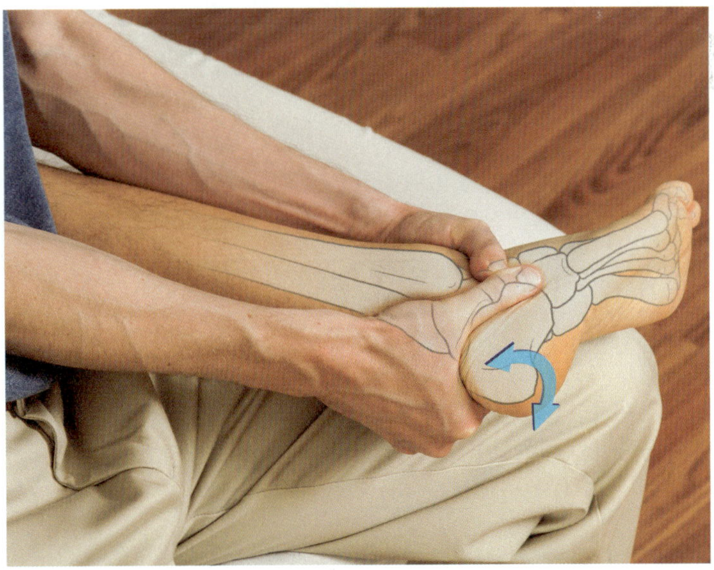

환자 자세: 치료 테이블의 끝에 가동 발을 대고 옆으로 눕는다.

치료사 자세: 환자를 등지고 치료 테이블에 앉는다.

고정: 환자의 무릎은 굴곡시키고, 후부 넓적다리를 치료사의 몸통으로 고정시킨다.

가동술: 치료사는 환자의 종골 측면에서 V 모양으로 엄지손가락을 이용해 환자의 종골을 움켜잡는다. 치료사의 전완은 힘이 가해지는 방향으로 한다. 신연은 내측과 외측 활주를 분리해서 수행할 수 있다.

치료 목표: 회내와 회외의 움직임을 개선

참고: 환자는 치료사가 환자의 앞에 앉아 있을 때 바로 누울 수 있다.

주상골 배측(전방) 활주 / Navicular Dorsal (Anterior) Glide

환자 자세: 발은 휴식위치로 하고 무릎은 90° 굴곡시키고 엎드린다.

치료사 자세: 환자의 손상 발 외측면에서 마주본다.

고정: 고정손은 손의 물갈퀴공간으로 발의 배측면에서 거골경을 움켜잡는다.

가동술: 도수교정 손의 엄지손가락은 주상골의 족저면에 대고, 검지손가락은 배측면에 댄다. 주상골은 배측으로 활주한다.

치료 목표: 중족근관절의 내번(종축을 따라)과 중족근관절의 배측굴곡(경사축을 따라)을 보조

참고: 동일한 가동기법을 달성하기 위해 손 위치를 다양하게 사용할 수 있다.

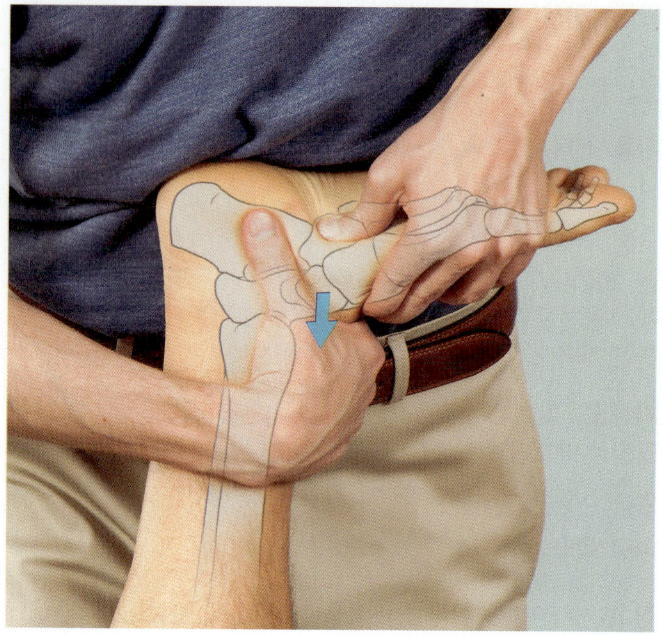

주상골 배측측방 활주 / Navicular Dorsolateral Glide

환자 자세: 발은 휴식위치로 하고 무릎은 90° 굴곡시키고 엎드린다.

치료사 자세: 환자의 손상 발 외측면에서 마주본다.

고정: 고정손은 손의 물갈퀴공간으로 발의 배측면에서 거골경을 움켜잡는다.

가동술: 고정손은 주상골의 족저면에서 물갈퀴공간으로 댄다. 더 회외위치로 주상골을 회전시키고, 배측외측 방향으로 주상골을 내측 활주시킨다.

치료 목표: 중족근관절의 내번(종축을 따라)과 중족근관절의 배측굴곡(경사축을 따라)을 보조.

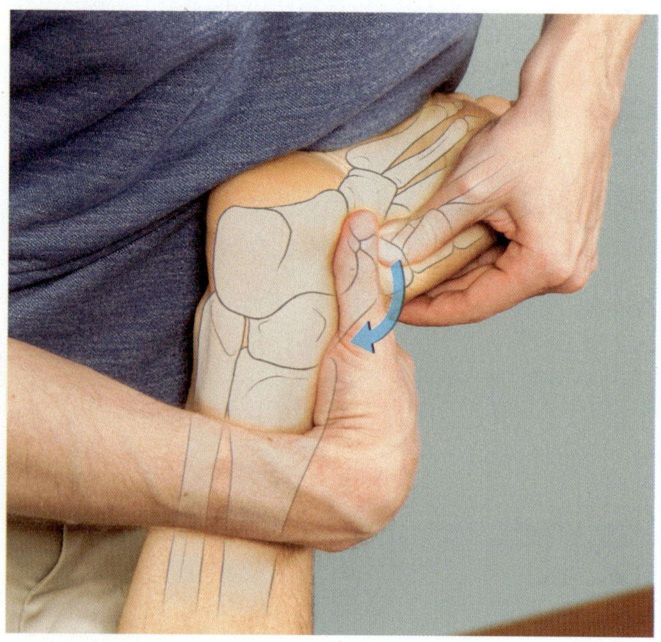

주상골 저측(후방) 활주 / Navicular Plantar (Posterior) Glide

환자 자세: 치료사의 넓적다리로 지지하고 발과 발목관절을 휴식위치로 하고 바로 눕는다.

치료사 자세: 치료할 발의 내측면을 마주보고 치료 테이블 위에 앉는다.

고정: 고정손은 물갈퀴공간과 손가락을 사용하여 발의 배측면에서 거골경을 움켜잡는다. 추가적으로 고정하기 위해 치료사의 몸통에 발을 댄다.

가동술: 도수교정 손은 족저면에 검지손가락과 족배면에 엄지손가락을 이용하여 주상골 위에 댄다. 손은 족저방향으로 주상골을 활주시킨다.

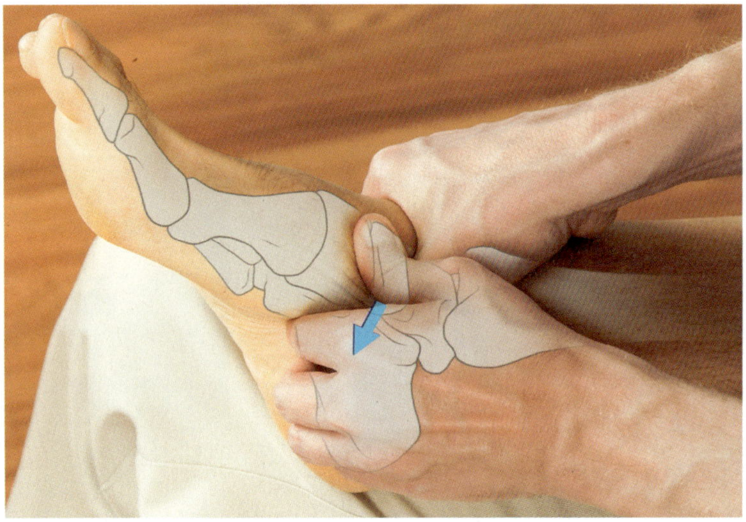

치료 목표: 종축을 따라 중족근관절의 외반과 중족근관절의 저측굴곡을 개선.

주상골 저측내측 활주 / Navicular Plantarmedial Glide

환자 자세: 치료사의 넓적다리로 지지하고 발과 발목관절을 휴식위치로 하고 바로 눕는다.

치료사 자세: 치료할 발의 외측면을을 마주보고 치료 테이블 위에 앉는다.

고정: 고정손은 물갈퀴공간과 손가락을 사용하여 발의 배측면에서 거골경을 움켜잡는다. 추가적으로 고정하기 위해 치료사의 몸통에 발을 댄다.

가동술: 도수교정 손은 주상골의 등쪽면 위를 물갈퀴 공간으로 댄다. 더 회내위치로 주상골을 회전시키고, 저측내측 방향으로 주상골을 내측 활주시킨다.

치료 목표: 종축을 따라 중족근관절의 외반과 중족근관절의 저측굴곡을 개선.

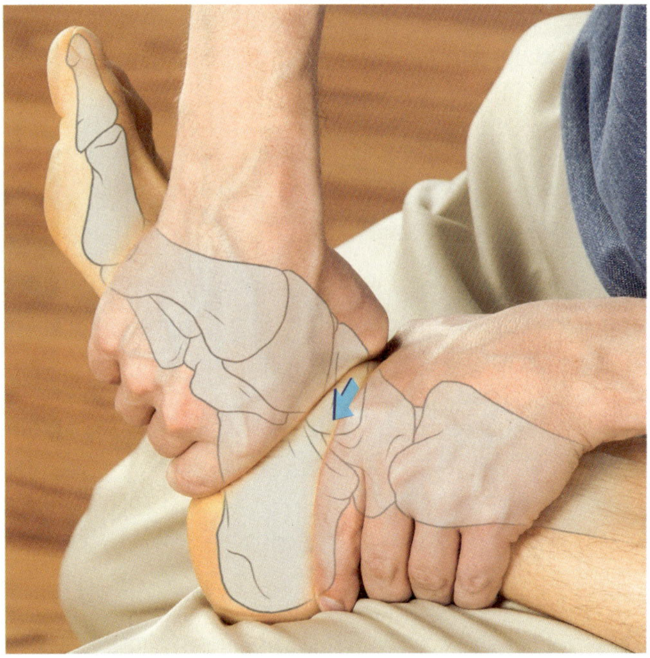

입방골 배측(전방) 활주 / Cuboid Dorsal (Anterior) Glide

환자 자세: 발은 휴식위치로 하고 무릎은 90° 굴곡시키고 엎드린다.

치료사 자세: 환자의 손상 발의 내측면을 마주보고 선다.

고정: 고정손은 물갈퀴 공간과 손가락을 사용하여 후면에서 종골을 움켜잡는다.

가동술: 도수교정 손은 저측면에 엄지손가락, 배측면에 검지손가락을 이용하여 입상골 위에 댄다. 배측 방향으로 입방골을 활주시킨다.

치료 목표: 종족근관절의 외반(종축을 따라)과 중족근관절 배측굴곡(경사축을 따라)을 보조

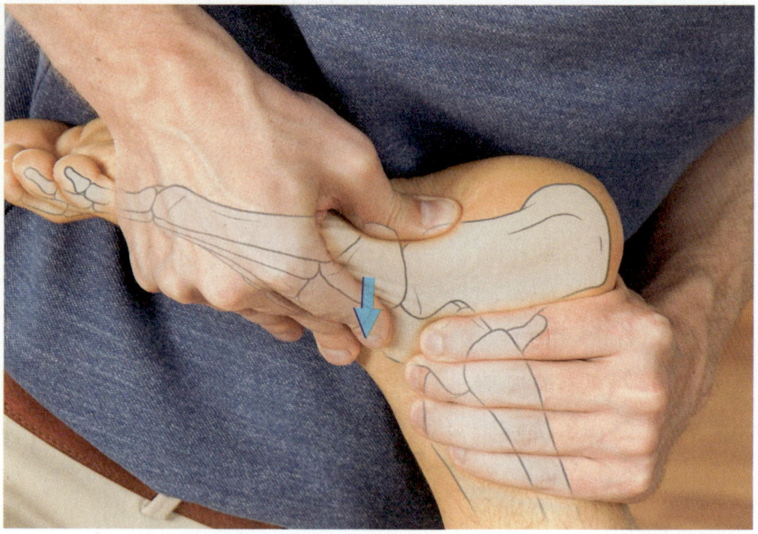

입방골 배측측방 활주 / Cuboid Dorsolateral Glide

환자 자세: 발은 휴식위치로 하고 무릎은 90° 굴곡시키고 엎드린다.

치료사 자세: 환자의 손상 발 내측면을 마주보고 선다.

고정: 고정손은 물갈퀴공간으로 저측면에서 종골을 움켜잡고, 입방골 표면 주위를 검지손가락과 반지손가락으로 감싸잡는다.

가동술: 도수교정 손은 입방골의 저측면에 물갈퀴공간을 댄다. 더 회내위치에서 입방골을 회전시켜 배측외측 방향으로 입방골을 활주시킨다.

치료 목표: 중족근관절의 내번(종축을 따라)과 중족근관절의 배측굴곡(경사축을 따라)을 보조

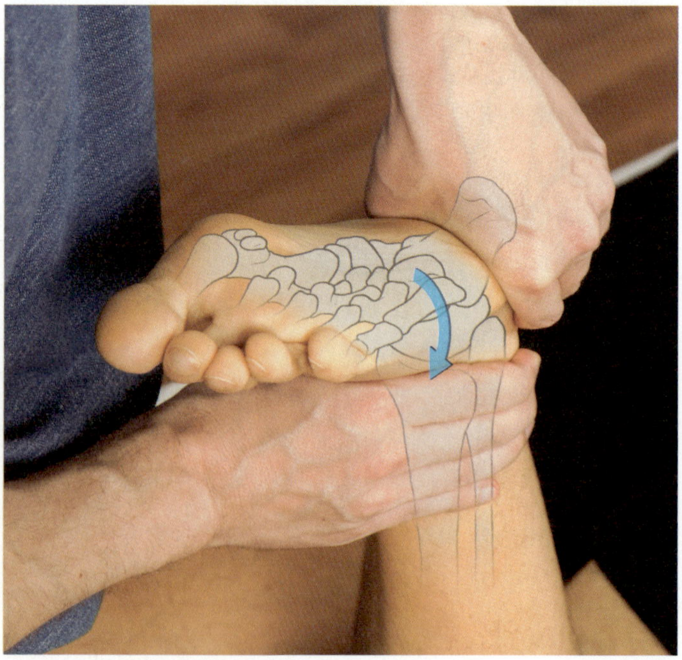

입방골 저측(후방) 활주 / Cuboid Plantar (Posterior) Glide

환자 자세: 치료사의 넓적다리로 지지하고 관절을 휴식위치로 하고 바로 눕는다.

치료사 자세: 환자의 손상 발을 내측에서 마주보고 선다.

고정: 고정손은 족관절의 원위를 감싸잡는다. 추가적인 고정을 위해 치료사 몸통을 발에 댄다.

가동술: 도수교정 손을 입방골의 저측면에 검지손가락과 입방골의 배측면에 엄지손가락을 댄다. 족저 방향으로 입방골을 가동시킨다.

치료 목표: 종축을 따라 중족근관절 내번과 경사축을 따라 중족근관절의 저측굴곡을 개선

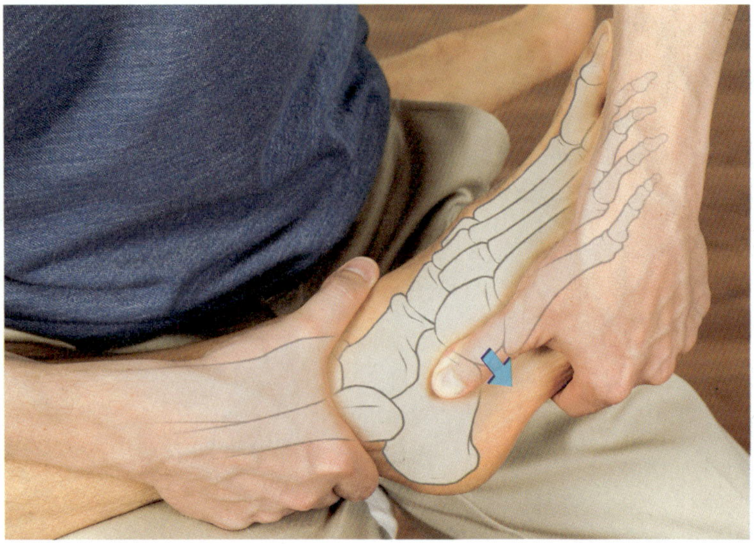

입방골 저측내측 활주 / Cuboid Plantarmedial Glide

환자 자세: 치료사의 넓적다리로 지지하고 관절을 휴식위치로 하고 바로 눕는다.

치료사 자세: 환자의 손상 발을 내측면에서 마주보고 앉는다.

고정: 고정손은 발의 족저면에 있는 종골을 감싸잡는다. 추가적인 고정을 위해 치료사의 몸통을 발에 댄다.

가동술: 도수교정 손은 입방골의 배측면 위에 물갈퀴공간을 댄다. 더 회외위치에서 입방골을 회전시켜 저측내측 방향으로 입방골을 가동시킨다.

치료 목표: 종축을 따라 중족근관절의 내번과 경사축을 따라 중족근관절의 족저굴곡을 개선

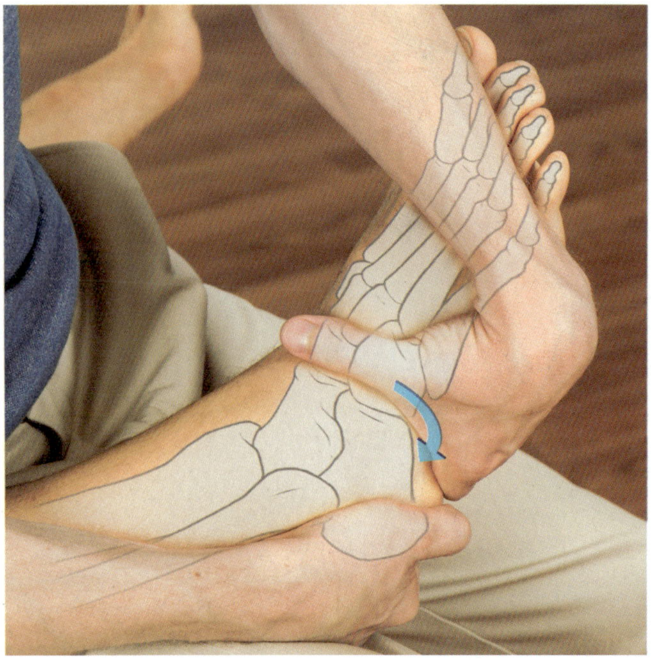

입방골 도수교정 / Cuboid Manipulation

환자 자세: 무릎이 70°로 굴곡시키고 치료 테이블의 가장자리 근처에 엎드린다.

치료사 자세: 발의 족저면을 마주 보고 선다.

고정: 치료사는 환자 발 등위를 깍지킨 손가락으로 댄다. 치료사의 엄지는 입방골의 족저면에 댄다.

가동술: 환자의 발목은 약 0° 배측굴곡시킨다. 도수교정은 거골하관절이 약간 회외시키고, 슬관절 신전, 발목관절 족저굴곡에서 수행할 수 있다. 치료사의 엄지손가락은 깍지껴서 입방골을 고정시키고 추력(thrust force)을 가한다.

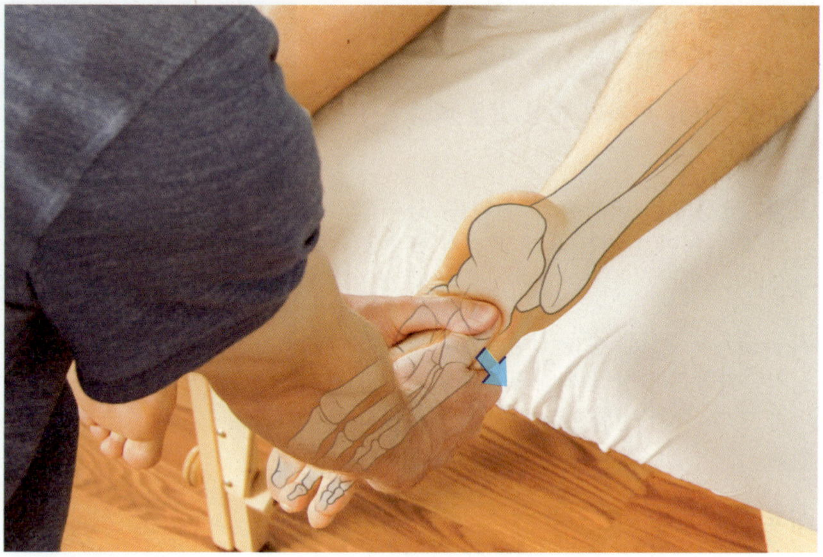

치료 목표: 족저굴곡된 입방골을 재배치하고 종입방관절의 움직임을 개선

참고: 이 기법은 거주상관절에 적용할 수도 있다.

배측(전방) 활주/ Dorsal (Anterior) Glide

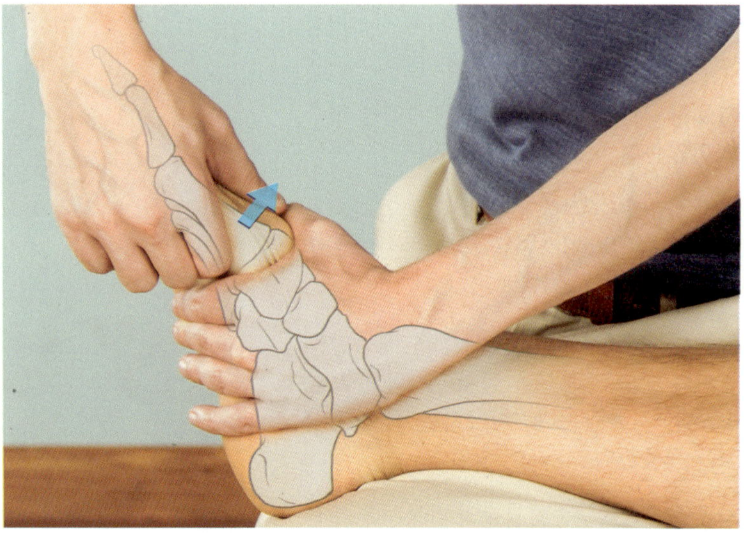

환자 자세: 치료사의 넓적다리로 지지하고 관절을 휴식위치로 하고 바로 눕는다.

치료사 자세: 치료할 발의 배측면을 마주 보고 앉는다.

고정: 고정손은 발의 족저면을 검지손가락과 배측면을 엄지손가락으로 거골을 감싸 잡는다.

가동술: 도수교정 손은 발의 족저면을 검지손가락과 배측면을 엄지손가락으로 중족골을 감싸잡는다. 손으로 제 1 설상골에서 첫 번째 중족골을 배측 방향으로, 제 2 설상골에서 두 번째 중족골을 배측 방향으로, 입방골에서 세 번째 중족골을 등쪽 방향으로, 입방골에서 네 번째 및 다섯 번째 중족골을 배측 방향으로 활주시킨다.

치료 목표: 배측굴곡을 개선

참고: 이 관절에는 움직임이 매우 적다.

저측(후방) 활주 / Plantar (Posterior) Glide

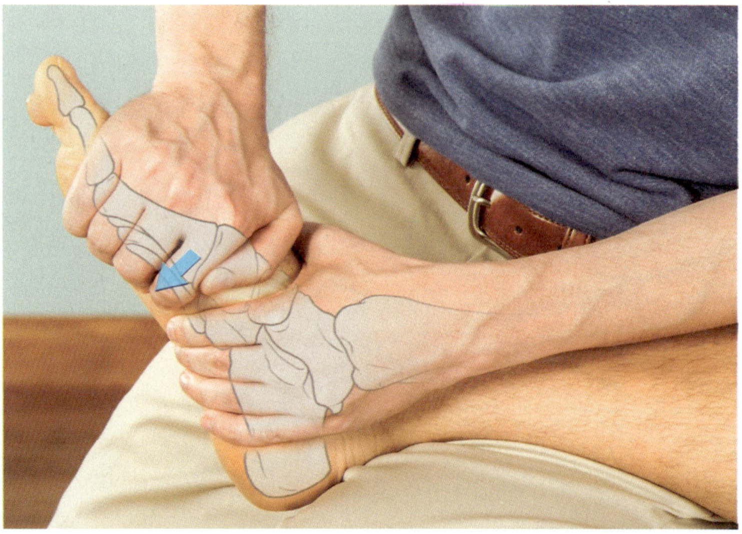

환자 자세: 치료사의 넓적다리로 지지하고 관절을 휴식위치로 하고 바로 눕는다.

치료사 자세: 치료할 발의 배측면을 마주 보고 앉는다.

고정: 고정손은 발의 배측면을 엄지손가락으로, 중족골의 저측면을 검지손가락으로 거골을 감싸잡는다.

가동술: 도수교정 손은 발의 배측면을 엄지손가락으로 중족골을 감싸잡고, 지골의 저측면을 검지손가락으로 감싸잡는다. 손으로 제 1 설상골에서 첫 번째 중족골을 저측 방향으로, 제 2 설상골에서 두 번째 중족골을 저측 방향으로, 입방골에서 세 번째 중족골을 저측 방향으로, 입방골에서 네 번째 및 다섯 번째 중족골을 저측 방향으로 활주시킨다.

치료 목표: 족저굴곡을 개선

참고: 이 관절에는 움직임이 매우 적다.

신연 / Distraction

환자 자세: 치료사의 넓적다리로 지지하고 관절을 휴식위치로 하고 바로 눕는다.

치료사 자세: 치료할 발의 배측면을 마주 보고 앉는다.

고정: 고정손은 발의 배측면을 엄지손가락으로, 발의 저측면을 검지손가락으로 감싸잡는다.

가동술: 도수교정 손은 발의 배측면을 엄지와 발의 저측면을 검지손가락으로 중족골을 감싸잡는다. 치료사는 직접적인 힘을 적용한다.

치료 목표: 족근중족관절의 가동성을 개선

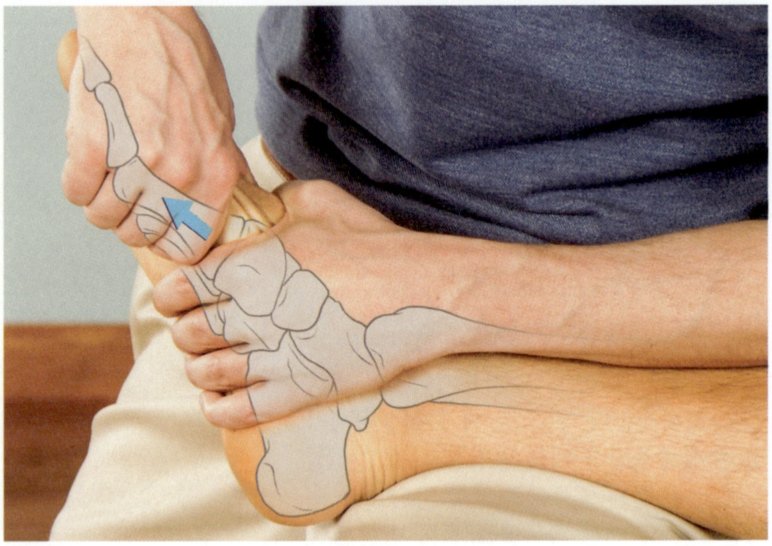

참고: 쐐기를 사용하여 발을 고정시킬 수 있다. 이 기법은 모든 족근중족관절에 사용할 수 있다.

신연 / Distraction

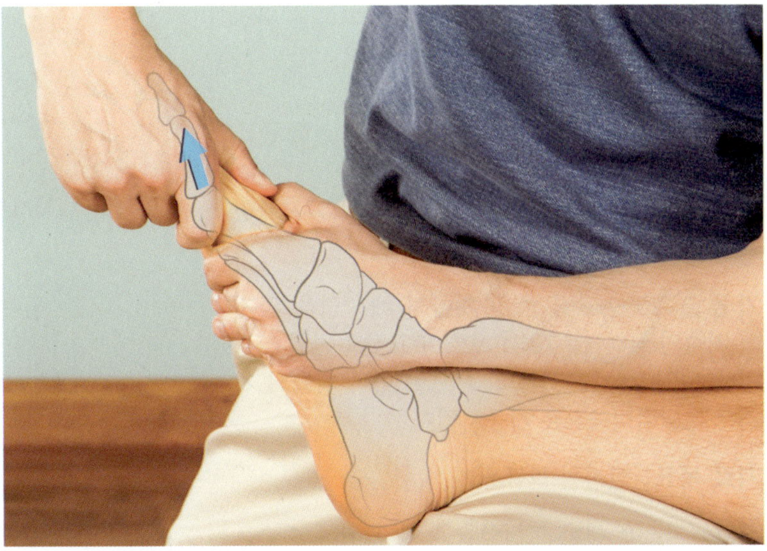

환자 자세: 치료사의 넓적다리로 지지하고 관절을 휴식위치로 하고 바로 눕는다.

치료사 자세: 치료할 발의 배측면을 마주 보고 앉는다.

고정: 고정손은 발의 배측면을 엄지손가락과 저측면을 검지손가락으로 중족골두를 감싸잡는다.

가동술: 도수교정 손은 발의 배측면을 엄지손가락과 저측면을 검지손가락으로 도수교정할 근위 지골의 근위 끝을 감싸잡는다. 손으로 근위 지골의 기저부를 먼쪽으로 가동시킨다.

치료 목표: 통증 완화나 관절의 전반적인 가동성을 개선

참고: 지골에 대한 그립력을 높이기 위해 수술용 장갑 또는 dysum을 사용할 수 있다.

배측(전방) 활주 / Dorsal (Anterior) Glide

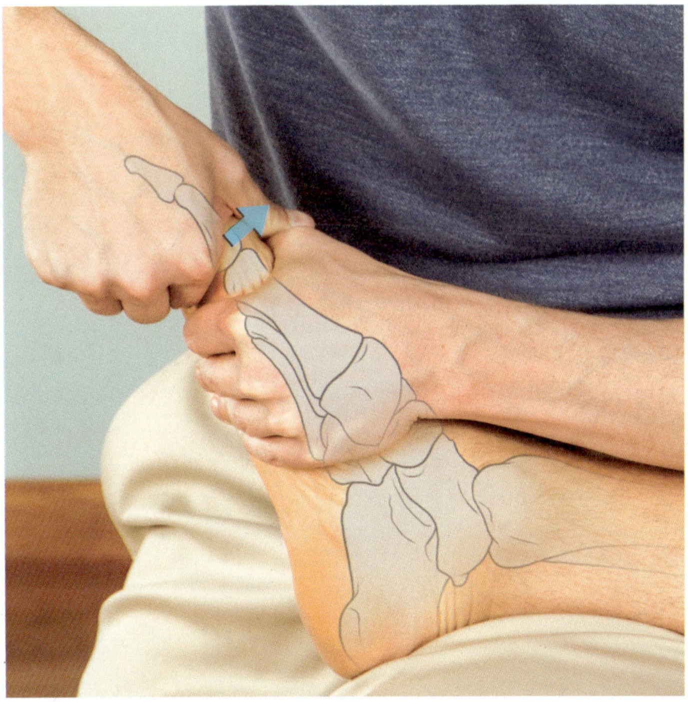

환자 자세: 치료사의 넓적다리로 지지하고 관절을 휴식위치로 하고 바로 눕는다.

치료사 자세: 치료할 발의 배측면을 마주보고 앉는다.

고정: 고정손은 중족골의 배측면을 엄지손가락과 저측면을 검지손가락으로 중족골두를 감싸잡는다.

가동술: 도수교정 손은 지골의 배측면을 엄지손가락과 저측면을 검지손가락으로 도수교정할 근위 지골의 근위 끝을 감싸잡는다. 손으로 근위 지골의 기저부를 발등쪽으로 가동시킨다.

치료 목표: 발가락 신전을 개선

참고: 지골에 대한 그립력을 높이기 위해 수술용 장갑 또는 dysum을 사용할 수 있다.

저측(후방) 활주 / Plantar (Posterior) Glide

환자 자세: 치료사의 넓적다리로 지지하고 관절을 휴식위치로 하고 바로 눕는다.

치료사 자세: 치료할 발의 배측면을 마주보고 앉는다.

고정: 고정손은 중족골 배측면을 엄지와 저측면을 검지손가락으로 중족골두를 감싸잡는다.

가동술: 도수교정 손은 지골의 배측면을 엄지와 저측면을 검지손가락으로 도수교정할 근위 지절의 근위 끝을 감싸잡는다. 손으로 근위 지골의 기저부를 발바닥쪽으로 가동시킨다.

치료 목표: 발가락 굴곡을 개선.

참고: 지골에 대한 그립력을 높이기 위해 수술용 장갑 또는 dysum을 사용할 수 있다.

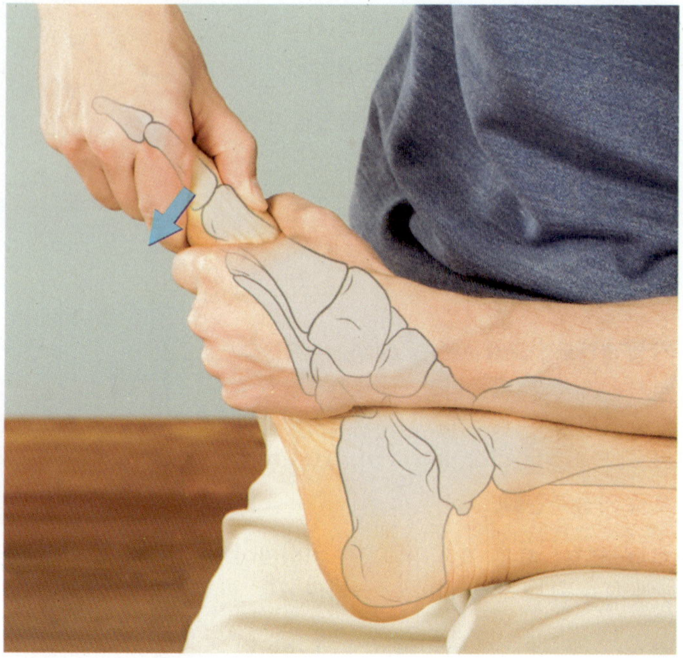

내측 활주 / Medial Glide

환자 자세: 치료사의 넓적다리로 지지하고 관절을 휴식위치로 하고 바로 눕는다.

치료사 자세: 치료할 발의 배측면을 마주보고 앉는다.

고정: 고정손은 중족골 외측을 엄지손가락과 내측을 검지손가락으로 중족골두를 감싸잡는다.

가동술: 도수교정 손은 내측과 외측면에서 도수교정할 근위 지골을 감싸잡고 내측 방향으로 활주시킨다.

치료 목표: 관절의 내측 활주를 개선.

참고: 지골에 대한 그립력을 높이기 위해 수술용 장갑 또는 dysum을 사용할 수 있다.

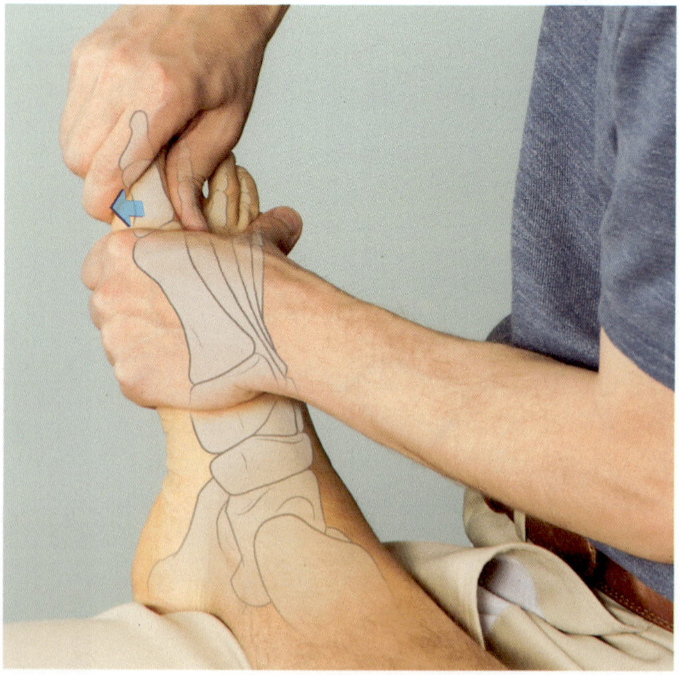

측방 활주 / Lateral Glide

환자 자세: 치료사의 넓적다리로 지지하고 관절을 휴식위치로 하고 바로 눕는다.

치료사 자세: 치료할 발의 배측면을 마주보고 앉는다.

고정: 고정손은 중족골의 외측면을 엄지손가락과 내측면을 검지손가락을 사용하여 중족골두를 감싸잡는다.

가동술: 도수교정 손은 내측과 외측면에서 도수교정할 근위 지골을 감싸잡고 외측 방향으로 활주시킨다.

치료 목표: 관절의 외측 활주를 개선.

참고: 지골에 대한 그립력을 높이기 위해 수술용 장갑 또는 dysum을 사용할 수 있다.

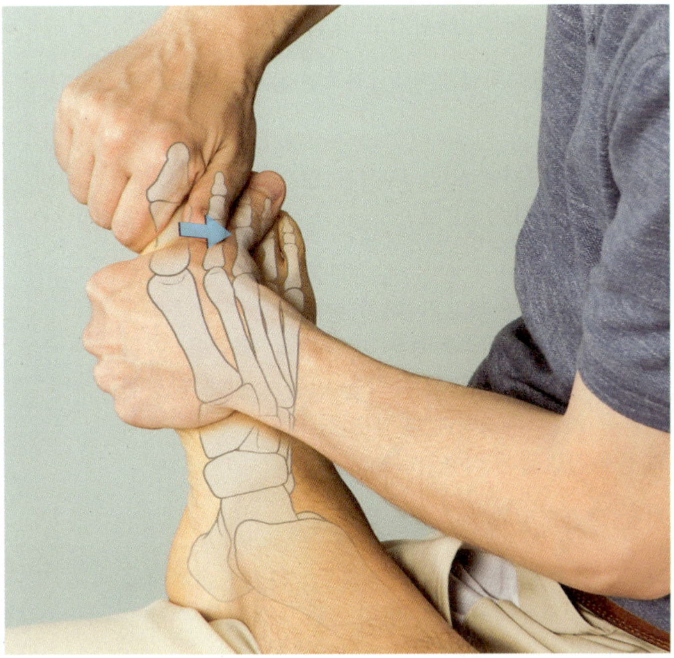

종자골관절 가동술 / Sesamoid Mobilization

환자 자세: 발을 이완시키고 바로 눕는다.

치료사 자세: 발을 마주보고 서거나 앉는다. 치료사는 종자골의 근위면에 엄지손가락을 댄다.

고정: 치료사의 두부쪽 손은 원위 첫 번째 중족골을 단단하게 움켜잡는다.

가동술: 치료사는 원위 활주를 적용하여 종자골이 가동할 수 있는 가동범위의 끝까지 실시한다.

치료 목표: 외반 제한(hallux limitus)이 있는 관절의 가동성을 개선.

참고: 첫 번째 중족골두의 종자골을 압박하지 않도록 주의해야 한다.

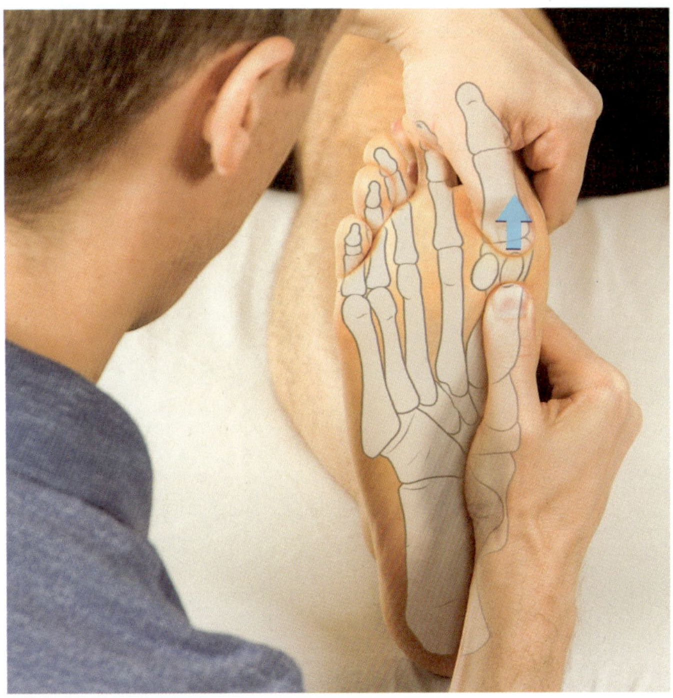

중족간관절 가동술 / Intermetatarsal Mobilization

환자 자세: 발을 이완시키고 바로 눕는다.

치료사 자세: 치료할 발의 저측면을 마주보고 앉는다.

고정: 편안위치에 있는 다리가 환자를 고정시키는 데 도움이 된다.

가동술: 치료사의 손은 전족부를 엄지손가락으로 발바닥쪽을 감싸쥐고, 나머지 손가락으로 발등쪽을 감싸잡는다. 엄지손가락은 전족부의 굴곡을 만들기 위해 앞다리의 굽힘 동작을 만들기 위해 받침점 역할을 하는 손가락에 대해 발등쪽으로 민다. 각각의 중족간관절에 적용한다.

치료 목표: 전족부의 가동성을 개선.

참고: 엄지손가락을 받침점으로 하고, 손가락을 사용하여 가동력을 족저 방향으로 움직임을 수행할 수 있다.

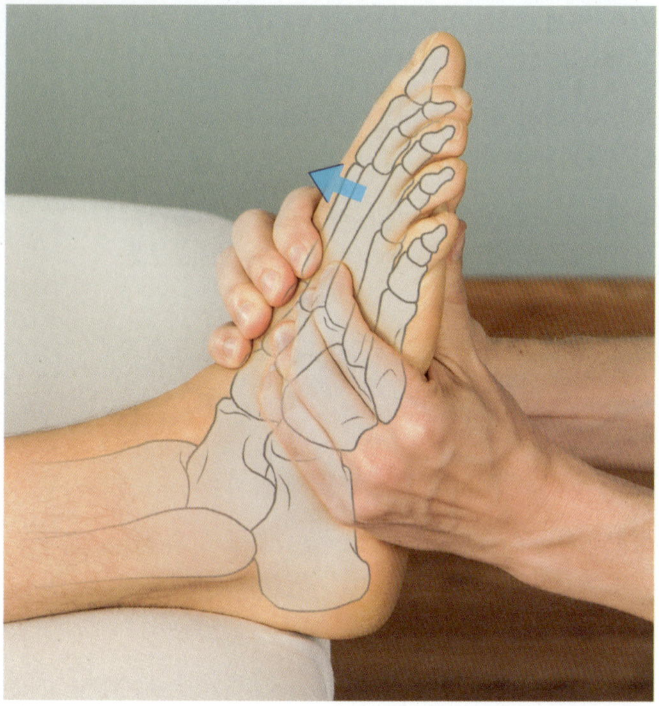

신연 / Distraction

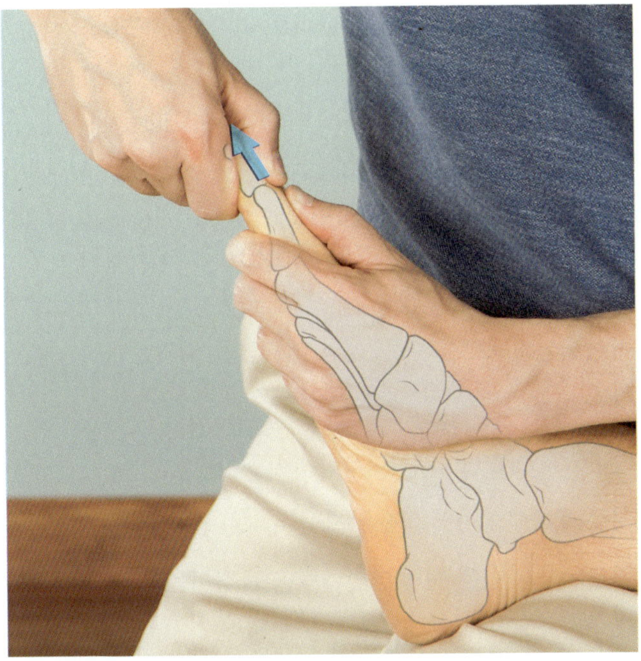

환자 자세: 치료사의 넓적다리로 지지하고 관절을 휴식위치로 하고 바로 눕는다.

치료사 자세: 치료할 발의 배측면을 마주보고 앉는다.

고정: 고정손은 발의 배측면을 엄지손가락과 저측면을 검지손가락으로 잡고 치료할 관절의 근위 지골 원위 끝을 감싸잡는다.

가동술: 도수교정 손은 발의 배측면을 엄지손가락과 저측면을 검지손가락으로 잡고 치료할 관절의 원위 지골 근위 끝을 감싸잡는다. 손으로 원지지골을 먼쪽으로 신연시킨다.

치료 목표: 통증 완화나 관절의 전반적인 가동성을 개선.

참고: 이 기법은 뻣뻣한 발가락을 움직이는데 도움이 될 수 있다.

배측(전방) 활주 / Dorsal (Anterior) Glide

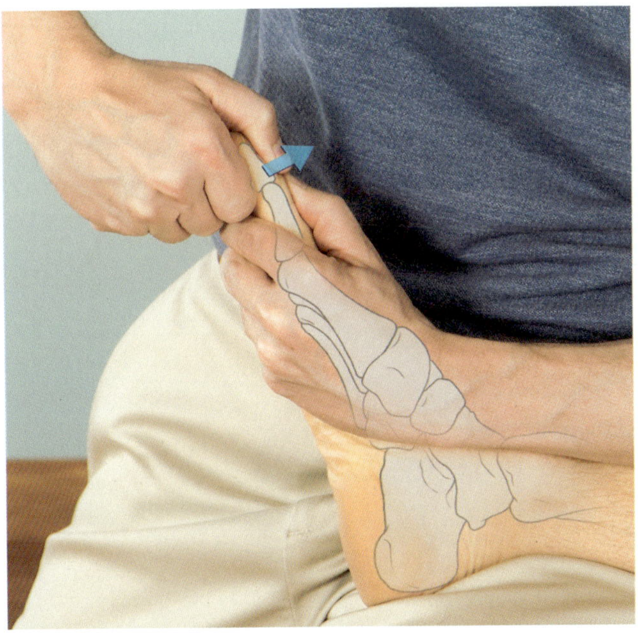

환자 자세: 치료사의 넓적다리로 지지하고 관절을 휴식위치로 하고 바로 눕는다.

치료사 자세: 치료할 발의 배측면을 마주보고 앉는다.

고정: 고정손은 발의 배측면을 엄지손가락과 저측면을 검지손가락으로 잡고 치료할 관절의 근위 지골 원위 끝을 감싸잡는다.

가동술: 도수교정 손은 발의 배측면을 엄지손가락과 저측면을 검지손가락으로 잡고 치료할 관절의 원위 지골 근위 끝을 감싸잡는다. 손으로 원위 지골을 발등쪽으로 가동시킨다.

치료 목표: 발가락 신전을 개선.

참고: 이 기법은 뻣뻣한 발가락을 움직이는데 도움이 될 수 있다.

저측(후방) 활주 / Plantar (Posterior) Glide

환자 자세: 치료사의 넓적다리로 지지하고 관절을 휴식위치로 하고 바로 눕는다.

치료사 자세: 치료할 발의 배측면을 마주보고 앉는다.

고정: 고정손은 발의 배측면을 엄지와 저측면을 검지손가락으로 잡고 치료할 관절의 근위 지골 원위 끝을 감싸잡는다.

가동술: 도수교정 손은 발의 배측면을 엄지손가락과 저측면을 검지손가락으로 잡고 치료할 관절의 원위 지골 근위 끝을 감싸잡는다. 손으로 원위 지골을 발바닥쪽으로 가동시킨다.

치료 목표: 발가락 신전을 개선.

참고: 이 기법은 뻣뻣한 발가락을 움직이는데 도움이 될 수 있다.

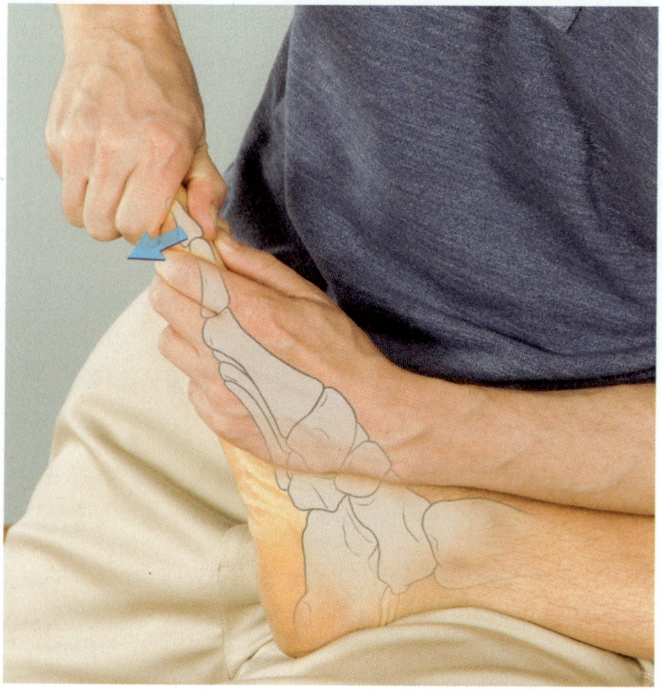

다양한 발 병리의 도수치료에 대한 근거

연구	환자	중재 및 비교 (있는 경우)	결론
족저근막 병증(plantar fasciopathy)에 대한 추력 및 비추력 가동술의 적용: C 등급			
Celik 등, 2016 (Level 2b)	족저근막염 환자 43명	환자는 관절가동술, 스트레칭, 스테로이드 주사로 무작위 배정	FAAM, VAS를 기준으로 3, 6, 12주 및 1년 후에 평가. 12주 및 1년에서 관절가동술군이 스테로이드군보다 현저하게 개선되었다.
Cleland 등, 2009 (Level 1b)	발바닥 뒤꿈치 통증을 주로 호소하는 환자 60명	두 군 중 하나에 무작위로 배정된 환자; 1군은 전기치료 및 스트레칭; 2군은 연부조직 가동술 및 거골하관절의 관절가동술	도수치료군은 4주에서 개선되었으며, FAAM, LEFS, GRoC의 결과에서 최대 6개월까지 개선이 유지되었다.
Shasua 등, 2015 (Level 1b)	23~73세의 족저근막염 환자 46명	중재 또는 통제군에 무작위로 배정된 환자. 두 군 모두 8회의 스트레칭 및 초음파치료; 또한 중재군은 발목과 중족부에 가동술을 받음	NPRS, LEFS, 알고리즘 및 df ROM에서는 두 군 모든 측정에서 개선되었지만, NPRS, LEFS, 알고리즘에서는 현저한 차이가 나타나지 않았다.
입방골 증후군(cuboid syndrome)에 대한 추력 및 비추력 가동술의 적용: D 등급			
Jennings & Davies, 2005 (Level 4)	외측 발목/중족부 통증을 호소하는 외측 발목 염좌 환자 7명	입방골 도수교정을 각각의 환자에게 적용	1~2회 치료 후 7명의 환자가 모두 스포츠 활동을 할 수 있게 되었다.
중족골통(metatarsalgia)에 대한 추력 및 비추력 가동술의 적용: B 등급			
Govender 등, 2007 (Level 1c)	몰톤신경염 환자 40명 평균 연령: 51세	발과 발목에 대한 도수교정 vs. 위약(동조된 초음파); 3주에 걸쳐 6회 치료	위약에 비해 도수치료(NPRS 및 알고리즘)가 유의하였다.
Petersen 등, 2003 (Level 2b)	중족골통 환자 40명 평균 연령: 49.5세	발과 발목의 도수치료(mob, HVLA: 특히, 중족간관절 활주, 첫 번째 MTPJ 등) vs. 위약(동조된 초음파); 4주에 걸쳐 8회 치료	SFMPQ, NPRS, FFI 및 알고리즘의 경우, 도수치료와 위약에서 유의하였다. 참고: 위약 환자는 더 높은 수준의 통증을 가지고 있었다.

계속

다양한 발 병리의 도수치료에 대한 근거 –계속

연구	환자	중재 및 비교 (있는 경우)	결론
강직족무지(hallux rigidus)에 대한 추력 및 비추력 가동술의 적용: B 등급			
Shamus 등, **2004** (**Level 1c**)	첫 번째 **MPJ** 통증과 관절운동범위 제한이 있는 환자 **20**명	환자는 무작위로 **2**군으로 나눔. 두 군 모두 월풀, 초음파, 첫 번째 **MPJ** 가동술, 종아리/슬괵근 신장, 구슬집기운동, 냉치료 및 전기자극치료 받음. 중재군은 종자골 가동술, 무지굴근 강화운동 및 보행훈련 받음.	**12**회의 치료세션 후에, 실험군은 대조군에 비해 **MPJ** 신전 관절운동범위 및 무지굴근 근력이 매우 현저하게 높았으며, 통증 수준이 현저하게 낮았다.
외반무지(hallux abducto valgus)에 대한 추력 및 비추력 가동술의 적용: B 등급			
Brantingham 등, **2005** (**Level 1c**)	**HAV** 환자 **60**명 평균 연령: **50.1**세	두 군 중 하나에 무작위로 배정된 환자; **1**군은 무지와 발에 가동술과 도수교정 받음. **2**군은 비치료 행동 잠재적 치료 받음. **3**주에 걸쳐 **6**회 치료.	위약군에 비해 **NPRS**↓, 장애↓, **FFI**에서 기능↑가 도수치료군에서 매우 유의하였다.

FAAM = foot and ankle measure(발과 발목 측정)
LEFS = lower extremity functional scale(하지 기능 척도)
GRoC = global rate of change
VAS = visual analog scale(시각적 상사 척도)
US = ultrasound(초음파)
NPRS = numeric pain rating scale(수치 통증 등급 척도)
df = dorsiflexion(배측굴곡)
ROM = range of motion(관절운동범위)
MPJ = metatarsophalangeal joint(중족지절관절)
HVLA = high-velocity, low-amplitude thrust(고-속도, 저-진폭 추력)
MTPJ = metatarsophalangeal joint(중족지절관절)
SFMPQ = short form McGill pain questionnaire(짧은 형태 McGill 통증 설문지)
HAV = hallux abducto valgus(무지외반)
FFI = foot function index(발 기능 지수)

자가-가동술

Self-Mobilizations

자가-가동술 통합 일반지침 가정프로그램 테크닉

- 치료사는 안전하고 독립적으로 자가-가동술을 수행할 수 있는 환자의 능력에 확신이 있어야 한다.
- 처방 전, 환자는 테크닉을 적절하게 독립적으로 시행할 줄 알아야 한다.
- 자가-가동술하기 전에 여러 형태의 예열과정(예: 다리 관절, 걷거나 자전거를 타고 5–8 분)을 하는 것이 이상적이다.
- 30 ~ 60 초 정도의 간격으로 주위 근육을 정적 스트레칭하면 도움이 될 수 있다.
- 환자는 임상인이 정해 준 반복, 부하 및 지속 시간을 잘 이용하여 자가-가동술을 완료할 수 있어야 한다.
- 새로 얻은 운동 범위에 대한 운동이 도움이 될 수 있다. 예를 들어, 환자는 치료사의 교육대로 끝범위의 등척성, 또는 전체 각도의 등장성 운동을 수행할 수 있다.

임상 조언

관절 주위 근육 활동은 전형적으로 자가-비추력기법(nontrust) 힘 보다도 강할 것이다. 최적화된 자가-비추력기법 효과를 얻으려면, 환자는 관절 주위의 근육을 이완시켜야 한다. 예를 들어, 엉덩이에서 동원되지 않는 쪽 몸의 무게를 이동시키는 것은 목표 엉덩이 근육을 이완시키는데 도움이 되며, 원하는 대로 관절을 신연(distract) 하거나 가동시킬 수도 있다.

입 열기(양측 TMJ 내밈)
/ Mouth Opening (Bilateral TMJ Protrusion)

환자 자세: 안정적으로, 뒤 벽면에 앉는다.

고정: 환자의 신체가 안정화 역할을 한다.

가동술: 환자는 엄지 손가락과 집게 손가락 사이로 턱을 잡고, 참을 수 있는 정도로 아래턱을 가동한다.

치료 목표: 입 열기를 향상.

참고: 이 기술은 측면 움직임 기술에 의해 한쪽으로 치우칠 수 있으며, 다음 기술과 유사하다.

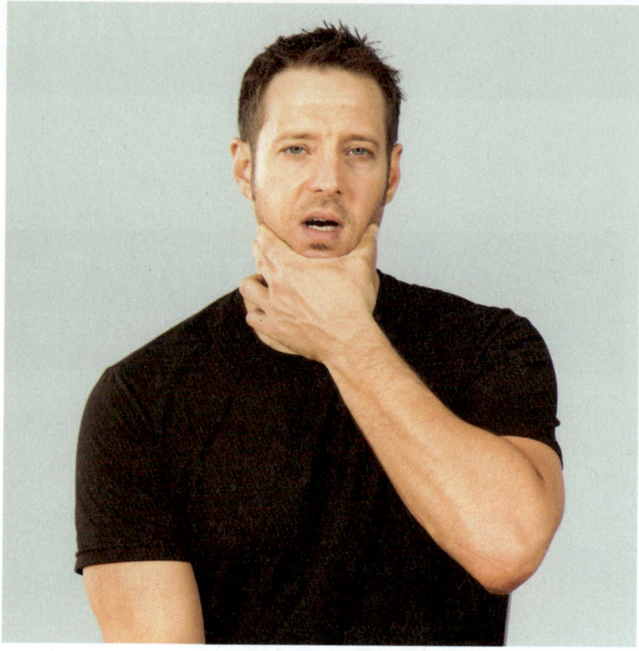

아래턱 외측 외전(외측 턱 운동)
/ Mandible Lateral Excursion (Lateral Jaw Movement)

환자 자세: 앉는다.

고정: 환자의 신체가 안정화 역할을 한다.

가동술: 환자의 손바닥의 양 두덩이를 사용하여 하악 턱을 측방의 반대쪽으로 가동한다. 참을 만하게

치료 목표: 치료되는 쪽으로 돌출을 촉진한다.

참고: 환자는 다른 손을 사용하고 동일한 힘을 제공하기 위해 손가락으로 하악을 잡을 수도 있다.

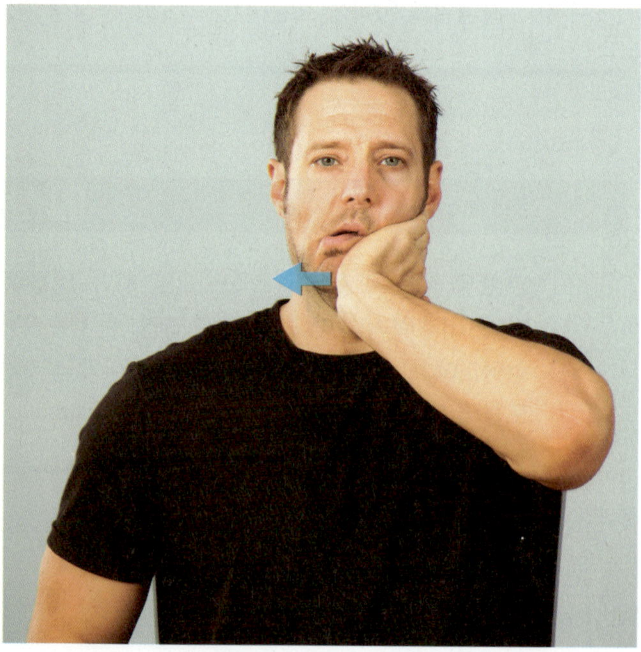

C2-C7 회전(반대쪽 척추관절 열기)
/ C2-C7 Rotation (Opening Contralateral Facet)

환자 자세: 경추회전의 반대쪽에 목표 척추관절을 움직이기 위해 반대 손의 두 번째 및 세 번째 손가락을 반대쪽에 대고 앉는다. 편안함과 안정감을 높이기 위해, 환자는 단단한 표면에 뒤로 기대어 앉는다.

고정: 환자의 신체가 안정화 역할을 한다.

가동술: 손가락으로 관절면을 따라 가동하여 움직인다. 움직임의 방향은 동측의 눈쪽을 향한다.

치료 목표: 경부 회전을 개선하기 위한 치료 기술을 제공한다.

참고: 경추는 중립 또는 굴곡 자세 상태일 수 있다. 굴곡이 증가하면 대상 관절면의 위와 앞쪽 운동(up and forward motion)을 촉진할 수 있다.

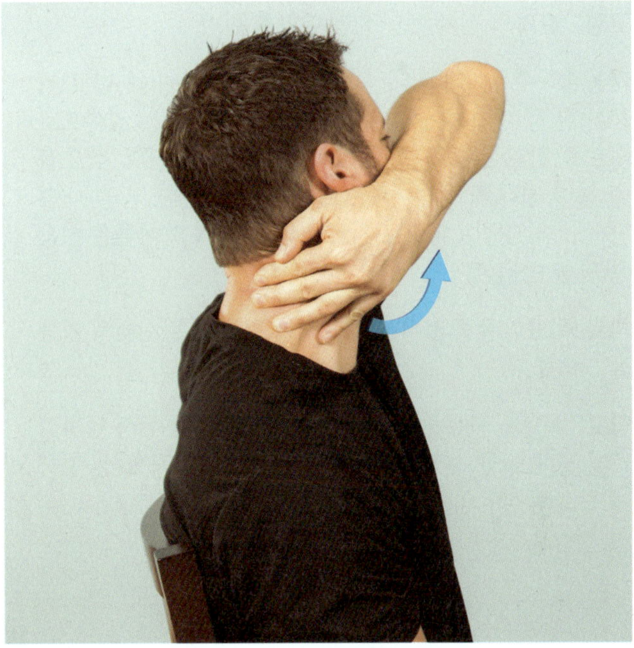

C2-C7 회전(동측 척추관절 닫기)
/ C2-C7 Roatation (Closing Ipsilateral Facet)

환자 자세: 경추 회전의 동측 측면에서 고정된 목표 관절을 움직이게 하기 위해서 반대손의 2, 3 손가락을 대고 앉아 있는다. 편안함과 안정성을 높이기 위해 환자는 단단한 표면에 기대어 앉을 수 있다.

고정: 환자의 2 번째 및 3 번째 손가락으로 척추관절을 잡으면 안정화 역할을 하게 된다.

가동술: 고정을 유지한 채, 머리를 제한된 방향으로 회전시킨다.

치료 목표: 경부 회전 향상을 목표로 하는 치료 기술 제공.

참고: 경추는 중립 또는 신전 각도에 있을 것이다. 신전 증가는 목표된 동측 관절의 움직임을 아래로 내리거나 뒤 방향으로 촉진하게 된다.

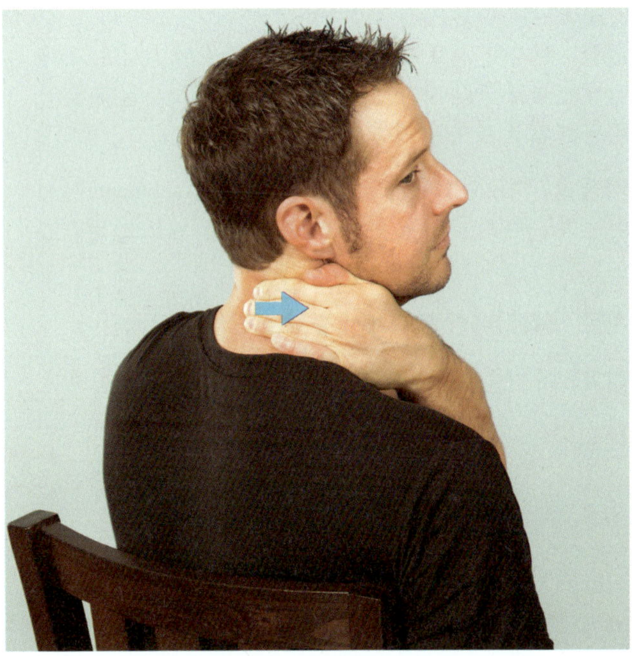

첫 번째 늑골 하방 활주 / First Rib Inferior Glide

환자 자세: 앉는다.

고정: 환자의 신체는 안정화 역할을 한다.

가동술: 수건이나 침대 시트를 동측 겨드랑이에 넣고 가능한 한 경추 가까이에 어깨를 위치한다. 환자는 양손으로 시트를 잡고 반대쪽 엉덩이 쪽으로 향하게 한다. 심호흡을 하며 반대쪽 엉덩이쪽으로 시트를 당긴다. 숨을 내쉬면서 계속 엉덩이 쪽으로 시트를 당긴다. 이 사이클은 허용한 만큼 반복한다.

치료 목표: 통증 없이 호흡과 함께 첫 번째 갈비뼈의 가동을 도와준다.

참고: 시트가 충분히 길면, 겨드랑이에 비하여 동측 엉덩이 아래 끝에 놓을 수 있다. 이를 통해 환자는 동측 팔을 편하게 하고 움직임의 기계적 잇점을 높일 수 있다.

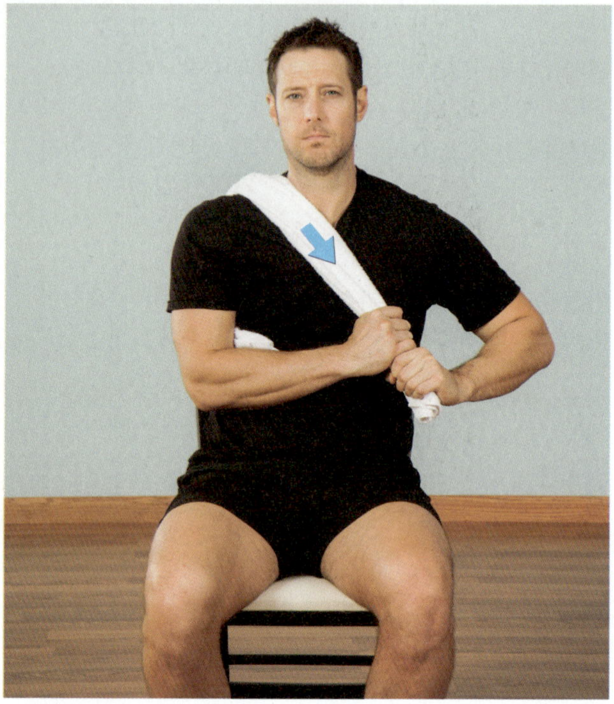

타월을 이용한 흉부 신전 / Thoracic Extension With a Towel

환자 자세: 의자에 앉는다.

고정: 환자이 시트를 세로로 길게 말아서, 시트 위에 타월을 놓고 중간 지점에서 Y를 만들고, 시트의 끝에 앉아, 타월의 끝을 몸 앞쪽에서 고정시킨다.

가동술: 시트와 타월의 연결부가 분절(segment)에서 신전되도록 가동한다. 환자는 수건 끝을 앞으로 당기면서 경추 뒤당김(retraction)을 수행한다.

치료 목표: 대상 분절에서 흉부 신전을 향상시킨다.

참고: 이 기술은 흉부 또는 중 흉부 분절에 가장 적합하다.

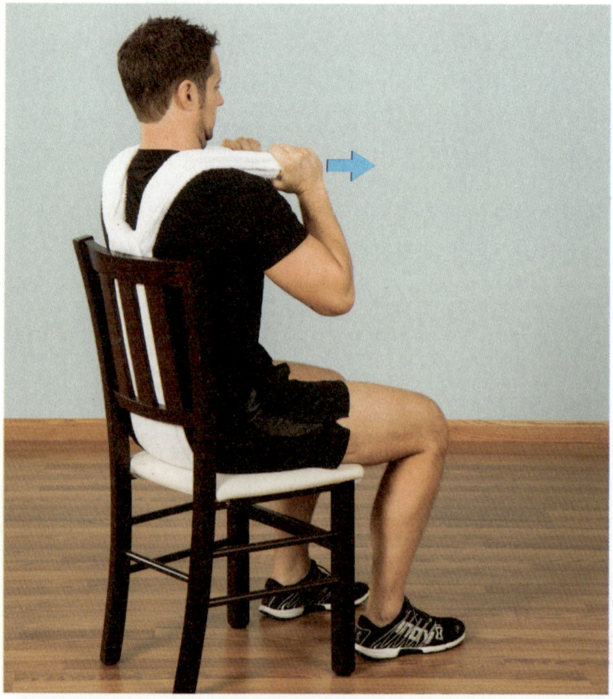

의자 이용 중간 흉부 신전 / Mid-Thoracic Extension With a Chair

환자 자세: 머리 뒤에 손을 대고, 의자 또는 테이블에 뒤로 하여, 흉부 척추의 저운동 부위(hypomobile region)를 대고 앉는다.

고정: 의자 또는 테이블이 필요한 안정화를 제공한다.

가동술: 환자이 요망하는 움직임을, 원하는 위치에 받침점(fulcrum)으로 하여 테이블 가장자리에 기대어 뒤로 기울인다.

치료 목표: 분절을 기준으로 흉부 신전을 향상 시킨다.

참고: 환자이 원하는 분절에서 받침점을 기준으로 의자에 앞 또는 뒤로 앉아야 할 필요가 있다.

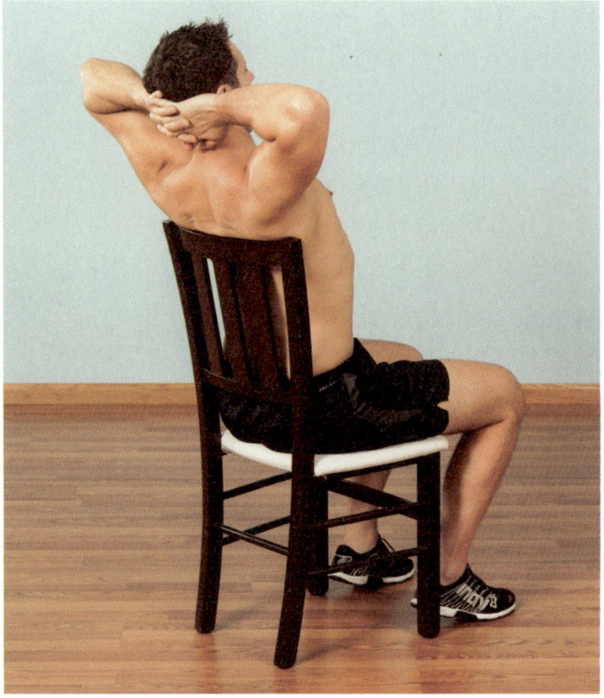

흉부 폼 굴림 / Thoracic Foam Rolling

환자 자세: 척추에 수직으로 놓인 폼 롤러에 누워, 무릎과 엉덩이는 약간 구부러지고 발은 바닥에 닿는다.

고정: 환자의 발을 어깨너비만큼 벌리고 안정성을 제공한다.

가동술: 환자는 필요에 따라 저운동 분절(hypomobile segment)를 목표로 흉추 길이만큼 올리고 내린다.

치료 목표: 흉추의 전반적인 운동성을 향상 시킨다.

참고: 환자는 테크닉 전반에 걸쳐, 중립 척추 위치를 유지해야 한다.

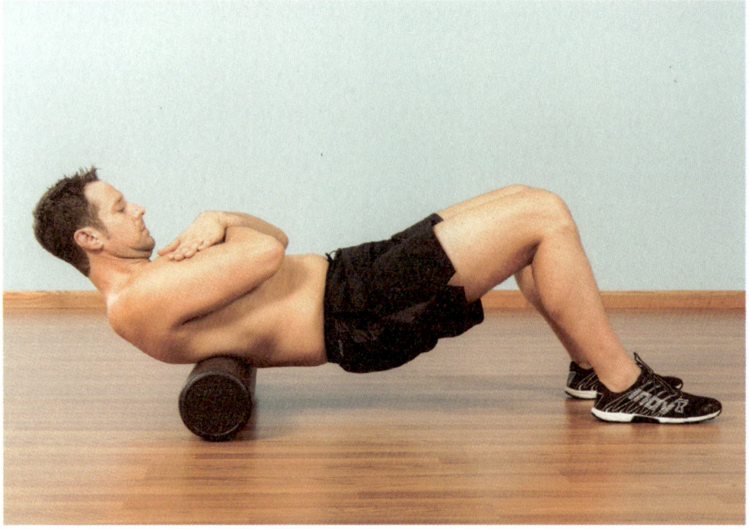

요추신전 / Lumbar Extension

환자 자세: 엄지를 저운동 분절의 극돌기 아래에 업지를 다른 업지로 겹쳐서 데고 서거나 앉는 자세를 취한다.

고정: 환자는 안정화를 위해 극돌기에 엄지 손가락을 사용하여 전방으로 향하는 압력으로 힘을 준다.

가동술: 척추를 끝까지 신전하여 안정화를 유지한다.

치료 목표: 부분 요추 신전을 향상시킨다.

참고: 단일 척추관절을 움직이게 하기 위해서 동측 회전 또는 신전시 회전 운동 방법으로 수행할 수 있다. 단일 척추관절 가동이 필요한 경우, 엄지 손가락 위에 엄지를 안정된 압력으로 척추관절에 직접 적용될 수 있다.

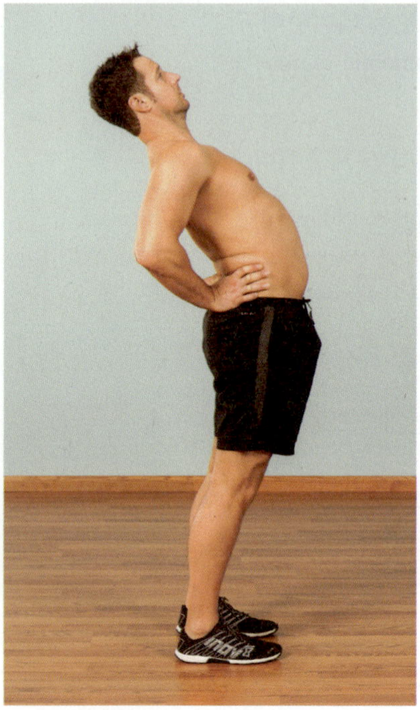

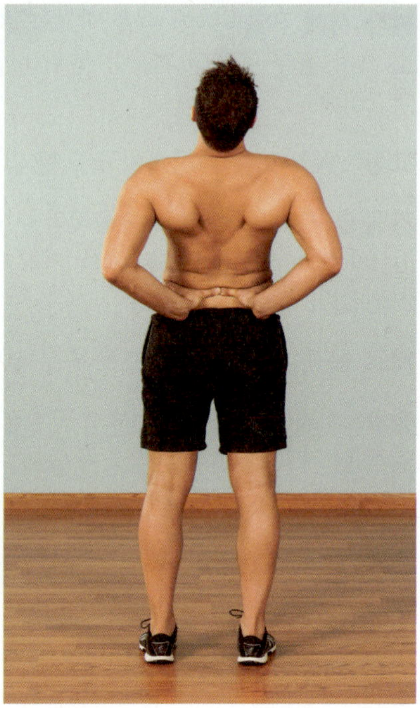

견관절 후방 활주 / Glenohumeral Posterior Glide

환자 자세: 비손상 손으로 목표 견관절의 앞쪽 부위에 대고 선다.

고정: 축 척추(axial spine)에 연결된 어깨는 자체 안정화를 제공한다.

가동술: 환자는 상완골두(어깨뼈 머리)에 앞뒤 방향의 힘을 가하면서 어깨를 능동적으로 외전(벌림)한다.

치료 목표: 움직이는 상완골두의 후방 활주를 향상시킨다.

참고: 이 테크닉은 환자의 기능적 움직임을 직접 돕기 위해 능동적 어깨 외전 방향의 움직임이다.

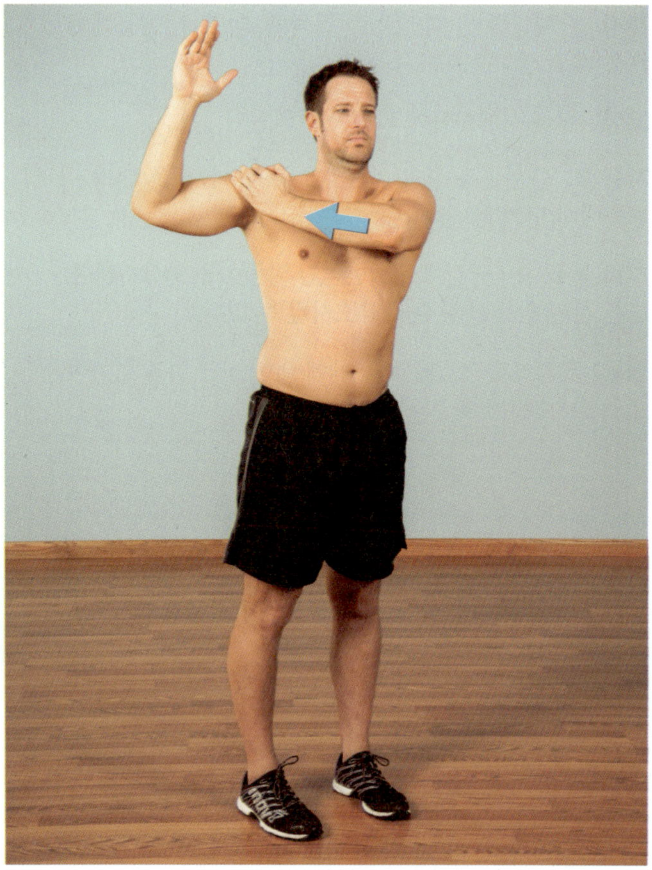

손과 손목 신연 / Wrist and Hand Distraction

환자 자세: 중립 회전으로 팔뚝에 앉고 테이블에서 손을 떼고 테이블 위에 놓는다.

고정: 팔뚝은 테이블에 의해 안정화된다.

가동술: 근위손목 줄을 잡고 이 손목 뼈 줄을 안정된 팔뚝에서 당겨 빼낸다.

치료 목표: 이 관절에서 일반적인 이동성을 향상시킨다. 또한 산만 진동이 통증을 감소시킬 수 있다.

참고: 환자에게 이 관절 복합체에 대한 신연 힘을 점차적으로 증가시키도록 지시한다.

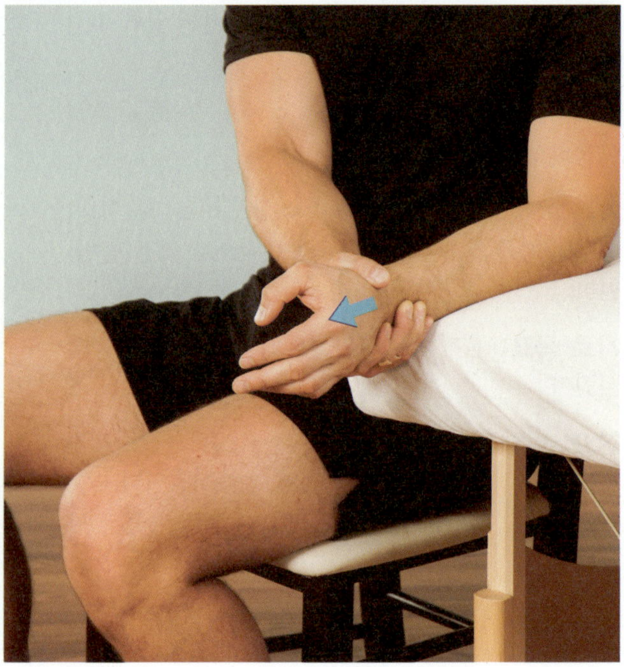

요수근관절(노손목관절) 전방 활주 / Anterior Glide at the Radiocarpal Joint

환자 자세: 치료 테이블 위에서 팔꿈치를 똑바로 펴고, 손을 펴서 움직이기 위해 선다.

고정: 손바닥을 테이블에 대면 충분한 안정화가 제공된다.

가동술: 바닥에 있는 손을 덮고 있는 위의 손은 가능한 손목관절에 가깝게 한다. 똑바로 팔을 대고 아래 뒤 방향으로 압력을 가한다. 환자는 팔을 손가락쪽으로 움직여 손목 신전을 증가하도록 노력한다.

치료 목표: 손목 신전을 증가시키는 것

참고: 손목 신전은 약 70°면 정상

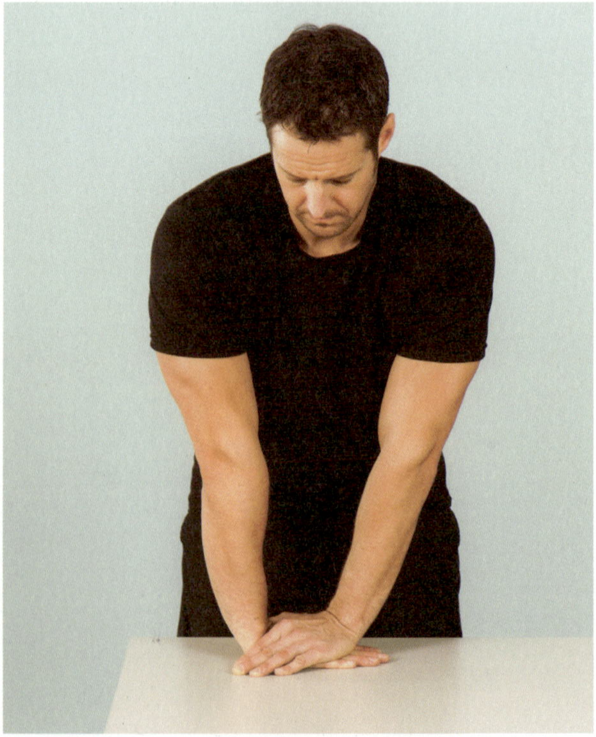

MCP 또는 손가락 신연 / MCP or Phalangeal Distractions

환자 자세: 팔뚝과 손을 중립으로 놓고 치료 테이블에 올려 놓는다.

고정: 가동하는 측 팔뚝으로 치료 테이블에 힘을 가하면 손의 안정화를 도와준다.

가동술: 다른 손으로 움직일 손가락 관절의 원위 부분을 는다. 분절을 근위 분절에서 직선 방향으로 부드럽게잡아 당겨 관절의 신연을 만든다.

치료 목표: 일반적인 관절 운동성을 향상시킨다. 또한 신연의 진동(oscillation)이 통증을 감소시킬 수 있다.

참고: 도수교정 추력도 유사한 방식으로 적용할 수 있다.

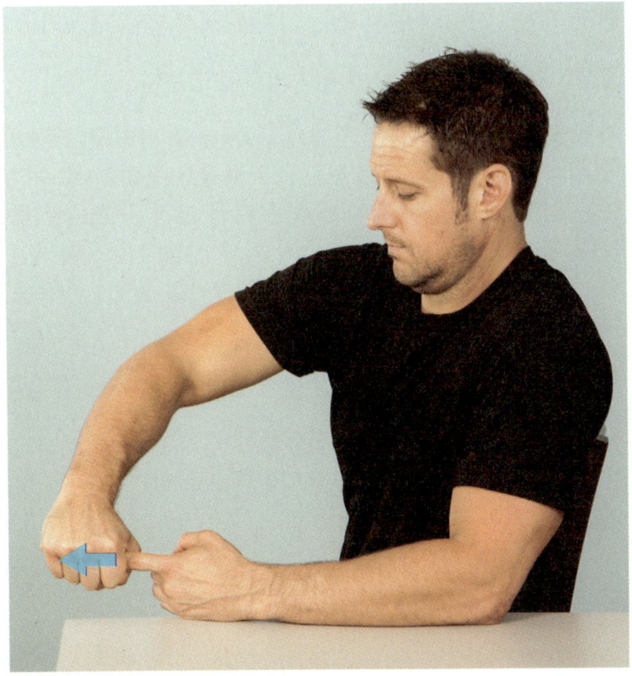

MCP 또는 손가락 활주 / MCP or Phalangeal Glide

환자 자세: 팔뚝과 손을 중립으로 놓고 테이블에 올려 놓는다.

고정: 가동해야 할 측 팔뚝으로 테이블에 힘을 가하면 손의 안정화를 돕는다.

가동술: 뒤쪽 집게 손가락 앞쪽 엄지 손가락 사용으로 가동할 관절의 원위 부분을 잡는다. 전방 가동술의 경우, 손바닥쪽으로 힘을 가하면 전방 가동술을 만들고, 후방 가동술의 경우, 엄지손가락을 손바닥 뒷방향으로 힘을 가해 후방향 가동술을 만든다.

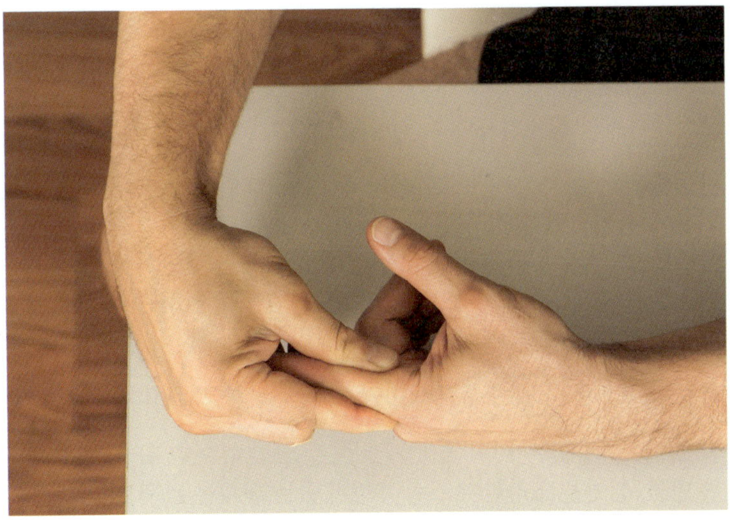

치료 목표: 손가락 움직임을 향상시킨다. 전방 가동술은 굴곡에 도움되며, 후방 가동술은 신장에 도움이 된다.

참고: 두 번째부터 다섯 번째 MCP 관절의 잠김 관절자세(closed packed position)는 완전 굴곡 자세이다. PIP와 DIP 관절은 완전 신전 자세이다. 잠김 관절자세가 아닌 위치에서는 더 많은 관절놀이가 가능하다. 또한 신연의 진동(oscillation of the distraction)은 통증을 감소시킬 수 있다.

굽힌 고관절 외측 활주 / Lateral Glide for Hip Flexion in Kneeling

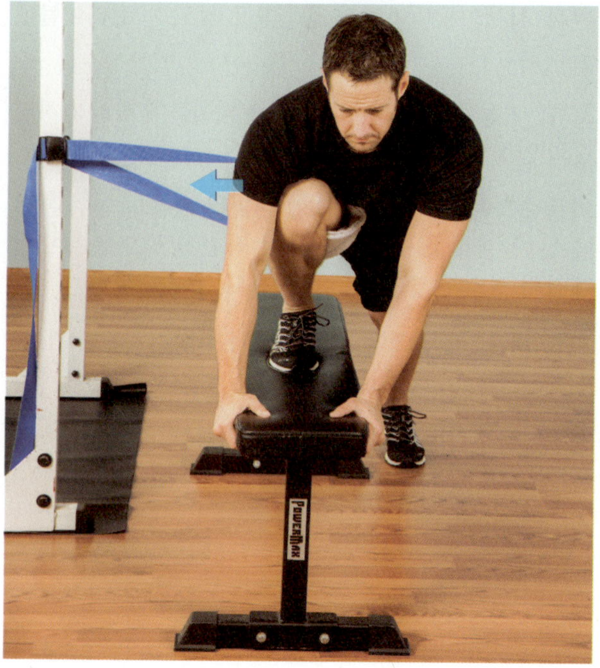

환자 자세: 고정식 벤치 또는 의자에 서서 발을 세운다.

고정: 환자는 양손으로 벤치나 의자를 잡는다.

가동술: 시트 또는 끈은 환자의 근위 대퇴/사타구니 주변에 위치시켜, 편의상 시트 또는 스트랩을 사용하거나, 수건 또는 역도 벨트를 이 위치에 놓은 다음 고정 구조물에 묶는다. 환자는 시트 또는 스트랩의 외측 진동력을 유지하면서 트렁크 상체를 바닥(예 : 대퇴골 고관절 골반) 쪽으로 아래 방향으로, 엉덩이를 구부린다.

치료 목표: 통증 없이 고관절 굴곡 운동을 증가시킨다.

참고: 이 기술은 외측방향 진동없이 수행할 수도 있지만 통증을 피하기 위해 고관절을 바깥쪽으로 당기고 외전 및 외회전시켜야 할 수도 있다.

스쿼트 자세에서 고관절 굴곡을 위한 외측 활주 / Lateral Glide for Hip Flexion in a Squat Position

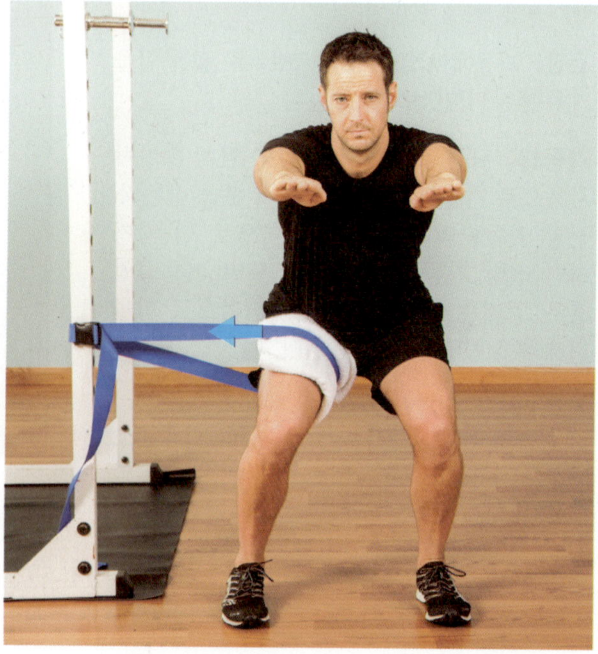

환자 자세: 고정된 바닥에 선다.

고정: 환자의 신체가 안정화 역할을 한다.

가동술: 시트 또는 끈으로 환자의 근위 대퇴/사타구니 주변에 위치하고 고정 구조물에 부착한다. 수건이나 역도 벨트를 이 부위에 묶고 시트 또는 끈에 부착하면 편안하게 사용할 수 있다. 시트나 스트랩으로 신연힘을 유지하면서 쭈그리고 앉는 자세(예: 대퇴 굴곡의 골반)를 요구한다.

치료 목표: 통증 없이 쭈그리고 앉는 동작을 향상시킨다.

참고: 통증이 있는 위치에서, 시트 또는 스트랩으로 필요한 만큼, 신연을 조정한다. (예: 통증이 있는 환자는 스쿼트 깊이에서 스트랩을 바닥과 평행을 이루어야 한다.)

네발기기 자세에서 고관절 신연 / Hip Distraction in Quadruped

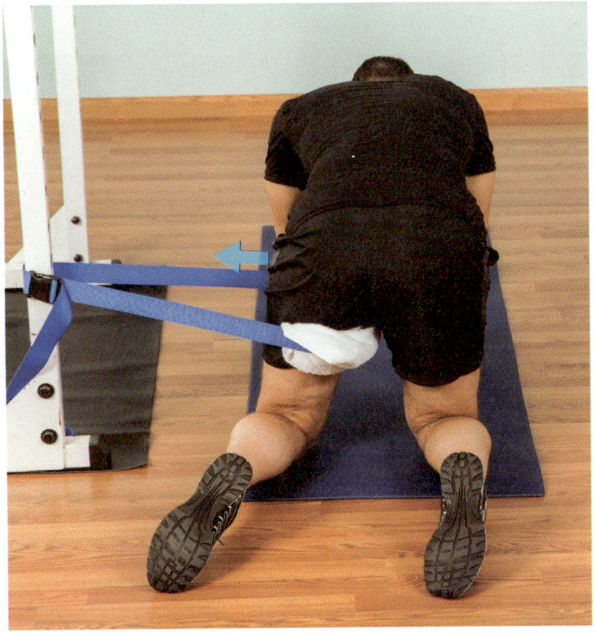

환자 자세: 안전한 바닥에 무릎을 꿇는다.

고정: 몸체가 안정화 역할을 한다.

가동술: 시트 또는 끈은 환자의 근위 대퇴/사타구니 주변에 위치하고(수건이나 역도벨트를 이용) 고정 구조물에 부착시킨다. 환자는 시트 또는 스트랩으로 신연 힘을 유지하면서 엉덩이 내회전을 적극적으로 수행한다.

치료 목표: 고관절 굴곡으로 고관절 내회전을 증가시킨다.

참고: 고관절 굴곡을 증가 및 손상된 쪽으로 체중을 이동하면 양호한 고관절 내회전 동작이 제한될 수 있지만 환자를 위해서는 필요할 수 있다.

고관절 굴곡하면서 선자세의 고관절 신연 / Hip Distraction in Standing With Hip Flexion

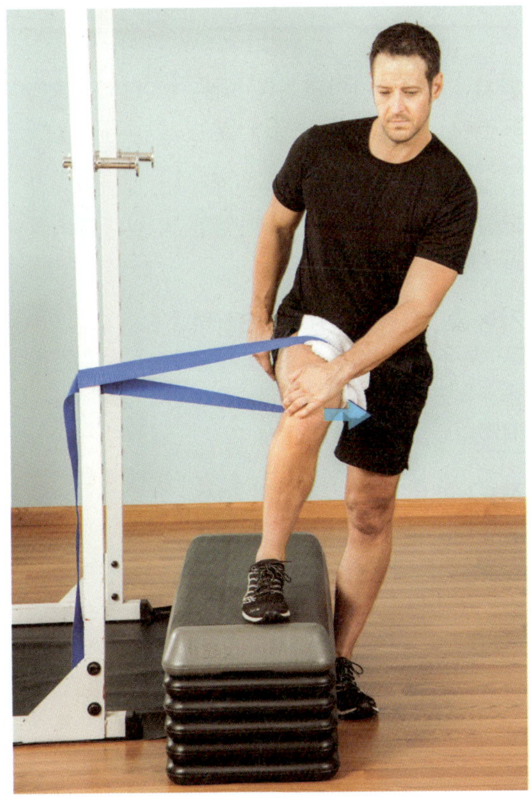

환자 자세: 안정된 표면에 발을 딛고 서서 고관절이 약 90° 굴곡되게 한다.

고정: 몸체가 안정화 역할을 한다.

가동술: 시트 또는 끈은 환자의 근위 대퇴/ 사타구니 주변에 위치되고 견고하고 고정된 구조물에 고정시킨다. 수건이나 역도 벨트를 이 부위에 위에 놓고 시트 또는 끈으로 고정하면 편안하게 사용할 수 있다. 환자는 시트 또는 스트랩의 신연력을 유지하면 구부러진 위치에서 무릎을 고관절 내전(adduction)으로 적극 당길 수 있다.

치료 목표: 고관절 굴곡에서 제한된 고관절 외전 및 내회전을 증가시킨다. 2차 목표는 이 자세에서 통증을 줄이는 것임.

참고: 무릎을 내림으로써 엉덩이가 내회전된다. 고관절 굴곡 및 신체 체중을 손상측으로 이동하면 고관절 내회전 및 내전(adduction) 운동이 제한될 수 있지만 환자를 위해 필요할 수 있다.

다리 길게 펴고 앉은 자세의 슬개골 내외측 활주
/ Long-Sitting Medial and Lateral Patellar Glides

환자 자세: 견고하거나 푹신한 표면에 무릎을 펴고 앉아 대퇴사두근을 편안하게 한다.

고정: 다리 무게가 안정화 역할을 한다.

가동술: 환자는 엄지 손가락을 사용하여 슬개골을 내측 또는 측면으로 수동 활주시킨다.

치료 목표: 표피 지지티 섬유들 당김에 의해 내외측으로 제한된 슬개골의 활주를 증가시킴.

참고: 이 가동술은 장기 고정 후 또는 앞쪽 무릎 수술 절차 후에 중요하다.

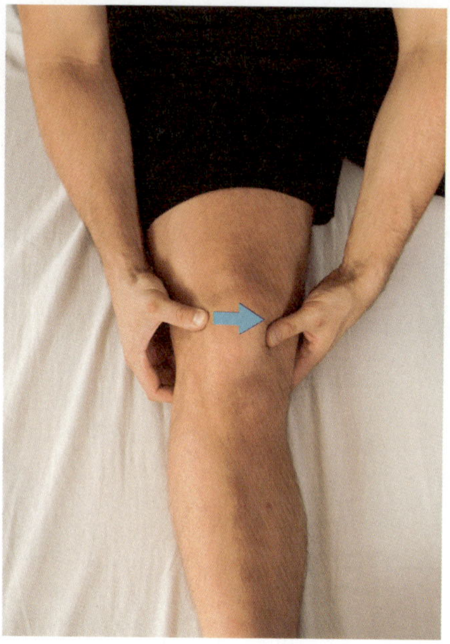

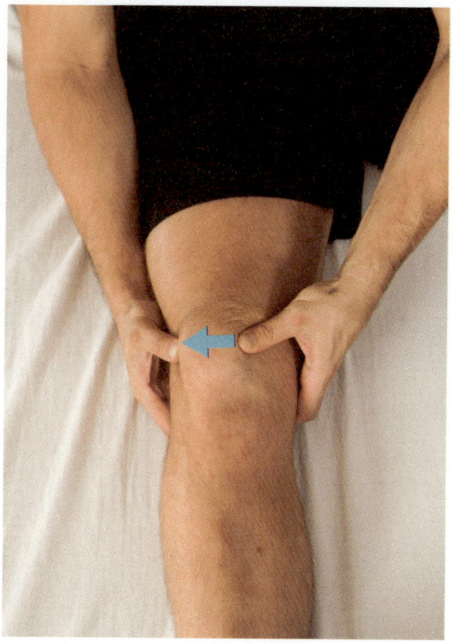

다리 길게 펴고 앉은 자세의 슬개골 상하방 활주
/ Long-Sitting Superior and Inferior Patellar Glides

환자 자세: 단단하거나 패드 표면에 무릎을 펴고 길게 앉아 대퇴사두근을 편하게 한다.

고정: 다리 무게가 안정화 역할을 한다.

가동술: 환자는 엄지 손가락을 사용하여 수동으로 슬개골을 위 또는 아래 방향으로 활주시킨다.

치료 목표: 표피 지지띠 섬유 당김으로 사두근 힘줄 및 슬개건을 스트레칭하여 제한된 위 또는 아래 슬개골 가동을 증가시킨다.

참고: 이 가동술은 장기간 고정한 후 또는 앞쪽 무릎 수술 절차 후에 중요하다.

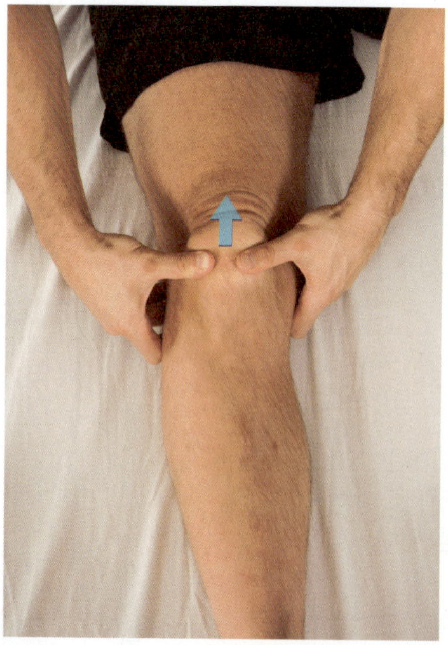

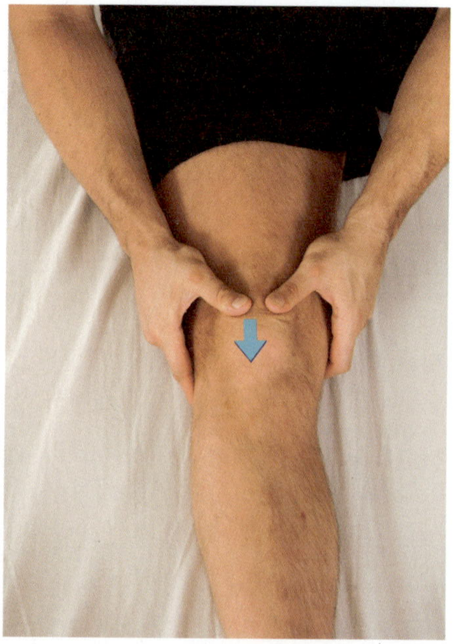

슬개골 내외측 기울이기 / Medial and Lateral Patellar Tilt

환자 자세: 견고하거나 패드 표면에 무릎을 펴고 길게 앉아 대퇴사두근을 이완시킨다.

고정: 환자의 다리 무게가 안정화 역할을 한다.

가동술: 엄지 손가락을 사용하여 슬개골을 수동으로 내외측으로 기울임.

치료 목표: 깊은 지지띠 섬유를 스트레칭하여 내외측 기울기 제한을 증가시킨다.

참고: 이 가동술은 장기간 고정 후 또는 앞쪽 무릎 수술 후 중요함. 또한 외측 늘어짐 또는 과도한 외측 압박 증후군이 있는 환자에게 도움이 될 수 있다.

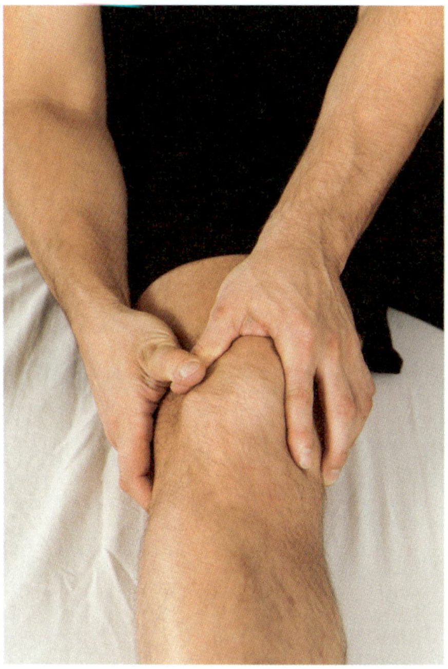

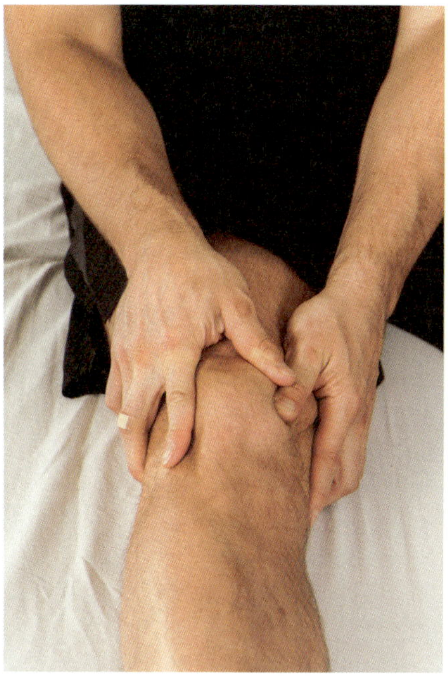

경골 체중부하 회전 / Weight-Bearing Rotation of the Tibia

환자 자세: 발판이나 의자에 발을 올리고 서 있는 자세.

고정: 다리를 통한 환자의 체중이 안정화 역할을 함.

가동술: 경골 주위를 잡은 손을 사용하여, 수동적으로 무릎을 구부리는 동안 내측 회전 시키거나, 무릎을 펴는 동안 외측회전 회전시킨다.

치료 목표: 능동적 무릎 굴곡/신전을 통해 기능적 움직임을 직접 돕는다.

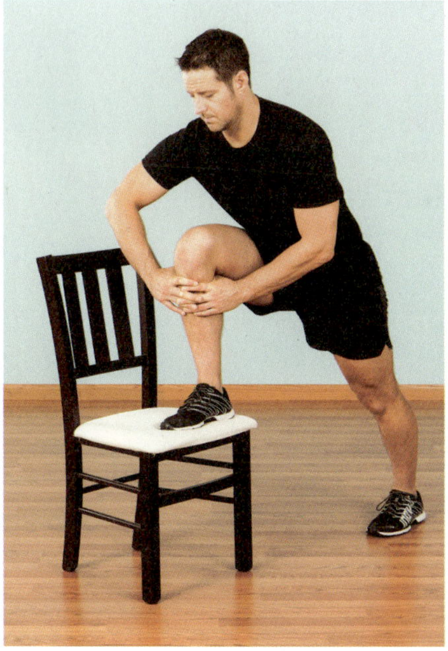

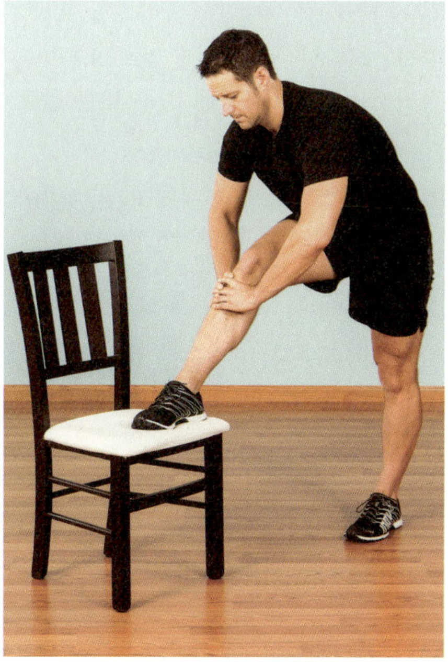

발목관절 신연 / Talocrural Joint Distraction

환자 자세: 팔꿈치로 바닥에 기대어 누워 있다.

고정: 발목 주위에 그림 8 방식으로 감고 고정된 물체에 연결된 비탄성 스트랩을 사용한다.

가동술: 발목이 약간의 당김이 느껴질 때까지 묶인 발목이 멀어지도록 움직인다.

치료 목표: 발목의 전반적인 움직임을 증가

참고: 스트랩 아래의 작은 타월을 사용하면 스트랩 압력에서 편안함을 제공할 수 있다.

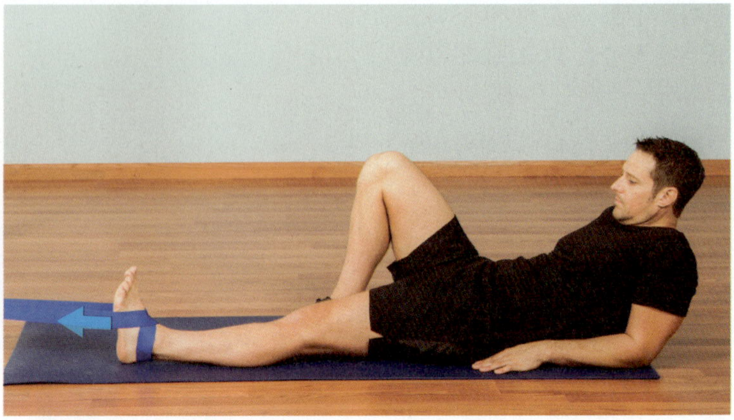

거골(목말뼈) 활주 / Posterior Talar Glide

환자 자세: 고관절 움직임을 고려해서 안정적인 발판 또는 의자에 발을 올려 선다(상대적으로 유연하지 않거나 통증이 있는 고관절에 더 적합함).

고정: 비탄성 스트랩으로 발목의 전면을 가로질러 위치하고, 고정된 가구 또는 플로어 빔에 고정한다.

가동술: 적절하게 스트랩의 느슨함이 제거되고 발목에서 뒤로 당겨짐을 느낀다.

치료 목표: 발목 배측(발등) 굴곡 증가.

참고: 배측굴곡(발등굽힘, dorsiflexion)으로 이동하면 치료 기술의 효능이 증가된다.

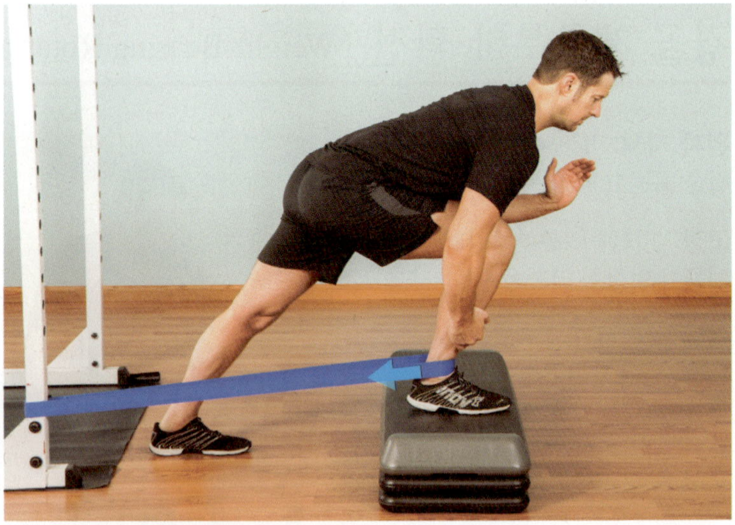

종골(발뒤꿈치) 외측 활주 / Lateral Calcaneal Glide

환자 자세: 다리를 올려 반대쪽 허벅지 위에 놓고 앉는다.

고정: 안정화를 위한 손은 발목 관절 앞쪽을 잡는다.

가동술: 가동술을 하는 손은 후방 발뒤꿈치를 잡고, 손바닥은 종골 외측 가동을 위해 아래 방향으로 힘주어 내린다.

치료 목표: 거골 아래 관절의 외번(바깥번짐)을 증가시킨다.

참고: 환자는 가동술이 회전이 아니라 병진 가동임을 이해해야 한다.

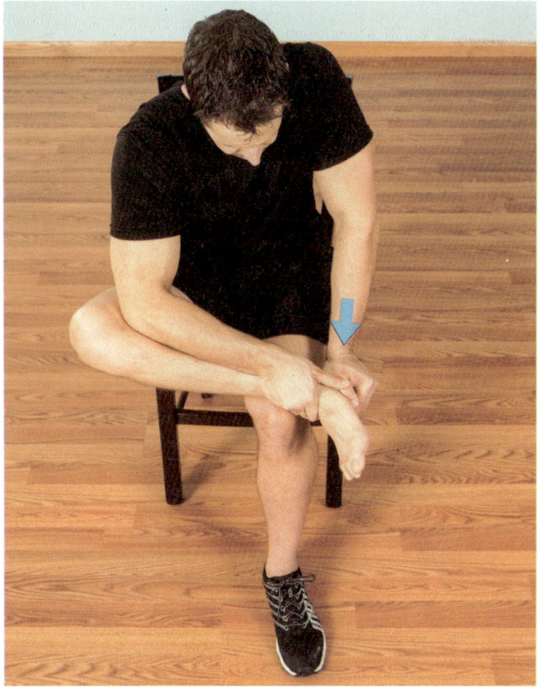

엄지발가락 MTP 신연술 / Great Toe Metatarsophalangeal (MTP) Distraction

환자 자세: 다리를 올려 반대쪽 허벅지 위로 얹져 앉는 자세이다.

고정: 안정화 손은 아래쪽 면은 엄지로, 위쪽 면은 손가락으로 원위 중족골(발허리뼈, metatal)을 잡고 손가락으로는 발등쪽을 잡는다.

가동술: 조작하는 손은 첫 발가락의 근위 지골(몸쪽 발가락뼈)을 잡는다. 움직이는 손은 고정된 중족골로부터 부드럽게 당겨 첫 번째 MTP 관절을 신연되게 한다.

치료 목표: 이 기술은 일반적인 MTP 가동성을 향상시키는 데 사용된다. 또한 신연 진동이 통증을 감소시킬 수 있다.

참고: 도수교정 추력도 유사한 방식으로 적용 가능.

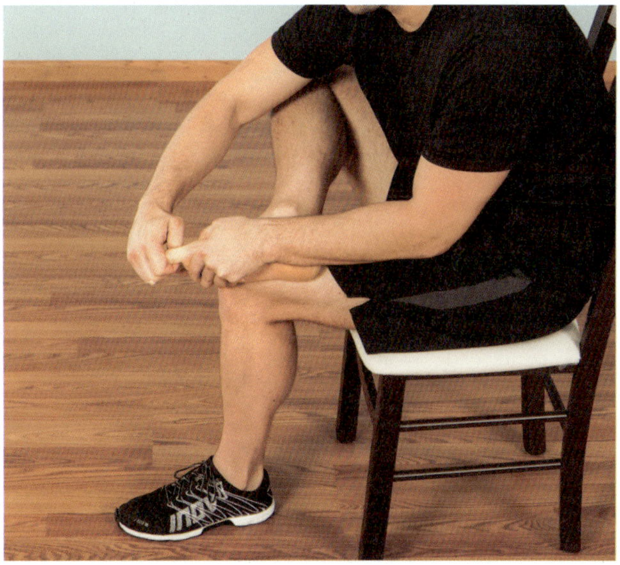

임상 조언: 엄지 발가락 MTP 신연에 대해 설명된 것과 유사한 자가 가동술이 근위 및 원위 관절의 다른 발가락과 손가락에 적용될 수 있다. 환자는 한 손으로는 근위 분절을 안정화하고 다른 손은 원위 구성 요소를 관절 표면에서 멀어지게 해야 한다.

참고문헌 / REFERENCES

Chapter 1

American Physical Therapy Association. *Guide to Physical Therapist Practice*. AISBN: 978-1-931369-85-5, DOI: 10.2522/ptguide3.0_978-1-931369-85-5

Baeyens JP, Van Roy P, De Schepper A, Declercq G, Clarijs JP. Glenohumeral joint kinematics related to minor anterior instability of the shoulder at the end of the late preparatory phase of throwing. *Clin Biomech*. 2001;16(9):752–757.

Barak T, Rosen ER, Sofer R. Basic concepts of orthopaedic manual therapy. In: Gould JA, ed. *Orthopaedic and Sports Physical Therapy*, 2nd ed. St. Louis, MO: Mosby; 1990.

Bialosky JE, Bishop MD, Bialosky JE, et al. Spinal manipulative therapy has an immediate effect on thermal pain sensitivity in people with low back pain: a randomized controlled trial. *Phys Ther*. 2009;89(12):1292–1303.

Bishop MD, Beneciuk JM, George, SZ. Immediate reduction in temporal sensory summation after thoracic spinal manipulation. *Spine* 2011;11(5):440–446.

Bolton PS The somatosensory system of the neck and its effect on the central nervous system. *J Manipulative Physiol Ther*. 1998;21:553–563.

Cannon JT, Prieto GJ, Lee A, et al. Evidence for opioid and non-opiod forms of stimulation produced analgesia in the rat. *Brain Res*. 1982;243:315–321.

Christian GH, Stanton GJ, Sissons D, et al. Immunoreactive ACTH, beta-endorphin, and cortisol levels in plasma following spinal manipulative therapy. *Spine* 1988;13:141–147.

Colloca CJ, Keller TS, Harrison DE, Moore RJ, Gunzburg R, Harrison DD. Spinal manipulation force and duration affect vertebral movement and neuromuscular responses. *Clin Biomech*. 2006;21:254–262.

Coppieters MW, Alshami AM. Longitudinal excursion and strain in the median nerve during novel nerve gliding exercises for carpal tunnel syndrome. *J Orthop Res* 2007;25:972–980.

Coppieters MW, Butler DS. Do "sliders" slide and "tensioners" tension? An analysis of neurodynamic techniques and considerations regarding their application. *Man Ther*. 2007;13(3):213–221.

Coranoda RA, Gay CW, Bialosky JE, et al. Changes in pain sensitivity following spinal manipulation: a systematic review and meta-analysis. *J Electromyogr Kinesiol*. 2012;22:752–767.

Cross V, Leach CM, Fawkes CA, Moore AP. Patients' expectations of osteopathic care: a qualitative study. *Health Expect*. 2015;18(5):1114–1126.

Frankel VH, Burstein AH, Brooks DB. Biomechanics of internal derangement of the knee. Pathomechanics as determined by analysis of the instant centers of motion. *J Bone Joint Surg Am*. 1971;53(5):945–962.

Gal J, Herzog W, Kawchuk G, Conway PJ, Zhang YT. Movements of vertebrae during manipulative thrusts to unembalmed human cadavers. *J Manip Physiol Ther*. 1997;20:30–40.

George SZ, Bishop MD, Bialosky, JE, et al. Immediate effects of spinal manipulation on thermal pain sensitivity: an experimental study. *BMC Musculoskelet Disord*. 2006;7:68.

Groen GJ, Baljet B, Drukker J. Nerve and nerve plexuses of the human vertebral column. *Am J Anat*. 1990;188:282–296.

Hosobuchi Y, Adams JE, Linchitz R. Pain relief by electrical stimulation of the central gray matter in human and its reversal by naloxone. *Science* 1977;197:183–186.

Hsieh CY, Vicenzino B, Yang CH, Hu MH, Yang C. Mulligan's mobilization with movement for the thumb: a single case report using magnetic resonance imaging to evaluate the positional fault hypothesis. *Man Ther*. 2002;7:44–49.

Johnson AJ, Godges JJ, Zimmerman GJ, Ounanian LL. The effect of anterior versus posterior glide joint mobilization on external rotation range of motion in patients with shoulder adhesive capsulitis. *J Orthop Sports Phys Ther*. 2007;37(3):88–99.

Lewitt K. *Manipulative Therapy in Rehabilitation of the Local Motor System*. Boston, MA: Butterworth; 1985.

MacConaill MA, Basmajian JV. *Muscles and Movements: A Basis for Human Kinesiology*, Baltimore, MD: Williams and Wilkins; 1969.

Maher C, Latimer, J. Pain or resistance: the therapists' dilemma. *Aust J Physiother*. 1993;38:257–260.

McClure PW, Flowers KR. Treatment of limited shoulder motion: a case study based on biomechanical considerations. *Phys Ther*. 1992;72(12):929–936.

McLain RF, Pickar JG. Mechanoreceptor endings in human thoracic and lumbar facet joints. *Spine* 1998;23:168–173.

Reynolds DV. Surgery in the rat during electrical analgesia induced by focal brain stimulations. *Science* 1969;164:444–445.

Riley SP, Bialosky, J, Cote MP, Swanson, BT, Tafuto V, Sizer PS, Brismée JM. Thoracic spinal manipulation for musculoskeletal shoulder pain: Can an instructional set change patient expectation and outcome? *Man Ther*. 2015;20(3):469–474.

Rushton A, Beeton K, Jordaan R, Langendoen J, Levesque L, Maffey L, Pool J. *International Federations of Orthopaedic Manipulative Physical Therapists (IFOMPT): Educational Standards in Orthopaedic Manipulative Therapy*. IFOMPT; 2016.

Sammarco GJ, Burstein AH, Frankel, VH. Biomechanics of the ankle: a kinematic study. *Orthop Clin North Am.* 1973;4(1):75–96.

Sanders GE, Reinnert O, Tepe R, et al. Chiropractic adjustment manipulation on subjects with acute low back pain: visual analog scores and plasma beta-endorphin levels. *J Manip Physiol Ther.* 1990;13:391–395.

Tullberg T, Blomberg S, Branth B, Johnsson R. Manipulation does not alter the position of the sacroiliac joint. A roentgen stereophotogrammetric analysis. *Spine* 1998;23:1124–1128.

Vernon HT, Dhami MSI, Howley TP, et al. Spinal manipulation and beta-endorphin: a controlled study of the effects of a spinal manipulation on plasma beta-endorphin levels in normal males. *J Manip Physio Ther.* 1986;9(2):115–123.

Williams NH, Hendry M, Lewis R, et al. Psychological response in spinal manipulation (PRISM): a systematic review of psychological outcomes in randomized controlled trails. *Complement Ther Med.* 2007;15(4):271–283.

Wooden MH. Mobilization of the upper extremity. In: Donatelli R, Wooden MJ, eds. *Orthopaedic Physical Therapy*, New York, NY: Churchill Livingston; 1989.

Wright A. Hypoalgesic post-manipulative therapy: a review of a potential neurophysiological mechanism. *Man Ther.* 1995;1:11–16.

Yezierski RP. Somatosensory input to the periaqueductal gray: a spinal relay to a descending control center. In: Depaulis A, Bandler R, eds. *The Midbrain Periaqueductal Gray Matter*. New York, NY: Plenum Press; 1991.

Chapter 2

Cyriax J. *Textbook of Orthopaedic Medicine, Volume 1: Diagnosis of Soft Tissue Lesions*. 6th ed. London, England: Bailliere Tindall; 1975:76–77.

Dutton M: *Orthopedic Examination, Evaluation and Intervention.* New York, NY: McGraw-Hill; 2004.

Ernst E. Adverse effects of spinal manipulation: a systematic review. *J R Soc Med.* 2007;100(7): 330–338.

Hayes KW, Petersen C, Falconer J. An examination of Cyriax's passive motion tests with patients having osteoarthritis of the knee. *Phys Ther.* 1994;74:697–708.

Maitland GD, Hengeveld E, Banks K., eds. *G. Maitland's peripheral manipulation.* 4th ed. Oxford, UK: Butterworth-Heinemann; 2005.

Pentelka L, Hebron C, Shapleski R, Goldshtein I. The effect of increasing sets (within one treatment session) and different set durations (between treatment sessions) of lumbar spine posteroanterior mobilisations on pressure pain thresholds. *Man Ther.* 2012;17(6):526–30.

Puentedura EJ, O'Grady WH. Safety of thrust joint manipulation in the thoracic spine: a systematic review. *J Man Manip Ther.* 2015;23(3):154–161.

Reiman MP. *Orthopedic clinical examination.* Champaign, IL: Human Kinetics; 2016.

Snodgrass SJ, Rivett DA, Robertson VJ. Manual forces applied during posterior-to-anterior spinal mobilization: a review of the evidence. *J Manipulative Physiol Ther.* 2006;29(4):316–329.

Stevinson J, Ernst E. Risks associated with spinal manipulation. *Am J Sports Med.* 2002;112(7): 566–571.

Chapter 3

Armijo-Olivo S, Pitance L, Singh V, Neto F, Thie N, Michelotti A. Effectiveness of manual therapy and therapeutic exercise for temporomandibular disorders: systematic review and meta-analysis. *Phys Ther.* 2016;96(1):9–25. doi:10.2522/ptj.20140548

Calixtre LB, Moriera RF, Franchini GH, Alburquerque-Sendin F, Oliveira, AB. 2015. Manual therapy for the management of pain and limited range of motion in subjects with signs and symptoms of temporomandibular disorder: a systematic review of randomised controlled trials. *J Oral Rehab.* 2015;42(11):847–861. doi:10.1111/joor.12321

Crane PL, Feinberg L, Morris J. A multimodal physical therapy approach to the management of a patient with temporomandibular dysfunction and head and neck lymphedema: a case report. *J Man Manip Ther.* 2015;23(1):37–42. doi:10.1179/2042618612Y.0000000021

Martins WR, Blasczyk JC, Aparecida Furlan de Oliveira M, et al. Efficacy of musculoskeletal manual approach in the treatment of temporomandibular joint disorder: a systematic review with meta-analysis. *Man Ther.* 2016;21:10–17. doi:10.1016/j.math.2015.06.009

Chapter 4

Blauvelt CT, F.R.T. *A Manual of Orthopaedic Terminology.* 5th ed. St Louis, MO: Mosby; 1994.

Blanpied PR, Gross AR, Elliott JM, et al. Neck Pain: Revision 2016. Clinical practice guidelines linked to the international classification of functioning, disability, and health from the orthopedic section of the American physical therapy association. *J Orthop Sports Phys Ther.* 2016;46:A1–A83.

Bogduk N, Mercer S. Biomechanics of the cervical spine. I: normal kinematics. *Clin Biomech.* 2000;15:633.

Dvorak J, Panjabi M. Functional anatomy of the alar ligaments. *Spine* 1987;12:183.

Koebke J, Brade H. Morphological and functional studies on the lateral joints of the first and second cervical vertebrae in man. *Anat Embryol (Berl).* 1982;164:265–275.

Mercer, SR, Bogduk N. The joints of the cervical vertebral column. *J Orthop Sports Phys Ther.* 2001;31:174–182.

Panjabi M, Crisco JJ, Vasavada A. Mechanical properties of the human cervical spine as shown by three-dimensional load-displacement curves. *Spine* 1982;26:2692–2700.

Panjabi M, Oda T, Crisco J, Dvorak J, Grob D. Posture affects motion coupling patterns of the upper cervical spine. *J Orthop Res*. 1993;11:525–536.

Penning L. Normal movements of the cervical spine. *Am J Roentgenol*. 1978;130:317–326.

Reiman MP. *Orthopedic Clinical Examination*. Cham paign, IL: Human Kinetics; 2016.

White AA, Johnson RM, Panjabi MM, et al. Biomechanical analysis of clinical stability in the cervical spine. *Clin Ortho*. 1975;109:85–96.

Wong JJ, Shearer HM, Mior S, et al. Are manual therapies, passive physical modalities, or acupuncture effective for the management of patients with whiplash-associated disorders or neck pain and associated disorders? An update of the bone and joint decade task force on neck pain and its associated disorders by the optima collaboration. *Spine* 2016;16(12):1598–1630. doi:10.1016/j.spinee.2015.08.024

Chapter 5

Bautmans I, Van Arken J, Van Mackelenberg M, Mets T. Rehabilitation using manual mobilization for thoracic kyphosis in elderly postmenopausal patients with osteoporosis. *J Rehab Med*. 2010;42(2):129–135.

Martinez-Segura R, De-la-Llave-Rincón AI, Ortega-Santiago R, Cleland JA, Fernández-de-Las-Peñas C. Immediate changes in widespread pressure pain sensitivity, neck pain, and cervical range of motion after cervical or thoracic thrust manipulation in patients with bilateral chronic mechanical neck pain: a randomized clinical trial. *J Orthop Sports Phys Ther*. 2012;42(9):806–814.

Strunce JB, Walker MJ, Boyles RE, Young BA. The immediate effects of thoracic spine and rib manipulation on subjects with primary complaints of shoulder pain. *J Man Manip Ther*. 2009;17(4):230–236.

Walser R, Meserve BB, Boucher TR. The effectiveness of thoracic spine manipulation for the management of musculoskeletal conditions: a systematic review and meta-analysis of randomized clinical trials. *J Man Manip Ther*. 2009;17(4):237–246.

Chapter 6

Bronfort G, Haas M, Evans RL, Bouter LM. Efficacy of spinal manipulation and mobilization for low back pain and neck pain: a systematic review and best evidence synthesis. *Spine* 2004;4(3):335–356.

Kamali F, Shokri E. The effect of two manipulative therapy techniques and their outcome in patients with sacroiliac joint syndrome. *J Body Mov Ther.* 2012;16(1):29–35.

Leininger B, Bronfort G, Evans R, Reiter T. Spinal manipulation or mobilization for radiculopathy: a systematic review. *Phys Med Rehabil Clin N Am*. 2011;22(1):105–125.

Powers CM, Beneck GJ, Kulig K, Landel RF, Fredericson M. Effects of a single session of posterior-to-anterior spinal mobilization and press-up exercise on pain response and lumbar spine extension in people with nonspecific low back pain. *Phys Ther*. 2008;88(4):485–493.

Slaven EJ, Goode AP, Coronado RA, Poole C, Hegedus EJ. The relative effectiveness of segment specific level and nonspecific level spinal joint mobilization on pain and range of motion: results of a systematic review and meta-analysis. *J Man Manip Ther*. 2013;21(1):7–17.

Chapter 7

Camarinos J., Marinko L. Effectiveness of manual physical therapy for painful shoulder conditions: a systematic review. *J Man Manip Ther.* 2010;17(4):206–215.

Desjardins-Charbonneau A, Roy JB, Dionne CE, Fremont P, MacDermid JC, Desmeules F. The efficacy of manual therapy for rotator cuff tendinopathy: A systematic review and meta-analysis. *J Orthop Sports Med*. 2015;45(5):330–350.

Gebremariam L, Hay EM, van der Sande R, Rinkle WD, Koes BW, and Huisstede BMA. Subacromial impingement syndrome—effectiveness of physiotherapy and manual therapy. *Br J Sports Med*. 2014;48:1202–1208.

Noten S, Meeus M, Stassigns G, Glabbeek FV, Verborgt O, and Struyf F. Efficacy of different types of mobilization techniques in patients with primary adhesive capsulitis of the shoulder: a systematic review. *Arch Phys Med Rehab*. 2016;97:815–825.

Page MJ, Green S, Kramer S, et al. Manual therapy and exercise for adhesive capsulitis (frozen shoulder). *Cochrane Database of Systematic Rev*. 2014;8: doi:10.1002/14651858.CD011275

Chapter 8

Heisier R, O'Brien, VH, Schwartz DA. The use of joint mobilization to improve clinical outcomes in hand therapy: A review of the literature. *J Hand Ther*. (2013);26:297–311.

Lin F, Kohli N, Perlmutter S, Lim D, Nuber GW, Makhsous M. Muscle contribution to elbow joint valgus stability. *J Shoulder Elbow Surg*. 2017;16:795–802.

Park MC, Ahmad CS. Dynamic contributions of the flexor pronator mass to elbow valgus stability. *J Bone Joint Surg Am*. 2004;86:2268–2274.

Chapter 9

Coyle J, Robertson V. Comparison of two passive mobilizing techniques following Colles' fracture: A multielement design. *Man Ther*. 1998;3(1):34–41.

Randall T, Portney L, Harris B. Effects of joint mobilization on joint stiffness and active motion of the metacarpal-phalangeal joint. *J Orthop Sports Phys Ther*. 1992;16(1):30–36.

Tal-Akabi A, Rushton A. An investigation to compare the effectiveness of carpal bone mobilisation and neurodynamic mobilisation as methods of treatment for carpal tunnel syndrome. *Man Ther*. 2000;5(4):214–222.

Villafañe JH, Cleland J, Fernández-de-Las-Peñas C. The Effectiveness of a Manual Therapy and Exercise Protocol in Patients With Thumb Carpometacarpal Osteoarthritis: A Randomized Controlled Trial. *J Orthop Sports Phys Ther*. 2013;43(4):204–213.

Chapter 10

Bennell KL, Egerton T, Martin J, et al. Effect of physical therapy on pain and function in patients with hip osteoarthritis: a randomized clinical trial. *Jama* 2014;311(19):1987–1997. doi:10.1001/jama.2014.4591

Beumer L, Wong J, Warden SJ, Kemp JL, Foster P, Crossley KM. Effects of exercise and manual therapy on pain associated with hip osteoarthritis: a systematic review and meta-analysis. *Br J Sports Med*. 2016;50(8):458–463. doi:10.1136/bjsports-2015-095255

Diamond LE, Dobson FL, Bennell KL, Wrigley TV, Hodges PW, Hinman RS. Physical impairments and activity limitations in people with femoroacetabular impingement: a systematic review. *Br J Sports Med*. 2015;49(4):230–242. doi:10.1136/bjsports-2013-093340

Enseki K, Harris-Hayes M, White DM, et al. Nonarthritic hip joint pain. *J Orthop Sports Phys Ther*. 2014;44(6):A1–32. doi:10.2519/jospt.2014.0302

Hoeksma HL, Dekker J, Ronday HK, et al. Comparison of manual therapy and exercise therapy in osteoarthritis of the hip: a randomized clinical trial. *Arthritis Rheumatol*. 2004;51(5):722–729. doi:10.1002/art.20685

Pinto D, Robertson MC, Hansen P, Abbott JH. Economic evaluation within a factorial-design randomised controlled trial of exercise, manual therapy, or both interventions for osteoarthritis of the hip or knee: study protocol. *BMJ Open* 2011;1(1):e000136. doi:10.1136/bmjopen-2011-000136

Reiman MP, Matheson JW. Restricted hip mobility: clinical suggestions for self-mobilization and muscle re-education. *Int J Sports Phys Ther*. 2013;8(5):729–740.

Romeo A, Parazza S, Boschi M, Nava T, Vanti C. Manual therapy and therapeutic exercise in the treatment of osteoarthritis of the hip: a systematic review. *Reumatismo* 2013;65(2):63–74. doi:10.4081/reumatismo.2013.63

Sampath KK, Mani R, Miyamori T, Tumilty S. The effects of manual therapy or exercise therapy or both in people with hip osteoarthritis: A systematic review and meta-analysis. *Clin Rehabil*. 2015;30(12)1141–1155. doi:10.1177/0269215515622670

Wright AA, Hegedus EJ, Taylor JB, Dischiavi SL, Stubbs AJ. Non-operative management of femoroacetabular impingement: A prospective, randomized controlled clinical trial pilot study. *J Sci Med Sport*. 2016;19(9):716–721.

Chapter 11

Abbott FH, Robertson MC, Chapple C, et al. Manual therapy, exercise therapy, or both, in addition to usual care, for osteoarthritis of the hip or knee: a randomized controlled trial. 1: clinical effectiveness. *Osteoarthr Cartil*. 2013;21:525–534.

Deyle GD, Allison SC, Matelel RL, et al. Physical therapy treatment effectiveness for osteoarthritis of the knee: A randomized comparison of supervised clinical exercise and manual therapy procedures versus a home exercise program. *Phys Ther*. 2005;85:1301–1317.

Deyle GD, Gill NW, Allison SC, Hando BR, Rochino, DA. Knee OA: Which patients are unlikely to benefit from manual PT and exercise? *J Fam Pract*. 2012;61:E1–E8.

Hunt MA, Di Ciacca SR, Jones IC, Padfield B, Birmingham TB. Effect of anterior tibiofemoral glides on knee extension during gait in patients with decreased range of motion after anterior cruciate ligament reconstruction. *Physiother Can*. (2010);62:235–241.

Silvernail JL, Gill NW, Tehyen DS, Allison SC. Biomechanical measures of knee joint mobilization. *J Man Manip Ther*. (2011);19:162–171.

Chapter 12

Cruz-Diaz D, Lomas VR, Osuna-Perez MC, Hita-Contreras F, Marinez-Amat A. Effects of joint mobilization on chronic ankle instability: a randomized controlled trial. *Disabil Rehabil*. 2015;37(7):601–610.

Denegar CR, Hertel J, Fonseca J. The effect of lateral ankle sprain on dorsiflexion range of motion, posterior talar glide, and joint laxity. *J Orthop Sports Phys Ther*. 2002;32(4):166–173.

Hoch MC, McKeon, PO. The effectiveness of mobilization with movement at improving dorsiflexion after ankle sprain. *J Sport Rehabil*. 2010;19(2):226–232.

Irwin TA. Tendon injuries of the foot and ankle. In: Miller MD, SR Thompson, eds. *DeLee and Drez's Orthopaedic Sports Medicine*. 4th ed. Philadelphia, PA: Elsevier Saunders; 2014:1408–1427.

Landrum EL, Kelln CB, Parente WR, Ingersoll CD, Hertel J. Immediate effects of anterior-to-posterior talocrural joint mobilization after prolonged ankle mobilization: a preliminary study. *J Man Manip Ther*. 2008;16(2):100–105.

Loudon JK, Reiman MP, Sylvain J. The efficacy of manual joint mobilisation/manipulation in treatment of lateral ankle sprains: a systematic review. *Br J Sports Med*. 2014;48(5):365–370.

Vicenzino B, Branjerdporn M, Teys P, Jordan K. Initial changes in posterior talar glide and dorsiflexion of the ankle after mobilization with movement in individuals with recurrent ankle sprain. *J Orthop Sports Phys Ther*36 2006;(7):464–471.

Whitman JM, Cleland JA, Mintken PE. Predicting short term response to thrust and nonthrust manipulation and exercise in patients post inversion ankle sprain. *J Orthop Sports Phys Ther*. 209;39(3):188–200.

Chapter 13

Brantingham J, Guiry S, Kretzmann H, Globe G, Kite V. A pilot study of the efficacy of a conservative chiropractic protocol using graded mobilization, manipulation and ice in the treatment of symptomatic hallux abductovalgus bunions. *Clin Chiropr*. 2005;8:117–133.

Celik D, Kus G, Sirma SO. Joint mobilization and stretching exercise vs. steroid injection in the treatment of plantar fasciitis: A randomized controlled study. *Foot Ankle Int*. 2016;37(2):150–156.

Cleland JA, Abbott JH, Kidd MO, et al. Manual physical therapy and exercise versus electrophysical agents and exercise in the management of plantar heel pain. A multicentered randomized clinical trial. *J Orthop Sports Phys Ther*. 2009;39(8):573–585.

Govender N, Kretzmann H, Price J, Brantingham J, Globe G. A single-blinded randomized placebo-controlled clinical trial of manipulation and mobilization in the treatment of Morton's neuroma. *J Am Chiropr Assoc*. 207;44:9–18.

Jennings J, Davies G. Treatment of cuboid syndrome secondary to lateral ankle sprains: a case series. *J Orthop Sports Phys Ther*. 2005;35(7):409–415.

Petersen S, Brantingham J, Kretzmann H. The efficacy of chiropractic adjustment in the treatment of primary metatarsalgia. *Eur J Chiropr*. 2003;49:267–279.

Shamus J, Shamus E, Gugel RN, Brucker BS, Skaruppa C. The effect of sesamoid mobilization, flexor hallucis strengthening, and gait training on reducing pain and restoring function in individuals with hallux limitus: a clinical trial. *J Orthop Sports Phys Ther*. 2004;34(7):368–376.

Shasua A, Flechter S, Avidan L, Ofir D, Melayev A, Kalichman L. The effect of additional ankle and midfoot mobilizations on plantar fasciitis: a randomized controlled trial. *J Orthop Sports Phys Ther*. 2015;45(4):265–272.

찾아보기 / INDEX

로마자

R

T

한국어

ㄱ

ㄴ

ㄷ

ㅁ

ㅂ

ㅅ

저자에 관하여 / ABOUT THE AUTHORS

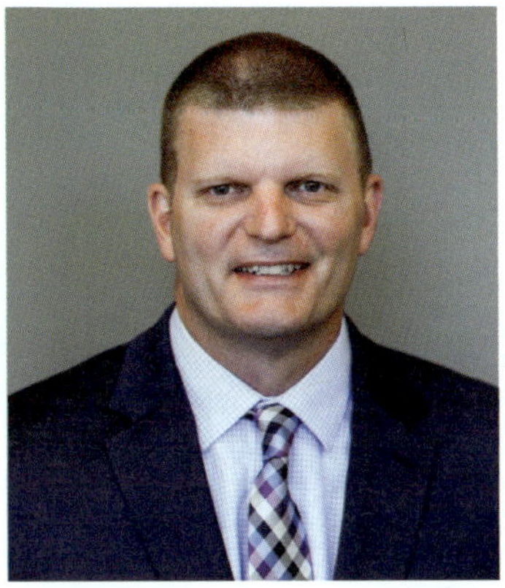

Courtesy of Jennifer E. Celso

Robert C. Manske PT, DPT, MPT, MEd, SCS, ATC, CSCS 교수는 캔자스 주 위치타에 있는 위치타 주립 대학(WSU)의 물리치료 프로그램 박사. 그는 학사와 함께 WSU를 졸업했다.

1991년에 체육에서 예술 학위를 받았으며, 1994년의 물리치료 학위를 받았으며, 2000년에는 체육교육 석사 학위를 받았다. 2006년 매사추세츠 일반 보건 전문 연구소에서 DPT를 받았다.

Manske는 2002년부터 APTA 보드 공인 스포츠 물리치료사로 활동하고 있으며, 강화 및 컨디셔닝 협회를 통해 CSCS(Certified Strength and Conditioning Specialist)를 이수했으며, 체육 트레이너 인증 보드를 통해 공인 운동 트레이너(ATC)이다. 그는 APTA 스포츠 물리치료 부문의 2기 부사장이었다. 그는 APTA Sports Physical Therapy Section의 Excellence in Education Award 및 2007의 Ron Peyton Award를 포함하여 지역, 주 및 국가 차원에서 우수한 교수 상을 수상했다.

Manske는 정형외과 및 스포츠재활과 관련된 여러 서적, 챕터, 기사 및 가정 학습 과정을 출판했으며, 정형외과 및 스포츠와 관련된 다양한 주제에 대한 9권의 책을 편집했다. 그는 International Journal of Sports Physical Therapy의 부 편집장이며, 현재 **정형외과 및 저널 물리치료, 스포츠 건강, 운동훈련 및 스포츠 건강관리, 스포츠 물리치료 및** American Journal of Sports Medicine (AJSM)의 원고 심사위원이다). 2005년부터 2007년까지 그리고 2011년부터 2017년까지는 AJSM의 주요 심사위원이였다.

Manske는 APTA, NATA 및 NSCA 회의에서 주 및 국가 차원에서 강의를 했다. 그는 전임 교직원 임명 외에도 Via Christi Health의 물리치료사 및 운동트레이너이며, 캔자스 대학 의료센터 재활과학 부서 및 Via Christi 가족실습 스포츠 의학 레지던시 프로그램의 교직원으로도 활동하고 있다.

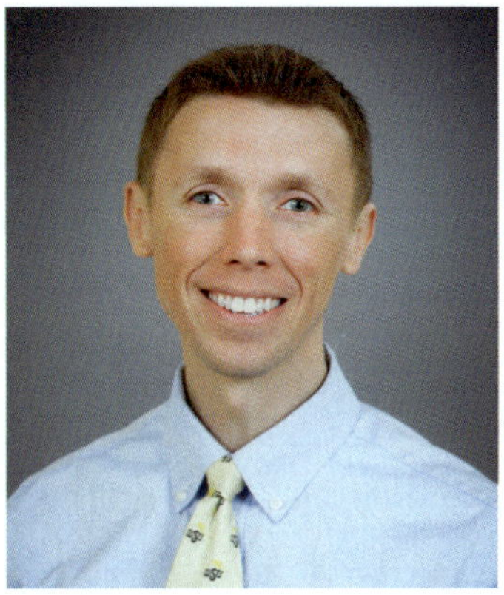

B.J. Lehecka

B.J. Lehecka, DPT는 캔자스 주 위치타에 있는 위치타 주립대학(WSU)의 보건전문대학 물리 치료학과 조교수이다. WSU에서 Lehecka는 고관절 및 척추, 자세, 보행, 고유신경 신경촉진, 근골격 평가 및 근골격 병리 치료에 관한 과정을 가르친다. 2016년에는 강의실에서의 뛰어난 공로로 WSU의 로텐 베르크 어워드 우수상을 수상했다.

Lehecka는 다수의 동료검토 저널 논문을 발표하고 수많은 책 장을 작성 및 편집했으며 주, 국내 및 국제 회의에서 발표했습니다. 2006년 캔자스 주립대학에서 운동학 학사 학위를, 2009년 위키 타 주립 대학에서 물리치료 박사 학위를 받았다.

Michael P. Reiman, PT, DPT, MEd, OCS, SCS, ATC, FAAOMPT, CSCS는 노스 캐롤라이나 주 더럼에 있는 Duke University Medical Center의 지역사회 및 가족실무 부서의 부교수이다. 또한 Duke University Medical Center 도수치료 프로그램의 임상교수로도 활동하고 있다. Reiman은 동료검토 저널에 50개가 넘는 기사와 10개의 챕터 장 및 3개의 가정학습 과정을 발표했습니다. Robert C. Manske와 휴먼 키네틱스(Human Kinetics, 2009)의 **기능 테스트**를 공동 저술하였다. 그는 전국, 지역 및 지역 회의에서 수 많은 발표를 했다. Reiman은 American 물리치료협회 회원, 미국 정형도수물리 치료사 학회, 캔자스 물리치료 협회, 국가 체육 트레이너 협회, 국제 강화 및 컨디셔닝 협회 및 알파에타 학회, *Journal of Physical Therapy*의 편집인으로 활동하고 있으며, **영국 스포츠의학 저널, 스포츠 과학의학 저널, 물리치료 이론 및 실습, 스포츠 재활 저널, 도수치료 저널, 정형외과 및 스포츠 물리치료 저널, 임상 해부학 및 운동 훈련 저널,** *International Sports of Sports Physical Therapy* **및** *Journal of Sports Rehabilitation*의 편집위원회 위원이다.

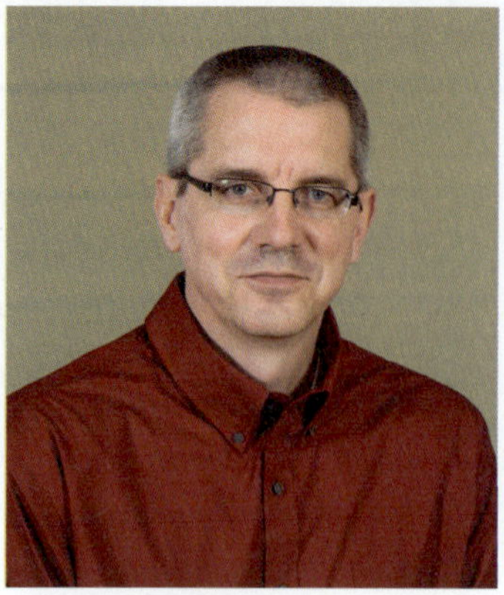

© Human Kinetics

Reiman은 1급 육상 경기 코치이자 1급 올림픽 역도 클럽 코치이다. 또한 캔자스 위치 타의 프렌즈 대학교에서 여자 배구와 위치타의 뉴먼대학교에서 남자와 여자의 배구 팀을 위해 강화 및 컨디셔닝 전문가로 일하고 있다.

Reiman은 노스 캐롤라이나 주 힐즈버러에 거주하며 가족과 함께 시간을 보내고 주변 언덕에서 하이킹을 하며 자녀와 함께 웨이크 보드를 타는 것을 즐겨한다.

Janice K. Loudon, PT, PhD, SCS, ATC, CSCS는 미주리 주 캔사스 시티에 있는 Rockhurst University의 물리치료 교육학과 교수입니다. 그녀는 임상 스포츠의학 분야에서 30년 이상의 경력이 있으며 20년 이상 물리치료 강사로 근무했다. Loudon 박사는 이전에 Duke University와 Kansas City에 있는 Kansas Medical Center의 부교수였다.

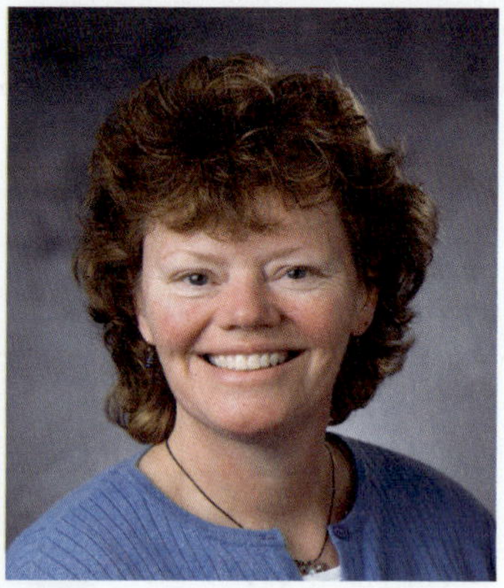

Janice Loudon

Loudon 박사는 보드 인증 스포츠 물리치료사, 공인 운동 트레이너 및 공인 강화 및 컨디셔닝 전문가이다. 그녀는 또한 NATA(National Athletic Trainers Association) 및 APTA (American Physical Therapy Association)의 회원이기도 하다. 그녀는 APTA의 스포츠 물리치료 섹션에 대한 가정학습 과정의 부편집장으로 재직하고 있다.

Loudon은 peer-reviewed 저널에 여러 기사를 발표하고 여러 장의 분량을 썼으며, *Clinical Mechanics and Kinesiology*(Human Kinetics, 2013)와 *Clinical Orthhopedic Assessment Guide*(Human Kinetics, 1998, 2008)의 2판을 공동 저술했다. 그녀는 전국, 주 및 지역 회의에서 자주 발표자로 활동한다.

Loudon은 캔자스주의 Overland Park에 있다. 여가 시간에는 캔자스 제이 호크스 하이킹, 사이클링, 원예 및 응원을 즐겨한다.